# TRATAMENTO DA DOR

# SECRETS

# TRATAMENTO DA DOR

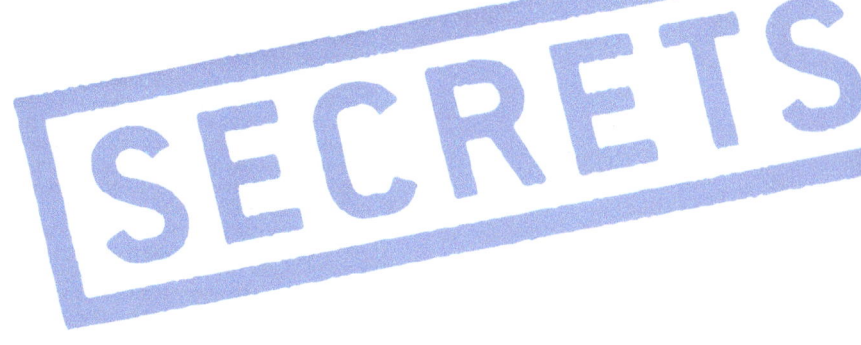

## QUARTA EDIÇÃO

**CHARLES E. ARGOFF, MD**
Professor of Neurology, Albany Medical College; Director, Comprehensive Pain Program, Albany Medical Center, Albany, NY, USA

**ANDREW DUBIN, MD, MS**
Professor of PM&R, Albany Medical College; Chief of PM&R, Samuel Stratton VA Medical Center Hospital, Albany, NY, USA

**JULIE G. PILITSIS, MD, PhD**
Chair, Department of Neuroscience and Experimental Therapeutics; Professor, Neurosurgery and Department of Neuroscience and Experimental Therapeutics, Albany Medical College, Albany, NY, USA

Thieme
Rio de Janeiro • Stuttgart • New York • Delhi

**Dados Internacionais de
Catalogação na Publicação (CIP)**

AR693t

Argoff, Charles E.
 Tratamento da Dor/Charles E. Argoff, Andrew
Dubin & Julie G. Pilitsis; tradução de Edianez
Chimello, Mônica Regina Brito & Eliseanne Nopper.
– 4. Ed. – Rio de Janeiro – RJ: Thieme Revinter
Publicações, 2019.

 320 p.: il; 14 x 21,5 cm; (Secrets).
 Título Original: *Pain Management Secrets*
 Inclui Bibliografia e Índice Remissivo
 ISBN 978-85-5465-174-9

 1. Visão geral. 2. Avaliação Clínica. 3. Síndromes.
4. Tratamento da Dor. I. Dubin, Andrew. II. Pilitsis,
Julie G. III. Título.

 CDD: 616.0472
 CDU: 616.8-009.7

**Tradução:**
MÔNICA REGINA BRITO (Caps. 1 a 9)
*Médica-Veterinária; Tradutora Especializada na Área da Saúde, SP*

EDIANEZ CHIMELLO (Caps. 10 a 19)
*Tradutora Especializada na Área da Saúde, SP*

ELISEANNE NOPPER (Caps. 20 a 29)
*Tradutora Especializada na Área da Saúde, SP*

ÂNGELA NISHIKAKU (Caps. 30 a 39)
*Tradutora Especializada na Área da Saúde, SP*

SANDRA MALLMANN (Caps. 40 a 52)
*Tradutora Especializada na Área da Saúde, RS*

**Revisão Técnica:**
CARLOS ALEXANDRE M. ZICARELLI
*Membro Titular da Sociedade Brasileira de Neurocirurgia*
*Membro Titular da Academia Brasileira de Neurocirurgia*
*Professor-Assistente de Neurocirurgia do Departamento de Cirurgia da Universidade Estadual de Londrina*
*Supervisor do Programa de Residência Médica em Neurocirurgia do Hospital Evangélico de Londrina*

Título original:
*Pain Management Secrets*
Copyright © 2018 by Elsevier Inc.
ISBN 978-0-323-27791-4

© 2019 Thieme Revinter Publicações Ltda.
Rua do Matoso, 170, Tijuca
20270-135, Rio de Janeiro – RJ, Brasil
http://www.ThiemeRevinter.com.br

Thieme Medical Publishers
http://www.thieme.com

Impresso no Brasil por Zit Editora e Gráfica Ltda.
5 4 3 2 1
ISBN 978-85-5465-174-9

**Nota:** O conhecimento médico está em constante evolução. À medida que a pesquisa e a experiência clínica ampliam o nosso saber, pode ser necessário alterar os métodos de tratamento e medicação. Os autores e editores deste material consultaram fontes tidas como confiáveis, a fim de fornecer informações completas e de acordo com os padrões aceitos no momento da publicação. No entanto, em vista da possibilidade de erro humano por parte dos autores, dos editores ou da casa editorial que traz à luz este trabalho, ou ainda de alterações no conhecimento médico, nem os autores, nem os editores, nem a casa editorial, nem qualquer outra parte que se tenha envolvido na elaboração deste material garantem que as informações aqui contidas sejam totalmente precisas ou completas; tampouco se responsabilizam por quaisquer erros ou omissões ou pelos resultados obtidos em consequência do uso de tais informações. É aconselhável que os leitores confirmem em outras fontes as informações aqui contidas. Sugere-se, por exemplo, que verifiquem a bula de cada medicamento que pretendam administrar, a fim de certificar-se de que as informações contidas nesta publicação são precisas e de que não houve mudanças na dose recomendada ou nas contraindicações. Esta recomendação é especialmente importante no caso de medicamentos novos ou pouco utilizados. Alguns dos nomes de produtos, patentes e design a que nos referimos neste livro são, na verdade, marcas registradas ou nomes protegidos pela legislação referente à propriedade intelectual, ainda que nem sempre o texto faça menção específica a esse fato. Portanto, a ocorrência de um nome sem a designação de sua propriedade não deve ser interpretada como uma indicação, por parte da editora, de que ele se encontra em domínio público.

Todos os direitos reservados. Nenhuma parte desta publicação poderá ser reproduzida ou transmitida por nenhum meio, impresso, eletrônico ou mecânico, incluindo fotocópia, gravação ou qualquer outro tipo de sistema de armazenamento e transmissão de informação, sem prévia autorização por escrito.

# SUMÁRIO

PREFÁCIO .................................................................................................................. ix
COLABORADORES..................................................................................................... x
AGRADECIMENTOS ................................................................................................ xiii
DEDICATÓRIA........................................................................................................... xv
PRINCIPAIS SEGREDOS ........................................................................................... xvi

## I Visão Geral

**CAPÍTULO 1**    DEFINIÇÕES GERAIS DA DOR........................................................... 1
Charles E. Argoff, MD

**CAPÍTULO 2**    CLASSIFICAÇÃO DA DOR ................................................................. 6
Robert A. Duarte ■ Charles E. Argoff

**CAPÍTULO 3**    MECANISMOS BÁSICOS ..................................................................10
Allan I. Basbaum

## II Avaliação Clínica

**CAPÍTULO 4**    ANAMNESE NO PACIENTE COM DOR................................................17
Andrew Dubin

**CAPÍTULO 5**    EXAME FÍSICO DO PACIENTE COM DOR ..........................................22
Miroslav "Misha" Backonja

**CAPÍTULO 6**    FERRAMENTAS ESPECÍFICAS DE MENSURAÇÃO DA DOR ...................26
Miroslav "Misha" Backonja

**CAPÍTULO 7**    AVALIAÇÃO COMPORTAMENTAL DE PACIENTES COM DOR CRÔNICA...............29
Joshua M. Rosenow ■ Kenneth R. Lofland

**CAPÍTULO 8**    NEUROIMAGEM NO PACIENTE COM DOR .........................................35
Gaetano Pastena

**CAPÍTULO 9**    DOR PÉLVICA CRÔNICA ..................................................................39
Andrew Dubin

## III Síndromes Clínicas Dolorosas

**CAPÍTULO 10**    URGÊNCIAS NA PRESENÇA DE DOR...................................................43
Steven Lange ■ Youngwon Youn ■ Sara Gannon ■ Julia Prusik ■ Julie G. Pilitsis

**CAPÍTULO 11**    ENXAQUECA....................................................................................46
Grace Forde

**CAPÍTULO 12**    CEFALEIA EM SALVA ...................................................................... 57
Grace Forde

v

| CAPÍTULO 13 | CEFALEIA TIPO TENSIONAL ............................................................................... 63 |
|---|---|
| | *Grace Forde* |
| CAPÍTULO 14 | HEMICRANIAS PAROXÍSTICAS ........................................................................ 67 |
| | *Grace Forde* |

## IV Síndromes de Cefaleias Incomuns

| CAPÍTULO 15 | HEMORRAGIA SUBARACNÓIDEA ................................................................... 71 |
|---|---|
| | *Alexandra R. Paul ▪ Alan S. Boulos* |
| CAPÍTULO 16 | DOR ASSOCIADA A TUMOR CEREBRAL ........................................................ 74 |
| | *Adedamola Adepoju ▪ Benjamin Yim ▪ Nataly Raviv ▪ Tyler J. Kenning* |
| CAPÍTULO 17 | CEFALEIA RELACIONADA COM PRESSÃO INTRACRANIANA AUMENTADA OU REDUZIDA ........................................................................... 79 |
| | *Kevin S. Chen ▪ Parag G. Patil ▪ Karin M. Muraszko* |
| CAPÍTULO 18 | SÍNDROMES DE CEFALEIA E DOR ASSOCIADAS À DOENÇA SISTÊMICA EMERGENTE E CRÔNICA ................................................................................. 84 |
| | *Robert A. Duarte ▪ Noah Rosen* |
| CAPÍTULO 19 | NEURALGIA DO TRIGÊMEO ............................................................................. 87 |
| | *Steven Lange ▪ Abigail Bemis ▪ Julia Prusik ▪ Julie G. Pilitsis* |
| CAPÍTULO 20 | NEVRALGIA GLOSSOFARÍNGEA E OUTRAS NEVRALGIAS FACIAIS ............ 89 |
| | *Fady Girgis ▪ Jonathan Miller* |
| CAPÍTULO 21 | DOR LOMBAR AGUDA E CRÔNICA ................................................................ 92 |
| | *Sarah Narayan ▪ Andrew Dubin* |
| CAPÍTULO 22 | DOR AGUDA E CRÔNICA NO PESCOÇO E NO BRAÇO ................................ 97 |
| | *Sarah Narayan ▪ Andrew Dubin* |
| CAPÍTULO 23 | DOR ABDOMINAL ............................................................................................ 101 |
| | *Emily K. Stern ▪ Darren Brenner* |
| CAPÍTULO 24 | DOR PÉLVICA CRÔNICA ................................................................................. 109 |
| | *Andrew Dubin* |
| CAPÍTULO 25 | FIBROMIALGIA E DOR MIOFASCIAL ............................................................. 113 |
| | *David McLain, MD, FACP, FACR* |

## V Síndromes Dolorosas de Tecidos Moles

| CAPÍTULO 26 | MANEJO DA DOR PÓS-OPERATÓRIA ............................................................ 119 |
|---|---|
| | *Andras Laufer* |
| CAPÍTULO 27 | DOR POR CÂNCER ........................................................................................... 124 |
| | *Katherine Galluzzi* |
| CAPÍTULO 28 | DOR ASSOCIADA À ARTRITE REUMATOIDE E OSTEOARTRITE ................ 131 |
| | *Andrew Dubin* |
| CAPÍTULO 29 | DOR NEUROPÁTICA: FUNDAMENTOS ......................................................... 140 |
| | *David Walk ▪ Anisha Bhangav* |
| CAPÍTULO 30 | DOR NEUROPÁTICA: SÍNDROMES ESPECÍFICAS E TRATAMENTO ............ 148 |
| | *Katherin Peperzak ▪ Brett R. Stacey* |

| CAPÍTULO 31 | DEPRESSÃO E ANSIEDADE NA DOR CRÔNICA ................................................. 160 |
|---|---|
| | *Sarah Narayan ▪ Alycia Reppel ▪ Andrew Dubin* |
| CAPÍTULO 32 | DISTÚRBIOS DE PERSONALIDADE NA DOR CRÔNICA ................................... 168 |
| | *Michael R. Clark ▪ Michael A. Bushey* |
| CAPÍTULO 33 | ABUSO DE SUBSTÂNCIAS NA DOR CRÔNICA ................................................ 172 |
| | *Eric Gruenthal ▪ Julie G. Pilitsis* |

## VI Populações Especiais de Pacientes

| CAPÍTULO 34 | DOR EM CRIANÇAS ................................................................................................. 177 |
|---|---|
| | *Renee C.B. Manworren* |
| CAPÍTULO 35 | DOR NO PACIENTE IDOSO ................................................................................... 188 |
| | *Salim Hayek ▪ Nidhi Sondhi* |

## VII Manejo Farmacológico

| CAPÍTULO 36 | ANALGÉSICOS TÓPICOS ....................................................................................... 197 |
|---|---|
| | *Claire Collison ▪ Charles E. Argoff* |
| CAPÍTULO 37 | MEDICAMENTOS ANTI-INFLAMATÓRIOS NÃO ESTEROIDAIS E ACETAMINOFENO ............................................................................................. 206 |
| | *Robert A. Duarte ▪ Charles E. Argoff ▪ Andrew Dubin* |
| CAPÍTULO 38 | OPIOIDES ANALGÉSICOS ..................................................................................... 210 |
| | *Jeffrey Fudin ▪ Jacqueline H. Cleary ▪ Steven Sparkes* |
| CAPÍTULO 39 | O CENÁRIO REGULATÓRIO: OPIOIDES ............................................................. 219 |
| | *Maya A. Babu* |
| CAPÍTULO 40 | RELAXANTES MUSCULARES, ANTICONVULSIVANTES COMO ANALGÉSICOS; ANTIDEPRESSIVOS COMO ANALGÉSICOS .................. 224 |
| | *Charles E. Argoff ▪ Nita Chen* |
| CAPÍTULO 41 | NOVOS ANALGÉSICOS PARA DOR AGUDA E CRÔNICA ................................ 228 |
| | *Mark S. Wallace ▪ R. Carter W. Jones III* |

## VIII Manejo Não Farmacológico

| CAPÍTULO 42 | BLOQUEIOS NERVOSOS COMUNS PARA DORES DE CABEÇA E DOR FACIAL .. 235 |
|---|---|
| | *Sarah Narayan ▪ Andrew Dubin* |
| CAPÍTULO 43 | BLOQUEIOS NERVOSOS: COLUNA ..................................................................... 237 |
| | *Sarah Narayan ▪ Andrew Dubin* |
| CAPÍTULO 44 | BLOQUEIOS NERVOSOS PERIFÉRICOS .............................................................. 240 |
| | *Andrew Dubin* |
| CAPÍTULO 45 | TERAPIA INTRATECAL ........................................................................................... 242 |
| | *R. Carter W. Jones III ▪ Mark S. Wallace* |
| CAPÍTULO 46 | NEUROESTIMULAÇÃO: CÉREBRO ....................................................................... 246 |
| | *Alon Y. Mogilner* |
| CAPÍTULO 47 | ESTIMULAÇÃO MEDULAR ESPINAL NO TRATAMENTO DA DOR ................ 249 |
| | *Vignessh Kumar ▪ Sara Gannon ▪ Julie G. Pilitsis* |

| | | |
|---|---|---|
| **CAPÍTULO 48** | PROCEDIMENTOS NEUROABLATIVOS .......................................................... 251 | |
| | *Gaddum Duemani Reddy ▪ Ashwin Viswanathan* | |
| **CAPÍTULO 49** | PSICOLOGIA DA DOR................................................................................. 253 | |
| | *Marilyn S. Jacobs ▪ Lekeisha A. Sumner* | |
| **CAPÍTULO 50** | ABORDAGENS INTEGRADAS PARA MANEJO DA DOR...................................... 262 | |
| | *Sarah Narayan ▪ Andrew Dubin* | |
| **CAPÍTULO 51** | CLÍNICA DA DOR ..................................................................................... 265 | |
| | *Sarah Narayan* | |
| **CAPÍTULO 52** | MEDICINA COMPLEMENTAR E ALTERNATIVA ................................................ 268 | |
| | *Ian Walling ▪ Meghan Wilock ▪ Julie G. Pilitsis* | |
| ÍNDICE REMISSIVO.............................................................................................................. 273 | | |

# PREFÁCIO

Uma inspeção na seção de "dor" em qualquer livraria revelará uma diversificada gama de textos que abordam tudo, desde a ciência básica que sustenta nossa compreensão da dor, até o tratamento clínico de condições específicas. Somos inundados por escolhas. Estes livros, basicamente, usam evidência científica para validar as propostas que fazem, e fornecem uma fonte inestimável para qualquer interessado em dor e em seu tratamento, embora decidir qual livro é mais adequado à necessidade individual possa ser problemático.

A quarta edição do *Secrets – Tratamento da Dor* difere da maioria desses livros. Ela contém uma mistura inovadora de informação cientificamente sólida combinada com uma natureza mais anedótica. Tornou-se moda desconsiderar uma opinião, a menos que esta se baseie nos resultados de estudos rigorosamente realizados, mesmo que, ao ignorar a combinada riqueza de conhecimento de clínicos experientes, com base em anos de envolvimento em seus campos de prática, arrisquemos ter um conhecimento menos completo de nosso campo de interesse. *Secrets – Tratamento da Dor* é liberalmente semeado com pequenas "pérolas de sabedoria", muitas delas interessantes, embora provocantes, e, com sorte, úteis. Algumas delas você já deve conhecer, mas é quase certeza de que outras serão novas. Elas têm o potencial de transformar o clínico informado e amplamente letrado em um profissional ainda mais eficaz em sua prática. Estes pedaços úteis de conhecimento têm um valor atemporal, e não representam somente uma moda atual de nosso pensamento sobre a dor. E, como tal, podem fornecer ao leitor uma visão que normalmente é adquirida apenas com longos anos de experiência prática.

Talvez um dos outros diferenciais do livro *Secrets – Tratamento da Dor* é que ele pode ser usado quando perguntas e respostas específicas forem necessárias. Cada capítulo se concentra em uma faceta do manejo da dor e possui uma série de perguntas individuais, para as quais uma resposta é fornecida. Alternativamente, o livro pode ser lido, capítulo a capítulo, para dar uma visão mais abrangente sobre o assunto abordado. Pelo estilo usado e o conteúdo de cada capítulo, este livro pode ser interessante e útil para qualquer um envolvido em manejo da dor, seja essa pessoa totalmente qualificada ou ainda em treinamento. Também pode ser útil àqueles em que o manejo da dor seja uma necessidade incidental, em vez de um foco primário de interesse.

Tenho muita sorte de dois dos meus colegas da Albany Medical College terem se juntado a mim como editores desta edição, Dra. Julie Pilitsis, neurocirurgiã e neurocientista, e Dr. Andrew Dubin, especialista em medicina física e reabilitação, e eletrodiagnosticador. Tanto a Dra. Pilitsis quanto o Dr. Dubin são internacionalmente reconhecidos por suas contribuições inovadoras ao manejo da dor. Também temos sorte de que muitos capítulos novos foram adicionados a esta edição, cada um escrito por colaboradores internacionalmente reconhecidos. O manejo da dor na forma de uma especialidade médica cresceu de modo significativo, e está em um estado ativo de maturação. Atualmente, temos a capacidade de avaliar e tratar nossos pacientes com mais abordagens médicas, não médicas, invasivas, complementares e regenerativas do que antes. Estes são tempos emocionantes no manejo da dor, com uma explosão de novas informações que, por si só, podem parecer assustadoras aos provedores que não são especialistas em dor. Esta é a razão pela qual incluímos o prefácio da 3ª edição de *Secrets – Tratamento da Dor*. A quarta edição segue a mesma linha da terceira edição no que diz respeito à organização, e é destinada para ser usada por todos, independentemente do nível de treinamento. Obrigado a todos que contribuíram com esta edição, e estou confiante que a mesma será de imenso valor a todos os interessados em manejo da dor.

*Charles E. Argoff, MD*
*Andrew Dubin, MD, MS*
*Julie G. Pilitsis, MD, PhD*

# COLABORADORES

O(s) editor(es) gostaria(m) de reconhecer e agradecer pela contribuição de todos os colaboradores das edições anteriores, sem os quais esta nova edição não teria sido possível.

**Adedamola Adepoju, MD**
Neurosurgery Resident, Department of Neurosurgery, Albany Medical College, Albany NY, USA

**Charles E. Argoff, MD**
Professor of Neurology, Albany Medical College; Director, Comprehensive Pain Program, Albany Medical Center, Albany, NY, USA

**Maya A. Babu, MD, MBA**
Department of Neurologic Surgery, Mayo Clinic, Rochester, MN, USA

**Miroslav "Misha" Backonja, MD**
Professor Emeritus, University of Wisconsin-Madison; Senior Medical Director, Worldwide Clinical Trials, NC, USA

**Allan I. Basbaum, PhD**
Professor and Chair, Department of Anatomy and William Keck Foundation Center for Integrative Neuroscience, University of California, San Francisco, CA, USA

**Abigail Bemis**
Albany Medical Center, Neurosurgery, Albany, NY, USA

**Anisha Bhangav, MD**
Chief Resident, Department of Neurology, University of Minnesota, Minneapolis, MN, USA

**Alan S. Boulos, MD**
Department of Neurosurgery, Albany Medical Center, Albany, NY, USA

**Darren Brenner, MD, AGAF**
Associate Professor of Medicine and Surgery, Director of Functional Bowel Program and Motts Tonelli GI Physiology Laboratory, Division of Gastroenterology, Northwestern University, Feinberg School of Medicine, Chicago, IL, USA

**Michael A. Bushey MD, PhD**
Chief Resident, Department of Psychiatry and Behavioral Sciences, Johns Hopkins University School of Medicine, Baltimore, MD, USA

**Kevin S. Chen, MD**
Resident Physician, Department of Neurosurgery, University of Michigan Health System, Ann Arbor, MI, USA

**Nita Chen, BS, MD**
Physician, Neurology, University of California, Irvine, CA, USA

**Michael R. Clark, MD, MPH, MBA**
Vice Chair, Clinical Affairs, Director, Pain Treatment Program, Department of Psychiatry and Behavioral Sciences, Johns Hopkins University School of Medicine, Baltimore, MD, USA

**Jacqueline H. Cleary, BS, PharmD, BCACP**
Assistant Professor of Pharmacy Practice, Albany College of Pharmacy and Health Sciences, Albany, NY, USA

**Claire Collison, MS**
Medical Student Researcher, Department of Neuroscience and Experimental Therapeutics, Albany Medical College, Albany, NY, USA

**Robert A. Duarte, MD**
Director, Pain Center, Northwell Neuroscience Institute; Assistant Professor, Hofstra Northwell School of Medicine, Great Neck, NY, USA

**Andrew Dubin, MD, MS**
Professor of PM&R, Albany Medical College; Chief of PM&R, Samuel Stratton VA Medical Center Hospital, Albany, NY, USA

**Grace Forde, MD**
Director of Neurological Services, North American Partners in Pain Management, Lake Success, NY, USA

**Jeffrey Fudin, BS, PharmD, DAIPM, FCCP, FASHP**
Clinical Pharmacy Specialist and Director, PGY2 Pharmacy Pain and Palliative Care Residency (WOC), Adjunct Associate Professor Pharmacy Practice, Samuel Stratton VA Medical Center, Albany College of Pharmacy and Health Sciences, Albany, NY, USA

**Katherine Galluzzi, DO**
Professor and Chair, Department of Geriatrics, Philadelphia College of Osteopathic Medicine, Philadelphia, PA, USA

# COLABORADORES

**Sara Gannon**
Department of Neurosurgery, Albany Medical College, Albany, NY, USA

**Fady Girgis, BSc Pharm, MD, EdM, FRCSC**
Assistant Professor, Department of Neurological Surgery, UC Davis School of Medicine, Sacramento, CA, USA

**Eric Gruenthal, MD**
Department of Neurosurgery, Albany Medical College, Albany, NY, USA

**Salim Hayek, MD, PhD**
Professor, Department of Anesthesiology, Case Western Reserve University; Chief, Division of Pain Medicine, University Hospitals of Cleveland, Cleveland, OH, USA

**Marilyn S. Jacobs, PhD, ABPP**
Assistant Clinical Professor, Department of Psychiatry and Biobehavioral Sciences, David Geffen School of Medicine at UCLA, Los Angeles, CA, USA

**R. Carter W. Jones III, MD, PhD**
Assistant Professor of Anesthesiology, Department of Anesthesiology, University of California San Diego, San Diego, CA, USA

**Tyler J. Kenning, MD, FAANS**
Director, Pituitary and Cranial Base Surgery, Department of Neurosurgery, Albany Medical Center, Albany, NY, USA

**Vignessh Kumar, BS**
Department of Neurosurgery, Albany Medical College, Albany, NY, USA

**Steven Lange, MD**
Department of Neurosurgery, Albany Medical College, Albany, NY, USA

**Andras Laufer, MD**
Anesthesiologist, Assistant Professor, Department of Anesthesiology, Albany Medical Center, Albany Medical College, Albany, NY, USA

**Kenneth R. Lofland, PhD**
President, Northshore Integrative Healthcare, Adjunct Associate Professor, Department of Anesthesiology, Northwestern University Feinberg School of Medicine, Chicago, IL, USA

**Renee C.B. Manworren, PhD, RN-BC, APRN, PCNS-BC, AP-PMN, FAAN**
Posy and Fred Love Chair in Nursing Research; Director of Nursing Research and Professional Practice, Ann & Robert H. Lurie Children's Hospital of Chicago; Associate Professor, Department of Pediatrics, Northwestern University, Feinberg School of Medicine, Chicago, IL, USA

**David McLain, MD, FACP, FACR**
Rheumatologist, McLain Medical Associates PC; Symposium Director, Annual Congress of Clinical Rheumatology; Executive Director, Alabama Society for the Rheumatic Diseases, Birmingham, AL, USA

**Jonathan Miller, MD, FAANS, FACS**
Director, Functional and Restorative Neurosurgery Center; Associate Professor and Vice Chair, Department of Neurological Surgery, Case Western Reserve University School of Medicine/ UH Cleveland Medical Center, Cleveland, OH, USA

**Alon Y. Mogilner, MD, PhD**
Associate Professor of Neurosurgery and Anesthesiology, Director, Center for Neuromodulation, Department of Neurosurgery, NYU Langone Medical Center, New York, NY, USA

**Karin M. Muraszko, MD**
Chair and Julian T. Hoff Professor, Department of Neurosurgery; Professor, Plastic Surgery, and Pediatrics, University of Michigan, Ann Arbor, MI, USA

**Sarah Narayan, MD**
Assistant Professor, Department of Physical Medicine and Rehabilitation, Albany Medical College; Pain Specialist, Comprehensive Spine Center, Albany Medical Center, Albany, NY, USA

**Gaetano Pastena, MD/MBA**
Assistant Professor, Section Head, Neuroradiology, Department of Radiology, Albany Medical Center, Community Care Physicians, PC, Albany, NY, USA

**Parag G. Patil, MD, PhD**
Associate Professor, Departments of Neurosurgery, Neurology, Anesthesiology, and Biomedical Engineering, University of Michigan Medical School, Ann Arbor, MI, USA

**Alexandra R. Paul, MD**
Department of Neurosurgery, Albany Medical Center, Albany, NY, USA

**Katherin Peperzak, MD**
Acting Assistant Professor, Department of Anesthesiology and Pain Medicine, University of Washington School of Medicine, Seattle, WA, USA

**Julie G. Pilitsis, MD, PhD**
Chair, Department of Neuroscience and Experimental Therapeutics; Professor, Neurosurgery and Department of Neuroscience and Experimental Therapeutics, Albany Medical College, Albany, NY, USA

## COLABORADORES

**Julia Prusik, BS**
Department of Neurosurgery, Department of Neuroscience and Experimental Therapeutics, Albany Medical College, Albany, NY, USA

**Nataly Raviv, MD**
Neurosurgery Resident, Department of Neurosurgery, Albany Medical College, Albany NY, USA

**Gaddum Duemani Reddy, MD, PhD**
Department of Neurosurgery, Toronto Western Hospital, University of Toronto, Toronto, ON, Canada

**Alycia Reppel, MD**
Interventional Pain Management Physiatrist, St. Mary's Physiatry Services, Auburn, ME, USA

**Joshua M. Rosenow, MD, FAANS, FACS**
Director of Functional Neurosurgery; Associate Professor of Neurosurgery, Neurology and Physical Medicine and Rehabilitation, Northwestern University Feinberg School of Medicine, Chicago, IL, USA

**Noah Rosen, MD FAHS FANA**
Co-Director, Northwell Pain and Headache Center; Associate Professor, Neurology and Psychiatry, Hofstra Northwell; Health Adjunct Assistant Professor, Albert Einstein School of Medicine, New York City, NY, USA

**Nidhi Sondhi, DO**
Resident Physician, Department of Anesthesiology and Perioperative Medicine, Case Western Reserve University, University Hospitals Cleveland Medical Center, Cleveland, OH, USA

**Steven Sparkes, PharmD, BCPS**
Clinical Pharmacist, Samuel Stratton VA Medical Center, Albany, NY, USA

**Brett R. Stacey, MD**
Medical Director, UW Center for Pain Relief, Professor, Anesthesiology and Pain Medicine, University of Washington, Seattle, WA, USA

**Emily K. Stern, MD**
Gastroenterology Fellow, Division of Gastroenterology, Northwestern University, Feinberg School of Medicine, Chicago, IL, USA

**Lekeisha A. Sumner, PhD, ABPP**
Director of Health Psychology, Department of Psychiatry and Behavioral Sciences, Cedars-Sinai Medical Center, Los Angeles, CA, USA

**Ashwin Viswanathan, MD**
Department of Neurosurgery, Baylor College of Medicine, Houston, TX, USA

**David Walk, MD**
Associate Professor, University of Minnesota Department of Neurology, Minneapolis, MN, USA

**Mark S. Wallace, MD**
Professor of Clinical Anesthesiology, Department of Anesthesiology, University of California, San Diego, La Jolla, CA, USA

**Ian Walling, BS**
Research Assistant, Department of Neuroscience and Experimental Therapeutics, Albany Medical College, Albany, NY, USA

**Meghan Wilock, PA-C**
Physician Assistant, Neurosurgery, Albany Medical Center, Albany, NY, USA

**Benjamin Yim, MD**
Neurosurgery Resident, Department of Neurosurgery, Albany Medical College, Albany NY, USA

**Youngwon Youn, BA**
Department of Neurosurgery, Department of Neuroscience and Experimental Therapeutics, Albany Medical College, Albany, NY, USA

# AGRADECIMENTOS

A Julie Pilitsis, Andrew Dubin, Pya Seidner e a todos os autores colaboradores – o trabalho árduo e a colaboração de vocês foi o que possibilitou a conclusão deste trabalho.

*Charles E. Argoff*

Um obrigado especial a você Pya Seidner, que ajudou consideravelmente com a edição e comunicação com os autores, editores e editoras.

*Julie G. Pilitsis*

# DEDICATÓRIA

*Para minha esposa Pat e nossos filhos David, Melanie e Emily.
O amor de vocês e a nossa família tornam tudo possível.*

Charles E. Argoff

*Gostaria de dedicar este livro aos meus residentes. O interesse e a
curiosidade deles são minha inspiração de ensinar e educar.*

Andrew Dubin

*Para Tim, Ryan, Lauren e minha mãe, cujo apoio eterno faz todo
o meu trabalho possível. Para minha equipe clínica e de ciência básica,
obrigada por tudo o que vocês fazem para cuidar dos pacientes existentes
e melhorar o tratamento de futuros pacientes.*

Julie G. Pilitsis

# PRINCIPAIS SEGREDOS

1. Quais são as síndromes dolorosas crônicas que envolvem o músculo e a fáscia?
   A síndrome dolorosa miofascial e a fibromialgia são síndromes dolorosas crônicas associadas à dor muscular e de tecidos moles. A síndrome dolorosa miofascial tem distribuição regional, enquanto a fibromialgia envolve o corpo inteiro. Estes diagnósticos podem representar dois pontos em um espectro da doença, visto que subgrupos da fibromialgia foram identificados com base em achados clínicos e prognósticos distintos.

2. Descreva a síndrome dolorosa miofascial.
   A síndrome dolorosa miofascial é uma síndrome dolorosa regional crônica que envolve o músculo e tecidos moles. É caracterizada por pontos de gatilho e bandas tensas de tecido muscular (ver Perguntas 7 e 8). Originalmente descrita por Travell e posteriormente esclarecida por Travell e Simons, a síndrome dolorosa miofascial ocorre na maioria das regiões do corpo, mais comumente nas regiões cervical e lombar.

3. O que é fibromialgia?
   Fibromialgia é uma síndrome clínica caracterizada por dor generalizada crônica e múltiplos pontos dolorosos em locais definidos no músculo e outros tecidos moles. Pontos dolorosos periosteais estão frequentemente presentes. Dor difusa pode ser sentida acima e abaixo da cintura, e bilateralmente. Outros aspectos característicos da síndrome incluem fadiga, distúrbios do sono, síndrome do intestino irritável (IBS), cistite intersticial, rigidez, parestesia, cefaleias, depressão, ansiedade, e vocabulário e memória reduzidos.

4. Quais são os critérios mais recentes para o diagnóstico de fibromialgia?
   Os critérios mais recentes são as revisões de 2016 dos critérios diagnósticos de fibromialgia de 2010/2011.
   - Dor generalizada, definida como dor em, pelo menos, quatro ou cinco regiões, está presente.
   - Sintomas presentes em um nível similar por no mínimo 3 meses.
   - Índice de dor generalizada (WPI) ≥ 7 e escala de gravidade dos sintomas (SSS) ≥ 5 PI OU WPI de 4-6 e SSS ≥ 9.
   - Um diagnóstico de fibromialgia é válido independentemente de outros diagnósticos. Um diagnóstico de fibromialgia não exclui a presença de outras enfermidades clinicamente importantes.
   - Exames dos pontos dolorosos foram removidos nos critérios de 2010/2011. Eles faziam parte dos critérios de 1990.

5. Como você determina uma pontuação usando o WPI?
   - Definição do WPI: anote o número de áreas nas quais o paciente sentiu dor ao longo da semana anterior. Em quantas áreas o paciente teve dor? A pontuação será entre 0 e 19.

   | *Região superior esquerda (Região 1)* | *Região superior direita (Região 2)* | *Região inferior esquerda (Região 3)* |
   |---|---|---|
   | Mandíbula esquerda | Mandíbula direita | Quadril (nádegas, trocanter) esquerdo |
   | Cintura escapular esquerda | Cintura escapular direita | Parte superior da perna esquerda |
   | Braço esquerdo | Braço direito | Parte inferior da perna esquerda |
   | Antebraço esquerdo | Antebraço direito | |

   | *Região inferior direita (Região 4)* | *Região axial (Região 5)* |
   |---|---|
   | Quadril (nádegas, trocanter) direito | Pescoço |
   | Parte superior da perna direita | Região dorsal superior |
   | Parte inferior da pern, direita | Região lombar |
   | | Tórax |
   | | Abdome |

**Pontuação da escala de gravidade dos sintomas (SSS)**
Fadiga
Despertar cansado
Sintomas cognitivos
Para cada um dos 3 sintomas acima, indicar o nível de gravidade ao longo da semana anterior, usando a seguinte escala:
0 = Sem problema
1 = Problemas insignificantes ou leves, geralmente leve ou intermitente
2 = Problemas moderados e consideráveis, geralmente presentes e/ou em um nível moderado
3 = Problemas graves, generalizados, contínuos, perturbadores da vida diária

**A pontuação da escala de gravidade dos sintomas (SSS):** é a soma das pontuações de gravidade dos 3 sintomas (fadiga, despertar cansado e sintomas cognitivos) (0-9), mais a soma (0-3) do número dos seguintes sintomas que incomodou o paciente por ter ocorrido durante os 6 meses anteriores:
(1) Cefaleias (0-1)
(2) Dor ou cólicas no abdome inferior (0-1)
(3) E depressão (0-1)
A pontuação final da gravidade dos sintomas é entre 0 e 12
**A escala da gravidade da fibromialgia (FS)** é a soma do WPI e SSS
- Fonte: Wolfe F, Clauw DJ, Fitzcharles MA *et al.* 2016 Revisions to the 2010/2011 fibromyalgia diagnostic criteria. Semin Arthritis Rheum. 2016 Dec;46(3):319-329.

6. Todos os pacientes com fibromialgia têm os mesmos sintomas?
Não. Existe alto grau de variabilidade na apresentação de fibromialgia. Subgrupos da síndrome foram identificados com base no número de pontos dolorosos ativos, qualidade do sono e limiar da dor provocada pelo frio. Estes subgrupos têm diferentes prognósticos. Os pacientes também podem ser agrupados de acordo com a doença associada. Dentre os pacientes com IBS, 20% demonstram achados compatíveis com fibromialgia. A fibromialgia é mais comum em diabéticos do que na população geral, e a gravidade da dor correlaciona-se com a duração da diabetes. Estes podem constituir subgrupos adicionais de fibromialgia. A fibromialgia também é comum nas doenças autoimunes, como síndrome de Sjögren, lúpus eritematoso sistêmico, tireoidite de Hashimoto e artrite reumatoide.

7. Cite síndromes que estão associadas à fibromialgia.
- Síndrome da fadiga crônica
- Síndrome do intestino irritável (IBS)
- Síndrome das pernas inquietas
- Cistite intersticial
- Disfunção temporomandibular
- Síndrome Sicca
- Fenômeno de Raynaud
- Desequilíbrio autonômico com hipotensão ortostática
- Transtorno do humor
- Síndrome da hipermobilidade

8. O que são os pontos de gatilho?
Pontos de gatilho são sítios no músculo ou tendão que, quando palpados, produzem dor em um sítio distante. Estes ocorrem em locais consistentes, com padrões previsíveis de dor referida. Pontos de gatilho geralmente estão associados a traumatismo anterior, "quase quedas" ou osteoartrite degenerativa.

9. O que são "bandas tensas"? Como elas estão associadas aos pontos de gatilho?
Em pacientes com dor miofascial, a palpação profunda do músculo pode revelar áreas que parecem tensas e similares a bandas. O alongamento desta banda muscular produz dor. Isto é uma banda tensa.
Pontos de gatilho são caracteristicamente encontrados nas bandas tensas de tecido muscular. Apesar da tensão muscular, bandas tensas são eletrofisiologicamente silenciosas (ou seja, a eletromiografia [EMG] é normal). Rolar a banda tensa sob a ponta do dedo no ponto de gatilho (palpação *snapping*) pode produzir um "espasmo" local. Este encurtamento da banda muscular é um dos sinais cardinais de fibromialgia.

10. Descreva a prevalência e demografia típica do paciente de fibromialgia.
Na maioria das séries, 80 a 90% dos pacientes com fibromialgia são mulheres, com um pico de incidência na meia-idade e uma prevalência de 0,5 a 5% da população geral.

11. **Quais exames laboratoriais são úteis na fibromialgia?**
    Todos os valores laboratoriais na fibromialgia são usados para fins de exclusão. Não há anormalidades laboratoriais químicas, elétricas ou radiográficas características. No entanto, diversos marcadores sorológicos consistentes de pesquisa da doença foram relatados na literatura. Um aumento nas citocinas, com uma relação direta entre a intensidade da dor e a interleucina 8, foi relatado. Outros achados experimentais incluem redução no cortisol circulante (este pode exercer um papel na tolerância reduzida ao exercício), redução em aminoácidos de cadeia ramificada (talvez correlacionada à fadiga muscular) e diminuição nas concentrações da proteína Gi produzida por linfócitos e de cAMP. Quatro estudos demonstraram aumento da substância P no líquido cefalorraquidiano (CSF) na fibromialgia. Atualmente, estes achados não são clinicamente úteis para o diagnóstico, prognóstico ou monitorização da resposta ao tratamento de pacientes com fibromialgia. Elevação da substância P no liquor foi observada em muitos estados patológicos, incluindo crise falciforme, doença inflamatória intestinal, artrite reumatoide, espinha bífida, depressão maior e transtorno de estresse pós-traumático (PTSD). Estudos do sono geralmente são anormais ("alfa-delta", sono não restaurativo), mas as anormalidades também são observadas em outras condições dolorosas crônicas. Estudos funcionais por ressonância magnética demonstraram respostas aumentadas na ínsula e giro lingual anterior aos estímulos sensoriais não dolorosos nos pacientes com fibromialgia, mas não nos controles.

12. **Qual é a relação entre a polineuropatia de fibras finas (SFPN) e a fibromialgia?**
    Estudos recentes descobriram SFPN em até 50% dos pacientes com fibromialgia. Isto sugere que talvez os pacientes diagnosticados com "fibromialgia" tenham SFPN, uma condição que pode ser objetivamente testada e, às vezes, tratada. Este é um aspecto controverso na pesquisa atual de fibromialgia. Por exemplo, muitos pacientes com fibromialgia sofrem a dor em queimação ou formigamento característico da SFPN, mas a maioria dos pacientes com SFPN não apresenta o sintoma de dor tecidual profunda generalizada, um marco da fibromialgia. Além disso, mesmo que essas fibras finas na pele estejam de alguma forma contribuindo com a dor, como esses achados são responsáveis pela fadiga, problemas de memória, sono e humor que frequentemente são um problema maior do que a dor para pacientes com fibromialgia?

13. **Quais tratamentos são comumente usados para fibromialgia e para dor miofascial?**
    Uma combinação de técnicas físicas, anestesiológicas e farmacológicas é empregada. Alguns dos tratamentos mais comuns envolvem a injeção de lidocaína ou o agulhamento seco dos pontos de gatilho. Estas abordagens são baseadas no conceito de que os pontos de gatilho representam áreas de espasmo muscular local. Entretanto, a eficácia das injeções nos pontos de gatilho nunca foi completamente fundamentada, embora elas ofereçam alívio transitório a alguns pacientes. Técnicas físicas, como alongamento, *spray* e estiramento (ver Pergunta 19), massagem, e aplicação de calor e frio foram todas defendidas, mas nenhuma foi totalmente validada por estudos bem controlados.

14. **Descreva o papel da fisioterapia no tratamento de dor miofascial.**
    A maioria dos estudos relatando a eficácia das modalidades de fisioterapia é anedótica e inclui números relativamente pequenos de sujeitos. Eles sugerem a eficácia da estimulação nervosa elétrica transcutânea (TENS), balneoterapia, gelo, massagem, compressão isquêmica (acupressão) e *biofeedback* no tratamento de dor miofascial. O efeito do *laser* de baixa potência foi estudado na dor miofascial associada à fibromialgia. Esta modalidade parece reduzir de forma significativa a dor, o espasmo muscular, a rigidez e o número de pontos dolorosos.

15. **Quais medicamentos são comumente usados no tratamento de fibromialgia e síndrome dolorosa miofascial?**
    Antidepressivos tricíclicos são fármacos amplamente usados para estes distúrbios. Eles são usados porque têm o potencial de regularizar os padrões do sono, diminuir a dor e os espasmos musculares, e por causa de suas propriedades de melhora do humor. No entanto, muitos antidepressivos tricíclicos estão na Lista de Beers de fármacos potencialmente inapropriados para idosos e não são permitidos pela Medicare. Inibidores seletivos da recaptação de serotonina (SSRIs) são usados para elevar o humor, mas possuem pouco efeito analgésico. Foi recentemente demonstrado que os inibidores da recaptação de serotonina e noradrenalina (SNRIs), como duloxetina e milnaciprano, têm propriedades redutoras da dor em pacientes com fibromialgia, e também podem melhorar o humor. Pregabalina, milnaciprano e duloxetina receberam uma indicação para o tratamento de fibromialgia nos Estados Unidos. Drogas anti-inflamatórias não esteroidais (NSAIDs), opioides e analgésicos não narcóticos também são frequentemente usados, mas o papel desses fármacos também é incerto e não fundamentado em evidências. Muitos medicamentos, como ciclobenzaprina, baclofeno, tizanidina e clorzoxazona têm sido utilizados para alcançar o alívio dos sintomas. Todavia, um

efeito terapêutico não foi consistentemente corroborado. Medicamentos direcionados a sintomas associados geralmente são empregados. Entre os mais comuns estão medicamentos que causam sonolência, como zolpidem e fludrocortisona para tratar hipotensão e adinamia.

16. Quais são algumas das outras intervenções que foram estudadas para o tratamento de fibromialgia?
Existe uma grande série investigando o papel da dieta no tratamento da fibromialgia. Alguns estudos incentivam uma dieta vegetariana, enquanto outros promovem o uso de *Chlorella pyrenoides* (algas) como suplemento alimentar. Glutamato monossódico e aspartame foram implicados na produção dos sintomas comuns da fibromialgia, e podem exercer um papel na patogênese para certos subgrupos de fibromialgia.
Injeção de toxina botulínica e acupuntura também têm sido estudadas. Elas parecem ser úteis em determinados casos, mas a eficácia consistente não foi comprovada.

17. Exercício é útil no tratamento de fibromialgia e síndrome dolorosa miofascial?
Sim! A melhora mais consistente na fibromialgia e síndrome dolorosa miofascial ocorre com exercícios. A resposta hormonal ao exercício é anormal em pacientes com fibromialgia (aumento na concentração do hormônio do crescimento, o oposto da resposta normal), portanto, a frequência e a intensidade dos exercícios precisam ser cuidadosamente ajustadas para a tolerância do paciente. Embora exercícios de fortalecimento (resistivo progressivo ou isocinético) possam ajudar, o melhor desfecho parece resultar dos exercícios de condicionamento ou aeróbicos.

18. Quais são os mecanismos fisiopatológicos propostos para fibromialgia?
A fibromialgia está associada a aumento da sensação. Explicações fisiopatológicas para fibromialgia variam desde primariamente central até uma combinação de central e periférica e primeiramente periférica. Exemplos:
- Fibromialgia é uma variação de um distúrbio afetivo. Esta ideia foi baseada em sua associação comum à depressão, IBS e síndrome da fadiga crônica.
- Uma anormalidade do sono é o principal distúrbio, resultando em uma percepção alterada da dor.
- Fatores periféricos, especialmente desarranjos musculoesqueléticos, são mais importantes, junto com a depressão, resultando de dor crônica.
- Travell e Simons acreditavam que o problema muscular era primário.

19. Quais são as atuais hipóteses sistêmicas da fibromialgia sendo investigadas?
Ainda é incerto se existe um mecanismo patológico para fibromialgia ou uma variedade de fatores etiológicos. Todavia, as hipóteses atuais que estão sendo investigadas contêm a mesma promessa de que a patogênese e a fisiopatologia da fibromialgia podem logo ser esclarecidas:
- A causa tem origem neuroendócrina. Este conceito é, em grande parte, baseado na observação de níveis reduzidos de cortisol circulante e metabolismo anormal de 5-HT.
- Sensibilização nociceptiva central e de fibras C periféricas ocorre após um estímulo doloroso (potencialização da dor). Esta sensibilização é atenuada pelo bloqueio do receptor N-metil-D-aspartato (NMDA). Ativação do NMDA provoca a liberação da substância P, que constatou-se estar elevada no CSF em pacientes com fibromialgia. Consequentemente, a fibromialgia representa "sensibilização central".
- Associação à infecção: a presença de altos níveis de imunoglobulina M (IgM) circulante em resposta a uma infecção enteroviral foi demonstrada em alguns pacientes com fibromialgia. Hepatite C foi associada à fibromialgia.

20. Quais são as atuais hipóteses envolvendo o cérebro que estão sendo investigadas para a etiologia da fibromialgia?
- Uma malformação de Chiari tipo I, com compressão do tronco encefálico, resulta em uma resposta autonômica alterada, ortostase e síndrome fibromiálgica.
- Ativação das células gliais, que inclui neuroinflamação, disfunção das células gliais (GCD), destruição celular, hiperexcitação do sistema nervoso simpático, e estimulação do complexo hipotalâmico-hipofisário. Neuroinflamação neurogênica secundária à ativação de células gliais acarreta a produção de citocinas pró-inflamatórias, óxido nítrico, prostaglandina E2, e espécies reativas de oxigênio e nitrogênio. Esta é uma área ativa de pesquisa atual na fibromialgia.

21. Como o distúrbio do sono está relacionado com a fibromialgia?
Distúrbio do sono é uma das principais queixas dos pacientes com fibromialgia. Foi inicialmente descrito como "sono não restaurador". Alguns pacientes demonstravam uma invasão de ritmos alfa no estágio IV de seus sonos (sono "alfa-delta"). Entretanto, o mesmo padrão eletroencefalográfico geralmente é observado em outras condições cronicamente dolorosas. Além disso, outros distúrbios frequentemente associados à fibromialgia, como síndrome da perna inquieta, podem contribuir

com um distúrbio do sono. A incidência de distúrbio do sono parece estar mais relacionada com a duração da dor crônica do que com o diagnóstico específico de fibromialgia.

22. O que é a técnica de "*spray* e estiramento"?
A técnica de *spray* e estiramento é baseada na teoria de que os pontos de gatilho localizados nas bandas musculares tensas são a principal causa de dor na fibromialgia e na síndrome dolorosa miofascial. Uma banda tensa no músculo é identificada e, então, um *spray* refrigerante (cloreto de etila ou fluorometano) é aplicado diretamente na banda muscular. Uma vez resfriado, o músculo é estirado ao longo de seu eixo. Isto ajuda a relaxar a tensão muscular (via estimulação do fuso muscular e do órgão tendinoso de Golgi), melhora a circulação local, diminui o número de pontos de gatilho ativos e reduzem a quantidade de dor.

23. Verdadeiro ou falso. Existem vários estudos controlados que demonstram a eficácia de diversos tratamentos usados para fibromialgia.
Falso. Há uma escassez de estudos controlados com medidas adequadas do resultado. A maioria dos estudos tem coortes pequenas e são anedóticas. Estudos foram realizados usando antidepressivos tricíclicos, *biofeedback* EMG, treinamento físico, hipnoterapia, uma variedade de combinações medicamentosas e muitas outras estratégias terapêuticas. Em 145 artigos de medidas de resultado, apenas 55 puderam diferenciar o tratamento ativo do placebo.
O tratamento da fibromialgia e da síndrome dolorosa miofascial permanece um desafio significativo para a prática da medicina com base em evidência.

24. Existem fatores que podem precipitar o início da fibromialgia?
A fibromialgia pode ocorrer sem fatores desencadeadores identificáveis. Todavia, parece que também pode ser iniciada por traumatismo (p. ex., cirurgia, parto, acidente, infecção grave, tensão emocional severa, abuso sexual) e pode, então, ser classificada como "fibromialgia pós-traumática".

25. Quais fármacos foram recentemente adicionados à lista de medicamentos usados no tratamento sintomático da fibromialgia?
Embora apenas a Pregabalina, o milaciprano e a duloxetina tenham recebido uma indicação específica para uso no tratamento da fibromialgia, vários outros têm sido recentemente usados em volumes crescentes. Estes incluem SNRIs, relaxantes musculares, como tizanidina, e os antagonistas de 5-HT3, como ondansetrona, granisetrona e tropisetrona. Foi demonstrado, em um pequeno estudo duplo-cego, que naltrexona em baixa dose (LDN) é eficaz na fibromialgia. Ela é um modulador microglial e deve ser manipulada.

26. Existem opções terapêuticas alternativas para o tratamento da síndrome miofascial?
Pregabalina e duloxetina são exemplos de fármacos orais, indicados para outros estados patológicos, que podem ser usados no tratamento da síndrome miofascial. Várias opções tópicas também existem. Estas incluem a capsaicina tópica, nitroglicerina (que possui efeito anti-inflamatório localizado), lidocaína (adesivo Lidoderm) e doxepina (um antidepressivo tricíclico com efeitos analgésicos localizados). Injeção de anestésico local em pontos dolorosos pode ser usada, bem como a injeção de corticosteroide. Os corticosteroides estabilizam as membranas nervosas, reduzem a descarga neural ectópica e têm efeito específico sobre as células do corno anterior e seus efeitos anti-inflamatórios bem conhecidos.

27. Existem tratamentos agudos que podem ser usados para reduzir a dor da fibromialgia durante uma exacerbação desta condição?
Foi recentemente demonstrado que a injeção parenteral do antagonista 5-HT3 tropisetrona pode reduzir a dor da fibromialgia.

28. Cefaleias hipertensivas são posicionais; elas pioram na posição deitada e melhoram quando na posição vertical. Cefaleias hipotensivas também são posicionais; elas pioram na posição vertical e melhoram na posição deitada.

29. O tratamento de hipertensão intracraniana idiopática (IIH) é essencialmente direcionado para a preservação da função visual.

30. Cefaleia pode ser o único sintoma de um tumor cerebral. Cefaleias por tumor cerebral, contudo, estão comumente associadas a outros sinais neurológicos, incluindo déficit neurológico focal, evidência de pressão intracraniana elevada e/ou convulsões.

31. A queixa de "pior dor de cabeça da minha vida" ou "cefaleia em trovoada" deve incitar uma avaliação para a presença de hemorragia subaracnóidea.

32. Exames adicionais de dorsalgia com técnicas por imagem avançadas no início do processo de avaliação geralmente são indicados para achados, indicando receio de neoplasia, infecção, trauma/fratura, e/ou comprometimento neurológico grave.

33. Uma avaliação formal por um psicólogo com experiência na avaliação de pacientes com dor crônica é importante para o desenvolvimento de um plano geral de tratamento.

34. Analgésicos tópicos exercem seus efeitos via mecanismo local e não têm qualquer atividade sistêmica, ao contrário dos agentes transdérmicos que requerem uma concentração sistêmica de analgésico.

35. Síndromes dolorosas específicas podem ocorrer, com mais probabilidade, na população mais idosa; isto deve ser considerado durante a avaliação da dor no paciente idoso.

36. Dor neuropática pode ser causada por patologias no sistema nervoso periférico ou central.

37. Cirurgia, previsivelmente, resultará em dor, e dor pós-operatória não tratada influencia negativamente o resultado cirúrgico.

38. Dor pós-operatória é influenciada não apenas pela natureza da cirurgia, como também pela idade, gênero, e história médica, psicológica e social do paciente.

39. A GPN compartilha similares desencadeadores com a neuralgia do trigêmeo, como falar e mastigar, mas a deglutição é um desencadeador que geralmente é específico para a cefaleia glossofaríngea (GPN).

40. O diagnóstico diferencial da dor facial inclui neuralgia do trigêmeo, neuralgia geniculada, neuralgia occipital, síndrome de Ramsay-Hunt, síndrome de Tolosa-Hunt, neuralgia laríngea superior, neuralgia esfenopalatina, doença dental ou periodontal e dor da articulação temporomandibular.

41. Dor é mais bem compreendida de acordo com o modelo biopsicossocial, ou seja, é uma experiência perceptiva que envolve a sensação (dano tecidual causado por enfermidade ou lesão), a emoção (sentimentos) e a cognição (pensamentos).

42. É importante considerar os fatores socioculturais ao avaliar os pacientes com dor.

43. A dor é tratada com maior eficácia com a abordagem de uma equipe multidisciplinar.

44. Cordotomia é ideal para dor unilateral abaixo do dermátomo C5.

45. Mielotomia mediana pode ser aberta ou percutânea, a fim de possibilitar que os pacientes mais doentes sejam tratados.

46. Antes do implante de um estimulador permanente de medula espinal, alívio da dor deve ser demonstrado com um ensaio externalizado temporário.

47. A Food and Drug Administration (FDA) aprovou medicamentos intratecais nos Estados Unidos para o tratamento da dor, incluindo morfina e ziconotida.

48. Não existe um consenso sobre qual método é o mais apropriado ou preciso, e todos têm suas vantagens e desvantagens. Além disso, uma tentativa negativa não necessariamente indica uma reposta negativa ao tratamento com medicamentos intratecais e, por outro lado, o efeito placebo pode produzir um teste falso positivo.

49. Médicos devem ter alta suspeita clínica de formação de granulomas se os pacientes relatarem eficácia reduzida da terapia intratecal, especialmente com aumento da dose e/ou se eles relatam novos sinais e sintomas neurológicos.

50. Opioides são classificados de I a V, de acordo com seus usos médicos e seus potenciais de abuso. Drogas, substâncias ou químicos classificados como I têm pouco uso médico e um potencial muito alto de abuso, comparado àqueles classificados como V, que são clinicamente úteis e têm pouco ou nenhum potencial de abuso.

51. A regulamentação de uso de opioides é de nível estadual e federal, necessitando de avaliação apropriada dos pacientes e certificação do médico antes da aprovação do tratamento. Se os médicos não cumprem as leis federais e estaduais, haverá consequências legais.

52. Quando diagnosticados e tratados durante 6 meses, os pacientes com síndrome dolorosa regional complexa (CRPS) são altamente responsivos a tratamentos como fisioterapia, medicamento neuropático, bloqueios dos gânglios estrelados e estimulação da medula espinal. Portanto, é essencial que os pacientes sejam diagnosticados e tratados precocemente.

53. Estado migranoso é definido como cefaleia grave com duração superior a 72 horas.

54. Neuralgia do trigêmeo é definida como dor localizada intensa provocada por estímulos não dolorosos à face. É mais comumente causada por compressão vascular de um nervo.

55. Medicamentos, especificamente anticonvulsivantes, são a primeira linha de defesa contra a neuralgia do trigêmeo.

56. As melhores estimativas são de que o uso errôneo ocorre em quase 25% dos pacientes, e dependência ocorre em cerca de 10% dos pacientes tratados com opioides para dor crônica.

57. Tratamento prolongado com opioides não é a primeira linha de tratamento da dor crônica.

58. Cerca de 50-70% dos pacientes apresentam alívio a curto prazo com a estimulação da medula espinal (SCS). Em 2 anos, a SCS demonstrou fornecer alívio superior da dor, melhorar a qualidade de vida e aumentar a capacidade funcional, quando comparada ao manejo médico convencional.

59. Medicinas complementar e alternativa, que diferem amplamente no método de implementação, normalmente compartilham ideias de focar na capacidade do corpo de se autorrecuperar, e na importância de medidas preventivas no sistema de saúde.

60. Ampla gama de medicinas complementares e alternativas são atualmente implementadas com graus variados de evidência que corrobora a eficácia no tratamento de diferentes condições, e, à medida que os estudos aumentam em qualidade e quantidade, estas práticas serão aperfeiçoadas e introduzidas na medicina convencional ou cair em desuso se ineficazes.

61. Visto que as potenciais interações entre fármacos e ervas/suplementos têm potenciais consequências deletérias, é crucial que os médicos, tanto os convencionais como os alternativos, conduzam um histórico farmacológico detalhado para evitar tais interações.

62. Entender que bloqueadores de nervos periféricos podem ser usados para fins diagnósticos e terapêuticos.

63. Entender a potencial complicação do aumento da dor pós-procedimento e de seu manejo.

64. Entender onde os bloqueadores de nervos periféricos se encaixam no arsenal do manejo e avaliação da dor.

65. Membros de uma clínica multidisciplinar de manejo da dor devem compartilhar uma filosofia comum.

66. É desejável que as clínicas de manejo da dor sejam certificadas como, por exemplo, pelo Committee of Accreditation of Rehabilitation ou American Academy of Pain Medicine.

67. O objetivo do tratamento clínico da dor é reduzir o sofrimento, que pode ser físico, mental ou, frequentemente, ambos.

68. A realização de uma anamnese apropriada é essencial para avaliação e tratamento de pacientes com dor aguda e crônica.

69. Uma anamnese detalhada de questões não associadas à dor pode resultar em um tratamento mais eficaz da dor por meio da identificação de potenciais interações medicamentosas adversas antes de suas prescrições.

70. Uma anamnese detalhada também pode resultar em melhor desfecho funcional em pacientes com dor crônica, por meio da identificação mais completa das verdadeiras necessidades do paciente.

71. Escalas de dor são de utilidade limitada em pacientes com dor crônica, e não estão correlacionadas com a função.

72. A presença de autoanticorpos na artrite reumatoide (RA) é um marcador da gravidade da doença. Não existem critérios diagnósticos para a RA.

73. Uma combinação de condicionamento aeróbico e leve treino de força pode ser útil no manejo de pacientes com RA e de sua dor associada.

74. A patogênese da osteoartrite é uma combinação de desgaste e ruptura, e inflamação.

75. A patologia primária da osteoartrite está no nível da cartilagem articular.
76. A patologia inicial primária da RA está no nível da membrana sinovial.
77. Dor pélvica crônica pode resultar de uma variedade de etiologias, incluindo fontes intrapélvicas e dor remetida por fontes não pélvicas.
78. Vários medicamentos podem contribuir com a dor abdominal inferior crônica; portanto, isto precisa ser considerado durante a avaliação de um paciente com dor pélvica crônica.
79. Dor pélvica crônica não ocorre somente em mulheres.
80. Exames eletrodiagnósticos (EDX), especificamente EMG de agulha do esfíncter anal, são altamente sensíveis para avaliação da função nervosa de S2-S4.
81. Exame físico do paciente com dor pélvica deve incluir avaliação da força e dos reflexos dos membros inferiores.
82. Múltiplos NSAIDs, incluindo agentes não seletivos e um agente seletivo, estão comercialmente disponíveis. Ao contrário dos analgésicos opioides, estes medicamentos possuem um efeito teto.
83. O risco de efeitos nefrotóxicos supostamente aumenta quando diferentes NSAIDs são usados em combinação um com o outro, ou com acetaminofeno.
84. Se uma tentativa adequada de um tipo de NSAID não resulta em alívio adequado da dor, o clínico deve considerar a mudança para um tipo diferente de NSAID.
85. O clínico deve prescrever estes medicamentos com cautela, especialmente em razão do potencial de efeitos adversos cardiovasculares, gastrointestinais e renais.
86. Mudar de uma classe de NSAID para outra pode resultar em melhora da eficácia, pois a resposta e o metabolismo do paciente podem variar de uma classe para outra.

# TRATAMENTO DA DOR

# SECRETS

Thieme Revinter

# I. VISÃO GERAL

# DEFINIÇÕES GERAIS DA DOR
*Charles E. Argoff, MD*

## 1. O que é dor?
Alguns dicionários definem dor como "Uma sensação desagradável, ocorrendo em graus variados de intensidade, secundária a uma lesão, doença ou transtorno emocional". A Associação Internacional para Estudo da Dor define dor como "Uma experiência sensorial e emocional desagradável, associada a dano tecidual real ou potencial, ou descrita em termos de tais danos". Inerente a ambas as definições é o reconhecimento de que a dor sempre tem um componente físico e emocional. A dor é uma sensação fisiológica e uma reação emocional àquela sensação. Em certos casos, dor pode ocorrer na ausência de dano tecidual evidente; mesmo assim, a dor não é menos "real". Novas informações enfatizam a importância de considerar a experiência da dor como uma experiência neurobiológica complexa que é influenciada por múltiplos fatores que ocorrem em múltiplas áreas do sistema nervoso periférico e central. Alguns desses fatores são facilmente identificáveis, enquanto outros nem tanto.

## 2. O que é sofrimento?
Sofrimento é o estado de sofrer dor, desconforto ou dificuldade. Problemas físicos e psicológicos fazem parte, ativamente, do sofrimento, e a dor propriamente dita pode ser apenas um pequeno componente. Em alguns casos, a dor pode ser uma expressão do sofrimento, tal como descrito em transtornos somatoformes.

## 3. Qual é a diferença entre debilidade e incapacidade?
Debilidade é qualquer perda ou anormalidade da estrutura ou função psicológica, fisiológica ou anatômica (p. ex., deficiência visual). De acordo com a definição da Organização Mundial da Saúde (WHO), debilidade resulta da incapacidade; é qualquer restrição ou falta de capacidade de realizar uma atividade de maneira considerada normal para um humano. Em termos governamentais, debilidade é chamada, ocasionalmente, de limitação funcional. Outra definição de debilidade é uma desvantagem (secundária a uma incapacidade ou limitação funcional) que limita ou previne a realização de uma função que seja normal para um indivíduo (de acordo com idade, sexo, fatores sociais e culturais). Esta definição corresponde à classificação da WHO de deficiência. Sobretudo, a presença de uma debilidade (p. ex., deficiência visual) não necessariamente resulta em incapacidade – indivíduos com deficiência visual como miopia podem ser auxiliados com lentes corretivas para limitar qualquer incapacidade associada à miopia.

## 4. O que significa "fisiopatologia deduzida"?
Mesmo para síndromes dolorosas bem reconhecidas (p. ex., enxaqueca ou neuropatia diabética dolorosa), raramente podemos definir, com certeza, os mecanismos fisiopatológicos subjacentes e uma síndrome dolorosa específica. Isto prejudica nossa capacidade de direcionar especificamente e tratar tais mecanismos de modo direto. No entanto, um conjunto específico de sintomas pode nos levar a acreditar que uma síndrome dolorosa é mais provável em decorrência de uma lesão nervosa (dor neuropática), de lesões musculares ou ósseas (dor nociceptiva somática) ou doenças de órgãos internos (dor nociceptiva visceral). Esta "fisiopatologia deduzida" sugere que compreendemos alguns dos mecanismos básicos subjacentes a uma síndrome dolorosa, resultando na classificação fisiopatológica das síndromes dolorosas (ver Capítulo 2, Classificação da Dor). Todavia, esta classificação fisiopatológica é limitada, pois podemos apenas pressupor, e raramente comprovar, o verdadeiro mecanismo.

## 5. Qual é a definição de *nocicepção*?
Nocicepção é a ativação de um nociceptor por uma percepção de estímulo potencialmente danoso (nocivo) aos tecidos. É o primeiro passo na via da dor.

### 6. O que é um nociceptor?
Um nociceptor é um receptor neurológico especializado capaz de diferenciar estímulos inócuos de estímulos nocivos. Em humanos, nociceptores são os terminais indiferenciados de fibras A-delta e C, que são as fibras mielinizadas e não mielinizadas mais finas, respectivamente. Fibras A-delta também são chamadas de mecanorreceptores de alto limiar. Elas respondem, primariamente, a estímulos mecânicos de intensidade nociva.

### 7. Qual a diferença entre limiar de dor e tolerância à dor?
Limiar de dor se refere à menor intensidade em que determinado estímulo (mecânico, térmico) é reconhecido como doloroso; é relativamente constante entre sujeitos para um determinado estímulo. De modo similar, salvo em estados patológicos, a pressão mecânica produz dor com aproximadamente a mesma quantidade de pressão entre sujeitos. Dispositivos específicos foram desenvolvidos para medir especificamente os limiares de dor térmica e mecânica, por exemplo.

Em contraste, a tolerância à dor é o nível mais elevado de dor que uma pessoa é capaz de suportar. A tolerância varia muito mais entre indivíduos e depende de uma variedade de fatores médicos e não médicos. Clinicamente, a tolerância à dor é muito mais importante do que o limiar de dor. (Discussões mais detalhadas do limiar e tolerância são encontradas no Capítulo 6, Ferramentas Específicas de Mensuração da Dor.)

### 8. O que é alodinia?
Alodinia refere-se ao estado em que um estímulo inócuo (p. ex., normalmente não doloroso) é reconhecido como doloroso. *Não é normal!* É comum em muitas condições dolorosas neuropáticas, como neuralgia pós-herpética, neuropatia diabética, síndrome dolorosa regional complexa, e outras neuropatias periféricas. Na alodinia térmica, a sensação do frio ou calor inócuo pode ser reconhecida como doloroso. Na alodinia mecânica, um toque muito leve, como o atrito das roupas contra a pele ou de lençóis colocados sobre as extremidades inferiores, pode ser extremamente doloroso, enquanto a pressão mais firme não.

Quando a alodinia ocorre em uma pessoa que sofre de um distúrbio doloroso neuropático, a superfície cutânea pode parecer normal. A alodinia também está presente na pele sensibilizada por uma queimadura ou inflamação (entorse de tornozelo), mas nestas situações a pele afetada é visivelmente anormal.

### 9. O que é analgesia?
Analgesia é a ausência de dor em resposta a um estímulo normalmente nocivo. Analgesia pode ser produzida perifericamente (no sítio de dano tecidual, receptor ou nervo), ou centralmente (na medula espinal ou cérebro). Diferentes agentes analgésicos podem atuar em todas ou, primariamente, em uma destas regiões.

### 10. Qual é a diferença entre analgesia e anestesia?
Anestesia sugere perda de muitas modalidades sensoriais, deixando a área "insensível". Analgesia refere-se, especificamente, ao alívio da sensação dolorosa.

### 11. O que significa parestesia?
Uma parestesia é *qualquer* sensação anormal. Pode ser espontânea ou evocada por um evento específico. A parestesia mais comum é a sensação de "alfinetes e agulhas" quando um nervo em um membro é comprimido (p. ex., "dormência" do membro). Parestesia nem sempre é dolorosa.

### 12. O que é disestesia?
Uma disestesia é uma parestesia dolorosa. Por definição, a sensação é desagradável. Exemplos incluem o ardor dos pés que pode ser sentido em várias neuropatias periféricas, ou a dor espontânea em certos tipos de neuropatia diabética.

### 13. O que é hipoestesia?
Hipoestesia é a sensibilidade reduzida ao estímulo. Essencialmente, é uma área de dormência relativa e pode ser a consequência de qualquer tipo de lesão nervosa. Áreas de hipoestesia geralmente são criadas de modo intencional (p. ex., por infiltrações locais de anestésicos).

### 14. O que é formigamento?
Formigamento é uma forma de parestesia em que o paciente sente como se houvesse insetos andando em seu corpo.

### 15. O que é anestesia dolorosa?
Anestesia dolorosa é uma síndrome em que dor é sentida em uma área que está dormente ou dessensibilizada. Comumente ocorre após lesões nervosas parciais e pode ser uma complicação da coagulação por radiofrequência do nervo trigêmeo.

# 1 DEFINIÇÕES GERAIS DA DOR 3

Em certa porcentagem de pacientes, a neuralgia trigeminal original é substituída por dor espontânea em uma área agora desnervada. O paradoxo é que uma área insensível é dolorosa.

### 16. O que significa neuralgia?
Neuralgia é um termo clinicamente descritivo, significando dor intermitente na distribuição de um nervo ou nervos. A condição descrita como "ciática" pode ser causada por uma lesão do nervo ciático, porém, é mais comumente causada por compressão da raiz nervosa espinal (L5 ou S1); a dor é sentida na distribuição do nervo ciático (que se irradia até a região posterior da perna). Neuralgia trigeminal, uma das neuralgias primárias mais comuns, é caracterizada por uma dor perfurante em uma ou mais distribuições do nervo trigeminal. Neuralgia pós-herpética pode ocorrer após um surto de herpes-zóster agudo (cobreiro). Neuralgias estão caracteristicamente associadas à dor do tipo choque elétrico.

### 17. O que é hiperpatia?
Hiperpatia refere-se a um sintoma em que estímulos nociceptivos resultam em níveis maiores do que o esperado ou exagerados de dor. O termo hiperpatia também se refere a uma resposta dolorosa anormalmente intensa a estímulos repetitivos não sensíveis a um simples estímulo, com uma resposta exagerada a múltiplos estímulos. Por exemplo, uma única picada de agulha pode não ser sentida, mas picadas de agulha repetidas produzem dor intensa. Hiperpatia é ocasionalmente chamada de disestesia por somação.

### 18. O que são substâncias algogênicas?
Substâncias algogênicas, quando liberadas de tecidos lesionados ou injetadas subcutaneamente, ativam ou sensibilizam nociceptores (algos = dor). Histaminas, substância P, glutamato, potássio e prostaglandinas são alguns exemplos de substâncias algogênicas.

### 19. O que significa sensibilização?
Sensibilização é um estado em que um receptor periférico ou um neurônio central responde a estímulos de forma mais intensa do que em condições basais, ou que responde a um estímulo que é normalmente insensível. Sensibilização ocorre no nível do nociceptor na periferia e no nível do neurônio de segunda ordem na medula espinal (ver Capítulo 3, Mecanismos Básicos).

Na periferia, uma lesão tecidual pode converter um mecanorreceptor de alto limiar (que normalmente responderia apenas a estímulos mecânicos nocivos) em um receptor que responde a estímulos leves com o que se fossem nocivos. Centralmente, os neurônios de segunda ordem (aqueles em que os aferentes primários fazem sinapse) também podem-se tornar hiperexcitáveis. Quando os neurônios de medula espinal são hiperexcitáveis, eles podem ser acionados espontaneamente, causando dor espontânea. Este geralmente é o caso após a desaferentação.

### 20. O que é uma dor "lancinante"? O que sua presença significa?
Lancinante, literalmente, significa "corte". É uma dor aguda, em pontada, que está frequentemente associada a sintomas neuropáticos. A palavra quase nunca é usada por pacientes, mas frequentemente é usada por especialistas em dor que estão escrevendo sobre a queixa de um paciente de dor "perfurante".

### 21. Defina *desaferentação*.
Desaferentação significa a perda de estímulos normais provenientes dos neurônios sensoriais primários. Pode ocorrer após qualquer tipo de lesão nervosa periférica. Desaferentação é particularmente comum na neuralgia pós-herpética e em lesões nervosas traumáticas. O neurônio central, em que o aferente primário deveria fazer sinapse, pode-se tornar hiperexcitável.

### 22. Descreva a teoria do portão para controle da dor.
As premissas básicas da teoria do portão para controle da dor são que a atividade em grandes fibras (não nociceptivas) pode inibir a percepção da atividade em fibras pequenas (nociceptivas), e que a atividade descendente a partir do cérebro também pode inibir essa percepção. Considerando este conceito, é fácil entender porque a desaferentação pode causar dor. Se as grandes fibras são preferencialmente lesionadas, a inibição normal da percepção da dor não ocorre.

### 23. O que significa dor "episódica"?
Se um paciente tem controle da dor inicial aceitável com um regime analgésico estável e de repente desenvolve exacerbação aguda da dor, isto é chamado de dor episódica. Geralmente ocorre próximo do final de um intervalo entre doses em razão de uma queda nos níveis analgésicos (dor episódica de fim de dose). Dor "incidente" é um tipo de dor episódica que ocorre com uma manobra que iria, normalmente, exacerbar a dor (sustentação de peso em uma extremidade com metástase óssea) ou com a exacerbação repentina de uma doença (hemorragia, fratura ou expansão de uma víscera

oca). Dor episódica também pode ser idiopática. O conceito de dor episódica geralmente é aceito para dor associada ao câncer, mas é mais controversa para dores não associadas ao câncer. É importante reconhecer o tipo de dor episódica para fins terapêuticos. Dor secundária à redução dos níveis analgésicos pode ser controlada aumentando-se a dose ou encurtando o intervalo entre as doses (quando não contraindicado). Dor incidente pode ser tratada por meio da administração de uma dose de um analgésico apropriado antes da atividade exacerbante.

24. **Verdadeiro ou falso. Dor central ocorre apenas quando o insulto original foi central.**
Falso. O termo *dor central* é aplicado quando o gerador da dor está na medula espinal ou no cérebro. O insulto original pode ter sido periférico (lesão nervosa ou neuralgia pós-herpética), mas a dor é sustentada por mecanismos centrais. O processo básico pode ser sensibilização central. Dor central também pode ocorrer após lesões centrais, como acidentes vasculares cerebrais ou lesões de medula espinal. A dor tende a ser pouco localizada e em queimação.

25. **O que significa *dor referida*?**
Dor em uma área longe do sítio de lesão tecidual é chamada de *dor referida*. Os exemplos mais comuns são de dor no ombro causada por infarto do miocárdio, dorsalgia provocada por doença pancreática, e dor no ombro direito causada por doença da vesícula biliar. O suposto mecanismo é que as fibras aferentes provenientes do sítio de lesão tecidual entram na medula espinal em um nível similar às fibras aferentes provenientes do ponto em que a dor é referida. Esta área conjunta na medula espinal resulta na percepção errônea de que a dor se origina no sítio de referência.

26. **O que é dor fantasma?**
Dor fantasma é a dor sentida em uma parte do corpo que foi cirurgicamente ou de outra forma removida. É comum os pacientes sentirem uma sensação fantasma no pós-operatório; ou seja, após amputação do membro, o paciente sente como se o membro ainda estivesse presente. Esta sensação ocorre em quase todos os pacientes submetidos à amputação. Ela geralmente diminui após dias ou semanas. Uma pequena porcentagem de pacientes desenvolve dor do membro fantasma verdadeira, que pode ser extraordinariamente persistente e resistente ao tratamento médico convencional.

27. **O que é meralgia parestésica?**
Meralgia parestésica é uma síndrome de desconforto por formigamento (disestesia) em uma área de lesão nervosa, mais comumente o nervo cutâneo femoral lateral. É caracterizada por um pedaço de sensação reduzida sobre a coxa lateral; esta área é disestésica. Meralgia parestésica pode ser causada por uma compressão nervosa mais proximal. Mudanças no peso está comumente associada ao início da meralgia parestésica.

28. **Qual a diferença entre as síndromes dolorosas primárias e secundárias?**
Nas síndromes dolorosas primárias, a própria dor é a doença. Exemplos incluem enxaqueca, neuralgia trigeminal e cefaleia em salvas. Uma síndrome dolorosa secundária tem causa subjacente (geralmente estrutural) – por exemplo, neuralgia trigeminal secundária a um tumor pressionando o nervo craniano. Um dos maiores problemas em qualquer síndrome dolorosa primária é a exclusão de uma causa destrutiva subjacente (tumor ou infecção).

29. **O que é tratamento paliativo?**
A organização Mundial da Saúde define tratamento paliativo como "O tratamento total ativo de pacientes, controlando a dor e minimizando os problemas emocionais, sociais e espirituais em um momento que a doença não é responsiva ao tratamento ativo". Num sentido mais amplo, geralmente significa a atenuação dos sintomas quando a doença primária não pode ser controlada. O conceito está atualmente sendo estendido para incluir o manejo de sintomas nos estágios mais precoces de doenças terminais.

30. **O que significa o termo *vício*?**
Vício foi definido como uma doença neurobiológica primária crônica, com fatores genéticos, psicossociais e ambientais influenciando seu desenvolvimento e manifestações. É caracterizado por comportamentos que incluem um ou mais dos seguintes: pouco controle sobre o uso de drogas, uso compulsivo, uso contínuo apesar do dano, e anseio. Tolerância pode ou não estar presente. Dependência física pode ocorrer em uma pessoa viciada; entretanto, dependência física não é sinônimo de vício e pode ocorrer em pessoas que não são viciadas, bem como com medicamentos não analgésicos (discutido mais adiante).

31. **Qual é a definição de *dependência física*?**
Dependência física é um estado de adaptação manifestada por uma síndrome de abstinência específica a uma classe de drogas, e que pode ser produzida pela cessação abrupta, rápida redução da dose, redução do nível sanguíneo da droga e/ou administração de um antagonista. O termo também se aplica a medicamentos não opioides.

32. **Qual é a definição de *tolerância medicamentosa*?**
Tolerância medicamentosa é um estado de adaptação, em que a exposição a um fármaco induz mudanças que resultam em diminuição de um ou mais efeitos do fármaco (positivo ou negativo) ao longo do tempo.

33. **Qual é a definição de *pseudovício*?**
O termo *pseudovício* se refere a uma síndrome iatrogênica de comportamento anormal que se desenvolve como uma consequência direta de manejo inadequado da dor. As estratégicas terapêuticas incluem o estabelecimento de confiança entre o paciente e a equipe de saúde, e o fornecimento apropriado e em tempo hábil de analgésicos para controlar o nível de dor do paciente.

### PONTOS-CHAVE

1. A experiência da dor, por definição, envolve uma resposta emocional; portanto, a avaliação e o tratamento da dor devem abordar todos os componentes da experiência dolorosa.
2. O clínico deve estar familiarizado com os vários tipos de sensações anormais que pode resultar em dor (p. ex., alodinia), a fim de avaliar e tratar devidamente as condições dolorosas.
3. Tanto o tratamento da dor inicial como da dor episódica é importante, de modo que um paciente possa ficar o mais confortável possível.
4. Compreender a diferença entre vício, pseudovício, dependência física e tolerância é essencial para prescrever analgésicos de forma eficaz a pacientes com dor crônica.

### BIBLIOGRAFIA

1. Merskey N, Bogduk N, eds. *Classification of Chronic Pain*. Task Force on Taxonomy. 2nd ed. Seattle: International Association for the Study of Pain Press; 1994.
2. Nicholson B. Taxonomy of pain. *Clin J Pain*. 2000;16:S114-S117.
3. Portenoy RK, Kanner RM. Definition and assessment of pain. In: Portenoy RK, Kanner RM, eds. *Pain Management: Theory and Practice*. Philadelphia: F.A. Davis; 1996:3-18.
4. Turner JA, Franklin G, Heagerty PJ, et al. The association between pain and disability. *Pain*. 2004;112(3):307-314.
5. Heit HA. Addiction, physical dependence, and tolerance: precise definitions to help clinicians evaluate and treat chronic pain patients. *J Pain Palliat Care Pharmacother*. 2003;17(1):15-29.

# CAPÍTULO 2

# CLASSIFICAÇÃO DA DOR

Robert A. Duarte ▪ Charles E. Argoff

1. **Liste as bases para as classificações de dor mais utilizadas.**
   Dor é uma sensação subjetiva que não se presta às classificações usuais por uma variedade de motivos. Por exemplo, embora muitos mecanismos da dor tenham sido hipotetizados, diferentemente de nossa capacidade de determinar que uma infecção do trato urinário é causada por um patógeno específico, é raramente possível correlacionar um mecanismo de dor específico à etiologia da dor de uma pessoa. Na prática, as classificações da dor dependem dos seguintes fatores:
   - Fisiopatologia deduzida (não nociceptiva *versus* nociceptiva).
   - Evolução temporal (aguda *versus* subaguda *versus* crônica).
   - Localização (região dolorosa localizada *versus* generalizada).
   - Etiologia (p. ex., câncer, artrite, lesão nervosa ou uma combinação destes).

2. **Qual é a classificação neurofisiológica da dor?**
   A classificação neurofisiológica é baseada no mecanismo deduzido da dor. Há, essencialmente, dois tipos: (1) nociceptiva, que decorre de uma lesão em estruturas sensíveis à dor, e (2) não nociceptiva, que é neuropática e psicogênica. Dor nociceptiva pode ser subdividida em somática e visceral (de acordo com o conjunto de nociceptores ativados). A dor neuropática pode ser subdividida em periférica e central (de acordo com o sítio de lesão no sistema nervoso considerado responsável pela manutenção da dor). Embora o termo tenha sido usado por muitos anos, dor psicogênica é um termo muito vago que deveria ser reservado apenas àqueles casos em que todas as causas não psicogênicas tenham sido conclusivamente descartadas. É raro uma pessoa sofrer dor psicogênica de modo isolado. Com frequência, vemos pacientes subavaliados com dor crônica que foi negligenciada em razão de uma avaliação diagnóstica insuficiente.

3. **O que é dor nociceptiva?**
   Dor nociceptiva resulta da ativação de nociceptores (fibras A-delta e fibras C) por estímulos nocivos que podem ser mecânicos, térmicos ou químicos. Nociceptores podem ser sensibilizados por estímulos químicos endógenos (substâncias alogênicas) como serotonina, substância P, bradicinina, prostaglandina e histamina. Dor somática é transmitida ao longo das fibras sensoriais. Em comparação, a dor visceral é transmitida ao longo das fibras autonômicas; o sistema nervoso está intacto e reconhece os estímulos nocivos de forma apropriada.

4. **Como os pacientes descrevem dor de origem nociceptiva somática?**
   Dor nociceptiva somática pode ser intensa ou maçante e geralmente é aguda. É um tipo de dor familiar ao paciente, como uma dor de dente. Ela pode ser exacerbada pelo movimento (dor incidente) e aliviada com o repouso. É bem localizada e condizente com a lesão subjacente. Exemplos de dor nociceptiva somática incluem dor óssea metastática, dor pós-cirúrgica, dor musculoesquelética e dor artrítica. Estas dores tendem a responder bem a analgésicos primários, como drogas anti-inflamatórias não esteroidais (NSAIDs) e opioides.

5. **Como os pacientes descrevem dor de origem nociceptiva visceral?**
   Dor nociceptiva visceral deriva da distensão de um órgão oco. Esta dor geralmente é pouco localizada, profunda, constritiva e espasmódica. Quase sempre está associada a sensações autonômicas, incluindo náusea, vômito e diaforese. Há, frequentemente, dor referida (p. ex., coração para o ombro ou mandíbula, vesícula biliar para a escápula, e pâncreas para a coluna). Exemplos de dor nociceptiva visceral incluem câncer pancreático, obstrução intestinal e metástase intraperitoneal.

6. **Como os pacientes descrevem dor de origem neuropática?**
   Pacientes geralmente têm dificuldade de descrever dor de origem neuropática, pois é uma sensação não familiar. As palavras usadas incluem *queimação*, *elétrica* e *dormência*. Estímulos inócuos podem ser reconhecidos como dolorosos (alodinia). Os pacientes geralmente se queixam de paroxismos

de sensações elétricas (dores lancinantes ou em choque). Exemplos de dor neuropática incluem neuralgia trigeminal, neuralgia pós-herpética, e neuropatia periférica dolorosa.

7. **Clinicamente, como você diferencia entre parestesia e disestesia?**
Parestesia é descrita simplesmente como uma sensação alterada não dolorosa (p. ex., dormência). Disestesia é uma sensação alterada que é dolorosa (p. ex., dormência dolorosa).

8. **Quais são os exemplos de dor por desaferentação?**
Dor por desaferentação é uma subdivisão da dor neuropática, capaz de complicar qualquer tipo de lesão do sistema somatossensorial em qualquer ponto ao longo de seu trajeto. Exemplos incluem síndromes bem definidas, precipitadas por lesões periféricas (membro fantasma) ou centrais (dor talâmica). Em todas essas condições, a dor geralmente ocorre em uma região de perda sensorial clínica. Na dor do membro fantasma, a dor é, na verdade, sentida em uma área que não existe mais. Os pacientes com dor talâmica, também conhecida como síndrome de Dejerine-Roussy, relatam dor em todas as partes da região da perda sensorial clínica.

9. **Qual é a diferença entre as síndromes dolorosas regionais complexas I e II?**
De acordo com a International Association for the Study of Pain (IASP), a síndrome dolorosa regional complexa tipo I (CRPS I; anteriormente chamada de distrofia simpático-reflexa) é definida como "dor contínua em uma porção de uma extremidade após trauma, o qual pode incluir fratura, mas que não envolve um nervo principal, associada à hiperatividade simpática." A IASP define CRPS II (anteriormente chamada de causalgia) como "dor em queimação, alodinia e hiperpatia, geralmente no pé ou na mão, após lesão parcial de um nervo ou de um de seus ramos principais."

10. **Descreva o fenômeno de "membro fantasma".**
Sensibilidade de um membro fantasma é uma percepção não dolorosa da presença continuada de um membro amputado. Faz parte da síndrome de desaferentação, em que há perda das informações sensoriais secundária à amputação. Dor do membro fantasma descreve sensações dolorosas que são reconhecidas no membro ausente. Sensação do membro fantasma é mais frequente do que dor do membro fantasma, ocorrendo em quase todos os pacientes que foram submetidos a uma amputação. Todavia, a sensação é temporária e geralmente desaparece após alguns dias a semanas. Ocasionalmente, essas sensações podem ser confundidas com dor do coto de amputação, que é a dor no sítio da amputação. Deve-se examinar minuciosamente o coto de qualquer paciente que se queixa de dor persistente no membro fantasma para descartar a presença de infecção ou neuroma.

11. **Como o Inventário Multidimensional da Dor é usado para classificar os pacientes com dor crônica?**
O Inventário Multidimensional da Dor é um questionário autoaplicável, criado para avaliar a adaptação de pacientes com dor crônica aos seus sintomas e as respostas comportamentais por familiares. A Seção 1 inclui cinco escalas que descrevem a gravidade da dor e as respostas cognitivas afetivas à dor. A Seção 2 avalia as percepções do paciente de como seus familiares respondem às queixas de dor. A Seção 3 examina várias atividades, como aquelas realizadas em casa, na sociedade e ao ar livre.

12. **O que significa dor psicogênica?**
Presume-se que a dor psicogênica ocorre quando nenhum mecanismo nociceptivo ou neuropático pode ser identificado, e existem sintomas psicológicos suficientes para satisfazer os critérios de transtorno doloroso somatoforme, depressão, ou outra categoria diagnóstica do *Diagnostic and Statistical Manual of Mental Disorders (DSM-IV)* comumente associada a queixas de dor. Tal como previamente mencionado, a dor psicogênica raramente é pura. Normalmente, problemas psicológicos complicam uma síndrome dolorosa crônica ou vice-versa.

13. **O que é a escada da Organização Mundial da Saúde?**
Na década de 1980, a Organização Mundial da Saúde (OMS) publicou diretrizes para o controle da dor em pacientes com câncer. Estas diretrizes correlacionam a intensidade da dor com a intervenção farmacológica: dor leve (degrau 1) requer analgésicos não opioides, com ou sem medicamentos adjuvantes. Se o paciente não responde ao tratamento ou se a dor aumenta, a diretriz sugere avançar para o degrau 2 adicionando um opioide leve à prévia terapia. Se a dor continua ou sua gravidade aumenta, o clínico avança para o degrau 3 e adiciona um opioide forte à prévia terapia. Esse algoritmo também tem sido utilizado em pacientes com dor não associada ao câncer. Seu valor na prática clínica é incerto, especialmente em países desenvolvidos.

## 8 I VISÃO GERAL

**14. O que é a síndrome dolorosa miofascial?**
Síndrome dolorosa miofascial é definida como uma síndrome dolorosa regional, caracterizada pela presença de pontos de gatilho e áreas localizadas de sensibilidade muscular profunda em uma banda tensa de tecido muscular. Pressão exercida sobre um ponto de gatilho reproduz a dor. Comparativamente, a fibromialgia é um distúrbio doloroso sistêmico associado a pontos dolorosos nos quatro quadrantes do corpo por um período de tempo de pelo menos 3 meses, geralmente com distúrbio do sono, síndrome do intestino irritável e depressão associada. Na síndrome dolorosa miofascial, esses aspectos associados são significativamente menos frequentes.

**15. Qual a vantagem de classificar a dor?**
A classificação proporciona ao clínico informações valiosas sobre a possível origem da dor, bem como os possíveis mecanismos subjacentes à dor. Mais importante, ela direciona o médico para um plano de tratamento apropriado; isso é especialmente relevante quando múltiplas abordagens farmacológicas são consideradas. Por exemplo, síndromes dolorosas neuropáticas geralmente respondem a medicamentos adjuvantes, como antidepressivos tricíclicos e anticonvulsivantes. Nos estados dolorosos nociceptivos, a implementação de NSAIDs, isoladamente ou em combinação com opioides, é a base do tratamento.

**16. Descreva a classificação temporal da dor. Qual é a sua deficiência?**
A classificação temporal da dor é baseada na evolução temporal dos sintomas e geralmente é dividida em aguda, crônica e recorrente. A principal deficiência é que a divisão entre aguda e crônica é arbitrária, e o período entre ambas, algumas vezes denominada dor subaguda, frequentemente é negligenciado.

**17. Como a dor aguda é definida?**
Dor aguda está temporariamente associada à lesão e se resolve durante o período de cicatrização apropriado. Em geral não há ganho secundário por parte do paciente, mas fatores sociais, culturais e de personalidade podem exercer algum papel. Dor aguda frequentemente responde ao tratamento com medicamentos analgésicos e tratamento da causa precipitante. Atraso ou terapia imprópria podem resultar em dor crônica.

**18. Como dor crônica é definida?**
Dor crônica normalmente é definida como dor que persiste por mais de 3 meses ou que dura por mais tempo que o processo de cicatrização usual. Entretanto, o aspecto cognitivo-comportamental, não a duração, provavelmente é o critério essencial da síndrome dolorosa crônica não maligna. Dor crônica associada ao câncer não possui finalidade biológica útil.

**19. Como a dor crônica é classificada em pacientes com câncer?**
Dor crônica em pacientes com câncer é classificada de acordo com o fato de estar associada a um tumor, a um tratamento, ou de não estar associada ao câncer. Dor associada a um tumor pode ocorrer no sítio do tumor primário ou em um sítio de metástase. Dor associada ao tratamento pode ser secundária ao uso de agentes quimioterápicos (neuropatia periférica), radioterapia (plexite induzida pela radiação, mielopatia ou tumores secundários), ou cirurgia (síndrome pós-mastectomia, síndrome cervical radical, síndrome pós-toracotomia). Aproximadamente 10-15% das síndromes dolorosas que ocorrem em pacientes com câncer não estão associadas ao câncer subjacente e ao tratamento do câncer.

**20. O que significa uma classificação etiológica?**
Uma classificação etiológica fornece mais atenção ao processo patológico primário que causa a dor, em vez da fisiopatologia ou do padrão temporal. Exemplos incluem dor do câncer, dor de artrite, e dor na doença falciforme. Terapeuticamente, esta classificação é menos útil do que a classificação fisiopatológica.

**21. Qual é a base da classificação regional da dor?**
A classificação regional da dor é estritamente topográfica e não infere a fisiopatologia ou a etiologia. É definida pela parte do corpo afetada e subdivida em aguda e crônica.

### PONTOS-CHAVE

1. Dor pode ser classificada de acordo com a fisiopatologia deduzida, a evolução temporal, a localização ou a etiologia.
2. Classificação apropriada da dor pode ajudar no tratamento apropriado do problema doloroso.
3. Dor crônica não associada ao câncer difere da dor aguda de forma significativa, visto que a dor crônica não associada ao câncer não possui finalidade biológica útil.

**BIBLIOGRAFIA**

1. Bruehl S, Harden RN, Galer BS, et al. External validation of IASP diagnostic criteria for complex regional pain syndrome and proposed research diagnostic criteria. *Pain.* 1999;81:147-154.
2. Donaldson CC, Sella GE, Mueller HH. The neural plasticity model of fibromyalgia. *Pract Pain Manag.* 2001;1(6):12-16.
3. Merskey H, Bogduk N, eds. *Classification of Chronic Pain: Task Force on Taxonomy 2.* Seattle: International Association for the Study of Pain Press; 1994.
4. Nicholson B. Taxonomy of pain. *Clin J Pain.* 2000;16:S114-S117.
5. Okifuji A, Turk DC, Eveleight DJ. Improving the rate of classification of patients with the Multidimensional Pain Inventory: classifying the meaning of "significant other." *Clin J Pain.* 1999;15:290-296.
6. Simons DG, Travell JG. Myofascial origins of low back pain. Part 1 and Part 2. Principles of diagnosis and treatment. *Postgrad Med.* 1983;73:66-108.
7. Twycross R. Cancer pain classification. Part 1 of 2. *Acta Anesthesiol Scand.* 1997;41:141-145
8. World Health Organization. *Cancer Pain Relief 2.* Geneva: WHO; 1996.

# CAPÍTULO 3
# MECANISMOS BÁSICOS
*Allan I. Basbaum*

1. **O que são nociceptores?**
   Nociceptores são neurônios sensoriais que respondem a estímulos térmicos, mecânicos ou químicos nocivos. O termo é usado para neurônios periféricos e centrais; no entanto, visto que o receptor está localizado na periferia, o termo é mais bem associado a fibras mielinizadas pequenas (A-delta) e não mielinizadas (C) de neurônios aferentes primários. No sistema nervoso central, os neurônios que respondem a estímulos nocivos são considerados nocirresponsivos. Estes são os neurônios de "ordem superior".

2. **Quais propriedades caracterizam as fibras A-delta e C?**
   Fibras A-delta são fibras aferentes primárias mielinizadas de pequeno diâmetro (1 a 6 μm); fibras C são aferentes primárias não mielinizadas de menor diâmetro (1 μm). As fibras A-delta conduzem em velocidades de 5 a 25 milissegundos; fibras C conduzem a 1 μm/seg. Muitos nociceptores de fibras C são polimodais e respondem a estímulos nocivos térmicos, mecânicos e químicos. Outros nociceptores aferentes primários respondem mais seletivamente a estímulos nocivos térmicos ou mecânicos. Não é claro se existem neurotransmissores específicos associados aos subtipos de fibras A-delta e C.

3. **Diferencie dor primária de secundária.**
   Dor primária e secundária referem-se às respostas dolorosas imediatas e tardias aos estímulos nocivos. Outros termos que denotam estas dores são dor rápida e lenta, ou dor aguda/agulhada e maçante/em queimação. Os estímulos que geram a dor primária são transmitidos pelas fibras aferentes pequenas mielinizadas A-delta. A dor secundária resulta da ativação das fibras C, que conduzem impulsos muito mais lentamente, explicando assim a diferença no tempo.

4. **Quais são algumas das moléculas que são únicas aos nociceptor?**
   Todos nociceptores usam glutamato como seus neurotransmissores excitatórios primários. Todavia, vários outros transmissores coexistem com o glutamato, e as diferenças nos transmissores definem as duas principais classes de nociceptores: a classe peptidérgica expressa o peptídeo relacionado com o gene da calcitonina (CGRP) e a substância P. A classe não peptídica é caracterizada por sua ligação de uma lectina (IB4) única e pelo fato de que muitos desses neurônios expressam o receptor purinérgico P2X3, que responde à adenosina trifosfato (ATP). Ainda não foi esclarecido se estas classes mediam diferentes tipos de dor; entretanto, estudos de rastreamento recentes indicam que os diferentes subgrupos de nociceptores envolvem diferentes circuitos na medula espinal e diferentes vias ascendentes.
   
   Uma molécula que está presente apenas nos nociceptores de fibra C e que é relevante à transmissão de mensagens nociceptivas é um possível alvo terapêutico. Isto porque o perfil de efeitos colaterais deste fármaco seria limitado pelo fato de ser menos provável dele se ligar a sítios indesejados no sistema nervoso central ou periférico. Os corpos celulares de neurônios de pequeno diâmetro no gânglio da raiz dorsal (que são os corpos celulares das fibras C) contêm várias moléculas únicas, incluindo as seguintes:
   - Um canal de Na resistente à tetrodotoxina (TTX-R).
   - O receptor vaniloide (TRPV1), que é alvo da capsaicina, o ingrediente ativo em pimentas (ver canais TRP, abaixo).
   - TRPM8, que responde a temperaturas baixas e ao mentol.
   - O subtipo P2X3 do receptor purinérgico, que é alvo da ATP.
   - Um tipo especial de canal iônico sensível a ácidos, específico do gânglio da raiz dorsal (DRASIC).

5. **O que é NaV1.7?**
   Existem 9 subtipos diferentes de canais de Na dependentes de voltagem. De particular interesse é a expressão seletiva de um canal de Na dependente de voltagem sensível à tetrodotoxina, chamado NaV1.7, nos neurônios sensoriais. Perda da função deste canal está associada à condição de insensibilidade congênita/indiferença à dor. Por outro lado, ganho da função do canal fundamenta

a condição clínica eritromelalgia, a qual é caracterizada por dor em queimação severa e contínua das extremidades distais. Lidocaína e outros anestésicos locais bloqueiam todos os canais de Na dependentes de voltagem. De modo ideal, um antagonista seletivo do NaV1.7 poderia fornecer alívio da dor com uma janela terapêutica muito melhor.

6. **O que são canais TRP?**
Canais TRP são uma grande família de receptores de potencial transitório que permitem que os íons fluam em resposta a uma variedade de estímulos, incluindo temperatura, muitos compostos derivados de plantas, e moléculas endógenas. Diferentes canais TRP abrangem a faixa de temperaturas sentida pelas fibras aferentes. Por exemplo, o limiar para TRPV1 é de aproximadamente 43 a 45ºC, a qual é próximo ao limiar para dor evocada pelo calor. TRPV3 responde a temperaturas quentes. TRPM8 responde ao frio. TRPA1 responde a irritantes.
Capsaicina é o estímulo exógeno que se liga ao TRPV1. Cânfora liga-se ao TRPV3; *wasabi*, óleo de mostarda, alho e cinamaldeído se ligam ao TRPA1. Temos pouca informação a respeito dos ligantes químicos endógenos que ativam estes canais. No entanto, há evidência de que a bradicinina, via uma ação no subtipo B2 do receptor acoplado à proteína G, regula as propriedades dos receptores TRPV1 e TRPA1.
Sobretudo, as propriedades dos canais são alteradas no cenário de uma lesão. Por exemplo, o TRPV1 não responde apenas à capsaicina e ao calor nocivo, mas também é regulado pelo pH. No cenário de lesão tecidual, onde o pH está reduzido, o limiar para abrir o canal é suficientemente reduzido, de modo que temperaturas normalmente inócuas podem evocar potenciais de ação nos nociceptores que expressam o TRPV1. Estudos realizados em animais indicam que a dor da metástase óssea é significativamente atenuada nos animais em que o TRPV1 é deletado geneticamente.

7. **Como os nociceptores são alterados pela lesão tecidual?**
Quando há lesão tecidual (p. ex., uma articulação artrítica), o nociceptor é exposto a uma "sopa" inflamatória contendo um conjunto de moléculas que influencia as propriedades do nociceptor. Estas moléculas incluem produtos da prostaglandina do metabolismo do ácido araquidônico, bradicinina, citocinas, serotonina e fatores de crescimento (particularmente o fator de crescimento neural). Isto tudo ocorre no cenário de um pH reduzido. Juntas, estas moléculas contribuem com a sensibilização periférica, um processo pelo qual o limiar para o disparo do nociceptor é reduzido. A maneira mais direta de tratar a sensibilização periférica é com drogas anti-inflamatórias não esteroidais (NSAIDs), que bloqueiam a enzima ciclo-oxigenase. Anticorpos direcionados ao NGF estão em processo de desenvolvimento clínico para o manejo da dor da osteoartrite.

8. **Por onde as fibras nociceptivas entram na medula espinal?**
Fibras aferentes primárias nociceptivas têm seus corpos celulares nos gânglios da raiz dorsal (ou gânglios trigêmeos para a face). Os ramos centrais dessas fibras aferentes entram na medula espinal através da raiz dorsal, e ascendem ou descendem alguns segmentos no trato de Lissauer. Os ramos centrais terminam predominantemente nas lâminas superficiais do corno dorsal, incluindo a lâmina I, a zona marginal, e a lâmina II, a substância gelatinosa. Alguns nociceptores aferentes primários A-delta também terminam mais ventralmente na região da lâmina V e em torno do canal central.
O fato de que o nível de analgesia observado após a cordotomia anterolateral pode ser de até dois segmentos abaixo do segmento em que a cordotomia foi realizada, presume-se que isso reflete o trajeto anatômico dos axônios no trato de Lissauer. Alguns aferentes primários de pequeno diâmetro ascendem um a dois segmentos na medula espinal no trato de Lissauer, ipsolateralmente, antes de entrar na medula espinal e fazer sinapse com os neurônios do corno dorsal, incluindo as células na origem das vias espinotalâmica, espinorreticular e espinoparabraquial (ver adiante).

9. **Onde ocorre a primeira sinapse na medula espinal?**
Existe uma projeção diferencial das fibras aferentes primárias de pequeno e grande diâmetro até o corno dorsal da medula espinal. As fibras aferentes primárias Ia de maior diâmetro se originam nos fusos musculares e fazem conexão monossináptica com neurônios motores no corno ventral. Fibras aferentes primárias não nociceptivas de grande diâmetro fazem sinapse com os neurônios na lâmina III e lâmina IV, que estão localizadas na origem do trato espinocervical e com neurônios de faixa dinâmica ampla (Pergunta 7) na lâmina V. As fibras nociceptivas de pequeno diâmetro A-delta e C arborizam mais densamente no corno dorsal superficial. As fibras C, predominantemente, fazem sinapse com neurônios na lâmina I; elas também fazem sinapse com os dentritos direcionados dorsalmente dos neurônios localizados mais ventralmente (p. ex., na lâmina V). Além disso, existem conexões com interneurônios na substância gelatinosa. Muitas fibras nociceptoras A-delta terminam na lâmina V.

10. **O que significa um neurônio de segunda ordem?**
Segunda ordem refere-se a todos os neurônios da medula espinal que recebem informação das fibras aferentes primárias, incluindo interneurônios e neurônios de projeção. Neurônios de segunda ordem também estão localizados nos núcleos da coluna dorsal; estes recebem informação das fibras aferentes primárias grandes não nociceptivas que ascendem pela medula através das colunas posteriores. Note que muitos neurônios de segunda ordem no corno dorsal recebem informação convergente de fibras aferentes primárias nociceptivas de pequeno diâmetro e de fibras aferentes primárias não nociceptivas de grande diâmetro.

11. **O que é um neurônio de faixa dinâmica ampla?**
Faixa dinâmica ampla refere-se a neurônios na medula espinal que respondem à ampla gama de intensidades de estímulo. Por exemplo, há neurônios na lâmina V que respondem à escovação não nociva do campo receptivo da célula, bem como ao estímulo mecânico intenso e ao calor nocivo. Muitos neurônios de fixa dinâmica ampla também recebem uma informação aferente visceral. Por outro lado, neurônios não nociceptivos específicos respondem, exclusivamente, a intensidades de estímulo na faixa nociva.
Sobretudo, todas as fibras aferentes primárias são excitatórias. Portanto, qualquer efeito inibitório decorrente do estímulo de fibras de grande diâmetro (p. ex., por vibração) resulta de um mecanismo indireto envolvendo interneurônios inibitórios que influenciam o disparo do neurônio de faixa dinâmica ampla.

12. **Descreva as principais vias ascendentes que transmitem informação nociceptiva.**
As três principais vias da informação nociceptiva são os tratos espinotalâmico, espinoparabraquial e espinorreticular. A origem celular do trato espinotalâmico está localizada no corno dorsal e substância cinzenta intermédia da medula espinal. Axônios destes neurônios atravessam para o quadrante anterolateral e ascendem até o tálamo, onde fazem sinapse com os neurônios no tálamo lateral e nos núcleos intralaminares, localizados mais medialmente. Uma via ascendente adicional, recentemente descrita, origina-se dos neurônios na lâmina mais superficial do corno dorsal, a lâmina I. Estes neurônios se projetam para o tronco encefálico rostral, particularmente para os núcleos parabraquiais da ponte dorsolateral. Esta via foi fortemente implicada na geração do componente emocional da dor, visto que os neurônios se projetam para a amígdala, bem como para o córtex cingulado insular e anterior, ou seja, para as áreas límbicas que processam as emoções.
A via espinorreticular é paralela ao trato espinotalâmico. Os neurônios na origem da via espinorreticular são abundantes nas partes mais profundas do corno dorsal e no corno ventral (lâminas VII e VIII). Os axônios destes neurônios se projetam bilateralmente até as formações reticulares em todos os níveis do tronco encefálico. A saída dos neurônios reticulares é predominantemente pelos núcleos talâmicos intralaminares e pelo hipotálamo, daí a origem do termo via espinorreticulotalâmica.
Existem outras vias ascendentes, incluindo uma que se projeta diretamente da medula espinal até o hipotálamo. Além disso, uma via de "dor" visceral, que trafega nas colunas dorsais da medula espinal foi descrita.

13. **Quais são os principais neurotransmissores envolvidos na nocicepção?**
Nociceptores aferentes primários contêm uma variedade de neurotransmissores, incluindo o aminoácido excitatório glutamato e uma variedade de neuropeptídeos, como a substância P e o CGRP. O glutamato atua sobre vários subtipos de receptores, incluindo os receptores AMPA que medeiam uma despolarização rápida dos neurônios do corno dorsal, via influxo de sódio e efluxo de potássio. O receptor N-metil-D-aspartato (NMDA), que abre os canais de cálcio, além dos canais de sódio e potássio, está envolvido nas alterações a longo prazo induzidas por estímulos nocivos no processamento no corno dorsal. A substância P ativa subpopulações dos neurônios do corno dorsal e também contribui com algumas das alterações a longo prazo produzidas pela lesão persistente.

14. **Quais são os principais neurotransmissores envolvidos nas funções antinociceptivas?**
A nocicepção do corno dorsal pode ser regulada por interneurônios inibitórios locais e vias inibitórias descendentes que se originam no tronco encefálico. A maioria dos interneurônios inibitórios usa os neurotransmissores ácido gama-aminobutírico (GABA) ou glicina. Estes neurotransmissores inibem o disparo dos neurônios nociceptivos do corno dorsal por meio de controles pré- e pós-sinápticos. Outros interneurônios contêm um dos peptídeos da endorfina: encefalina ou dinorfina. Estes aumentam a condutância de potássio, desse modo, hiperpolarizando neurônios. Em alguns casos, eles bloqueiam pré-sinapticamente a liberação de neurotransmissores das fibras aferentes primárias por meio da redução da condutância do cálcio. As principais vias inibitórias descendentes utilizam serotonina ou norepinefrina. Compatível com a presença desses mecanismos neurotransmissores inibitórios diversos, a injeção intratecal de uma variedade de compostos (p. ex., opioides, clonidina) produz efeitos antinociceptivos profundos.

# 3 MECANISMOS BÁSICOS 13

Outra abordagem para regular o processamento nociceptivo é o de influenciar a função do canal de $Ca^{2+}$ nos aferentes primários. Redução os canais de $Ca^{2+}$ dependentes de voltagem resultará em uma diminuição da liberação de neurotransmissores. Isto pode ser gerado diretamente, via fármacos que atuam sobre o canal. Por exemplo, a gabapentina se liga à subunidade αδ2 de uma variedade de canais de $Ca^{2+}$. O ziconotide, um peptídeo derivado do caracol aprovado para uso intratecal no tratamento de dor em pacientes que já utilizam uma bomba intratecal, bloqueia o canal de cálcio tipo N. Morfina e outros opioides reduzem a atividade do canal de $Ca^{2+}$ e aumentam a atividade do canal de K, produzindo inibição pré- e pós-sináptica, respectivamente, dos neurônios de transmissão de "dor" do corno dorsal.

**15. Quais são os papéis clínicos e experimentais da capsaicina?**
A capsaicina, a substância algogênica em pimentas, seletivamente estimula as fibras C aferentes primárias. Estas fibras C expressam o TRV1, os quais são receptores da capsaicina que abrem os canais de cátions de forma não seletiva, incluindo sódio e cálcio, despolarizando axônios. Antagonistas seletivos da capsaicina foram desenvolvidos. Estes podem reduzir a contribuição deste canal em condições em que o ambiente da lesão (p. ex., baixo pH) resulta em abertura prolongada do canal.
A capsaicina pode ser útil como analgésico. Quando administrada em animais neonatais, a capsaicina destrói as fibras C; quando administrada em adultos, ela produz uma dessensibilização prolongada das fibras C, provavelmente por depleção de seus neurotransmissores peptídicos, como a substância P, ou por ablação transitória dos terminais nociceptores. A dessensibilização está associada a uma resposta reduzida aos estímulos nocivos, fornecendo uma base racional para o uso terapêutico da capsaicina em pacientes. Até o momento, a aplicação tópica de capsaicina demonstrou ser promissora no tratamento de neuralgia pós-herpética e de neuralgia intercostal pós-mastectomia.

**16. Qual é a organização laminar do corno dorsal da medula espinal?**
O corno dorsal da medula espinal pode ser dividido em lâminas distintas com base em dados citoarquiteturais, usando corantes celulares tradicionais (Nissl). Esta organização anatômica é acompanhada por uma organização laminar fisiológica. Neurônicos nas lâminas I e II, a substância gelatinosa, respondem exclusivamente a estímulos nocivos, ou a estímulos nocivos e não nocivos. Neurônios nas lâminas III e IV, o núcleo próprio, predominantemente respondem a estímulos não nocivos. A maioria dos neurônios na lâmina V é do tipo faixa dinâmica ampla (ou seja, eles respondem tanto a estímulos não nocivos quanto a estímulos nocivos, e têm informações aferentes viscerais). Neurônios na lâmina VI respondem predominantemente à manipulação não nociva das articulações.

**17. O que é a substância P-saporina, e como ela pode ser usada para tratar dor crônica?**
Quando a substância P é liberada dos nociceptores aferentes primários, ela se liga aos receptores da neurocinina-1 (NK1), que estão localizados em grandes números de neurônios transmissores da "dor", muitos dos quais estão localizados na lâmina I do corno dorsal superficial. Embora antagonistas dos receptores da NK1 fracassaram em ensaios clínicos, talvez porque o bloqueio seletivo da contribuição da substância P seja insuficiente, outra abordagem direcionada ao receptor da NK1 está se mostrando promissora. A ideia é ablacionar neurônios que recebem a informação da substância P. Para isso, a substância P é conjugada com a toxina derivada de plantas saporinas. Quando a saporina entra nas células, ela bloqueia a síntese proteica, resultando em morte das células. Sozinha, a saporina não consegue entrar nas células. Ela necessita de um carreador, que, neste caso, é a substância P. O conjugado substância P-saporina se liga ao receptor da NK1, que é internalizado no neurônio, carregando a toxina com ele. Injeção intratecal do conjugado em animais produz uma redução significativa de dor tecidual e neuralgia induzidas pela lesão (alodinia e hiperalgesia), mas não interfere, de forma significativa, no processamento da dor aguda. A molécula está sendo estudada em animais de maior porte, com o intuito de eventual uso em pacientes. Este é um procedimento ablativo irreversível, mas é muito mais seletivo quando comparado com, por exemplo, a cordotomia anterolateral.

**18. Como a medula espinal é influenciada pela lesão nervosa periférica?**
Lesão nervosa periférica era originalmente considerada apenas o desconectar, funcionalmente, da periferia da medula espinal. Pelo fato de o gânglio da raiz dorsal não ser lesionado quando o nervo periférico é danificado, nem alterações anatômicas nem bioquímicas no ramo proximal da raiz dorsal ou no corno dorsal eram esperadas. Na verdade, atualmente sabemos que há alterações nos gânglios da raiz dorsal e nos neurônios da medula espinal com os quais são conectados.
Entre as alterações está uma redução significativa na concentração de substância P e do peptídeo associado à substância P nos neurônios dos gânglios da raiz dorsal. Além disso, os níveis de substância P são reduzidos nos terminais das fibras aferentes primárias no corno dorsal. Alterações significativas também ocorrem nos neurônios pós-sinápticos do corno dorsal.

As consequências eletrofisiológicas da lesão nervosa periférica também são profundas. Uma liberação maciça de glutamato atua sobre os receptores NMDA para produzir alterações de longo prazo nas propriedades dos neurônios do corno dorsal. Sensibilização central (ou seja, hiperexcitabilidade) dos neurônios do corno dorsal, no cenário de uma lesão, é particularmente comum e pode contribuir com estados de dor pós-lesão. Lesão nervosa periférica também provoca perda dos controles inibitórios, por meio da redução da ação dos interneurônios inibitórios GABAérgicos. Isto produz uma condição do tipo epiléptica, que provavelmente contribui com a dor em queimação constante, e com a alodinia e hiperalgesia nas condições dolorosas neuropáticas. Não é surpresa, portanto, que anticonvulsivantes, como os gabapentinoides, são a terapia de primeira linha para dor neuropática. Mais recentemente, estudos pré-clínicos demonstraram que o transplante no corno dorsal de precursores embrionários dos interneurônios GABAérgicos corticais podem atenuar a hipersensibilidade mecânica produzida pela lesão nervosa periférica.

19. **Forneça uma explicação plausível para o fenômeno de dor referida.**
Uma explicação muito provável para o fenômeno de dor referida está relacionada com a convergência da informação aferente visceral e somática nos neurônios de faixa dinâmica ampla da lâmina V. Como resultado da convergência, a atividade aumentada dos nociceptores aferentes viscerais induzida pela lesão é interpretada pelo cérebro como tendo se originado da fonte de informação somática convergente. É, então, "referida" para o sítio somático. Na verdade, injeção anestésica local do sítio de referência pode reduzir a dor referida, mesmo o sítio de lesão sendo claramente na víscera.

20. **O que é inflamação neurogênica?**
Inflamação neurogênica refere-se à inflamação produzida pela liberação periférica de substâncias provenientes do sistema nervoso – em particular, das fibras aferentes primárias de diâmetro pequeno. Embora a maioria dos estudos enfatize a contribuição das fibras C aferentes primárias, também há evidência de uma contribuição dos terminais pós-ganglionares simpáticos. Os aferentes primários liberam peptídeos que atuam sobre as vênulas pós-capilares. Estas se tornam fistuladas, resultando em extravasamento de plasma e vasodilatação. Estimulação elétrica dos nervos periféricos, que foram desconectados do sistema nervoso central, pode evocar inflamação neurogênica pela ativação antidrômica das fibras C e pela libração resultante de neuropeptídios na periferia.

21. **Como a substância P e o peptídeo associado ao gene da calcitonina estão implicados no fenômeno de inflamação neurogênica?**
Corpos celulares no gânglio da raiz dorsal sintetizam a substância P e o CGRP, e transportam estes peptídeos por transporte axoplasmático para os terminais centrais e periféricos das fibras aferentes primárias. Os peptídeos são armazenados na periferia e podem ser liberados quando os terminais são despolarizados em decorrência de lesão. Os alvos da substância P na periferia incluem os mastócitos, os vasos sanguíneos, e uma variedade de células imunocompetentes. Em consonância com o CGRP, que produz uma vasodilatação profunda, a substância P aumenta de forma significativa o extravasamento plasmático das vênulas pós-capilares. O extravasamento de proteína dos vasos é acompanhado por fluidos, produzindo o inchaço característico (tumor) da inflamação. O aquecimento e a vermelhidão (calor e rubor) da inflamação podem ser justificados pela vasodilatação neurogênica.

Há considerável evidência de que a inflamação neurogênica contribui com a dor da enxaqueca. De fato, triptanos bloqueiam a inflamação neurogênica através de uma ação sobre os receptores 5HT-1B/D localizados nos terminais dos nociceptores aferentes primários. Embora os antagonistas do receptor NK1 tenham falhado como tratamento para enxaquecas nos ensaios clínicos, o bloqueio mediado por anticorpos do CGRP mostra uma promessa significativa como tratamento de enxaquecas.

22. **Diferencie hiperalgesia primária de secundária**
Hiperalgesia primária refere-se ao processo de sensibilização que intensifica a transmissão da "dor" através de um mecanismo periférico. Por exemplo, no cenário de inflamação, ocorre síntese de ácido araquidônico, o qual é usado para produzir prostaglandinas. Por sua vez, estes mediadores lipídicos atuam nos terminais dos nociceptores aferentes primários e reduzem seus limiares para disparo. Os nociceptores são sensibilizados. Tudo isso ocorre através de um mecanismo periférico.

Hiperalgesia secundária refere-se à sensibilização que ocorre por causa de alterações no processamento na medula espinal. Por exemplo, através de um processo de sensibilização central, o disparo dos nociceptores do corno dorsal pode mudar dramaticamente no cenário de uma lesão (produzida por dano tecidual ou nervoso). O limiar para ativação dos neurônios transmissores de "dor" do corno dorsal cai, o tamanho do campo de recepção deles aumenta, e eles podem se tornar espontaneamente ativos. A dor pode agora ser produzida pela ativação das fibras aferentes mecanorreceptivas (beta A) de baixo limiar não lesionadas.

## 3 MECANISMOS BÁSICOS 15

### 23. Qual é a contribuição do receptor NMDA para a produção da dor?

Glutamato que é liberado das fibras aferentes primárias atua sobre dois tipos de receptores principais no corno dorsal: os receptores AMPA e NMDA. Sob condições normais, o receptor NMDA é bloqueado pela presença de um íon de magnésio no canal. Quando os neurônios são despolarizados através da ação do glutamato no receptor AMPA, o bloqueio pelo magnésio é aliviado, e a ação do glutamato no receptor NMDA é eficaz. Isto resulta na entrada de cálcio no neurônio pós-sináptico, o qual, por sua vez, ativa uma variedade de sistemas mensageiros secundários que produzem alterações bioquímicas e moleculares de longo prazo nesses neurônios.

A consequência fisiológica dessas alterações é uma hiperexcitabilidade do neurônio do corno dorsal (ou seja, sensibilização central). Isto é manifestado como um aumento no tamanho do campo de recepção dos neurônios nocirresponsivos, um limiar reduzido, e um potencial para atividade espontânea do neurônio. A alodinia (dor produzida por estímulos não nocivos) e a hiperalgesia (dor exacerbada produzida por estímulos nocivos), associadas à lesão nervosa, podem refletir alterações a longo prazo mediadas pelo NMDA no processamento neuronal do corno dorsal.

### 24. Descreva as regiões do tálamo que foram implicadas no processamento de informação nociceptiva.

Duas principais regiões do tálamo foram implicadas no processamento de informação nociceptiva: (1) o tálamo lateral, incluindo os núcleos ventral posterolateral (VPL) e ventral posteromedial (VPM), e (2) os núcleos intralaminares do tálamo medial. O VPL recebe informação pelo trato espinotalâmico, bem como uma informação principal proveniente das vias lemniscais não nociceptivas que se originam nos núcleos da coluna dorsal. O VPM recebe informação através do núcleo caudal e o núcleo principal do trigêmeo. Estimulação do tálamo lateral em pacientes que não estão sofrendo dor não produz dor significativa. Por outro lado, em pacientes sofrendo dor, a estimulação elétrica pode reproduzir dor, sugerindo uma reorganização da informação nociceptiva ao tálamo sob condições de lesão persistente.

A saída do tálamo lateral é, em grande parte, para o córtex somatossensorial. Neurônios neste circuito codificam para os aspectos sensoriais-discriminativos da dor, especificamente intensidade e localização. Em contraste, conexões com o córtex cingulado anterior e córtex insular processam informações que fundamentam os componentes afetivos da dor. Tal como anteriormente mencionado, as informações da "dor" acionam o sistema límbico via conexões da medula espinal para a amígdala através da via espinoparabraquio-amidaloide. O tálamo medial, incluindo os núcleos intralaminares, recebe projeções espinotalâmicas diretas e talâmicas espinorreticulares. Células nesta região têm campos receptivos maiores e supostamente contribuem com o caráter difuso da percepção de dor. As conexões corticais das regiões mais mediais do tálamo, especialmente o giro cingulado anterior, estão envolvidas no componente afetivo da percepção da dor.

### 25. Existe uma representação cortical da dor?

Sim, existe uma representação cortical da dor. O ensino tradicional sugere que o córtex não é necessário para sentir dor. Isto foi baseado nos estudos clínicos em que a estimulação raramente produzia dor, e lesões grandes não interrompiam completamente a sensação de dor. No entanto, estudos imagiológicos com tomografia por emissão de pósitrons (PET) ou ressonância magnética funcional identificaram diversas regiões corticais que são ativadas quando os humanos sentem dor. Dentre estas estão o córtex somatossensorial, o giro cingulado anterior e o córtex insular. Este processamento distribuído no córtex claramente reflete a natureza complexa da sensação de dor, que inclui aspectos sensoriais discriminativos, afetivos e cognitivos. Lesões de uma única região podem, portanto, não serem suficientes para eliminar a dor.

### 26. O que sabemos sobre o mecanismo cortical subjacente aos componentes sensoriais e emocionais da sensação de dor?

Estudos PET mencionados na Pergunta 25 também examinaram o que ocorre durante a analgesia hipnótica. Quando os sujeitos foram hipnotizados para diminuir os incômodos gerados por um estímulo de calor, a "atividade" gerada no giro cingulado anterior foi dramaticamente reduzida, mas sem uma alteração significativa na atividade no córtex somatossensorial. Estes estudos ilustram que, sob analgesia hipnótica, a informação do estímulo acessa o córtex, mas que a natureza da percepção relatada é alterada. Estes resultados também fornecem forte evidência de que o giro cingulado anterior processa informação mais relacionada com o componente afetivo da sensação de dor do que ao componente sensorial discriminativo. Compatível com esses achados, a ablação do giro cingulado anterior, em estudos com animais, reduz o comportamento indicativo do impacto afetivo dos estímulos nocivos.

**27. Qual informação temos sobre o mecanismo da analgesia por placebo?**

Vários anos atrás foi relatado que a naloxona, um antagonista de opioide, é capaz de reverter a analgesia produzida por um placebo. Isto levou à hipótese de que a analgesia por placebo envolve a liberação de endorfinas e a ativação de um circuito endógeno de controle da dor. Este achado surpreendente recebeu considerável corroboração em recentes estudos, em que reguladores do processamento da endorfina demonstraram aumentar o efeito de um placebo. Os novos estudos seguiram evidências experimentais básicas de que o neuropeptídeo colecistocinina (CCK) neutraliza o efeito de opioides endógenos. Os novos estudos demonstraram que a injeção de um antagonista do receptor de CCK aumenta de forma significativa o efeito analgésico de um placebo. Além disso, a intensificação do efeito placebo original foi bloqueado pela naloxona, indicando que o circuito envolve a liberação de opioides endógenos, que atuam nos receptores opioides. Recentes estudos imagiológicos demonstraram que a analgesia por placebo está associada à ativação de áreas envolvidas no processamento do controle da dor descendente mediado por endorfinas (p. ex., a matéria cinzenta periaquedutal do mesencéfalo).

### PONTOS-CHAVE

1. Nociceptores são neurônios que respondem a estímulos térmicos, mecânicos ou químicos nocivos.
2. Todos os nociceptores usam glutamato como o neurotransmissor excitatório primário; no entanto, vários outros neurotransmissores coexistem com o glutamato e as diferenças nos transmissores definem as duas principais classes de nociceptores. A primeira classe principal de nociceptores sintetiza e libera neurotransmissores peptídicos, especialmente a substância P e o CGRP. A segunda principal classe é a classe não peptídica, caracterizada por sua ligação de uma única lectina e pelo fato de que muitos desses neurônios expressam o P2X3, receptor purinérgico, que responde ao ATP.
3. Glutamato que é liberado das fibras aferentes primárias atua sobre os dois principais tipos de receptores no corno dorsal: os receptores AMPA e NMDA. A subsequente excitabilidade neuronal aumentada, que pode ocorrer após esta atividade do glutamato, produz sensibilização central.

### BIBLIOGRAFIA

1. Apkarian AV, Bushnell MC, Treede RD, Zubieta JK. Human brain mechanisms of pain perception and regulation in health and disease. Eur J Pain. 2005;9:463-484.
2. Basbaum AI, Bautista DM, Scherrer G, Julius D. Cellular and molecular mechanisms of pain. Cell. 2009;139:267-284.
3. Basbaum AI, Jessel T. The perception of pain. In: Kandel ER, Schwartz J, Jessel T, Siegelbaum SA, Hudspeth AJ, eds. Principles of Neuroscience. New York: McGraw-Hill; 2013:530-555.
4. Braz JM, Etlin A, Juarez-Salinas D, Llewellyn-Smith IJ, Basbaum AI. Rebuilding CNS inhibitory circuits to control chronic neuropathic pain and itch. Prog Brain Res. 2017;231:87-105.
5. Braz J, Solorzano C, Wang X, Basbaum AI. Transmitting pain and itch messages: A contemporary view of the spinal cord circuits that generate Gate Control. Neuron. 2014;82:522-536.
6. Craig AD, Bushnell MC, Zhang ET, Blomqvist A. A thalamic nucleus specific for pain and temperature sensation. Nature. 1994;372:770-773.
7. Denk F, McMahon SB, Tracey I. Pain vulnerability: a neurobiological perspective. Nat Neurosci. 2014;17:192-200.
8. Hoeijmakers JG, Faber CG, Merkies IS, Waxman SG. Painful peripheral neuropathy and sodium channel mutations. Neurosci Lett. 2015;596:51-59.
9. Hökfelt T, Zhang X, Wiesenfeld HZ. Messenger plasticity in primary sensory neurons following axotomy and its functional implications. Trends Neurosci. 1994;17:22-30.
10. Ji RR, Chamessian A, Zhang YQ. Pain regulation by non-neuronal cells and inflammation. Science. 2016;354:572-577.
11. Julius D. TRP channels and pain. Annu Rev Cell Dev Biol. 2013;29:355-384.
12. Julius D, Basbaum AI. Molecular mechanisms of nociception. Nature. 2001;413:203-210.
13. Nichols ML, Allen BJ, Rogers SD, et al. Transmission of chronic nociception by spinal neurons expressing the substance P receptor. Science. 1999;286:1558-1561.
14. Xu Q, Yaksh TL. A brief comparison of the pathophysiology of inflammatory versus neuropathic pain. Curr Opin Anaesthesiol. 2011;24:400-407.
15. Woolf CJ. Central sensitization: implications for the diagnosis and treatment of pain. Pain. 2011;152(suppl 3):S2-S15.
16. Woolf CJ, Salter MW. Neuronal plasticity: increasing the gain in pain. Science. 2000;288:1765-1769.

## II. AVALIAÇÃO CLÍNICA

# ANAMNESE NO PACIENTE COM DOR
*Andrew Dubin*

CAPÍTULO 4

1. **Quais são os elementos-chave na hora de obter a história clínica de um paciente com uma queixa de dor?**
   O primeiro passo na avaliação da história clínica de um paciente com queixa de dor é avaliar essa queixa. Fatores importantes incluem: localização; irradiação; intensidade; característica e qualidade; aspectos temporais; fatores que pioram, desencadeiam e aliviam a dor; circunstâncias que circundam o início da dor; e os potenciais mecanismos de lesão. Além disso, o clínico deve averiguar se a dor é constante e estável, intermitente ou esporádica, ou constante com circunstâncias agravantes, mediante a obtenção de informações relacionadas com a ocorrência e as características de qualquer crise de dor. Ademais, deve-se averiguar a percepção do paciente da razão pela qual ele ou ela tem dor persistente, a duração da dor, e as alterações na dor desde seu início (p. ex., qualquer progressão gradual ou rápida na intensidade, ou "disseminação" de sua localização).
   Deve-se perguntar ao paciente, especificamente, sobre qualquer exacerbação perceptível da dor com estímulos leves e inócuos, como lençóis e roupas sobre a parte dolorosa do corpo, vento soprando sobre a dor, e mudanças na temperatura externa (p. ex., a dor piora no inverno?). Deve-se perguntar ao paciente sobre roupas específicas que eles usam, acessórios que utilizam, ou comportamentos ou atividades que adotam para adaptar-se de forma melhor à dor.
   Deve-se perguntar ao paciente sobre a função da área dolorosa específica e mudanças resultantes no funcionamento físico global. Informação também deve ser obtida acerca da restrição percebida na amplitude de movimento; rigidez; inchaço; dores musculares, cãibras ou espasmos; mudanças na cor ou na temperatura; mudanças na sudorese; mudanças na pele; mudanças no cabelo; crescimento da unha; mudanças percebidas na força muscular; mudanças percebidas positivas (disestesia/prurido) ou negativas (dormência) na sensação – incluindo o que pode desencadear essas mudanças (se não forem constantes) e quando são prováveis de ocorrer.
   Muitos aspectos da vida atual do paciente e qualidade de vida, junto com como estes mudaram por causa da dor, devem ser questionados. Inclua o seguinte:
   - Funcionamento social.
   - Funcionamento recreacional (p. ex., com que frequência o paciente vai ao cinema, assiste a esportes, joga cartas).
   - Funcionamento emocional.
   - Estado de ânimo/afeto, ansiedade.
   - Identificação de membros familiares/parceiros/amigos e seus relacionamentos com o paciente.
   - Ocupação (em caso de alguma) – última vez que trabalhou e porque parou.

2. **Se a dor é um fenômeno puramente subjetivo, como sua intensidade pode ser mensurada?**
   A única medida confiável da intensidade da dor é o relato do paciente. Medidas da intensidade da dor não devem comparar a dor de uma pessoa com a dor de outra; em vez disso, deve-se comparar a intensidade da dor de um paciente em determinado momento com sua intensidade da dor em outro momento. Desse modo, os médicos e os pacientes podem julgar se a intensidade da dor está aumentando ou diminuindo com o tempo e o tratamento. Ocasionalmente, é útil fazer com que o paciente compare a intensidade da sensação de dor atual com as prévias sensações. A dor é uma experiência única e, como tal, a intensidade da dor percebida também é uma experiência altamente única. Isto, por sua vez, pode limitar a utilidade das escalas de dor, como a escala análoga visual (VAS).

3. **Como a intensidade da dor deve ser registrada?**
   Existem diversas medidas diferentes para intensidade da dor (ver Capítulo 6), e não está claro se qualquer escala específica é universalmente melhor do que a outra. Alguns pacientes têm maior facilidade com a escala verbal, alguns com a numérica e outros com a VAS. Entretanto, é uma boa

17

ideia usar a mesma medida ao longo do tempo. Sendo assim, descritores verbais, como "sem dor, dor leve, dor moderada, dor severa, dor insuportável," ou escalas numéricas podem ser graduadas em cada consulta.

4. **A intensidade da dor pode ser medida em crianças, pessoas idosas e nos pacientes com déficit cognitivo?**
Quando as crianças alcançam uma idade em que adquirem habilidades verbais, a intensidade da dor geralmente pode ser quantificada com uma escala verbal. Todavia, várias escalas funcionam de forma similar para crianças pré-verbais (ver Capítulo 34). Quando as crianças alcançam a pré-adolescência, as mesmas ferramentas usadas em adultos podem ser aplicadas.
Os pacientes de idade avançada podem apresentar problemas mais difíceis. Se o paciente tem déficit cognitivo, geralmente é difícil avaliar a intensidade da dor em uma escala precisa, e torna-se mais valioso julgar os comprometimentos funcionais que resultam da dor. Além disso, medicamentos usados para tratar a dor podem aumentar o comprometimento cognitivo e tornar a avaliação ainda mais difícil. Pacientes mais velhos tendem a ser mais estoicos sobre a dor e relutantes em relatar altas intensidades. Um dos fatores mais úteis na avaliação de dor em crianças, pacientes mais velhos e/ou pacientes com déficit cognitivo é perguntar aos cuidadores pela existência de mudanças no comportamento basal do paciente.

5. **Qual informação pode ser obtida das características da dor?**
O Questionário de Dor de McGill contém vários descritores para a dor. Determinadas palavras escolhidas pelos pacientes podem ajudar a deduzir uma fisiopatologia específica. Por exemplo, uma dor em queimadura, disestésica ou tipo choque elétrico geralmente significa dor neuropática. Uma dor abdominal constante, em cólica ou de intensidade oscilante geralmente indica dor visceral, nociceptiva.

6. **Por que as características temporais da dor são importantes?**
O início da dor é extremamente importante. A abordagem de um quadro doloroso de início relativamente recente deve seguir, de modo mais estrito, o modelo médico (ou seja, uma pesquisa da causa subjacente). Dor aguda geralmente indica novo processo patológico, cuja correção aliviará a dor. Dor crônica de longa duração é menos provável de se ajustar a um modelo médico padrão e requer abordagem biopsicossocial (ver Capítulo 51). Dor crônica geralmente dura mais que a causa inicial e segue seu próprio curso; todavia, os eventos que inicialmente resultaram no início da dor podem ajudar a guiar as potenciais abordagens terapêuticas da dor crônica.

7. **Por que o curso temporal da dor é importante?**
Determinadas síndromes dolorosas têm padrões temporais clássicos. Por exemplo, cefaleia em salvas pode ocorrer no mesmo horário do dia, todos os dias, durante apenas determinados meses do ano. Artrite reumatoide caracteristicamente piora ao levantar-se pela manhã (rigidez matutina). De modo similar, dor abdominal crônica diária, que persiste de modo invariável durante anos, é pouco provável que tenha um tratamento médico claro, enquanto que a dor abdominal episódica, caracterizada por intervalos prolongados sem dor interrompidos por ataques graves de dor, é mais provável que seja em decorrência de uma patologia focal. A intensidade da dor a longo prazo também é importante. A dorsalgia aguda grave que melhora de modo gradual provavelmente pode ser seguida de forma expectante, desde que não existam sinais de tumor ou infecção. Por outro lado, dor que aumente ao longo de dias ou semanas é mais preocupante.

8. **Qual o melhor método para conhecer o curso temporal de uma síndrome dolorosa se o paciente tem dificuldades para ser específico?**
Desde o início, pergunte ao paciente o que ele estava fazendo quando a dor começou. Se o paciente pode indicar um ato ou horário do dia específico, é provável que a dor tenha sido de início agudo. Para julgar se a dor está piorando ou melhorando, procure por sinais funcionais; por exemplo, pergunte ao paciente o que ele não pode fazer agora e o que fazia alguns meses atrás. Pergunte também o que eles podem fazer. Se a capacidade funcional está diminuindo, a dor provavelmente está aumentando. O paciente e o clínico devem tentar construir uma linha do tempo da dor, bem como as intervenções tentadas pelo paciente para ajudar na dor, e qualquer tratamento recomendado por médicos, incluindo farmacológico, intervencionista, modalidades e técnicas de medicina neurofísica, técnicas de medicina comportamental e técnicas de neuromodulação.

9. **Qual a importância de determinar os fatores agravantes e aliviantes?**
Síndromes dolorosas específicas têm fatores agravantes e aliviantes específicos. Por exemplo, cefaleia tensional geralmente é aliviada por álcool, enquanto a cefaleia em salvas é caracteristicamente exacerbada pela ingestão de álcool. Dor lombar em decorrência de uma hérnia de disco geralmente é aliviada ao se reclinar, enquanto que dor lombar provocada por tumor ou infecção não é aliviada nem exacerbada ao se reclinar.

10. **Um paciente se queixa de lombalgia e dor nas pernas, porém, tem dificuldades de descrever a exata distribuição. O que você pode fazer para esclarecer o problema?**
   Mapas da dor (mapas corporais) geralmente são úteis para pacientes que têm dificuldade em se expressar verbalmente. Uma visão anterior e posterior do corpo é apresentada no papel, e o paciente simplesmente marca com um lápis a localização da dor. O paciente pode usar diferentes cores ou diferentes tipos de linhas para descrever diferentes tipos de dor. Esta técnica ajuda a definir se a dor segue a distribuição de um nervo ou é simplesmente somática. Além disso, pedir que os pacientes mapeiem a distribuição da dor pode ser útil para determinar distribuições somáticas *versus* nervosa.

11. **Um paciente tem cefaleia anódina que está piorando ao longo de dias a semanas. O que você deve considerar?**
   A dor do paciente – um padrão temporal de início vago com rápida aceleração nos sintomas – deve levantar suspeita de que uma lesão expansiva pode estar presente. Mesmo nos pacientes com dorsalgia, deve-se considerar tumor ou infecção como possibilidade.

12. **Mulher de 80 anos de idade se queixa de dor de forte intensidade na parede torácica após ter tido uma erupção cutânea naquela área. Você estabeleceu o diagnóstico de neuralgia pós-herpética e planeja usar um antidepressivo tricíclico. Quais perguntas você deve realizar durante a anamnese?**
   Antes de prescrever qualquer medicamento, é fundamental uma anamnese detalhada sobre a medicação tomada previamente e enfermidades médicas anteriores. Particularmente em um paciente mais velho em que se considera utilizar antidepressivos tricíclicos, estas questões são de máxima importância. Antidepressivos tricíclicos têm propriedades anticolinérgicas. Portanto, eles podem exacerbar glaucoma, causar retenção urinária e aumentar a confusão (fatores que são bastante comuns na pessoa mais velha). Hipotensão ortostática e outros efeitos colaterais anticolinérgicos também são mais comuns em pacientes de idade mais avançada do que em pacientes jovens. Esta combinação de efeitos colaterais poderia aumentar intensamente o risco de queda, com trauma ortopédico associado, e a morbidade e mortalidade associadas à fratura do quadril em adultos mais velhos.

13. **Quais perguntas específicas devem ser feitas sobre a história médica em pacientes com queixa de dor?**
   As perguntas devem ser direcionadas para determinar as condições médicas comórbidas, incluindo pelo menos os três seguintes fatores principais: (1) O paciente teve outras enfermidades dolorosas? A resposta a estas enfermidades ajuda a guiar a terapia atual. (2) Como o paciente respondeu aos medicamentos tomados no passado? Esta informação deve incluir o seguinte: por quanto tempo foi usado e em qual nível/dose (p. ex., celecoxibe 400 mg por 3 semanas e, então, celecoxibe 200 mg por 6 semanas); eficácia percebida; efeitos colaterais adversos percebidos em várias doses; e todos os testes/imagens e consultas/avaliações realizadas por profissionais da saúde (com endereços e números de telefone dos clínicos). Deve-se tentar obter todos os registros possíveis de médicos, hospitais, centros de imagem/laboratórios, farmácias etc. O clínico geral do paciente e outros especialistas envolvidos, junto com a farmácia atual, lista de medicamentos (incluindo medicamentos complementares e alternativos [ou seja, vitaminas fitoterápicas e agentes de venda livre]) e a dieta devem ser registrados. Esta informação pode limitar os fármacos que podem ser prescritos. Por exemplo, em pacientes com história de hipersensibilidade a determinado medicamento, qualquer fármaco no mesmo grupo deve ser evitado. Se o paciente é alérgico à aspirina, drogas anti-inflamatórias não esteroidais (NSAIDs) não podem ser usadas sem grande cautela. Se os pacientes tendem a desenvolver facilmente hipotensão ortostática ou confusão, os tricíclicos provavelmente devem ser evitados. (3) Condições médicas que podem limitar o tratamento devem ser investigadas. Por exemplo, glaucoma, hipertrofia prostática benigna e comprometimento cognitivo são contraindicações relativas ao uso de antidepressivos tricíclicos, pois suas propriedades anticolinérgicas podem precipitar crises. Em pacientes com histórico de abuso de opioides, estes devem ser usados com cautela. Em pacientes com úlcera péptica ativa, a aspirina e os NSAIDs podem ter utilidade limitada. Em pacientes com doença renal, os NSAIDs e a gabapentina podem precisar ser "ajustados" e usados com cautela. Em pacientes com disfunção hepática significativa, acetaminofeno, NSAIDs, medicamentos antiepiléticos, antidepressivos, opioides e relaxantes musculares devem ser usados com cautela.

14. **Como os antecedentes familiares afetam um paciente com dor?**
   Além do problema óbvio de doenças hereditárias, modelos familiares são frequentemente encontrados. Uma anamnese detalhada deve ser obtida para determinar se o paciente ou seus irmãos mais velhos sofreram de uma síndrome dolorosa crônica. Além disso, a reação dos familiares à síndrome dolorosa deve ser anotada.

15. **Uma história de benefícios por invalidez tem alguma importância?**
   Esta questão tem causado muitos argumentos na literatura, mas não há uma resolução simples. O conhecimento geral é que os pacientes que recebem compensação financeira significativa pela

enfermidade reforçam seu quadro de dor crônica. Isto tem sido chamado de neurose por compensação. Todavia, a evidência é de pouco peso, na melhor das hipóteses, e tais pacientes provavelmente são mais bem tratados por reabilitação.

16. **Existem pistas úteis durante a anamnese de um paciente com bursite isquiática (nádega de tecelão) que ajudam a corroborar o diagnóstico?**
As seguintes pistas, se descobertas durante a anamnese, ajudarão a indicar um diagnóstico de bursite isquiática: em pacientes com esta condição (conhecida como "nádega de tecelão"), a dor, invariavelmente, ocorre quando eles se sentam e sempre desaparece quando levantam ou deitam de lado. Todavia, quando o paciente retorna à posição sentada, a dor volta. Eles podem apontar para o lugar que dói e uma pressão reproduz a dor. Além disso, a maioria dos pacientes com nádega de tecelão é capaz de dizer "dói bem aqui" e, consistentemente, aponta com o dedo para o local preciso do ponto doloroso.

17. **Quais são alguns elementos que poderiam ajudar a determinar a função residual?**
    - O paciente pode caminhar? Em caso afirmativo, ele precisa de algum dispositivo de apoio? (p. ex., bengala, órtese, andador, muleta).
    - Qual a distância que o paciente consegue caminhar?
      - Dentro de uma habitação.
      - Pela casa.
      - Distâncias comunitárias limitadas (45-60 metros), capaz de caminhar da calçada até a caixa de correio.
      - Distâncias comunitárias (p. ex., caminhar em um centro comercial).
    - O quão rápido o paciente consegue caminhar? (p. ex., quanto tempo leva para o paciente ir do estacionamento até o seu consultório? Compare isto com seu próprio tempo). Em geral, a velocidade de deambulação da comunidade é de 4,8 km/h ou 20 minutos em 1,6 km. De um ponto de vista funcional, perguntar ao paciente se ele ou ela consegue andar sem perder o fôlego pode ser uma pergunta fácil e muito prática para o paciente responder.
    - Que capacidade têm os pacientes de se moverem na comunidade? (conheça barreiras ambientais que eles encontrarão indo do estacionamento até o seu consultório).
    - O paciente é capaz de se vestir sozinho? Faça as seguintes perguntas:
      - Você consegue colocar seus próprios sapatos e meias sem dispositivos de apoio?
      - Você usa sapatos sem cadarço?
      - Você consegue vestir uma blusa?
      - Você consegue vestir um pulôver?
    - Para mulheres com lesões nos ombros:
      - Se você usa sutiã, é capaz de colocá-lo sozinha?
      - Você fecha o sutiã nas costas, ou fecha na frente e depois o gira?
    - Você é capaz de fazer atividades diárias, como as tarefas domésticas? (Você consegue escovar os dentes? Pentear seu cabelo?)
    - Você consegue dirigir um carro?
      - Você consegue entrar e sair do carro com relativa facilidade em um período de tempo razoável?
    - Você é capaz de levantar e sentar no vaso sanitário?
      - Você tem intolerância a estar sentado, deitado ou de pé?
      - É capaz de se banhar sozinho?
      - É capaz de se limpar sozinho?

**Agradecimentos**
Dr. Howard S. Smith, MD FACP foi fundamental na escrita deste capítulo original e seu conhecimento e experiência no campo de manejo da dor será sentido. A comunidade de manejo da dor não apenas perdeu um escritor e especialista prolífico, como também perdemos um amigo próximo e querido.

## PONTOS-CHAVE

1. A obtenção de uma anamnese apropriada é essencial à avaliação e tratamento de pacientes com dor aguda e crônica.
2. Uma anamnese detalhada de problemas não relacionados com a dor pode resultar em um tratamento mais eficaz dessa dor, por meio da identificação das potenciais interações medicamentosas adversas antes de os medicamentos serem prescritos.
3. Uma anamnese detalhada também pode levar à melhora do desfecho funcional em pacientes com dor crônica, por meio da identificação mais completa das verdadeiras necessidades do paciente.

**BIBLIOGRAFIA**
1. Fields HL, ed. *Core Curriculum for Professional Education in Pain*. Seattle: International Association for the Study of Pain Press; 1995.
2. Pappagallo M, ed. *The Neurological Basis of Pain*. New York: McGraw-Hill; 2005.
3. Portenoy RK, Kanner RM. Definition and assessment of pain. In: Portenoy RK, Kanner RM, eds. *Pain Management: Theory and Practice*. Philadelphia: F.A. Davis; 1996:3-18.

**LEITURAS SUGERIDAS**
1. Hord ED, Haythornwaite JA, Raja SN. Comprehensive evaluation of the patient with chronic pain. In: Pappagallo M, ed. *The Neurological Basis of Pain*. New York: McGraw-Hill; 2005.
2. Horowitz SH. The diagnostic workup of patients with neuropathic pain. In: Smith HS, ed. *The Medical Clinics of North America: Pain Management*. Vol 91. Philadelphia: Elsevier; 2007:21-30.

# CAPÍTULO 5

# EXAME FÍSICO DO PACIENTE COM DOR

Miroslav "Misha" Backonja

1. **Por que um médico, médico assistente, enfermeiro ou outras pessoas que estejam avaliando e cuidando diretamente dos pacientes precisa fazer o exame físico durante a avalição de um paciente que apresenta dor?**
   Com o avanço das tecnologias médicas, especialmente laboratorial e imagiológica, grande parte das decisões diagnósticas se baseia no pedido de testes e menos no exame físico. Todavia, os pacientes com dor podem ou não apresentar anormalidades nos testes, mas os achados ao exame físico podem levar a um diagnóstico mais específico, ou, mais comumente, a alguns diagnósticos, pois a maioria dos pacientes tem mais de um diagnóstico doloroso. O exame físico deve incluir exame dos sistemas musculoesquelético e neurológico em todos os pacientes e, então, exames seletivos da cabeça e pescoço, tórax e abdome, em função da história da dor. O exame musculoesquelético deve ser realizado para documentar achados de fonte mais comum de dor: articulações, joelhos e coluna lombar como as fontes mais comuns de dor, e músculos e ligamentos como as fontes de dor miofascial. O exame neurológico é realizado para demonstrar a presença de dor neuropática.
   Em conclusão, a resposta mais simples é estabelecer um diagnóstico da dor, pois o exame físico é a única maneira de estabelecer esse diagnóstico, junto com a anamnese. Em muitas áreas da medicina, a realização de testes leva ao diagnóstico, como distúrbio hemorrágico, e talvez o exame físico possa ser ignorado, mas na medicina da dor, o exame físico é essencial.

2. **O que é o reflexo isquiotibial medial, e quais são suas implicações?**
   Ao testar o reflexo isquiotibial medial, o examinador pede ao paciente que se sente à mesa de exame com o joelho flexionado a 90 graus. Em seguida, usando dedos estendidos, o examinador comprime e estende os tendões isquiotibiais mediais. Percussão sobre os dedos com o martelo de reflexos provoca a resposta normal de flexão do joelho. Isto é útil para determinar se o paciente tem radiculopatia L5. No caso de radiculopatia L5, o paciente tem reflexos do tendão patelar e do tendão calcâneo normais, mas um reflexo isquiotibial medial ausente.

3. **Quais são os elementos de teste da amplitude de movimento cervical lateral, e qual é a importância da amplitude de movimento cervical limitada?**
   O paciente é solicitado para estender o pescoço e olhar para um lado e depois para o outro. No caso de anatomia normal, o paciente deve ser capaz de olhar diretamente sobre cada ombro (ou seja, movimento é de 90 em cada lado). No caso de uma amplitude de movimento limitada, o examinador deve registrar o grau de limitação. O examinador pode, então, colocar uma mão no topo da cabeça e a outra no mento, e gentilmente movimentar até onde a cabeça para: se a parada é saltitante, a limitação é causada por espasmos musculares, e se for difícil parar, então é provocada por anormalidades ósseas. Relato de dor durante a amplitude de movimento certamente deve ser registrada.

4. **O que é a prova de Spurling e quais são as implicações de um resultado positivo?**
   Uma prova de Spurling é conduzida durante o exame da coluna cervical: o pescoço é ligeiramente estendido, girado e inclinado para um lado. Em um teste positivo, a dor irradia distalmente, em geral em distribuição radicular, indicando compressão da raiz nervosa na região cervical média ou inferior. Compressão da raiz nervosa é ipsolateral ao lado que o pescoço é inclinado.

5. **Sob que circunstâncias a prova de expansão torácica é usada?**
   A prova de expansão torácica pode ser usada na suspeita de espondilite anquilosante. Nos sujeitos normais, a diferença entre o tórax totalmente desinflado e totalmente inflado geralmente é superior a 4 cm. Na espondilite anquilosante, é quase sempre inferior a 4 cm. Solicita-se ao paciente que realize uma expiração completa, e o tórax é medido. Em seguida, pede-se ao paciente que realize uma inspiração completa e o tórax é medido novamente. A diferença entre as duas medidas é a expansão torácica, e uma medida inferior a 4 cm pode indicar espondilite anquilosante.

# 5 EXAME FÍSICO DO PACIENTE COM DOR 23

**6. No que consiste o teste de elevação da perna estendida e quais são suas implicações?**
Elevação da perna estendida (SLR) é usada para demonstrar radiculopatia ou irritação (radiculite) da raiz lombar inferior. Na posição supina, a perna do paciente é passivamente elevada a partir do tornozelo. O joelho é mantido reto. Pacientes normais podem alcançar quase 90 graus sem dor. Nos pacientes com irritação da raiz nervosa lombar inferior, a SLR é relativamente sensível e produz dor que se irradia distalmente em uma distribuição radicular. Um pouco menos sensível, mas mais específica, é a SLR contralateral. Neste caso, a perna sem dor é elevada; em um teste positivo, a dor é sentida no lado afetado (p. ex., o lado de envolvimento da raiz nervosa).

O teste de elevação da perna estendida geralmente é positivo para dor associada ao estiramento da raiz nervosa abaixo do joelho em 30 a 45 graus, exceto nos dançarinos e atletas flexíveis. Dor em decorrência de tensão isquiotibial se localiza no músculo e tendões e pode limitar a amplitude de movimento. Se dor radicular verdadeira, que irradia para a perna em direção inferior com uma distribuição radicular, é sentida pelo paciente, então o examinador deve descer a perna 10 graus até que a dor desapareça e então realizar a dorsiflexão do pé, perguntando "Isso faz a dor piorar?" Em caso afirmativo, isto indica o estiramento da raiz do nervo novamente, que piora a dor da irritação ou pinçamento da raiz. Se o examinador abaixa a perna até a dor melhorar e, então, gira externamente a perna (quadril), isto deveria melhorar a dor, e a rotação interna da perna pode piorar a dor. Uma hérnia mais central pode resultar em dor na perna afetada ao levantar a perda boa.

**7. O que é um teste da raiz sentada?**
Um teste da raiz sentada (SRT) é essencialmente o mesmo que o teste SLR, mas o paciente está sentado em vez de estar na posição supina. As implicações são as mesmas. Os achados no teste da elevação da perna estendida e no SRT devem se correlacionar. Um SLR positivo, com um SRT negativo, pode indicar a existência de comportamentos dolorosos acentuados. No teste de Lasegue, após a perna ser estendida da posição sentada para a posição supina, o pé é dorsiflexionado, o que estira ainda mais a raiz e causa ou piora a dor.

**8. O que é o teste de FABER e como ele é diferente da manobra de Patrick?**
FABER é um acrônimo para flexão, abdução e rotação externa de ambos os quadris. Quando o teste reproduz dor lombar, é indicativo de disfunção da articulação sacroilíaca (SI). Quando a mesma manobra produz dor na virilha, é chamada de manobra de Patrick e é indicativa de patologia na articulação do quadril. A manobra de Patrick pode ser realizada unilateralmente, mas o teste de FABER deve ser realizado bilateralmente a fim de evitar rotação pélvica.

**9. O que é o teste da lata vazia e quais são suas implicações?**
No teste da lata vazia, os pacientes assumem a postura de segurar um copo cheio na mão, com o ombro abduzido a 90 graus, aduzidos horizontalmente a 45 graus. Eles são, em seguida, instruídos a virar a mão para esvaziar o copo. Um teste positivo, que se correlaciona com uma ruptura do manguito rotador (ou ruptura parcial), consistiria na presença de dor e na queda do braço ou na incapacidade de adotar a posição do teste, secundário à dor e à debilidade. Mínima força aplicada pelos examinadores ao braço testado pode resultar em um teste positivo em situações equívocas.

**10. Como o músculo iliopsoas é avaliado?**
O músculo iliopsoas se origina dos processos transversos das vértebras L2-L4 (ou L1-3) e se insere no tubérculo trocantérico menor. Patologia do iliopsoas pode-se manifestar com dor paraespinal, imediatamente fora da linha média e que se irradia para as regiões SI no abdome inferior, virilha e/ou coxa medial. Com o paciente sentado na mesa, a flexão resistiva do quadril reproduz a dorsalgia e dor inguinal, e o estiramento do flexor do quadril também reproduz a dorsalgia e a dor inguinal. Espasmo do iliopsoas comumente ocorre em pacientes com doença discal degenerativa e/ou doença articular.

**11. O que é o teste do cachecol e quais são suas implicações?**
O paciente deve abduzir a extremidade superior afetada em 90 graus com respeito ao ombro e, então, deve aduzir horizontalmente (ativa e passivamente) a extremidade superior cruzando o tórax até alcançar o ombro oposto. Um teste positivo reproduz uma dor focal na articulação acromioclavicular (AC), e isso pode resultar na queda do braço no lado em que o mesmo se queixa de dor súbita. Isto pode indicar patologia AC (p. ex., artrite) ou separação da articulação AC.

**12. Como a síndrome piriforme é avaliada?**
Existem muitas abordagens para avaliar a síndrome piriforme. Com o paciente sentado, o músculo piriforme é alongado passivamente pelo examinador, movendo o quadril em rotação interna com a reprodução da dor irradiada. A dor é aliviada quando o examinador, passivamente, move o quadril

em rotação externa. Em seguida, o paciente deve realizar, de modo ativo, uma rotação externa do quadril contra a resistência; reprodução da dor na nádega pode ser indicativo de patologia piriforme. Se dor na virilha é sentida, isto pode ser mais indicativo de patologia no quadril. Além disso, geralmente há um ponto de sensibilidade no ponto de palpação do músculo piriforme.

13. **O que está envolvido na avaliação da dor crônica na perna de um atleta?**
    Os pacientes com dor maçante recorrente na face posteromedial do terço distal da tíbia, com dor à palpação da área, pode sofrer da síndrome do estresse tibial medial ("tibialgia"). Dor e sensibilidade (geralmente, mas não necessariamente, localizadas acima do terço distal da tíbia) ocasionalmente associadas a eritema e/ou inchaço localizado podem ser mais indicativas de uma fratura por estresse. O emprego de um diapasão sobre o sítio da fratura ajuda no diagnóstico de dor vibratória e também é comum com as fraturas por estresse. Compressões de nervos também podem causar dor na perna sobre a distribuição/localização do(s) nervo(s) envolvido(s), o que pode estar associado ao sinal de Tinel. Dor associada à compressão do nervo fibular comum geralmente é referida para a face lateral da perna e pé. Dor associada à compressão do nervo do nervo fibular superficial normalmente envolve a panturrilha lateral ou o dorso do pé. Dor associada à compressão do nervo safeno geralmente ocorre acima do maléolo medial, mas pode ser referida para a face medial do dorso do pé.

14. **Quais são as diferenças no exame entre pontos dolorosos e pontos de gatilho ao examinar o sistema musculoesquelético?**
    Exame manual consiste na aplicação de pressão leve com os dedos ao longo dos músculos, tendões e ligamentos. Achados frequentes são dor e sensibilidade à palpação, que são descritas em termos não descritivo como "isso dói" ou "aí eu senti", e estes são designados pontos dolorosos. Em contraste, quando áreas do músculo, tendões ou ligamentos são descritas como reproduzindo a dor original do paciente e também como reproduzindo a irradiação da dor, então estamos lidando com pontos de gatilho. Além disso, pontos de gatilho são caracterizados pelo achado positivo de bandas tensas que se contraem quando um dedo é passado por elas (sinal positivo de contração, que é aquele músculo abaixo do dedo que estala) e sinal de salto positivo (paciente salta quando o ponto de gatilho é ligeiramente pressionado). Pontos dolorosos são sinais de lesão recente na área afetada, que tem mais chance de melhorar com mínima intervenção, enquanto os achados de pontos de gatilho são indicações de dor crônica, que é tratada com modalidades fisioterápicas.

15. **Quais são os componentes do exame abdominal e quais são suas implicações?**
    Dor abdominal e visceral são sintomas frequentes como a razão única ou primária para a visita a uma clínica de dor ou como uma comorbidade coexistente de outras síndromes dolorosas. A anamnese pode orientar em como o exame abdominal é conduzido, mas em todos os casos, uma abordagem sistemática é necessária. Após observar as cicatrizes e seus estados de resolução, em seguida a assimetria do abdome é observada. Uma palpação gentil é realizada, começando em um quadrante, movendo de um lado para o outro, e para cima ou para baixo, até que todos os quadrantes sejam examinados. Atenção é necessária nas áreas que produzem sensibilidade ao toque ou renitência da parede abdominal, e estas são anotadas, lembrando-se quais órgãos estão nas áreas abdominal e visceral que estão sendo examinadas (como fígado e vesícula biliar no quadrante direito superior). Durante a realização de palpação, o examinador também deve notar a presença de massas ou aumento de órgãos naquela área. Para diferenciar se a dor ou sensibilidade provém de órgãos viscerais ou dos músculos abdominais, o paciente é solicitado para endurecer os músculos abdominais e palpação é realizada ao longo de todos os músculos da parede abdominal e, se a dor original do paciente é reproduzida, então este é um achado positivo para dor miofascial, e não de dor causada por patologia visceral abdominal, necessitando de fisioterapia, e não de terapia focando nos órgãos viscerais.

16. **Como o exame sensorial é conduzido para demonstrar a presença ou ausência de neuropatia dolorosa (ou seja, de dor neuropática)?**
    Existem dois aspectos para a condução de um exame sensorial: o primeiro é demonstrar evidência de lesão nervosa ou neuropatia, que consiste na aplicação sistemática de uma bateria de estímulos sensoriais, incluindo toque leve, agulhada, pressão profunda, vibração, frio ou calor, com base no conceito de que cada uma dessas modalidades sensoriais é transmitida por componentes específicos do sistema nervoso; e o segundo é determinar se na área de neuropatia o achado predominante é um achado negativo, como perda da função sensorial (ou seja, déficits) ou achados positivos, como hiperalgesia (paciente relata que a dor evocada é mais intensa do que no sítio que não está afetado pela neuropatia [ou seja, sítio-controle]). Deve-se observar que pacientes com dor neuropática têm

achados sensoriais negativos e positivos coexistentes na mesma área, e isto é o sinal patognomônico de dor neuropática.

**17. Como você pode diferenciar entre uma radiculopatia L4 e L5 no exame físico?**
A radiculopatia L4 pode-se manifestar com um reflexo do tendão patelar atenuado ou ausente, com fraqueza do quadríceps e tibial anterior (TA) e manutenção da função do extensor longo do hálux (EHL), pois o quadríceps e o TA compartilham a inervação L4 e o EHL recebe a inervação de L5. Um reflexo isquiotibial medial atenuado ou ausente, com fraqueza no EHL com manutenção do reflexo do tendão patelar e função do TA é compatível com uma radiculopatia L5.

**18. Qual é o músculo mais sensível no teste muscular manual para avaliar a presença de uma radiculopatia S1?**
O flexor longo do hálux (FHL) é o músculo mais sensível no teste muscular manual (MMT) para radiculopatia S1, pois permite uma avaliação mais precisa da função motora S1 que com o gastrocnêmio. O MMT do FHL é realizado com o paciente flexionando o hálux e o examinador tentando impedir o músculo de se movimentar com o uso de sua mão.

### PONTOS-CHAVE

1. A realização de um exame físico minucioso é vital para a avaliação e a base para o diagnóstico da dor (ou, mais provavelmente, para os diagnósticos de múltiplas dores) do paciente com dor. Esta habilidade é obtida com prática.
2. O examinador deve estar familiarizado com a localização anatômica de todos os sistemas examinados, e com a gama de manifestações fisiológicas e patológicas que pode ser obtida durante um exame físico.
3. O ganho de habilidades e a experiência na condução de um exame físico detalhado é a base para o reconhecimento da gama com que todos os achados do exame físico se apresentam e como eles levam a um diagnóstico de dor individualizado.

### BIBLIOGRAFIA

1. Argoff CE, Backonja MM, Belgrade MJ, et al. Consensus guidelines: treatment planning and options — diabetic peripheral neuropathic pain. *Mayo Clin Proc.* 2006;81(suppl 4):S12-S25.
2. Buckup K. *Clinical Tests for the Musculoskeletal System.* Stuttgart, New York: Thieme; 2004.
3. Ebraheim N. Shoulder Examination: Subacromial and Cuff Pathologies. Video by University of Toledo; 2016. https://www.youtube.com/watch?v=xn-c2goYzLE. Accessed 14 December 2016.
4. Wassner G, Binder A, Baron R. Definitions, anatomic localization and signs and symptoms of neuropathic pain. In: Simpson DM, Macarthur JC, Dworkin RH, eds. *Neuropathic Pain: Mechanisms, Diagnosis and Treatment.* Oxford: Oxford Press; 2012:58-75.

# CAPÍTULO 6
# FERRAMENTAS ESPECÍFICAS DE MENSURAÇÃO DA DOR

*Miroslav "Misha" Backonja*

1. **Quais principais aspectos ou dimensões da dor e sofrimento devem ser considerados ao avaliar a dor?**
   Melzack e Casey defendem as seguintes três dimensões da dor: (1) A dimensão sensorial discriminativa compreende os aspectos sensoriais da dor, incluindo intensidade, localização e aspectos temporais. (2) A dimensão afetivo-emocional reflete os aspectos emocionais e aversivos da dor e sofrimento. (3) A dimensão cognitivo-avaliativa reflete a avaliação do paciente e possíveis consequências da dor e enfermidade ou lesão, incluindo impacto sobre a qualidade de vida e até morte. Este modelo tridimensional é amplamente aceito, pois integra muito do que é conhecido sobre a fisiologia e psicologia da dor e sofrimento.

2. **Descreva as escalas analógica, numérica e categórica. Qual é a mais adequada para usar em pacientes?**
   Escalas analógicas visuais (VAS) são linhas de 10 cm ancoradas nas extremidades por palavras que definem os limites de várias dimensões da dor. Pede-se ao paciente para colocar uma marca vertical na escala para indicar o nível de intensidade de sua dor, ansiedade, depressão etc. As âncoras para avaliação da dor ficam na extremidade esquerda de "nenhuma dor" e na outra extremidade "a pior dor imaginável".
   Escalas de classificação numérica são similares às escalas analógicas, exceto que os números (p. ex., 0 a 10, em que 0 é "nenhuma dor" e 10 é "a pior dor imaginável") são inseridos pelos pacientes pelo que estão sentindo naquele momento.
   Com as escalas categóricas, pede-se ao paciente para circular a palavra que melhor descreve sua condição (p. ex., para intensidade da dor: nenhuma, moderada, severa, insuportável).
   Todas as escalas apresentadas são apropriadas aos pacientes e devem ser modificadas de acordo com as necessidades.

3. **O que uma pontuação obtida em uma classificação geral da dor significa?**
   A pontuação da classificação geral da dor supostamente reflete a intensidade da dor física (sensorial) do paciente. No entanto, foi demonstrado que a pontuação em uma escala de classificação da dor não está, como se pode esperar, relacionada apenas com a intensidade dos aspectos somatossensoriais da dor física, mas também à intensidade dos aspectos cognitivos e emocionais da dor. Mais especificamente, é o reflexo do significado da dor atribuído pelo paciente, e não a qualquer sensação somática específica.

4. **Qual é a diferença entre uma escala de classificação e um questionário?**
   Uma escala de classificação representa uma única dimensão associada a algum aspecto da dor ou sofrimento; um questionário contém um grande número de escalas de classificação que abrange muitas dimensões da dor e emoções relacionadas.

5. **O que é o Inventário Breve de Dor?**
   O Inventário Breve de Dor (BPI) mede a intensidade da dor (componente sensorial) e a interferência da dor na vida do paciente. Originalmente desenvolvido por um grupo que focava a dor do câncer, o BPI é, atualmente, uma das ferramentas de avaliação da dor mais comumente utilizadas para todos os tipos de dor, para fins clínicos e experimentais. Ele ajuda a entender melhor o impacto da intensidade da dor relatada sobre as várias atividades comuns na vida de uma pessoa.

6. **Como a dor é avaliada em pacientes que não podem se comunicar verbalmente, como bebês e adultos com déficit cognitivo ou afásicos?**
   A dor em pacientes com déficit cognitivo e crianças pequenas pode ser estimada por suas respostas a uma escala que consiste em rostos cujas expressões variam de sorrindo, com desconforto, até choro desesperado. Os pacientes indicam suas dores apontando para um dos rostos. O Termômetro

de Dor de Iowa foi desenvolvido para avaliar a dor em pacientes mais jovens, bem como em adultos de idade mais avançada. Esta escala está sendo cada vez mais utilizada na prática.

7. **Qual é o efeito sobre a relação médico-paciente ao fornecer ao paciente um questionário de avaliação psicológica?**
Muitos pacientes ofendem-se ao receber um questionário que foi obviamente desenvolvido para pacientes psiquiátricos, pois passa a impressão que o médico não acredita que sua dor seja "real".

8. **Existem ferramentas de avaliação que auxiliariam na medida de diferentes componentes da dor neuropática?**
Sim, existem várias ferramentas de avaliação da dor neuropática. Elas podem ser divididas entre ferramentas que auxiliam na diferenciação entre dor neuropática e não neuropática, e naquelas que podem ser usadas para monitorizar a dor neuropática ao longo do tempo, e algumas que podem fazer ambos. Ferramentas que diferenciam a dor neuropática da não neuropática são o Douleur Neuropathique 4 (DN4), uma versão de autoavaliação da escala de dor Leeds Assessment of Neuropathic Symptoms and Signs (Escala LANSS-S), o Questionário de Dor Neuropática, o Pain Detect e o ID Pain. Escalas quantitativas, usadas para monitorizar a dor neuropática ao longo do tempo são a Escala de Dor Neuropática e I Inventário de Sintomas Dolorosos Neuropáticos. Ferramentas que servem as duas funções são o Questionário de Dor Neuropática e o Pain Detect.

9. **Quais são as duas características essenciais de uma escala de classificação ou questionário?**
As duas características essenciais de uma escala de classificação ou questionário são confiabilidade e validade.

10. **O que é uma medida confiável? Cite três tipos de testes de confiabilidade.**
Uma medida confiável tem a propriedade de produzir resultados consistentes. As seguintes são as maneiras mais comuns de avaliar a confiabilidade: pela confiabilidade teste-reteste e pela confiabilidade entre avaliadores. A confiabilidade teste-reteste indexa a consistência do questionário. Os pacientes devem fornecer as mesmas respostas para as mesmas perguntas se o estado médico deles não tiver mudado.
Para questionários que podem ser respondidos por um observador (p. ex., aqueles relacionados com sintomas comportamentais), a confiabilidade entre avaliadores é avaliada pela comparação das avaliações do mesmo paciente por dois ou mais avaliadores.

11. **O que significa validade de um questionário?**
Validade significa que o teste mede o que deve ser medido. Para determinar isto, as pontuações da medida são comparadas com vários tipos de padrões externos; por exemplo, a pontuação do teste em uma escala de dor deve ser alta na resposta à dor pós-operatória ou a estímulos nocivos graduados.

12. **O que os estudos imagiológicos do cérebro revelaram sobre as dimensões da dor?**
Os estudos de imagem do cérebro demonstraram que estímulos nocivos graduados ativam não apenas o córtex somatossensorial primário e secundário, como também muitas outras regiões do cérebro, incluindo o giro do cíngulo anterior (que medeia as emoções) e o córtex pré-frontal (associado a processos cognitivos). Outras regiões que respondem à intensidade do estímulo nocivo incluem o cerebelo, putâmen, tálamo e a ínsula. Estas estruturas medeiam as respostas afetivas, motoras, atencionais e autônomas à dor, e respondem a gradações na intensidade dos estímulos nocivos. Estas regiões não são, é claro, apenas áreas de processamento da dor. Estudos de pacientes sofrendo de dor crônica e sujeitos hipnotizados revelaram atividade cerebral alterada. Estes estudos são promissores, mas muito mais trabalho precisa ser feito antes que essas atividades cerebrais complexas possam ser completamente compreendidas e associadas ao relato de dor de um paciente.

### PONTOS-CHAVE

1. Várias ferramentas de avaliação da dor estão disponíveis para auxiliar na medida e, mais especificamente, caracterização da dor.
2. Avaliação da dor é uma abordagem multidimensional à avaliação dos atributos da dor, que auxilia no desenvolvimento do diagnóstico mais apropriado e, por extensão, de um plano de tratamento mais apropriado para um paciente individual.
3. Ferramentas especializadas de avaliação da dor estão disponíveis e devem ser consideradas com base na condição específica, idade e habilidades do paciente em ser avaliado.

**BIBLIOGRAFIA**
1. Cleeland CS, Ryan KM. Pain assessment: global use of the Brief Pain Inventory. *Ann Acad Med Singapore.* 1994;23(2):129-138.
2. Herr K, Spratt KF, Garand L, Li L. Evaluation of the Iowa pain thermometer and other selected pain intensity scales in younger and older adult cohorts using controlled clinical pain: a preliminary study. *Pain Med.* 2007;8(7):585-600.
3. Jones RC, Backonja MM. Review of neuropathic pain screening and assessment tools. *Curr Pain Headache Rep.* 2013;17(9):363. doi:10.1007/s11916-013-0363-6.
4. Linton SJ, Shaw WS. Impact of psychological factors in the experience of pain. *Phys Ther.* 2011;91:700-711.
5. Williams A, Davies HTO, Chadury Y. Simple pain rating scales hide complex idiosyncratic meanings. *Pain.* 2000;85:457-463.

# AVALIAÇÃO COMPORTAMENTAL DE PACIENTES COM DOR CRÔNICA

Joshua M. Rosenow ▪ Kenneth R. Lofland

CAPÍTULO 7

1. **Quais são os fatores psicológicos importantes na avaliação de um paciente que está com dor?**
   É extremamente difícil separar completamente os componentes físicos dos emocionais da dor, e isto é quase impossível de ser feito naqueles pacientes com dor crônica. Nos Estados Unidos, mais de 25% dos adultos sofrem de um distúrbio mental diagnosticável em um determinado ano. Quase metade daqueles com qualquer transtorno mental atende os critérios de dois ou mais transtornos. Transtorno depressivo maior afeta 6,7% da população adulta dos EUA anualmente, e é a principal causa de incapacidade para americanos de 15 a 44 anos de idade. O transtorno de ansiedade generalizada é diagnosticado em 3,1% da população americana de idade igual ou superior a 18 anos. Existem muitos outros transtornos de ansiedade que aumentam essa porcentagem geral. Transtornos por abuso de substâncias afetam 7,3% da população. Atualmente, os opioides são a droga mais amplamente prescrita nos Estados Unidos, a segunda droga mais abusada nos Estados Unidos, e uma pesquisa constatou que 94% dos médicos falharam em identificar o abuso da droga.

2. **Qual é a prevalência de comorbidades psicológicas em pacientes com dor crônica?**
   A prevalência das comorbidades psiquiátricas na população de pacientes com dor crônica é aproximadamente duas vezes aquela da população geral dos EUA. Foi observado que um pouco mais de 50% dos pacientes entrando em um programa de dor crônica atendem os critérios dos Eixos I e II do Statistical Manual of Mental Disorders (DSM). Nos estudos que avaliaram o grau em que os pacientes com dor crônica passaram pelos seguintes problemas na infância: abuso físico, sexual, psicológico, abandono e/ou ter pais dependentes químicos, 48 a 58% dos pacientes de dor crônica relataram ter sofrido três ou mais destes eventos, e 77 a 84% relataram ter sofrido dois ou mais destes eventos.

3. **Quais são as recomendações para avaliação psicológica de pacientes com dor crônica?**
   A necessidade de incluir, rotineiramente, uma avaliação comportamental apropriada, como parte de um plano de tratamento da dor, foi corroborada por diretrizes de prática clínica com base em evidências, como aquelas promulgadas para o tratamento de dor lombar. A primeira recomendação neste documento afirma que uma anamnese focada deve ser obtida, devendo incluir uma avaliação dos fatores de risco psicológicos que predizem o risco para dorsalgia crônica incapacitante.

4. **Quais são as barreiras à avaliação psicológica?**
   Muitos pacientes chegam ansiosos, confusos, e até envergonhados por receberem uma avaliação psicológica. Sofredores de dor crônica geralmente veem a dor como um fenômeno puramente médico, e muitos nunca consultaram um psicólogo. A menos que o médico solicitante tenha explicado a lógica para o encaminhamento a um psicólogo, o paciente pode ter uma miríade de emoções e pensamentos negativos relacionados com a avaliação. Tais barreiras são avaliadas e remediadas no início do processo de uma avaliação psicológica, na medida do possível. Todavia, para um subgrupo de pacientes, um senso de desconforto leva a uma falta de franqueza, o que pode resultar em informações incompletas e, às vezes, imprecisas fornecidas ao psicólogo durante a entrevista clínica. Avaliações são usadas para detectar abordagens inválidas na avaliação.

5. **Quais são os componentes de uma avaliação comportamental apropriada?**
   Uma avaliação psicológica detalhada do paciente com dor crônica geralmente consiste em dois componentes principais – uma entrevista estrutural com observação do comportamento e uma avaliação psicométrica extensa. Juntas, estas avaliações fornecem um quadro do atual estado psicológico do paciente e os fatores que contribuem para este estado. Em seguida, um plano de manejo pode ser criado.

## 6. Quais são os elementos de uma entrevista clínica apropriada?

A entrevista clínica começa com observações da aparência, maneirismos e posturas do paciente. Comportamentos de dor podem ser observados quando o paciente entra no consultório, senta-se ou muda de posição. Esta fase também inclui uma avaliação do humor e perturbação do paciente. Durante a entrevista, a avaliação do acervo de conhecimento do paciente e capacidade de atenção também é realizada.

A entrevista inclui história detalhada do problema doloroso presente, incluindo prévios tratamentos (farmacológicos, cirúrgicos e físicos) e a resposta da pessoa a esses tratamentos. O tratamento de dor atual do paciente também deve ser registrado. Quaisquer experiências anteriores com tratamentos mentais também devem ser incluídas. É frequentemente útil perguntar ao paciente sobre o dia a dia típico para melhor compreender o impacto dos componentes físicos e emocionais dos distúrbios sobre as atividades diárias.

## 7. O que é um transtorno somatoforme?

Um transtorno somatoforme é um transtorno psicológico em que uma pessoa sofre sintomas físicos sem um motivo médico claro. Dor geralmente é um desses sintomas. É importante notar que os pacientes realmente sofrem esses sintomas. Dada a natureza subjetiva de muitos estados dolorosos, é importante não simplesmente pressupor que as queixas de dor de um paciente representam um transtorno somatoforme sem antes realizar uma avaliação médica e psicológica detalhada.

## 8. O que é um transtorno factício?

Um transtorno factício é uma condição em que uma pessoa se apresenta como tendo sintomas que não existem. Isto geralmente é feito pelo paciente por motivos de ganho secundário (atenção, compensação financeira, manutenção do papel de doente).

## 9. O que é um transtorno de personalidade?

Um transtorno de personalidade é uma condição psicológica caracterizada por um padrão desadaptativo persistente de comportamentos que prejudicam a capacidade de uma pessoa em se relacionar com as pessoas e com a sociedade. Estes podem ser agrupados em grupos. Transtornos do Grupo A envolvem padrões de pensamento suspeitos ou peculiares, como paranoia e incapacidade de detectar sinais sociais. Transtornos do Grupo B envolvem comportamentos excessivamente emocionais ou dramáticos, como os transtornos de personalidade antissocial e *borderline*. Os transtornos do Grupo C envolvem comportamentos ansiosos ou temerosos, como os transtornos de personalidade obsessivo-compulsivo ou dependente.

## 10. O que é ganho secundário?

Ganho secundário é definido como uma vantagem ganha por conta de uma enfermidade (seja real ou não). Os pacientes podem ter vários benefícios permanecendo no papel de doente. Pode ser causado por uma compensação financeira, seja por ações legais ou outros benefícios fornecidos como resultado de uma lesão ou enfermidade. Além disso, uma pessoa pode buscar a atenção adicional e/ou amor que resulta com o papel de doente ou, em contrapartida, permitir que eles evitem certas situações (social, trabalho ou outras obrigações). Uma pessoa também pode ser capaz de manter o acesso a opioides ou outros medicamentos através da manutenção do papel de doente.

## 11. Para que realizar a avaliação psicométrica?

A avaliação psicométrica padronizada cumpre vários objetivos. Primeiro, possibilita que um paciente ansioso, envergonhado e/ou defensivo ateste em um questionário a experiência da dor que está sentindo, que ele pode se sentir desconfortável relatando verbalmente. A avaliação psicométrica também permite que os resultados de um indivíduo sejam comparados aos dados normativos de milhares de outros, para melhor compreender o significado dos resultados obtidos em relação a outros que sofrem de dor. Por exemplo, saber que um paciente está no percentil 97 para pensamentos catastróficos relacionados com a dor é mais valioso e preditivo do que simplesmente saber que o indivíduo tem alguns padrões de pensamentos negativos com base em uma entrevista clínica. Por último, a avaliação psicométrica possibilita um teste de validade sofisticado. Uma abordagem inválida ao teste poderia ter muitas explicações, incluindo defesa, problemas psiquiátricos graves, preguiça, analfabetismo e ganho secundário.

## 12. Por que é importante avaliar a validade da avaliação psicológica do paciente?

É de crucial importância avaliar a validade da abordagem do paciente com dor à avaliação. Uma abordagem inválida ao teste poderia ter muitas explicações, incluindo defesa, problemas psiquiátricos graves, preguiça, analfabetismo e ganho secundário. Pacientes foram identificados completando todos os pacotes de questionários sem a capacidade de ler, que, se não detectado, poderia resultar em conclusões errôneas sobre o funcionamento e também em planos de tratamento que não estão relacionados com o padrão de sintomas únicos do paciente. Apresentações inválidas do paciente (pacientes falsamente se representando) devem ser identificadas para determinar a utilidade da avaliação, e para desenvolver um plano de tratamento eficaz. Além disso, testes psicológicos inválidos também têm implicações nas avaliações médicas fornecidas. A dor não pode ser diretamente mensurada, é subjetiva e requer autorrelato. Os médicos dependem, em grande parte, da comunicação do paciente para avaliar a dor e variáveis relacionadas. Determinar se um paciente em particular está apresentando uma atitude inválida é essencial para determinar um plano de tratamento.

### 13. O que é o Inventário Multifásico Minnesota de Personalidade?
Embora existam dezenas de medidas psicométricas usadas por psicólogos especialistas em dor na avaliação de pacientes com dor crônica, o Inventário Multifásico Minnesota de Personalidade (MMPI) é a ferramenta mais comumente usada. Está frequentemente entre os melhores indicadores do resultado do tratamento da dor. Foi originalmente publicado em 1943 e revisado diversas vezes. Consiste em centenas de afirmações, em que o paciente deve indicar se são falsas ou verdadeiras. Há 10 escalas clínicas, comumente rotuladas apenas como números neste momento, mas inicialmente rotuladas como: hipocondria, depressão, histeria, desvio psicopático, masculinidade-feminilidade, paranoia, psicastenia, esquizofrenia, mania e introversão social. Há também diversas escalas para determinar a validade da avaliação. Se todas as subescalas forem incluídas, existem mais de 120 escalas MMPI-2 (de clínica, validade, clínica reestruturada, conteúdo, componente de conteúdo e suplementar).

### 14. Quais escalas MMPI são as mais indicativas dos resultados?
Certas escalas do MMPI, incluindo as escalas 1 e 3, originalmente chamadas de Hs:Hipocondria e Hy:Histeria, respectivamente, estão entre os indicadores mais poderosos do resultado. Estas escalas foram originalmente desenvolvidas para avaliar a manifestação psicopatológica nos sintomas físicos. A escala 1 mede a preocupação com o corpo e dos medos de enfermidades e doenças, que estão aumentados, mas não são delirantes. A escala 3 mede reações excessivas ao estresse, às vezes reações "histéricas", e geralmente identifica aqueles com sintomas somáticos que se desenvolvem ou são substancialmente exacerbados em resposta ao estresse. O MMPI tem sido utilizado em centenas de estudos, e quase todos os estudos examinando estas duas escalas constatou que uma ou ambas são indicadoras significativas do resultado. Em muitos estudos, elevações em uma ou ambas as escalas foram os indicadores mais fortes do resultado, quando comparado com todas as outras variáveis no estudo, incluindo dezenas de outras variáveis psicológicas e médicas.

### 15. Quais outras escalas psicométricas são frequentemente usadas para avaliar a dor?
O Questionário de Dor McGill é outra ferramenta comumente administrada para avaliar e rastrear os resultados da dor. Este foi desenvolvido pelo Dr. Melzack na década de 1970. É dividido em três seções – qualidade da dor, fatores agravantes/aliviantes ao longo do tempo, e intensidade da dor. O Inventário Breve de Dor (BPI) e o BPI-facial incluem itens relacionados com a intensidade (escala analógica visual [VAS]) e localização da dor (sombra no desenho), bem como perguntas sobre a interferência com as atividades diárias causada pela dor. Existem mais de 50 medidas sendo utilizadas para avaliar vários aspectos dos pacientes com dor crônica, incluindo estratégias de enfrentamento da dor, impacto emocional, estilos de pensamentos negativos, incapacidade percebida, capacidade funcional, interações conjugais, qualidade de vida, e potencial de risco de opioides.

### 16. Quais ferramentas são comumente usadas para rastrear os resultados funcionais em pacientes com dor?
A pesquisa Short Form Health Survey foi desenvolvida pela RAND Corporation para rastrear a qualidade de vida nos pacientes com dor. Este consiste em 36 perguntas que avaliam os efeitos funcionais, emocionais e sociais que a dor impõe na vida da pessoa. O Oswestry Disability Index consiste em 10 perguntas relacionadas com as limitações funcionais, primariamente destinadas a pacientes com lombar.

### 17. Fatores psicológicos ocorridos na infância influenciam o resultado cirúrgico?
Estudos demonstraram menor taxa de sucesso cirúrgico com o aumento no número de fatores psicológicos ocorridos na infância, como abuso físico ou sexual. Em um estudo, aqueles que relataram 0 fator obtiveram uma taxa de sucesso cirúrgico de 95%, aqueles com 1 ou 2 eventos negativos durante a infância tiveram uma taxa de sucesso cirúrgico de 73%, e aqueles com 3 ou mais eventos obtiveram uma taxa de sucesso cirúrgico de apenas 15%.

### 18. Quais itens devem ser explorados com relação ao emprego de uma pessoa?
A situação laboral atual da pessoa (trabalhando, não trabalhando, nunca trabalhou ou invalidez) deve ser discutida, bem como suas intenções com relação a esta situação. O nível de satisfação com o trabalho antes da lesão é um indicador bem conhecido de retorno ao trabalho. Determinar se um paciente não deseja retornar à sua prévia ocupação (seja em decorrência de dor, insatisfação, ganho secundário ou

outra razão) é importante para elaborar um diagnóstico geral e um plano de tratamento. Se a pessoa deseja retornar ao seu prévio trabalho, é necessário determinar se isso é viável com qualquer tratamento para dor. Existem barreiras sociais ou físicas para isso? Qual foi o desempenho do paciente em seu trabalho ao longo do tempo? Quais são os requisitos físicos de seu emprego? Quais são os impactos sociais e financeiros positivos ou negativos dos pacientes que retornam aos seus prévios trabalhos, que assumem uma posição diferente ou que permanecem sem trabalhar?

19. **Como a dor crônica afeta as interações sociais de uma pessoa?**
Dor crônica reduz a capacidade de uma pessoa se envolver em interações sociais produtivas, tanto em casa como através do emprego. Os pacientes podem não desejar se relacionar com familiares e amigos em decorrência de limitações funcionais ou de energia causadas pela dor. A autoestima também pode ser negativamente afetada pela dor. No entanto, também foi demonstrado que interações sociais solidárias reduzem as repostas à dor. Além disso, a tolerância à dor de um indivíduo pode estar positivamente correlacionada com o tamanho de sua rede social.

20. **Quais tipos de respostas à dor gênero-específicas existem?**
Certos fatores, como catastrofização e um histórico de abuso sexual, são mais comuns em mulheres. Ambos estão associados à maior duração e intensidade da dor. Mulheres têm maior probabilidade de sofrer de enxaqueca, fibromialgia, síndrome do intestino irritável e distúrbio doloroso da articulação temporomandibular. Foi demonstrado que a mulher tem limiares menores à dor pelo calor, mas não à dor isquêmica ou dor tensional. Homens geralmente estão menos dispostos que as mulheres para relatar dor ou buscar orientação médica para dor. Alguns estudos demonstraram que as mulheres podem ser mais sensíveis aos efeitos analgésicos dos opioides. Alguns estudos que pesquisaram as diferenças entre os gêneros na dor pós-operatória demonstraram que as mulheres tendem a relatar altos níveis de dor imediatamente após a cirurgia, mas a dor a longo prazo parece similar entre os homens e as mulheres.

21. **Quais fatores psicossociais podem indicar pior resultado do tratamento para dor?**
Estes fatores incluem depressão, ansiedade, raiva, estratégias passivas de enfrentamento, insatisfação com o trabalho, sensibilidade à dor, altos níveis de incapacidade, ações legais para compensação, pensamento negativo, somatização, histórico de abuso, abuso de substância, histórico psiquiátrico e sistema de apoio. Estes fatores podem ser indicadores mais fortes dos resultados do tratamento da dor do que os achados no exame físico ou da gravidade e duração da dor.

22. **Por que realizar avaliação psicológica pré-cirúrgica?**
A avaliação pré-cirúrgica fornece informação valiosa sobre os fatores de risco e o prognóstico, os quais podem ser usados neste processo de tomada de decisão. A avaliação não determina se uma cirurgia ocorrerá, esta é uma decisão entre o médico e o paciente. A falha em identificar fatores de risco conhecidos e proceder com a cirurgia pode resultar em desfechos cirúrgicos fracassados e todas as consequências negativas que seguem. Em muitos casos, um desfecho cirúrgico ruim pode ser incorretamente atribuído a outros fatores (técnica cirúrgica insatisfatória ou diagnóstico pré-operatório incorreto), em vez de entender os fatores psicológicos que contribuíram à situação.

23. **Existe melhor maneira de os clínicos identificarem aqueles pacientes com comorbidades psicológicas?**
Alguns clínicos acreditam que podem avaliar de forma eficaz quais pacientes têm desfechos bons ou ruins, mas estudos mostraram que este não é o caso. Foi demonstrado que as impressões dos clínicos do nível de distúrbio psicológico de um paciente geralmente são imprecisas, e subestimam o verdadeiro nível de disfunção psicológica.

24. **Quais tipos de fatores de risco psicológico influenciam no resultado cirúrgico?**
Os principais fatores de risco psicológico incluem depressão, ansiedade, raiva, catastrofização da dor, ganho secundário, psicose ativa, fingimento e distúrbios somatoformes. Traumas de infância, abuso sexual ou físico, e abuso de substâncias também são fatores de risco significativos para um resultado cirúrgico insatisfatório. A precisão de tais sistemas, que usam fatores como estes para prever os resultados cirúrgicos (exclusivo dos fatores médicos) em estudos de acompanhamento de 2 a 4 anos, variou de 75 a 82%. Foi constatado que indivíduos que recebem prognóstico desfavorável obtêm alívio muito menor da dor, menor melhora na capacidade funcional, são mais prováveis de ter cirurgias espinais adicionais e tomam mais remédios.

25. **Qual é o efeito dos fatores psicológicos sobre os resultados cirúrgicos?**
Modelos de avaliação psicológica mostraram prever apropriadamente aqueles pacientes em maior risco de resultado cirúrgico ruim. Um acompanhamento de 5 anos de pacientes constatou taxa de falha 14,6 vezes maior nos pacientes com prognóstico desfavorável do que em pacientes com um prognóstico favorável. Ao contrário, apresentar baixos níveis de risco psicossocial resulta

em uma chance significativamente maior de alcançar bons resultados cirúrgicos em pacientes apropriadamente selecionados.

26. **Como as escalas psicométricas preveem o resultado da cirurgia para condições dolorosas?**
Vários estudos concluíram que variáveis psicométricas e psicossociais podem ser os indicadores mais poderosos do resultado cirúrgico. Vários estudos constataram que as pontuações do MMPI Hs, os sinais não orgânicos e pontuações anormais do desenho da dor indicaram o resultado da cirurgia lombar, enquanto o tipo de cirurgia, as complicações pós-operatórias, a duração da dor e o diagnóstico não foram preditivos. Também foi constatado que as pontuações do MMPI contribuíram muito mais com a previsão do resultado cirúrgico do que os fatores médicos, sinais neurológicos, estudos imagiológicos etc.

27. **As escalas psicométricas predizem o retorno ao trabalho após uma cirurgia para dor?**
Estudos prospectivos usando o MMPI constataram que ele é preditivo do desenvolvimento da dor crônica e do fracasso em retornar ao trabalho após uma lesão. Nestes estudos, os pacientes no quintil superior da Escala 3 foram duas vezes mais prováveis de desenvolver dor lombar crônica do que os outros funcionários. Dos 421 pacientes com dor aguda, aqueles com uma pontuação elevada na Escala 3 foram menos prováveis de estar trabalhando em 1 ano de acompanhamento.

28. **Como a avaliação psicológica se relaciona com o resultado da neuromodulação para dor?**
Múltiplos estudos investigaram a relação entre as comorbidades psicológicas e o resultado do tratamento da dor em geral e especialmente após terapia de neuroestimulação implantada. Regressão logística das pontuações do MMPI mostraram que os pacientes com menor depressão e maior mania (energia) eram mais prováveis de alcançar uma redução da dor maior que 50% com a estimulação da medula espinal (SCS). Diversos fatores foram constatados estarem associados, de forma significativa, a um resultado favorável (redução continuada da dor > 50%) 1 ano após o implante – menores pontuações de interferência do sono, menores pontuações de depressão, menor catastrofização da dor, e maior confiança pré-implante para realizar atividades diárias.

29. **Qual a melhor maneira de abordar o encaminhamento para uma avaliação comportamental?**
Uma questão pragmática que merece ser discutida no final de um capítulo sobre avaliação comportamental da dor se relaciona diretamente com a questão em que os médicos fazem encaminhamentos para psicólogos especializados em dor. É fundamental evitar prejudicar a relação com os sofredores de dor crônica, muitos dos quais acreditam que sua dor seja 100% física. Ter uma explicação razoável para a finalidade do encaminhamento é benéfico.

Muitos sofredores de dor crônica nunca consultaram um provedor de doenças mentais para fins profissionais, apesar de prévios dados demonstrarem o número de pacientes com dor com riscos de depressão, ansiedade, abuso de substâncias e/ou prévia história de abuso. Tais pacientes podem ter uma reação negativa ao encaminhamento psicológico em razão de um estigma negativo de necessitar de tratamento mental. Uma breve explicação do médico para o paciente sobre os efeitos da dor crônica sobre muitos aspectos da experiência humana geralmente resolve, e pode até servir para validar o que muitos sofredores de dor crônica sentem.

Uma mensagem que ressoa com quase todos os pacientes de dor pode ser elaborada, ensaiada e usada para fazer tal encaminhamento de forma eficaz. Um exemplo desse tipo de mensagem que tanto normaliza o processo como valida a experiência da dor é: "Todos os pacientes que tratei com um distúrbio médico crônico tiveram suas vidas afetadas de muitas maneiras. A dor crônica geralmente afeta o funcionamento ocupacional, social, emocional e sexual, bem como as relações familiares, a segurança financeira e a saúde geral, em razão de atividade reduzida, aumento de peso, menor autoestima, e pode resultar em aumento no abuso de substâncias, depressão, ansiedade etc. É importante tratá-lo como uma pessoa inteira, não apenas como uma parte do corpo danificada, e há mais de 50 anos de pesquisa claramente demonstrando que um problema multidimensional como a dor crônica é tratado de forma mais eficaz com uma equipe multidisciplinar para avaliação e tratamento. Por favor, pegue este folheto e entre em contato com o Dr. _ para marcar uma consulta. Em nossa próxima consulta, discutiremos como foi sua consulta com Dr. _".

É útil ter folhetos de um psicólogo especialista em dor, com títulos como "O que é uma Avaliação Psicológica Pré-Cirúrgica?", "O que é Psicologia Saudável?" e "O que um Psicólogo Especialista em Dor pode Fazer por Mim?" O fornecimento deste tipo de folheto ajuda a normalizar o processo como uma prática regular, a informação no folheto desmistifica a finalidade e as atividades que o paciente pode esperar, ao mesmo tempo em que reduz o tempo dos funcionários do consultório fornecendo informações adicionais sobre essas questões, informação de contato do psicólogo, localização dos consultórios etc. O minuto gasto fornecendo uma declaração como aquele exemplo pode ser feito com o fornecimento de tal folheto, e isso pode resultar em uma experiência mais positiva para os pacientes sob seu cuidado.

## PONTOS-CHAVE

1. Fatores psicológicos têm um impacto significativo sobre a resposta de um paciente ao tratamento.
2. Uma avaliação formal por um psicólogo com experiência na avaliação de pacientes com dor crônica é importante para o desenvolvimento de um plano de tratamento geral.
3. Uma avaliação psicológica completa envolve uma entrevista clínica estruturada e o uso de ferramentas de avaliação psicométrica.
4. Fatores psicológicos podem ter mais peso do que os fatores médicos na determinação do resultado da cirurgia em pacientes sofrendo de dor.

### BIBLIOGRAFIA

1. Kessler RC, Demler O, Frank RG, et al. Prevalence and treatment of mental disorders, 1990 to 2003. *N Engl J Med*. 2005;352(24):2515-2523.
2. Schofferman J, Anderson D, Hines R, Smith G, White A. Childhood psychological trauma correlates with unsuccessful lumbar spine surgery. *Spine*. 1992;17(suppl 6):S138-S144.
3. Main CJ. The modified somatic perception questionnaire (MSPQ). *J Psychosom Res*. 1983;27(6):503-514.
4. Main CJ, Wood PL, Hollis S, Spanswick CC, Waddell G. The Distress and Risk Assessment Method. A simple patient classification to identify distress and evaluate the risk of poor outcome. *Spine*. 1992;17(1):42-52.
5. Dzioba RB, Doxey NC. A prospective investigation into the orthopaedic and psychologic predictors of outcome of first lumbar surgery following industrial injury. *Spine*. 1984;9(6):614-623.
6. Junge A, Frohlich M, Ahrens S, et al. Predictors of bad and good outcome of lumbar spine surgery. A prospective clinical study with 2 years' follow up. *Spine*. 1996;21(9):1056-1064, discussion 1064-1055.
7. Spengler DM, Ouellette EA, Battie M, Zeh J. Elective discectomy for herniation of a lumbar disc. Additional experience with an objective method. *J Bone Joint Surg Am*. 1990;72(2):230-237.
8. Sorenson LV. Preoperative psychological testing with the MMPI at first operation for prolapsed lumbar disc. *Dan Med Bull*. 1992;39:5.
9. Block AR, Ohnmeiss DD, Guyer RD, Rashbaum RF, Hochschuler SH. The use of presurgical psychological screening to predict the outcome of spine surgery. *Spine J*. 2001;1(4):274-282.
10. Bigos SJ, Battie MC, Spengler DM, et al. A longitudinal, prospective study of industrial back injury reporting. *Clin Orthop Relat Res*. 1992;279:21-34.
11. Melzack R. The McGill Pain Questionnaire: major properties and scoring methods. *Pain*. 1975;1(3):277-299.
12. Wiesenfeld-Hallin Z. Sex differences in pain perception. *Gend Med*. 2005;2(3):137-145.
13. Doleys DM. Psychological factors in spinal cord stimulation therapy: brief review and discussion. *Neurosurg Focus*. 2006;21(6):E1.
14. Dolce JJ, Crocker MF, Doleys DM. Prediction of outcome among chronic pain patients. *Behav Res Ther*. 1986;24(3):313-319.

# NEUROIMAGEM NO PACIENTE COM DOR

Gaetano Pastena

CAPÍTULO 8

1. **Quais são as principais modalidades usadas para obter imagens de pacientes com dor, e quais as vantagens e desvantagens de cada uma?**
   Radiografia (raios X simples), tomografia computadorizada (CT) e imagem por ressonância magnética (MRI) são os principais exames imagiológicos.
   Radiografias simples utilizam radiação ionizante (raios X) para produzir uma imagem. Elas são rápidas, baratas e prontamente disponíveis, assim como boas na obtenção de imagens de estruturas de alta densidade como *hardware* e ossos. Radiografias simples são limitadas para avaliar estruturas complexas ou curvas, ou para distinguir entre diferentes tecidos moles.
   Uma CT é criada por um tubo de raios X rotativo. Os raios X são projetados através do paciente e um computador realiza uma reconstrução matemática de uma imagem de secção transversa. A radiação é mais alta do que a radiografia convencional, mas a CT está prontamente disponível, é muito rápida e fornece excelente resolução dos ossos e boa visualização dos tecidos moles, bem como uma visão muito boa de estruturas complexas no corte transversal. A CT é superior, particularmente, para visualização óssea detalhada.
   A MRI usa radiofrequências e magnetos muito fortes para afetar os prótons e produzir uma imagem sem qualquer radiação ionizante. O tempo de exame é mais longo, e a disponibilidade geralmente é inferior à CT. Esta modalidade também é excelente para visualizar anatomia de secções transversais e contraste de tecidos moles (a capacidade de diferenciar um tipo de tecido do outro) é superior às outras modalidades – estruturas como nervos, discos intervertebrais e ligamentos são bem visualizados e avaliados na MRI.

2. **O que são sequências de imagem por ressonância magnética em T1 e T2?**
   A MRI produz imagens ao "girar" os *spins* de prótons. *Spins* são mudados de uma orientação para outra (longitudinal para lateral) e a relaxação é medida. A recuperação da magnetização longitudinal é o tempo T1 e o decaimento da magnetização lateral é o tempo T2. Visto que diferentes tecidos relaxam em diferentes velocidades, este contraste nos tempos de recuperação e decaimento é usado para produzir as imagens.
   Imagens em T1 padrão são muito boas para detectar gordura (e, subsequentemente, nervos usando a gordura como contraste intrínseco), hemorragia subaguda, proteína, melanina e o meio de contraste gadolínio. Imagens em T2 são muito boas para detectar edema e fluidos, desmielinização, gliose e algumas formas de hemorragia.

3. **A imagem por ressonância magnética "aberta" é tão boa quanto a imagem por ressonância magnética regular?**
   *Scanners* de MRI mais antigos do tipo "aberto" não produzem a mesma intensidade do campo magnético que os *scanners* tradicionais fechados e, portanto, não conseguem produzir imagens de mesma qualidade. No entanto, *scanners* com túnel amplo e *scanners* do tipo "aberto" foram desenvolvidos com intensidades do campo mais elevadas, o que pode ser útil para pacientes com claustrofobia.
   A intensidade do campo, que geralmente é inferior em *scanners* totalmente "abertos", é importante, pois influencia diretamente a quantidade de sinal produzido. Intensidades de campo mais elevadas resultam em mais sinal, que pode ser usado para maior resolução, tempos mais rápidos de obtenção de imagem, ou melhor sinal para melhorar a qualidade da imagem.

4. **Quais são as contraindicações da imagem por ressonância magnética?**
   Clipes ferromagnéticos, marca-passos cardíacos não compatíveis, corpos estranhos metálicos em regiões anatômicas sensíveis, e certos dispositivos médicos podem ser contraindicações para MRI. Os perigos são o movimento de um objeto ou dispositivo em decorrência de corrente magnética, bem como os efeitos dos gradientes de mudança rápida, que podem produzir calor e/ou induzir correntes elétricas. Muitos dispositivos e clipes são hoje certificados como seguros para MRI sob

condições estabelecidas; verificar com o fabricante do dispositivo ou clipe, ou com seu departamento de radiologia local, antes de solicitar uma MRI para estes pacientes.

**5. Como a radiografia, a imagem por ressonância magnética e a tomografia computadorizada são complementares para a avaliação do paciente com dorsalgia?**

A radiografia é muito útil para uma rápida visualização da estrutura da coluna, enquanto a MRI e a CT fornecem uma avaliação transversal mais detalhada. A CT é mais útil para avaliação das vértebras e é capaz de detectar até mesmo linhas de fratura e lesões ósseas discretas. A CT sem contraste, entretanto, não é muito útil para visualização da medula espinal ou raízes nervosas e, nesses casos, a MRI é a mais adequada.

MRI é excelente para detectar edema sutil na medula óssea ou tecidos moles, como a medula espinal, bem como para visualizar os discos intervertebrais em grande detalhe e a relação destes com as estruturas neurais.

**6. Quando a tomografia computadorizada da coluna é útil em comparação com a imagem por ressonância magnética?**

A vantagem da CT inclui sua velocidade, disponibilidade e visualização óssea superior, o que a torna ideal para uso na avaliação aguda e/ou traumática da coluna. A CT também é muito útil para avaliar processos patológicos que podem produzir mineralização, como espondilite anquilosante ou ossificação do ligamento longitudinal posterior.

Na maioria das outras situações, a MRI é superior para visualização das vértebras (incluindo edema medular), discos e ligamentos, tecidos moles paraespinais, e medula espinal e nervos. A MRI não visualiza bem *hardwares* de metal, em decorrência dos artefatos produzidos durante a interação com o campo magnético, mesmo por material não ferrogênico; a CT ou a radiografia são, portanto, melhores para avaliar *hardwares* metálicos.

**7. Qual teste solicitar?**

A natureza da dor e a distribuição da mesma são muito importantes para a seleção do teste de imagem apropriado. Dor difusa sem localização pode ser muito desafiadora, e a obtenção de imagens centrais para periféricas pode ser necessária para eliminar causas. Quando os sintomas são mais localizados, a imagem pode ser realizada ao longo da via neural associada à queixa da dor, selecionando primeiro a área mais provável de ser a fonte e, então, a modalidade imagiológica mais apropriada, dada as vantagens mencionadas previamente.

Quando incerto sobre uma situação, um ótimo recurso é o seu radiologista local, que pode ajudar os médicos solicitantes com o exame apropriado e também ajudar na criação de protocolos complexos para casos únicos.

Como outra fonte, o American College of Radiology também publica diretrizes de como solicitar testes imagiológicos para várias indicações e subindicações – o ACR Appropriateness Criteria®. Os critérios são periodicamente atualizados e disponíveis para ampla gama de indicações, dentre as quais está a dorsalgia, indicando quais testes imagiológicos são os mais apropriados para cada indicação e subindicação.

**8. Quais indicações requerem contraste?**

Esta é uma das perguntas feitas com maior frequência. Contraste intravenoso é usado para criar uma diferença de sinal entre duas estruturas que, de outra forma, não seria tão aparente. Por exemplo, um tumor que avidamente absorve contraste se torna facilmente visível com relação ao tecido adjacente.

Cada tipo de contraste cria este sinal diferencial de diferentes maneiras. Para CT, contrastes de iodo detêm mais raios X do que normalmente seriam atenuados por uma estrutura, fazendo-o parecer mais denso. Na MRI, contrastes à base de gadolínio encurtam o tempo T1 e, portanto, aumentam o sinal T1 nas estruturas que o absorvem, quando comparado ao tecido adjacente.

Uma boa regra prática é que quando os tumores, a infecção ou a inflamação ativa (como desmielinização) estão sendo considerados, o contraste é útil para ajudar a diferenciar estas entidades do tecido adjacente.

**9. Quais sinais ajudam a diferenciar entre uma fratura por compressão benigna e patológica?**

Preservação da gordura do corpo vertebral, ausência de focos líticos (na CT), retropulsão de fragmentos ósseos, uma deformidade em cunha, e uma fenda líquida foram mais associadas a fraturas osteoporóticas por compressão.

Uma borda posterior convexa (sugerindo uma lesão saliente), envolvimento de pedículo, inflamação ou tecido mole paraespinal/extraósseo, a presença de lesões metastáticas em outros níveis vertebrais, destruição lítica de osso cortical, substituição completa do alto sinal normal em T1 da medula gordurosa, e restrição na imagem por difusão estão mais associados a fraturas patológicas (ou seja, neoplasia ou infecção).

**10. Quais tipos de imagens são mais adequadas para a suspeita de síndromes de compressão vascular de nervos cranianos como uma causa de dor?**
Imagens dos vasos sanguíneos podem ser obtidas com ou sem meio de contraste.
A angiografia por CT (CTA) usa contraste à base de iodo para acentuar os vasos. A visualização da vasculatura é excelente, mas a resolução das estruturas adjacentes, como os nervos cranianos e outros tecidos, é melhor com a MRI.

Em uma MRI, os vasos podem ser visualizados com angiografia por ressonância magnética (MRA), sequências de alta resolução com contraste, como imagens em gradiente-eco 3D (SPGR) após administração de meio de contraste à base de gadolínio, ou com uma sequência de alta resolução chamada de gradiente-eco em estado de equilíbrio e balanceada. Destas, uma sequência em estado de equilíbrio e balanceada de alta resolução oferece a melhor visualização dos vasos sanguíneos em comparação a estruturas finas, como os nervos cranianos próximos. Diferentes fabricantes têm diferentes nomes para esta sequência (Imagem Rápida Empregando Aquisição em Estado de Equilíbrio [FIESTA] e Gradiente-Eco Rápido Balanceado [BFFE] são exemplos), mas o conceito é o mesmo e as imagens produzidas são de resolução muito alta sem a necessidade de contraste extrínseco. Visualização dos nervos cranianos em relação aos vasos sanguíneos é excelente.

A MRA e a SPGR com contraste têm um papel complementar para as sequências em estado de equilíbrio para a avaliação de compressão vascular.

**11. No paciente com dorsalgia, o que são considerados "sinais de alerta" para uma progressão mais rápida para técnicas imagiológicas avançadas, como imagem por ressonância magnética *versus* terapia conservadora?**
Foi demonstrado que, no geral, imagens na dorsalgia não complicada com menos de 6 semanas de duração, sem sinais secundários preocupantes (sinais de alerta), têm pouco valor.[1,2]

Achados que despertam preocupações para neoplasia, infecção, trauma/fratura e/ou comprometimento neurológico grave, seriam os sinais de alerta, necessitando de exames adicionais da dorsalgia com testes imagiológicos avançados realizados no início do processo de avaliação.[3]

**12. Caso: Homem de 25 anos de idade apresenta dor de forte intensidade após acidente com veículo automotor, com pontos de sensibilidade sobre a região torácica inferior ao redor de T10 a T12, e fraqueza nas pernas. Qual é a modalidade mais apropriada para a avaliação inicial no pronto-socorro?**
A CT é a mais apropriada por sua disponibilidade, rapidez do exame e superioridade para visualização das estruturas ósseas complexas.

A principal preocupação aqui seria uma lesão óssea e o comprometimento da medula/canal espinal em decorrência de trauma.

A radiografia é rápida, mas a visualização de fraturas complexas e achados discretos é limitada, e este paciente está manifestando dor focal e sintomas neurológicos. A MRI é excelente para avaliação da medula e vértebras para a presença de edema, mas o tempo do exame é mais longo e pode não estar prontamente disponível. Neste cenário, a MRI geralmente tem uma função e apoio naqueles pacientes que necessitam de avaliação adicional das estruturas ligamentares ao redor da coluna, e melhor visualização da própria medula espinal.

**13. Caso: Mulher de 40 anos de idade com um histórico conhecido de abuso de drogas IV apresenta febre, dorsalgia e incontinência urinária. Qual a melhor modalidade para o exame? Meio de contraste deve ser usado?**
MRI é a modalidade mais apropriada nesta situação, e meio de contraste é indicado.

A preocupação neste caso seria de infecção, especificamente um abscesso epidural com compressão neural. Contraste é indicado no cenário de infecção sempre que possível, embora a MRI também possa ser útil para avaliar a presença de outras causas, como hérnia de disco.

A CT pode avaliar sinais secundários de infecção, como erosão óssea, mas a MRI é superior à avaliação de tecidos moles e discos, e visualização do canal espinal. Radiografia não é adequada para avaliação de infecção discreta ou coleções líquidas intraespinais.

**14. O que é imagem por ressonância magnética funcional e como ela funciona?**
MRI funcional usa uma sequência chamada BOLD (dependente do nível de oxigenação sanguínea), que é muito sensível a mudanças nos níveis de oxigênio, como o nome indica, para analisar aumentos discretos no fluxo sanguíneo nas áreas do cérebro utilizadas para tarefas específicas.

MRI funcional induzida por estímulo ou tarefa-dependente é realizada em blocos de atividade ou estimulação, alternando com blocos de repouso, ao longo de um período de alguns minutos. A análise dos dados é, então, realizada para procurar por áreas que se encaixam com o padrão esperado na alternância entre atividade e repouso. *Pixels* que satisfazem os valores limiares estatísticos de significância, como definido pelo usuário, são mostrados na imagem como cores produzindo um mapa estatístico da função.

Muitos pesquisadores estão usando essa tecnologia para mapear e avaliar as áreas do cérebro envolvidas no processamento da dor, bem como para desenvolver e analisar terapias e respostas.

## PONTOS-CHAVE

1. Meio de contraste é útil para ajudar a diferenciar tumores, infecção ou inflamação ativa (como desmielinização) dos tecidos adjacentes.
2. Na avaliação da compressão vascular, a MRA e a SPGR com contraste têm papel complementar para as sequências em estado de equilíbrio.
3. Exames adicionais da dorsalgia com imagens avançadas no início do processo de avaliação frequentemente são indicados quando há suspeita de neoplasia, infecção, trauma/fratura e/ou comprometimento neurológico grave.

## REFERÊNCIAS BIBLIOGRÁFICAS

1. Modic MT, Obuchowski NA, Ross JS, et al. Acute low back pain and radiculopathy: MR imaging findings and their prognostic role and effect on outcome. *Radiology*. 2005;237(2):597-604.
2. Chou R, Qaseem A, Owens DK, Shekelle P. Diagnostic imaging for low back pain: advice for high-value health care from the American College of Physicians. *Ann Intern Med*. 2011;154(3):181-189.
3. ACR Appropriateness Criteria: Low Back Pain. https://acsearch.acr.org/docs/69483/Narrative/.

# DOR PÉLVICA CRÔNICA
*Andrew Dubin*

O que é dor pélvica crônica (CPP)? Por definição, é a dor localizada na região abdominal inferior ou inguinal. Tem caráter acíclico. Está presente por mais de 3 a 6 meses e não está exclusivamente associada ao intercurso ou à menstruação. Vinte e cinco por cento das mulheres adultas têm problemas de dor pélvica crônica e, na maioria das mulheres, a etiologia nunca é completamente elucidada.

As limitações desta definição são óbvias. Ela não abrange a população masculina. Homens também têm problemas de dor pélvica crônica; todavia, eles são menos prováveis de buscar uma avaliação médica. O estabelecimento do diagnóstico apresenta um desafio. Muitas vezes, a relação entre os sistemas urológico, ginecológico e gastrointestinal pode complicar a apresentação. Além disso, problemas neurológicos, endócrinos e psicológicos podem adicionar camadas de confusão à apresentação e dor. Por último, o sistema musculoesquelético pode ter um impacto dramático sobre a dor pélvica, ou pode ser a fonte primária da dor pélvica.

Infelizmente, o sistema musculoesquelético geralmente não é considerado como a fonte de dor pélvica até que vários médicos tenham sido consultados, múltiplos testes realizados e, em muitos casos, muitos procedimentos feitos. Essencialmente, ele se torna o sistema orgânico arbitrário.

## QUEIXAS E SINTOMAS COMUNS

Pacientes com CPP comumente apresentam queixas de dor com atividades do tipo Valsalva, como esforço defecatório durante as evacuações. Eles podem notar dor com a locomoção, posição sentada prolongada, flexão e/ou extensão lombar. Uma rápida consideração dessas queixas leva à percepção da falta de especificidade das mesmas. Elas podem ser vistas na doença degenerativa do disco lombar, na hérnia de disco, bem como na disfunção de elementos posteriores, como artrite da articulação facetária. Dor com extensão e locomoção pode ser observada na estenose espinal. Dor inguinal com a locomoção pode ser secundária à doença articular degenerativa do quadril. Os pacientes podem adicionalmente se queixar de urgência urinária, frequência urinária, bem como disestesia sensorial no períneo. Homens podem se queixar de disfunção erétil. As queixas de urgência e frequência urinária podem ser vistas não apenas nos problemas urológicos primários, como hipertrofia prostática benigna, como também são frequentemente observadas em pacientes com mielopatia no nível cervical ou torácico. Disestesia sensorial pode ser observada nas mielopatias, bem como em disfunções no nível da cauda equina. Disfunção erétil pode ser observada na disfunção de neurônio motor superior e inferior. Entendendo que a dor pélvica pode ser secundária a múltiplas patologias, nunca é demais enfatizar a criticidade da anamnese e exame físico.

Esta seção focará primariamente no sistema musculoesquelético como a fonte geradora de dor pélvica, visto que este é o sistema mais frequentemente negligenciado.

O exame físico começa com observação. Observe como o paciente se locomove. Ele anda com um padrão de marcha de Trendelenburg compensado? Patologia primária no quadril, bem como uma possível radiculopatia L5 profunda, precisa ser explorada. No contexto de uma radiculopatia L5 que é severa o bastante para causar um Trendelenburg compensado, um pé caído associado também deve ser observado. Se este não está presente, um diagnóstico de radiculopatia L5 é altamente improvável, visto que a função do nervo se recupera na direção proximal para distal. No entanto, neuropatia isolada do nervo glúteo superior, ruptura do músculo glúteo médio ou patologia primária do quadril continuam no diferencial. Observar a postura quando o paciente se senta. Pacientes que ficam confortáveis na posição sentada ou que se sentam em flexão anterior podem ter artrite da articulação facetária ou estenose espinal. Pacientes que preferem ficar de pé ou sentar com suporte lombar podem ter problemas de dor discogênica.

Um exame completo para dor pélvica deve incluir um exame detalhado do sistema musculoesquelético. Este deve incluir uma avaliação do movimento da coluna lombossacra e avaliação da marcha. Além disso, testes musculares manuais devem ser realizados nas duas extremidades inferiores para uma comparação lado a lado e deve incluir avaliação da força dos flexores do quadril, extensores do joelho, bem como dorsiflexores do tornozelo/dedos do pé e flexores plantares. Dada a força dos flexores plantares do tornozelo, solicitar que um paciente realize várias elevações da panturrilha irá algumas vezes elucidar fraqueza sutil da musculatura inervada de S1 não percebida no teste muscular manual. Além disso, caminhar na ponta dos pés pode provocar leve fraqueza dos dorsiflexores do tornozelo não percebida ao exame físico.

Avaliação dos reflexos é fundamental – registro de hiper-reflexia, clônus do tornozelo, adutores cruzados. Um sinal de Babinski positivo levanta a suspeita de uma disfunção no nível do CNS. Achados anormais nas extremidades superiores, manifestando-se com grande atividade reflexa e hiper-reflexia, sinal de Hoffman, com sintomas sensoriais associadas nas mãos, e distribuição radicular cervical concomitante de fraqueza, levantam a suspeita de disfunção no nível cervical. Disfunção no nível cerebral precisa ser considerada no contexto de hiper-reflexia difusa da extremidade superior e inferior, com sintomatologia de trato longo sem um padrão radicular cervical bem definido de fraqueza que localize um problema no nível da raiz cervical em consonância com compressão da medula cervical. Um nível radicular claro de fraqueza nas extremidades superiores no teste muscular manual, com hiper-reflexia, é clássico de radiculomielopatia e justifica a realização de uma MRI da coluna cervical. Hiper-reflexia difusa, com fraqueza associada em uma distribuição não radicular mais difusa ou irregular, especialmente em mulheres jovens com dados históricos apropriados (incluindo mudança de sintomas neurológicos ao longo do tempo, além de problemas de perda de visão, pé caído transitório ou queda do pulso), deve levantar um índice de suspeita para esclerose múltipla. Neste caso, uma MRI do cérebro e medula espinal, com e sem contraste, seria adequada. Hiper-reflexia difusa das extremidades inferiores pode ser observada nas neuropatias periféricas, ou nas polirradiculopatias. Disestesia sensorial unilateral envolvendo o períneo deve levantar a questão de um cisto de Tarlov sintomático. É importante lembrar que nem todos os cistos de Tarlov são assintomáticos ou achados incidentais, e sua apresentação sintomática é comumente limitada ao períneo, com queixas sensoriais observadas. Além disso, homens podem observar disfunção erétil, e mulheres podem observar alterações na sensibilidade clitoriana. Neste cenário, um exame físico detalhado para avaliar a sensação no períneo, bem como testar o reflexo bulbocavernoso em homens e o reflexo clitoriano-anal em mulheres, é fundamental. Um exame completo para um cisto de Tarlov suspeito deve incluir uma MRI sacral, e uma EMG de agulha da musculatura esfincteriana anal direita e esquerda para desnervação, bem como alterações na morfologia da unidade motora típica. A EMG de agulha do esfíncter anal deve ser realizada apenas por pessoas com experiência significativa na avaliação deste músculo, pois as unidades motoras anais-esfincterianas normais parecem anormais em comparação às unidades motoras típicas observadas nos músculos esqueléticos apendiculares. Trabalho realizado por Podnar revelou que, em homens, uma sensação peniana anormal em conjunto com um reflexo bulbocavernoso anormal ou ausente no exame físico estava altamente correlacionado com um teste eletrodiagnóstico anormal. Infelizmente, em mulheres, pode ser difícil obter o reflexo clitorianoanal no exame físico e, portanto, um teste eletrofisiológico, incluindo teste de reflexo e EMG do esfíncter anal, pode ter uma grande utilidade. Reflexos normais nas extremidades superiores, com perda dos reflexos nas extremidades inferiores, podem ser observados em pacientes com neuropatia periférica. A anamnese será fundamental para determinar se isto é, potencialmente, uma neuropatia hereditária que progrediu a um ponto em que está se tornando sintomática versus uma neuropatia adquirida. As causas de neuropatias adquiridas podem ser desde criptogênicas e metabólicas tóxicas até autoimunes e mediadas por inflamação, e requerem um exame completo detalhado para evitar que causas tratáveis passem despercebidas. Outras causas de achados em neurônios motores inferiores isolados às extremidades inferiores podem incluir cauda equina, mas esta irá, tipicamente, se manifestar com uma fraqueza acentuada das extremidades inferiores em uma fraqueza de padrão polirradicular, bem como uma disfunção sensorial acentuada no períneo. Embora miopatias não sejam uma causa comum de dor pélvica, os pacientes que notam piora de seus sintomas durante o dia e dor pélvica espasmódica, especialmente após o esforço defecatório durante uma evacuação, podem estar exibindo achados de fadiga muscular da musculatura proximal com atividade prolongada. Exame físico e teste muscular manual minucioso podem revelar um gradiente proximal para distal de fraqueza motora, ou possivelmente padrões de fraqueza do tipo escapuloumeral-fibular ou facioescapuloumeral-fibular. Nesses casos, os níveis de creatina fosfoquinase (CPK) pré-exercício e pós-exercício podem ser muito ilustrativos, visto que o paciente pode ter um nível de CPK normal a minimamente elevado no repouso, com elevação acentuada 24 a 36 horas após exercícios regulares ou de rotina. Este grupo de pacientes pode observar no questionamento direto que seus músculos estão sempre doloridos após se exercitarem, mas pressupõem que seja normal porque sempre se sentiram dessa forma. Na maioria dos casos, a queixa de dor no nível pélvico em pacientes com miopatia é secundária à mecânica da marcha alterada, com sobrecarga subsequente da articulação SI das articulações facetárias lombares em pacientes que ficam de pé ou caminham com lordose lombar excessiva como resultado da fraqueza proximal. Em geral, em adultos, isto seria observado nas distrofias da cintura dos membros ou nas miopatias de início na vida adulta.

Patologia da articulação do quadril pode ser uma fonte comum de dor na região pélvica. Patologia intra-articular verdadeira da articulação do quadril irá classicamente causar dor na virilha. Os pacientes se queixam de dor com o apoio do membro e ao caminhar. A dor melhora quando eles são sedentários. Além disso, o uso de uma bengala na mão contralateral aliviará a dor. Dor de arranque é um fenômeno comum, mas infelizmente não é única à patologia articular do quadril. Achados no exame físico classicamente incluem replicação da dor na virilha com a rotação interna do quadril afetado. Padrões de referência da dor incluem dor irradiante na coxa anterior ou referência da dor para o joelho com a rotação interna do quadril. Patologia intra-articular do quadril pode apresentar muitos desafios quando se torna parte do diagnóstico diferencial no exame da dor pélvica. Não é um achado incomum na população idosa e, consequentemente, também pode estar associada a alterações degenerativas na coluna lombar. O exame físico pode ajudar a delinear o fator da dor do paciente, mas na persistência de dúvida com relação ao papel que o quadril está exercendo nas queixas de dor do paciente, uma injeção intra-articular diagnóstica e potencialmente terapêutica na articulação do quadril, realizada sob orientação fluoroscópica ou ultrassonográfica, pode ser facilmente realizada. Uma resposta acentuadamente positiva à injeção confirmará rapidamente a suspeita clínica, e uma resposta negativa remove a articulação da equação e possibilita que o médico volte sua atenção a outros geradores potenciais da dor.

Dor inguinal anterior e dor associada no nível pélvico em pacientes mais jovens podem ser secundárias a uma patologia labral. Os pacientes podem notar que a dor piora ao levantar e caminhar. Ao contrário da dor no quadril secundária a uma doença articular degenerativa (DJD), os pacientes com impacto femoroacetabular (FAI) com patologia labral também podem se queixar de dor na posição sentada. Além disso, o FAI também pode ter replicação da dor inguinal com a rotação externa do quadril, bem como com a abdução do quadril. Queixas de dor intensa súbita com estalos e uma sensação de fraqueza também podem ser observadas no FAI. O diagnóstico diferencial é bastante extenso quando FAI é suspeito e inclui entidades como impacto do iliopsoas, impacto subespinal e impacto isquiofemoral. Impacto do iliopsoas, mais comum em mulheres do que em homens, pode ser secundário à lesão do tendão por tração repetitiva, com subsequente cicatrização e aderência do tendão no complexo capsulolabral do quadril. Isto pode ser observado em pacientes mais jovens envolvidos em esportes e atividades que colocam o paciente em posições de extrema extensão do quadril ou rápida sobrecarga excêntrica dos flexores do quadril. Impacto subespinal, mais comum em homens do que em mulheres, é supostamente o resultado de uma espinha ilíaca anteroinferior (ASIS) proeminente anormalmente que entra em contato com o colo femoral distal. Neste caso, os sintomas são tipicamente observados com tentativas de flexão profunda do quadril (receptores no softbol e beisebol). A etiologia da ASIS proeminente pode ser secundária a uma lesão do tipo avulsão repetitiva na ASIS durante a flexão repetitiva do joelho com atividades do tipo extensão (jogadores de futebol). O impacto isquiofemoral em geral é mais comumente observado em mulheres do que em homens. Resulta de um espaço estreito entre a tuberosidade isquiática e o trocanter menor, causando o impacto repetitivo e aprisionamento do músculo quadrado femoral. Este é, geralmente, um problema congênito, mas pode se desenvolver após fratura do quadril, ou em associação à migração superior e medial precoce da cabeça femoral no início da DJD do quadril. Embora estudos de imagem claramente tenham um papel na avaliação da dor inguinal anterior e pélvica, todos os achados precisam ser colocados em contexto. O contexto cresce a partir do exame físico. Um prévio estudo, realizado por Silvis et al., revelou uma alta prevalência de achados anormais na MRI da pelve, quadril e região inguinal em um coorte de jogadores de hóquei profissionais e universitários assintomáticos. Estas anormalidades incluíram tendinite do adutor comum e reto abdominal, com edema ósseo associado na sínfise púbica. Além disso, rupturas parciais, bem como rupturas completas, dos músculos acima do púbis foram observadas. Finalmente, anormalidades do quadril, incluindo rupturas labrais, bem como lesões osteocondrais da cabeça femoral, foram observadas. Para complicar um pouco mais, achados similares foram observados nas MRIs lombares em pacientes assintomáticos.

Como se pode concluir, patologia da articulação do quadril, e sua dor associada no nível inguinal, pode apresentar desafios únicos como parte da avaliação diagnóstica da dor pélvica. O exame físico é fundamental para ajudar a delinear a causa do dor do paciente. Ocasionalmente, até mesmo após um exame físico detalhado, pode ainda ser difícil determinar se fontes intra-articulares ou extra-articulares é a fonte primária da dor inguinal e pélvica do paciente. Nestes cenários, quando a dúvida persiste com relação ao papel em que a patologia intra-articular está exercendo nas queixas de dor do paciente, uma injeção intra-articular diagnóstica e potencialmente terapêutica na articulação do quadril, realizada sob orientação fluoroscópica ou ultrassonográfica, pode, facilmente, ser realizada. Uma resposta acentuadamente positiva à injeção irá rapidamente confirmar a suspeita clínica, e uma resposta negativa remove a articulação da equação e possibilita que o médico volte sua atenção a outros geradores potenciais da dor.

Em resumo, a dor pélvica apresenta muitos desafios únicos para clínico. Muitos destes pacientes já consultaram múltiplos médicos e passaram por múltiplos procedimentos. Não é incomum estes pacientes apresentarem alto nível de frustração, bem como grau de desconfiança com a comunidade médica, visto que eles já passaram de um médico para outro. A obtenção de uma anamnese detalhada e a realização de um exame físico minucioso pode ser muito útil na elucidação do problema. Às vezes, só de fazer com que os pacientes compreendam o porquê eles têm a dor pode ajudá-los a controlar a dor. Tudo começa com uma anamnese e um exame físico, e a confiança desenvolvida ao longo do tempo, à medida que o paciente percebe que você, como médico, está adotando uma abordagem comedida e refletida com relação à dor dele.

### PONTOS-CHAVE

1. Dor pélvica crônica pode resultar de uma variedade de etiologias, incluindo fontes intrapélvicas e dor referida proveniente de fontes não pélvicas.
2. Diversos medicamentos podem contribuir com a dor abdominal inferior crônica; sendo assim, isto precisa ser considerado ao avaliar um paciente com dor pélvica crônica.
3. Dor pélvica crônica não ocorre somente em mulheres.
4. EDX, especificamente EMG de agulha, do esfíncter anal é altamente sensível para avaliação da função nervosa de S2-S4.
5. Exame físico do paciente com dor pélvica deve incluir uma avaliação da força e dos reflexos dos membros inferiores.

### BIBLIOGRAFIA

1. Mui J, Allaire C, Williams C, Yong PJ. Abdominal Wall Pain in Women with Chronic Pelvic Pain. *J Obstet Gynaecol Can*. 2016;38(2):154-159.
2. Ploteau S, Cardaillac C, Perrouin-Verbe MA, Riant T, Labat JJ. Pudendal neuralgia due to pudendal nerve entrapment: warning signs observed in two cases and review of the literature. *Pain Physician*. 2016;19(3):E449-E454.
3. Speer LM, Mushkbar S, Erbele T. Chronic pelvic pain in women. *Am Fam Physician*. 2016;93(5):380-387.
4. Podnar S. Utility of sphincter electromyography and sacral reflex studies in women with cauda equina lesions. *Neurourol Urodyn*. 2014;33(4):426-430.
5. Podnar S. Cauda equina lesions as a complication of spinal surgery. *Eur Spine J*. 2010;19(3):451-457.

## III. SÍNDROMES CLÍNICAS DOLOROSAS

# URGÊNCIAS NA PRESENÇA DE DOR

*Steven Lange ▪ Youngwon Youn ▪ Sara Gannon*
*Julia Prusik ▪ Julie G. Pilitsis*

CAPÍTULO 10

1. **O que é dor aguda?**
   Dor aguda é aquela que persiste por menos de 6 meses. Ela é provocada por uma doença ou lesão específica e geralmente é receptiva à intervenção imediata: em outras ocasiões, porém, trata-se de um prenúncio de processos de doença mais graves.

2. **O que é radiculopatia?**
   A radiculopatia é classificada como disfunção sensorial ou motora marcada por compressão de nervos e que pode causar dor, dormência, formigamento ou fraqueza ao longo do curso de um nervo. A dor também pode se irradiar ao longo do dermátomo correspondente à raiz neural afetada. A radiculopatia lombossacra é três vezes tão provável quanto sua contraparte cervical. A patologia da doença ocorre nas fibras nervosas, desde sua saída da medula espinal até sua entrada no forame intervertebral e canal intervertebral, onde neurônios sensoriais e motores se unem no nervo espinal.

3. **Quando a radiculopatia exige cuidados urgentes?**
   A hérnia de disco e a estenose foraminal são as fontes mais comuns de compressão neural, embora tumores, traumatismo e cistos sinoviais também sejam outras etiologias. Quando a cauda equina está envolvida, o caso exige atenção imediata, pois os sintomas se tornam irreversíveis. Os pacientes podem desenvolver anestesia de sela, incontinência/retenção urinária/intestinal e déficits motores.

4. **Como a dor pode ser tratada clinicamente?**
   O tratamento clínico da radiculopatia aguda inclui esteroides orais, medicamentos anti-inflamatórios (fármacos anti-inflamatórios não esteroidais), relaxantes musculares e narcóticos. Entretanto, os pacientes podem-se tornar refratários à farmacoterapia e outras opções precisam ser consideradas. Injeções epidurais de esteroides e fisioterapia (PT) são outras opções.

5. **Como a fisioterapia pode representar um tratamento curativo de radiculopatia?**
   Além da farmacoterapia, a fisioterapia é aplicada com frequência em regimes multimodais para restaurar a amplitude de movimento e reforçar a musculatura. Exercícios de alongamento podem ser combinados com estimulação elétrica para aliviar a dor e o treinamento isométrico de contração e resistência pode ajudar o paciente ainda mais.

6. **Qual é a eficácia das injeções epidurais em pacientes antes não respondedores?**
   As injeções epidurais de esteroides guiadas por imagem são aprovadas em casos de não resposta a outros tratamentos. Dados de nível IV indicam que as injeções epidurais transforaminais podem fornecer alívio para 60% dos pacientes, com o alívio a curto prazo negando a necessidade de cirurgia em 25% dos pacientes liberados para se submeterem à intervenção.

7. **Quando é apropriado aplicar bloqueio seletivo diagnóstico de raiz neural além da investigação por imagens de ressonância magnética e eletromiografia?**
   O bloqueio seletivo diagnóstico de raiz neural (SNRB) é empregado com frequência quando a investigação por imagens de ressonância magnética (MRI) e a eletromiografia mostram doença de vários níveis. Em estudo recente, a correlação entre os resultados do SNRB e o nível com o grau mais grave de degeneração na MRI foi de 60%, e a correlação entre os resultados do SNRB e os níveis decididos por déficits neurológicos/distribuição de dor radicular de dermátomos foi de 28%. O SNRB pode ajudar na investigação pré-operatória de pacientes de acordo com a doença por MRI, exame neurológico e distribuição da dor.

8. **O que é síndrome da cauda equina?**
   Trata-se de uma emergência médica que consiste em dano ao feixe de nervos espinais denominado de cauda equina, geralmente via uma hérnia de disco lombar. A síndrome da cauda equina resulta em uma combinação de anestesia de sela, reflexos anormais da extremidade inferior e fraqueza

bilateral das pernas. O envolvimento das raízes neurais de S2, S3 e S4 pode produzir bexiga atônica distendida com retenção urinária ou incontinência de excesso de fluxo, constipação, tônus retal diminuído, continência fecal ou perda da ereção. A detecção e o tratamento imediato da síndrome da cauda equina são essenciais para evitar déficits irreversíveis. A cirurgia de urgência é necessária.

### 9. O que é herpes-zóster ou cobreiro?
Cobreiro é um quadro viral resultante da reativação do vírus latente do herpes-zóster. A complicação mais debilitante do herpes-zóster é a dor associada à neurite aguda e neuralgia pós-herpética. Em geral, essa dor é o primeiro sintoma que se apresenta e exibe queimação e dor latejante característica independente de estímulo, geralmente descrita como elétrica. A dor vem logo acompanhada de erupção maculopapular avermelhada que evolui para erupção vesicular dermatomal, usualmente em níveis T3 a L3. O cobreiro é mais intenso em indivíduos imunocomprometidos e em receptores de transplante de medula óssea.

### 10. Quais são os sintomas iniciais do herpes-zóster?
O diagnóstico e o tratamento ocorrem na fase aguda, mediante apresentação de uma erupção dermatomal unilateral, geralmente no tronco. A dor é usualmente precipitada pelo movimento (alodinia mecânica) ou alteração térmica (alodinia quente ou fria) e pode se estender além das margens da erupção original. O herpes-zóster agudo pode ser associado a uma disfunção psicossocial intensa, incluindo sono prejudicado, redução de apetite e libido diminuída, que afetam a qualidade de vida do paciente, as funções diárias normais e a atividade social.

### 11. Como o tratamento do herpes-zóster pode ser facilitado?
Pacientes com herpes-zóster se beneficiam da terapia antiviral oral com aciclovir, valaciclovir ou famciclovir. Esses fármacos podem reduzir a duração da propagação do vírus, aceleram a cicatrização da erupção, reduzem a intensidade e a duração da dor aguda e reduzem o risco de progressão para a neuralgia pós-herpética. Além disso, a dor aguda do herpes-zóster pode ser efetivamente controlada por meio da aplicação de bloqueios de nervos.

### 12. Por que ocorre a neuralgia pós-herpética?
A neuralgia pós-herpética pode ter como causa a hipersensibilidade do neurônio aferente primário que inicialmente respondeu ao dano ao tecido durante o zoster agudo. O dano aos sistemas nervosos central e periférico e a atrofia do corno dorsal podem ser observados na neuralgia pós-herpética.

### 13. Como são tratadas a neurite aguda e a neuralgia pós-herpética?
Anti-inflamatórios e tramadol são fármacos usados com frequência como medicamentos de primeira linha. Gabapentina, pregabalina, amitriptilina, cloridrato e cloridrato de flufenazina já foram informados como fármacos benéficos também para alívio da dor. O emplasto de lidocaína é eficaz no tratamento de pacientes com alodinia, tem nível excelente de segurança e tolerabilidade e pode ser deixado na pele por 12 a 18 horas. Opioides mais fortes e antidepressivos tricíclicos são considerados agentes de segunda linha, enquanto capsaicina e valproato são terapias de terceira linha.

### 14. Quando os cuidados para a síndrome complexa de dor regional se tornam urgentes?
A síndrome de dor regional complexa (CRPS) é um quadro de dor crônica afetando, com frequência, pelo menos um dos membros e é considerada como transtorno neuroinflamatório. Embora seja um quadro crônico, os pacientes se beneficiam, significativamente, do diagnóstico precoce e tratamento, especificamente dentro de 6 meses. O tratamento precoce e agressivo demonstrou suspender efetivamente a progressão natural da doença. Os tratamentos incluem: fisioterapia, medicamentos neuropáticos, bloqueios de gânglios estrelados e estimulação da medula óssea.

### 15. O que são estados migranosos?
Enxaquecas que persistem por mais de 72 horas são conhecidas como estados migranosos. Esses quadros resultam da falta de tratamento ou de tratamento incorreto, como medicação em excesso. Eles podem levar à fadiga, perda do sono, confusão e, às vezes, auras.

### 16. Quais são as opções de tratamento para estados migranosos e enxaquecas refratárias?
Esteroides e sumatriptano são usados com frequência para atenuar estados migranosos. Relaxantes musculares também têm sido usados para enxaquecas refratárias. Além disso, o tratamento de dor crônica com dispositivos implantados é comum para a dor que não responde a outros métodos de tratamento. Os efeitos analgésicos dos estimuladores da medula espinal são conquistados por leve estimulação elétrica do espaço epidural. Da mesma forma, bombas intratecais são dispositivos implantados cirurgicamente com uma unidade de bomba colocada no abdome e um cateter conectando a unidade ao espaço intratecal da medula espinal. As bombas intratecais são favoráveis por várias razões, incluindo suas capacidades de aplicação aguda de fármacos, de evitar o uso amplo de opioides e moderação dos efeitos colaterais que existem quando administradas de outras formas.

## PONTOS-CHAVE

1. A radiculopatia exige cuidados urgentes quando resulta em dor implacável ou déficits motores como derrubar alimentos, pois pode indicar cauda equina da medula óssea.
2. O herpes-zóster deverá ser tratado para evitar complicações como a neuralgia pós-herpética caracterizada por dor com queimação.
3. Pacientes com CRPS deverão ser diagnosticados e tratados dentro de 6 meses, pois respondem muito bem a tratamentos como PT, medicamentos neuropáticos, bloqueios de gânglios estrelados, assim como à estimulação da medula óssea.
4. Pacientes com estado migranoso ou com enxaquecas refratárias aos tratamentos tradicionais podem-se beneficiar dos relaxantes musculares, bombas intratecais e estimulação da medula espinal.

**BIBLIOGRAFIA**

1. Ahn UM, Ahn NU, Buchowski JM, et al. Cauda equina syndrome secondary to lumbar disc herniation: a meta-analysis of surgical outcomes. *Spine*. 2000;25(12):1515-1522.
2. Braunwald E, Fauci A, Kasper D, et al. *Harrison's Principles of Internal Medicine*. 15th edition. New York: McGraw-Hill; 2001.
3. Bruggeman AJ, Decker RC. Surgical treatment and outcomes of lumbar radiculopathy. *Phys Med Rehabil Clin N Am*. 2011;22(1):161-177.
4. Harden RN, Oaklander AL, Burton AW, et al. Complex regional pain syndrome: practical diagnostic and treatment guidelines, 4th edition. *Pain Med*. 2013;14:180-229.
5. Kost RG, Straus SE. Postherpetic neuralgia—pathogenesis, treatment, and prevention. *N Engl J Med*. 1996;335(1):32-42.
6. Freitag FG, Schloemer F. Medical management of adult headache. *Otolaryngol Clin North Am*. 2014;47(2):221-237. doi:10.1016/j.otc.2013.11.002.
7. Sampathkumar P, Drage LA, Martin DP. Herpes zoster (shingles) and postherpetic neuralgia. *Mayo Clin Proc*. 2009;84(3):274-280.

# CAPÍTULO 11
# ENXAQUECA
*Grace Forde*

**1. A enxaqueca é um problema importante de saúde pública?**

A enxaqueca é um grande problema de saúde pública em quase todos os padrões. Trata-se de um transtorno altamente prevalente que afeta aproximadamente 14,9% da população dos EUA e produz enorme sofrimento para os indivíduos e suas famílias. Estimativas recentes indicam que 47 milhões de americanos sofrem de enxaqueca; muitos sofrem dor intensa e níveis significativos de incapacidade relacionada com as cefaleias. A prevalência geral de enxaquecas com duração de três meses e associadas à idade nas mulheres foi de 19,1% e nos homens de 9%, mas isso variou substancialmente dependendo da idade. A prevalência de enxaqueca foi a mais alta nas mulheres entre 18 a 44 anos, nas quais a prevalência de enxaqueca durante três meses ou de cefaleia intensa foi de 23,5%.

Em um estudo, o custo econômico para os empregadores variou de 5,6 a 17,2 bilhões de dólares por ano, em razão da produtividade reduzida e aos dias de trabalho perdidos. Esses custos indiretos resultantes de trabalho perdido e incapacidade excedem substancialmente as despesas médicas diretas do tratamento da enxaqueca. Além disso, as cefaleias são a sétima razão de consultas ambulatoriais nos EUA e respondem por 2 a 4% de todas as consultas ao pronto-socorro.

**2. Quais são as fases do ataque de enxaqueca?**

É útil dividir o ataque de enxaqueca em quatro fases: premonitório, aura, cefaleia e resolução. A fase premonitória ocorre, tipicamente, horas ou dias antes da cefaleia. A aura geralmente ocorre dentro de 1 hora do início da enxaqueca, mas pode começar durante a cefaleia. A fase da cefaleia se caracteriza pela dor e sintomas associados. Na fase de resolução, a dor espontânea diminui, mas outros sintomas continuam presentes. É importante reconhecer que nenhuma fase é obrigatória para a enxaqueca e que a maioria dos pacientes não sofre as quatro fases.

**3. Descreva a fase premonitória.**

Os aspectos premonitórios incluem alterações de humor e de comportamento que precedem a cefaleia por horas ou dias. Essa fase é, às vezes, conhecida como *postdrome*. Os pacientes podem-se sentir deprimidos, eufóricos, irritáveis ou inquietos e, às vezes, informam fadiga ou hiperatividade. Os sintomas constitucionais podem incluir alterações de apetite, equilíbrio de fluidos e função intestinal. Alguns pacientes informam desejo de alimentos; outros descrevem um sentimento mal caracterizado de que um ataque está chegando. Os aspectos premonitórios variam de pessoa a pessoa e de ataque a ataque.

**4. Descreva a aura.**

A aura consiste em sintomas neurológicos focalizados que geralmente antecedem, mas que também podem acompanhar o ataque. Somente 20 a 30% dos pacientes afetados nunca sofreram auras, e a maioria daqueles que sofrem ataques com aura também sofre ataques sem aura. Os sintomas da aura se desenvolvem, tipicamente, de maneira lenta, durante 5 a 20 minutos, e geralmente duram 60 minutos. As auras envolvem, mais frequentemente, alterações na visão, embora também possam ocorrer alterações em funções motoras e sensoriais. A aura visual clássica da enxaqueca é caracterizada tanto por aspectos de sintomas positivos, como *flashes* de luz (cintilação) ou linhas em zigue-zague (espectros de fortificação) como por aspectos de sintomas negativos, como a perda visual (escotoma). A aura visual pode começar em uma pequena porção do campo visual e se expandir gradualmente para envolver todo o meio campo visual. Alguns indivíduos também descrevem visão de túnel causada por perda da visão periférica, como se estivessem olhando pelo cano de uma arma.

As auras sensoriais também se caracterizam por uma mistura de aspectos positivos (formigamento) e negativos (dormência), às vezes começando no lado da face ou da mão e se expandindo lentamente para envolver todo o lado do corpo. Hemiparesias podem ocorrer e se o hemisfério dominante estiver envolvido, pode haver desenvolvimento de disfasia ou afasia.

**5. Como diferenciar aura de enxaqueca de outros tipos de episódio de disfunção neurológica?**

Os déficits neurológicos transitórios podem ter várias causas que incluem: aura de enxaqueca, convulsão epiléptica, transtorno cerebrovascular, desarranjos metabólicos e doença psiquiátrica. A convulsão geralmente é mais caracterizada por fenômenos positivos como movimentos tônicos ou tônico-clônicos. Um evento cerebrovascular é mais frequentemente caracterizado por fenômenos negativos, como fraqueza. Tanto as convulsões quanto o derrame tendem a ocorrer de maneira relativamente súbita. A evolução gradual de aspectos de sintomas e a mistura de aspectos positivos e negativos, assim como a associação temporal à cefaleia, ajudam a identificar a aura de enxaqueca. A idade e o perfil de fatores de risco do paciente também podem levar o médico em uma ou outra direção diagnóstica. Nem sempre é possível diferenciar aura de enxaqueca das outras causas de disfunção neurológica focalizadas com base somente na história e no exame físico; portanto, a verificação diagnóstica adicional (ou seja, neuroimagem, eletroencefalograma [EEG], exames de sangue) deverá ser considerada como apropriada.

6. **Quais são as características da fase de cefaleia?**
A fase de cefaleia da enxaqueca se caracteriza por uma combinação de dor e sintomas associados. A dor da enxaqueca tem quatro aspectos característicos e a maioria dos pacientes afetados sofre pelo menos dois desses aspectos. A dor da enxaqueca é, geralmente:
- Unilateral (pode ser bilateral no início ou começar de um lado e depois se tornar generalizada).
- Pulsátil (85% dos pacientes, mas essa descrição não é específica para enxaqueca).
- Moderada a severa em intensidade.
- Agravada por atividades físicas de rotina (p. ex., subir escadas, movimentos da cabeça).

Por definição, a dor da enxaqueca deve estar acompanhada por outras características. A náusea ocorre em aproximadamente 75% dos pacientes e o vômito em até um terço. Muitos pacientes sofrem de sensibilidade sensorial na forma de fotofobia, fonofobia e osmofobia. Outros aspectos acompanhantes incluem anorexia ou desejo por alimentos, visão turva, entupimento nasal, cãibras abdominais, poliúria e palidez. Embora seja comum a concentração prejudicada, o prejuízo de memória mensurável raramente tem sido documentado.

7. **O que é a fase de resolução?**
A fase de resolução do ataque de enxaqueca começa assim que a dor diminui. Após a cefaleia, o paciente pode se sentir irritável, apático, cansado ou desmaiado. Muitos pacientes informam sensibilidade residual no couro cabeludo na distribuição da dor espontânea diminuída. Alguns pacientes se sentem extraordinariamente revigorados ou eufóricos após um ataque de enxaqueca.

8. **Qual aspecto ou aspectos são absolutamente exigidos em um diagnóstico de enxaqueca?**
É importante reconhecer que nenhum aspecto isolado ou nenhum sintoma associado único de cefaleia é patognomônico para enxaqueca. Por exemplo, 20 a 30% dos pacientes afetados informam auras; o médico que confiar exclusivamente na aura geralmente perderá o diagnóstico. Se a náusea ocorre em 75% dos pacientes, o médico que confiar exclusivamente em náusea perderá 25% dos casos. Em 1988, a International Headache Society forneceu um sistema de classificação para transtornos de cefaleia. Esse sistema definiu sete tipos diferentes de enxaqueca. Os dois tipos mais importantes são: enxaqueca sem aura e enxaqueca com aura (Quadros 11.1 e 11.2).

---

**Quadro 11.1.** Critérios Diagnósticos para Enxaqueca sem Aura

- Pelo menos cinco ataques preenchendo B-D.
- Ataques de cefaleia com 4-72 horas de duração (não tratados ou sem sucesso no tratamento).
- A cefaleia tem pelo menos duas das seguintes características:
  a. Localização unilateral.
  b. Qualidade de pulsação.
  c. Intensidade moderada ou intensa (inibe ou impede as atividades diárias).
  d. Agravada por subir escadas ou atividade física rotineira semelhante.
- Durante a cefaleia, pelo menos um dos seguintes: (1) náusea e/ou vômito; (2) fotofobia e fonofobia.
- Pelo menos um dos seguintes:
  a. História, exames físico e neurológico não sugerem cefaleia secundária.
  b. História e/ou exame físico e/ou neurológico realmente sugerem esse transtorno, mas que é descartado por investigações apropriadas.
  c. Esse transtorno está presente, mas os ataques de enxaqueca não ocorrem pela primeira vez em relação temporal próxima ao transtorno.

> **Quadro 11.2** Critérios Diagnósticos para Enxaqueca com Aura
> - Pelo menos dois ataques preenchendo B.
> - Pelo menos três das seguintes características:
>   a. Um ou mais sintomas de aura totalmente reversíveis indicando disfunção do tronco cortical e/ou cerebral.
>   b. Pelo menos um sintoma de aura desenvolvendo-se gradualmente durante mais de 4 minutos, ou dois ou mais sintomas ocorrendo sucessivamente.
>   c. Sem sintoma de aura por pelo menos 60 minutos. Se mais de um sintoma de aura estiver presente, a duração aceita será proporcionalmente aumentada.
>   d. A cefaleia segue-se à aura com intervalo livre de menos de 60 minutos. (Ela também pode começar antes ou simultaneamente com a aura).
> - Pelo menos um dos seguintes:
>   a. A história e os exames físico e neurológico não sugerem cefaleia secundária.
>   b. A história e/ou os exames físicos e/ou neurológicos realmente sugerem esse transtorno, mas que é descartado por investigações apropriadas.
>   c. Esse transtorno está presente, mas os ataques de enxaqueca não ocorrem pela primeira vez em relação temporal próxima ao transtorno.

9. **Descreva as considerações para verificação diagnóstica.**
   Na enxaqueca, a verificação diagnóstica serve, principalmente, para excluir causas secundárias da cefaleia. O primeiro passo é identificar as bandeiras vermelhas que sugerem a possibilidade de cefaleia secundária (consultar Capítulo 13). Se o paciente não tiver história de bandeiras vermelhas, os exames gerais clínico e neurológico às vezes levantarão a possibilidade dessa cefaleia secundária. Se houver essa possibilidade, um exame minucioso diagnóstico apropriado será necessário.
   Na ausência de alarmes, o segundo passo será tentar diagnosticar um transtorno de cefaleia primária específica. Se o paciente apresentar enxaqueca típica ou cefaleia do tipo tensão (TTH), será apropriado prosseguir com o tratamento. Se houver aspectos atípicos de cefaleia, mesmo na ausência de bandeiras vermelhas, deve-se considerar a verificação diagnóstica para excluir causas secundárias. Se o tratamento for iniciado e a resposta esperada à terapia não for obtida, deve-se rever a questão de cefaleia secundária. Entretanto, uma vez que enxaqueca e TTH são tão comuns, não será nem apropriado nem efetivo, em termos de custo, obter neuroimagens para cada paciente.

10. **Quais testes diagnósticos são exigidos para se estabelecer o diagnóstico de enxaqueca?**
    Não existem testes diagnósticos exigidos para diagnóstico de enxaqueca.

11. **Por que a enxaqueca é considerada como doença neurológica?**
    A enxaqueca é considerada como uma doença do cérebro. Alterações no cérebro dão origem a alterações inflamatórias nos vasos sanguíneos cranianos e meníngeos, que, por sua vez, produzem dor. A fase premonitória, com suas alterações características em humor, comportamento e função autonômica, é mais bem compreendida com base em uma disfunção do sistema nervoso central. Procedimentos de neuroimagem, incluindo a tomografia com emissão de pósitrons (PET), EEG e magnetoencefalopatia, demonstram anormalidades do cérebro durante ou entre ataques em pacientes com enxaqueca. Por fim, os fármacos usados para tratamento de enxaqueca geralmente atuam no cérebro, nervos cranianos ou vasos sanguíneos do crânio e incluem os triptanos e outros, por exemplo.

12. **Descreva o mecanismo da aura.**
    O fenômeno da "depressão com disseminação cortical" pode sublinhar a aura da enxaqueca. A depressão em disseminação foi descrita inicialmente como uma onda de excitação (despolarização) seguida por uma onda de inibição que se dissemina sobre a superfície cortical de cobaias animais após estimulação mecânica ou química. A atividade neuronal diminui durante a onda de inibição, produzindo fluxo sanguíneo cerebral reduzido por meio do mecanismo de autorregulação cerebral. Como consequência, a inibição é acompanhada por uma onda de disseminação de oligemia (fluxo sanguíneo reduzido).
    Na enxaqueca com aura, estudos sobre o fluxo sanguíneo cerebral demonstram uma onda de oligemia que acompanha a aura, como previsto pelo modelo de depressão em disseminação. Essa onda de oligemia progride à taxa de 2 a 3 mm/minuto, a mesma taxa informada para depressão em disseminação em cobaias animais. Além disso, a taxa de disseminação de oligemia e de depressão corresponde à evolução do escotoma cintilante que marcha pelo campo visual da aura típica de

enxaqueca. A oligemia em disseminação foi demonstrada usando-se inalação de xenônio e investigação por imagens de ressonância magnética.

**13. O que é substrato de dor de enxaqueca?**
O trabalho de Michael Moskowitz et al. sugere que o sistema trigeminovascular pode ser uma via comum final para a dor da enxaqueca. Esse sistema inclui o nervo trigêmeo e os vasos sanguíneos cranianos que ele alimenta. As terminações do nervo trigêmeo contêm ampla faixa de neurotransmissores, incluindo a substância P, um peptídeo relacionado com o gene da calcitonina, e neuroquinina A. A liberação desses transmissores causa uma resposta inflamatória estéril no interior dos vasos sanguíneos cranianos, acompanhada do extravasamento de proteínas do plasma. As fibras do nervo trigêmeo fornecem uma interface entre a circulação do sangue e o cérebro. A dor associada à enxaqueca pode resultar da ativação dos aferentes sensoriais do trigêmeo e do desenvolvimento de uma resposta inflamatória mediada neurogenicamente.

**14. Qual é o papel da serotonina na enxaqueca?**
A serotonina desempenha papel proeminente nos modelos fisiopatológicos de enxaqueca. Os níveis sanguíneos de serotonina diminuem durante um ataque de enxaqueca. As concentrações urinárias de metabólitos da serotonina aumentam durante um ataque de enxaqueca. Um fator de liberação de serotonina está presente no plasma de pacientes com enxaqueca durante ataques, mas não em outras ocasiões. Além disso, a ativação do núcleo serotonérgico da rafe dorsal causa cefaleias semelhantes a enxaquecas. Por fim, a evidência da PET demonstra metabolismo aumentado no tronco cerebral, na região do núcleo serotonérgico da rafe dorsal durante ataques de enxaqueca.

**15. Qual papel os receptores de serotonina poderiam desempenhar na enxaqueca?**
A neurofarmacologia da serotonina vem se tornando cada vez mais complexa nos últimos anos. Há muitas classes de receptores de serotonina no cérebro e nos vasos sanguíneos, assim como muitas subclasses.

Os receptores 5-HT1 podem desempenhar papel importante na terapia aguda para enxaqueca, ou pelo menos em dois níveis. Um subtipo do receptor 5-HT1 é encontrado nos vasos sanguíneos do crânio (5-HT1b) e um outro é encontrado nas terminações do nervo trigêmeo (5HT1d). A ativação de receptores 5-HT1b produz uma resposta de vasoconstrição que também pode influenciar o alívio da dor da enxaqueca. A ativação de receptores 5-HT1d nos terminais do nervo trigêmeo bloqueia a liberação de mediadores de inflamação neurogênica. Muitos dos tratamentos agudos para enxaqueca, incluindo ergotamina, di-hidroergotamina e os triptanos, são agonistas de 5-HT1. Os triptanos são agonistas seletivos para receptores 5-HT1b/1d. Receptores dessa classe também são encontrados no cérebro. A importância relativa desses receptores nos vasos sanguíneos, nas terminações do nervo trigêmeo e no cérebro permanece incerta.

Muitos dos medicamentos usados como tratamento preventivo para enxaqueca atuam nos receptores 5-HT2. Os antidepressivos tricíclicos podem atuar pela regulação negativa do receptor 5-HT2.

**16. Qual é o papel da genética na fisiopatologia da enxaqueca?**
Já sabemos que a enxaqueca é um transtorno familiar. Estudos em gêmeos demonstram que gêmeos idênticos têm mais probabilidade de sofrerem de enxaqueca que os gêmeos fraternos. Mais recentemente, vínculos genéticos específicos foram identificados para o raro subtipo de enxaqueca conhecido como enxaqueca hemiplégica familiar (FHM). A FHM se caracteriza por aura de enxaqueca hemiplégica e representa um transtorno autossômico dominante. Um *locus* no cromossomo 19 para FHM foi identificado; ele codifica um canal de cálcio tipo pq, que também foi implicado na ataxia cerebelar. Os estudos genéticos sugerem que a enxaqueca pode ser causada por anomalias em canais de íons, uma "doença do canal de cálcio". O *locus* do cromossomo 19 desempenha papel em algumas, mas não em todas, famílias com FHM. Dado que a FHM é geneticamente heterogênea, parece quase certo que existam múltiplas formas genéticas para os outros tipos de enxaqueca, sendo também muito provável a existência de formas não genéticas da síndrome.

**17. Relacione os passos no tratamento da enxaqueca.**
As US Headache Consortium Guidelines iluminam uma abordagem para o tratamento da enxaqueca:
1. Elaborar um diagnóstico específico.
2. Avaliar o impacto da doença e comorbidades.
3. Desenvolver um plano de tratamento específico.
4. Identificar fatores que desencadeiam a cefaleia do paciente e aconselhar quanto a evitar o problema.
5. Introduzir outras intervenções de comportamento.
6. Fornecer medicamentos para tratar ataques agudos.
7. Se indicado, fornecer medicamentos de prevenção.
8. Acompanhar o paciente e modificar o tratamento, conforme necessário.

A obtenção de uma história completa sobre a cefaleia e a compreensão do impacto da enxaqueca na vida do paciente são prelúdios críticos ao tratamento. Educar os pacientes e seus familiares sobre a natureza da enxaqueca e a abordagem à terapia.

### 18. Como ajudar os pacientes a identificar seus desencadeadores de cefaleia?

O primeiro passo para ajudar os pacientes a identificarem seus desencadeadores de cefaleia é obter a história e o próximo passo é encorajá-los a manter uma história detalhada da cefaleia. O diário de cefaleia deverá incluir a rapidez de pico da dor, a duração e a intensidade do ataque e quaisquer desencadeadores em potencial. O início e a duração do ciclo menstrual também deverão constar no diário. Medicamentos ingeridos para tratar o ataque e o tempo que leva para fazerem efeito e se a cefaleia foi completamente aliviada ou apenas diminuiu também é importante para constar no diário. Muitos desencadeadores alimentares contêm químicos biologicamente ativos que atuam nos vasos sanguíneos ou no cérebro para iniciar um ataque. Com frequência, os pacientes estão cientes de que álcool, chocolate ou certos medicamentos desencadeiam suas enxaquecas. Apesar da longa lista de desencadeadores putativos (Tabela 11.1), é importante reconhecer que os desencadeadores variam muito de uma pessoa para outra. Fatores desencadeantes podem dificultar a identificação, pois causam cefaleia em um dia, mas não no dia seguinte. Por exemplo, uma taça pequena de vinho pode não levar à cefaleia, mas meia garrafa de vinho iniciará um ataque. O chocolate pode causar cefaleia durante o período menstrual ou em momentos de estresse, mas não em outros períodos do mês. Os pacientes precisam compreender que desencadeadores não necessariamente iniciam um ataque com cada exposição. Além disso, a vulnerabilidade aos desencadeadores varia muito de pessoa a pessoa.

### 19. Quais outras opções não farmacológicas estão disponíveis para o tratamento da enxaqueca?

Na discussão sobre o tratamento não farmacológico com os pacientes é importante distinguir fatores exacerbantes a partir da causa fundamental da enxaqueca. O estresse piora a maioria das doenças incluindo asma, doença cardíaca e úlceras. Assim como o estresse pode precipitar cefaleias, métodos de relaxamento incluindo um *biofeedback* podem diminuir sua intensidade ou frequência. As intervenções comportamentais são quase sempre tratamentos eficazes e ajudam a fornecer uma sensação de controle ao paciente.

Estratégias de prevenção não farmacológica incluem: alterar a dieta, aprender métodos de relaxamento, usar *biofeedback* e aplicar terapia cognitivo-comportamental. O *biofeedback* é um método de relaxamento que fornece ao paciente informações sobre um parâmetro fisiológico medido, tais como atividade muscular (eletromiografia) ou temperatura da pele. O treinamento de *biofeedback* pode ajudar a reduzir a frequência dos ataques ao reduzir a reatividade ao estresse. Esse método também pode ser usado para tratar ataques agudos em pacientes que aprenderam os métodos satisfatoriamente.

### 20. A enxaqueca está associada à doença psiquiátrica?

Sim. A enxaqueca está associada à depressão, transtornos de ansiedade e à doença maníaco-depressiva. Essa comorbidade não implica que a enxaqueca tenha mecanismos psicogênicos. Talvez as perturbações em sistemas cerebrais, como o sistema de serotonina, predisponham o paciente tanto à enxaqueca quanto a certas formas de doença psiquiátrica. Na presença de doença psiquiátrica comórbida, é importante incluir essa doença no tratamento.

| Tabela 11.1. Fatores Selecionados de Desencadeamento de Enxaqueca | |
|---|---|
| Álcool | Fome |
| Aspartame | Luz (brilhante ou em *flashes*) |
| Alterações da pressão barométrica | Abuso de medicamentos |
| Queijo | Menstruação |
| Tabagismo | Glutamato monossódico |
| Desidratação | Odores (perfume, gasolina, solventes) |
| Estrogênios | Contraceptivos orais |
| Sono excessivo ou insuficiente | Estresse e preocupação |
| Traumatismo craniano | |

### 21. Diferencie a farmacoterapia aguda e preventiva para a enxaqueca.

Os medicamentos usados para tratamento da enxaqueca são geralmente classificados como agentes agudos e agentes preventivos. A terapia aguda é administrada no momento do ataque para aliviar a dor e os sintomas associados de enxaqueca e para restaurar a habilidade para as funções. A terapia preventiva é feita diariamente, haja ou não cefaleia, para reduzir a frequência e a intensidade dos ataques. Uma exceção a esta abordagem para a terapia preventiva seria o uso da toxina A onabotulínica (Botox) para enxaqueca, que é administrada cada 12 semanas, via injetável. Terapias adicionais de injeção preventiva estão sendo investigadas. Quase todos os portadores de enxaqueca precisam de tratamentos agudos. Apenas uma minoria de pacientes com enxaqueca exige tratamento preventivo.

### 22. Qual é a estratégia apropriada para a farmacoterapia de enxaqueca?

Há várias opções de tratamento agudo para enxaqueca. Quando a doença é leve ou moderada, analgésicos simples como aspirina, acetaminofeno ou medicamentos anti-inflamatórios não esteroidais (NSAIDs) podem ser suficientes. A cafeína reforça a eficácia de analgésicos simples (p. ex., Excedrin, Anacin) e pode proporcionar benefícios especiais em ataques de enxaqueca se usada menos de quatro vezes por mês. A adição de um barbiturato aumenta os efeitos do tratamento em alguns pacientes (p. ex., Fiorinal, Fioricent, Esgic); entretanto, esses compostos podem estar associados a risco aumentado de sedação, cefaleia de rebote, tolerância, dependência física e vício. Por isso, esses fármacos devem ser usados cautelosamente. O isometepteno é um composto vasoativo simples e seguro que pode ser usado em combinação com analgésicos para aliviar a cefaleia. Na presença de náusea e vômito, a adição de um agente antiemético/procinético, como metoclopramida, pode reforçar a eficácia de analgésicos simples. Além disso, existe uma categoria de tratamentos agudos específicos para enxaqueca que incluem ergotamina, di-hidroergotamina e triptanos.

### 23. Como funcionam os tratamentos agudos específicos para enxaqueca?

Acredita-se que esses tratamentos atuem sobre receptores 5-HT1 pré-sinápticos nas terminações do nervo trigêmeo, nos vasos sanguíneos e no próprio cérebro. A ativação do receptor 5-HT1 bloqueia a liberação da substância P, um peptídeo relacionado com o gene da calcitonina, e neurocinina A, além de melhorar o desenvolvimento de inflamação neurológica. A ergotamina e a di-hidroergotamina ativam uma ampla faixa de receptores, enquanto os triptanos são altamente seletivos para a classe de receptores 5-HT1. Outros fármacos agonistas de 5-HT1 estão, atualmente, em desenvolvimento para o tratamento agudo da enxaqueca.

### 24. Quais são os triptanos disponíveis?

Até o momento de elaboração deste texto havia oito triptanos comercializados nos EUA: sumatriptano (Imitrex®), zolmitriptano (Zomig®), rizatriptano (Maxalt®), naratriptano (Amerge®), almotriptano (Axert®), frovatriptano (Frova®), eletriptano (Relpax®) e sumatriptano/naproxeno sódico (Treximet®).

### 25. Como se comparam os triptanos disponíveis?

Os triptanos comercializados são tratamentos agudos altamente eficazes para enxaqueca. Eles são todos agonistas a receptores 5HT1b/d. Eles diferem em perfis farmacocinéticos, modos de metabolismo, vias disponíveis de administração e, até certo ponto, em eficácia e tolerabilidade. Sumatriptano foi o primeiro agente disponível nessa classe e é o mais extensivamente estudado e amplamente usado desses agentes. Ele é comercializado em três doses orais (25, 50 ou 100 mg), como *spray* nasal de 5 e 20 mg e como injeção subcutânea de 4 e 6 mg. Zolmitripano está disponível em tabletes de 2,5 e 5 mg, e em *spray* nasal de 2,5 e 5 mg, e em pastilhas orais rapidamente dissolvíveis de 2,5 e 5 mg. Rixatripano está disponível em comprimidos de 5 e 10 mg e em pastilhas de 5 e 10 mg; ele tem vantagens de eficácia, mas tolerabilidade semelhante à do sumatriptano. Naratriptano está disponível em comprimidos de 1 e 2,5 mg; seu efeito é menos eficaz que o do sumatriptano, mas tem tolerabilidade superior e baixo índice de recorrência da cefaleia. Almotriptano está disponível em comprimidos de 6,25 e 12,5 mg e tem eficácia similar, mas tolerabilidade superior à do sumatriptano. Frovatriptano está disponível em comprimidos orais de 2,5 mg, eletriptano está disponível em comprimidos orais de 20 e 40 mg e Treximet® está disponível em comprimidos de 80/500 mg.

### 26. Como escolher entre as opções de tratamento agudo?

Os tratamentos agudos deverão ser combinados com a intensidade geral da doença do paciente, a intensidade do ataque e o perfil de sintomas associados, além das preferências do paciente quanto ao tratamento. Essa estratégia de individualização do tratamento desde o início é denominada de cuidados estratificados (*stratified care*) e é recomendada pelo US Headache Consortium, além de apoiada por um estudo clínico randomizado.

Os analgésicos simples e de combinação podem ser adequados para ataques leves a moderados de enxaqueca. Ataques mais intensos geralmente exigem terapia específica para a doença. Além disso, quando náusea e vômito são proeminentes, a paresia gástrica associada pode limitar a eficácia dos agentes orais. Nesse contexto, os agentes não orais como injeções, supositórios e *spray* nasal oferecem vantagens. Com frequência, os pacientes manifestam fortes preferências de tratamento para uma via *versus* outra. Alguns desses pacientes consideram os supositórios como um anátema, e outros vão preferir evitar injeções. Muitos pacientes favorecem os *sprays* nasais como a via não oral preferida. As exigências de tratamento também variam com o contexto de um ataque. Se o ataque começa antes de uma reunião de negócios importante, um tratamento rápido parenteral pode ser necessário. Se o ataque ocorrer em um sábado pela manhã, o paciente poderá preferir usar um tratamento oral mais lento. A terapia ideal geralmente exige que os pacientes recebam mais de um tratamento. Seguem-se alguns exemplos de como o tratamento é preparado para combinar com as necessidades do paciente:

- Para o paciente que acorda com ataques intensos e totalmente desenvolvidos*, com náusea e vômito proeminentes, a terapia não oral pode ser a única opção efetiva.
- Para pacientes que sofrem ataques que se iniciam gradualmente ou que não têm certeza de que o ataque será leve ou intenso, será melhor iniciar com agentes orais e escalar a terapia se o ataque aumentar em intensidade.
- Para o paciente que sofre ataques tanto moderados quanto intensos, o tratamento pode ser iniciado com uma NSAID (mais metoclopramida) e um triptano pode ser usado ou como "medicamento de escape" ou para ataques mais intensos.

27. **Qual é o papel dos triptanos na terapia aguda para enxaqueca?**
    Os triptanos são os mais eficazes e os mais específicos dos tratamentos agudos disponíveis para enxaqueca. Os índices de resposta à injeção subcutânea de 6 mg de sumatriptano são de aproximadamente 70 a 90%, dependendo do estudo. A resposta aos comprimidos de 50 mg de sumatriptano é mais lenta, com índices totais de resposta de aproximadamente 60% após 2 horas. A escolha entre triptanos orais e injetáveis deverá se basear na necessidade de alívio rápido e na eficácia das vias alternativas de administração. Se as cefaleias começam lentamente e gradualmente progridem em intensidade, os triptanos orais são apropriados e preferidos pela maioria dos pacientes. Para aqueles que acordam com uma cefaleia incapacitante, que exigem alívio muito rápido, ou que apresentam transtornos gastrointestinais proeminentes, o tratamento parenteral oferece vantagens importantes.
    Observar que sumatriptano subcutâneo não deverá ser administrado durante a aura. É melhor esperar até que a dor se desenvolva antes de tratar.

28. **Quando os medicamentos agudos deverão ser administrados durante o ataque de enxaqueca?**
    Os medicamentos agudos funcionam mais eficazmente quando administrados enquanto a dor ainda é leve; isso foi demonstrado em análises *post hoc* para aspirina mais metoclopramida, ergotamina e sumatriptano e em estudos clínicos especificamente desenhados para sumatriptano. Os benefícios do tratamento precoce precisam ser balanceados contra os riscos de cefaleia de rebote causada pelo uso exagerado do medicamento. Para pacientes que podem identificar cefaleias com probabilidade de se tornarem incapacitantes, os resultados podem melhorar com o tratamento precoce. Embora todos os medicamentos funcionem melhor se administrados enquanto a dor é leve, esses efeitos aparecem mais pronunciados para os triptanos.

29. **Quais são as contraindicações para os triptanos?**
    Todos os agonistas de 5-HT1 são contraindicados em pacientes com história de infarto do miocárdio, doença cardíaca isquêmica, enxaqueca com aura prolongada ou complicada e outras formas de comprometimento vascular. Pacientes com fatores de risco para doença aguda devem ser cuidadosamente avaliados antes de receberem um triptano. Reações adversas graves são extremamente raras, mas efeitos colaterais leves são comuns e incluem: dor no sítio da injeção, formigamento, ruborização, queimação, aquecimento e sensações de calor. Além disso, a pressão não cardíaca do tórax ocorre em cerca de 4% dos pacientes que sofrem de enxaqueca; devemos nos lembrar de mencionar essas reações adversas aos pacientes. Treximet também é contraindicado para qualquer pessoa para a qual uma NSAID também seja contraindicada.

30. **Como tratar a náusea e o vômito da enxaqueca?**
    Os sintomas associados de enxaqueca, incluindo náusea e vômito, podem ser tão incapacitantes quanto a dor de cabeça em alguns pacientes. A estase gástrica e o esvaziamento gástrico tardio podem diminuir a eficácia de todos os medicamentos. Os medicamentos mais fortes aliviam a náusea e a dor juntas. Os triptanos aliviam, efetivamente, tanto a dor quanto a náusea. Antieméticos como metoclopramida, prometazina ou proclorperazina podem ser usados para tratar tanto a náusea quanto a dor da enxaqueca.

31. **Qual é o papel dos opiatos no tratamento de enxaqueca?**
    Os opioides orais, geralmente na forma de aspirina ou acetaminofeno e codeína (com ou sem cafeína e butalbital), são amplamente prescritos. Se esses agentes aliviarem a dor e restaurarem a habilidade

---
*N.T.: *full-blown*.

para funcionar, eles fornecem uma opção terapêutica apropriada. Entretanto, por causa do risco de tolerância, dependência física, vício e cefaleia de rebote, eles são mais bem reservados para pacientes obedientes com ataques relativamente não frequentes.

Os opioides e antieméticos injetáveis ainda são amplamente usados em locais de cuidados urgentes. Em estudos duplo-cegos, esses fármacos comprovaram ser moderadamente eficazes para aliviar a dor. O alívio da dor pode vir acompanhado de sedação, limitando a habilidade desses agentes em restaurar a função normal.

**32. Qual é o papel do butorfanol transnasal (Stadol)?**

O butorfanol transnasal (TB) é um agonista-antagonista opiáceo misturado e disponível como *spray* nasal, comercializado sob a marca Stadol. A via conveniente de administração leva à absorção rápida e ao alívio da dor, mesmo em pacientes com náusea e vômito proeminentes. Esta opção terapêutica é especialmente útil em pacientes com cefaleias noturnas ou sintomas gastrointestinais proeminentes, assim como para aqueles com contraindicações, reações adversas ou falta de resposta aos agentes específicos para enxaqueca.

Esse medicamento (TB) produz sedação ou hipotensão ortostática em cerca da metade dos pacientes. Seu uso deverá ser limitado a 2 dias com cefaleia por semana. Os pacientes deverão ser instruídos para deitar após a administração do fármaco para minimizar as reações adversas.

**33. Quem deverá receber terapia preventiva?**

O tratamento agudo é necessário para quase todas as pessoas com enxaqueca, mas o tratamento preventivo deverá ser usado somente em circunstâncias especiais incluindo:
- Quando os pacientes sofrem dois ou mais ataques por mês que produzem incapacidade durante 3 ou mais dias por mês.
- Se o medicamento sintomático é contraindicado ou ineficaz (Mesmo pacientes com crises de dor e incapacidade menos frequentes podem ser bons candidatos para o tratamento preventivo neste caso).
- Quando medicamentos abortivos são exigidos mais de duas vezes por semana.
- Quando os ataques de cefaleia produzem perturbação profunda e prolongada.

**34. Quais são as escolhas de tratamento preventivo?**

Os principais grupos de medicamentos usados para profilaxia de enxaqueca incluem: bloqueadores beta, antidepressivos, antagonistas de serotonina, anticonvulsivantes e bloqueadores dos canais de cálcio. Muitos desses agentes funcionam ou bloqueando sítios de receptores 5-HT2 ou regulando-os para baixo. A toxina onabotulínica tipo A é aprovada pelo FDA para enxaqueca crônica. A enxaqueca crônica é definida como cefaleias que ocorrem pelo menos durante 15 dias em um mês, 8 das quais são tipo enxaqueca, por mais de 3 meses com duração mínima de 4 horas sem tratamento.

**35. Como escolher entre as opções de tratamento preventivo?**

Se um medicamento preventivo for indicado, os tratamentos serão selecionados com base principalmente nos perfis de reações adversas (Tabela 11.2) e nas condições de comorbidades. Por exemplo, em um paciente com enxaqueca e hipertensão, bloqueadores beta ou bloqueadores de canais de cálcio podem ser usados para tratar as duas doenças simultaneamente. Da mesma forma, em um paciente com enxaqueca e depressão, os antidepressivos poderão ser especialmente úteis. No paciente com enxaqueca e epilepsia, divalproex sódico ou topiramato podem ser apropriados para ambas as doenças. Para um paciente com enxaqueca e doença maníaco-depressiva, divalproex sódico fornece uma oportunidade de tratar dois quadros com um só fármaco.

As doenças comórbidas também podem impor restrições terapêuticas. Por exemplo, no paciente com enxaqueca e pressão arterial baixa, é difícil usar bloqueadores beta e bloqueadores de canais de cálcio. Da mesma forma, no paciente com enxaqueca e epilepsia recomenda-se cautela pois os antidepressivos tricíclicos podem diminuir o limiar de convulsões. O paciente com enxaqueca e asma ou com a síndrome de Raynaud provavelmente não deverá ser tratado com bloqueadores beta. Por fim, em pacientes preocupados com sedação ou aumento do apetite, os antidepressivos tricíclicos não são uma escolha apropriada.

**36. Quais são os princípios do uso de medicamentos preventivos?**

Em geral, os medicamentos deverão ser iniciados em doses relativamente baixas para evitar reações adversas. As doses deverão então ser gradualmente aumentadas até que os efeitos terapêuticos se desenvolvam, as reações adversas se manifestem ou a dose-teto para o agente em questão seja atingida. Por causa da necessidade de aumentar gradualmente a dose da maioria desses medicamentos, uma experiência terapêutica pode levar meses. Os pacientes deverão ser informados de que os efeitos do tratamento se desenvolvem lentamente, de modo que a terapia não seja interrompida de modo prematuro. Uma experiência terapêutica adequada leva pelo menos 8 semanas em um medicamento

**Tabela 11.2.** Agentes Preventivos para Enxaqueca

| CATEGORIA | NOME | DOSE TOTAL DIÁRIA | FREQUÊNCIA DIÁRIA | REAÇÕES ADVERSAS |
|---|---|---|---|---|
| Bloqueadores beta | Propranolol<br>Nadolol<br>Atenolol**<br>Timolol** | 80-320 mg<br>40-160 mg<br>50-100 mg<br>10-60 mg | 2-4 vezes<br>Uma vez só<br>Uma vez só<br>1-3 vezes | Fadiga, depressão, tontura, impotência. Não deverá ser usado ou deverá ser usado com cautela se o paciente sofrer de asma, enfisema, insuficiência cardíaca ou diabetes. |
| Bloqueadores dos canais de cálcio | Verapamil | 240-480 mg | 1-4 vezes* | Tontura, constipação. |
| Antidepressivos tricíclicos | Amitriptilina<br>Nortriptilina<br>Doxepina | 50-150 mg<br>50-150 mg<br>50-150 mg | Dividida ou ao deitar | Sonolência, boca seca, ganho de peso, visão turva, constipação, dificuldade para urinar. Não deverá ser usado em pacientes com glaucoma, transtornos da próstata ou arritmias. |
| | Cipro-heptadina | 12-32 mg | 3-4 vezes | Sonolência, aumento do apetite, ganho de peso. |
| **Antiepiléptico**<br>Divalproex** | | 500-2.000 mg diariamente | 2-4 vezes | Tremor, sedação, ganho de peso, perda de cabelo, disfunção hepática. |
| Topamax** | | 100-400 mg | Dividida 2-3 vezes ao dia | Disfunção cognitiva, parestesias, perda de peso, dor ocular. |
| Zonisamida | | 100-400 mg | Dividida 2-3 vezes ao dia | Reações adversas iguais às de Topamax, mas menos frequentes e menos intensas. |
| Lamotrigina | | 100-200 mg | Dividida 2 vezes ao dia | Erupção cutânea e possivelmente síndrome de Stevens-Johnson. |
| Levaracitam | | 500-2.000 mg | Dividida 2 vezes ao dia | Sedação, fadiga. |
| Relaxante muscular | Tizanadina | 4-24 mg | Dividida 2-4 vezes ao dia | Sedação, boca seca |
| Onabotulinum*** | Toxina A | 200 unidades | Cada 1-2 semanas | |

*O verapamil comum deve ser administrado em doses divididas. Existe uma preparação de liberação sustentada que pode ser usada uma vez ao dia.
**Aprovado pelo FDA para tratamento de enxaquecas.
***Aprovado pelo FDA para cefaleias crônicas diárias.

especial titulado até a dose terapêutica, a menos da ocorrência de reações adversas intoleráveis. Se um agente falhar após uma experiência terapêutica adequada, será melhor escolher um agente de uma categoria terapêutica diferente. Entretanto, na presença de indicações relativas fortes ou de contraindicações, pode ser apropriado escolher um segundo agente na mesma categoria.

### 37. O que é enxaqueca crônica ou transformada?
A enxaqueca crônica ou transformada é o quadro isolado mais comum nos centros de especialidade em cefaleia nos EUA. Tipicamente, o paciente com enxaqueca crônica começa a sofrer ataques comuns de enxaqueca episódica. Com o tempo, a frequência dos ataques aumenta, mas pode diminuir em termos de intensidade média. O paciente fica em um quadro caracterizado por ataques diários ou quase diários que lembram TTH, geralmente com cefaleias superimpostas em intervalos com a maioria ou com todas as características da enxaqueca tipo *full-blown*. A enxaqueca crônica deve ser definida com base em uma história longitudinal de cefaleia, e não simplesmente nos aspectos de cefaleia observados no momento da consulta. A enxaqueca crônica é definida como 15 ou mais episódios por mês, dos quais 8 são enxaquecas, por mais de 3 meses, persistindo por mais de 4 horas/dia.

### 38. Por que a enxaqueca crônica é um desafio terapêutico assustador?
Cerca de 80% dos pacientes com enxaqueca transformada faz uso abusivo de analgésicos, combinação de comprimidos ou alcaloides de ergot. Esses medicamentos sustentam o ciclo da cefaleia diária em andamento por meio do mecanismo de retirada do fármaco. A chave para o tratamento é eliminar os medicamentos de uso abusivo. Em geral, as terapias preventivas não se tornam totalmente eficazes até que o padrão de uso abusivo de medicamentos seja interrompido.

### 39. Como a enxaqueca crônica é tratada?
A melhor abordagem para tratar a enxaqueca transformada é a prevenção. Cefaleias de rebote podem ser prevenidas restringindo-se o uso de todos os medicamentos agudos para 2 ou 3 dias no máximo por semana. É necessário cuidado especial com analgésicos contendo cafeína, narcóticos ou barbituratos e ergotamina. Os NSAIDs podem ser usados mais frequentemente, com risco mínimo de cefaleia de rebote. Foi informado que os triptanos causam essas cefaleias de rebote. No ambiente ambulatorial, o tratamento dessa cefaleia de rebote geralmente envolve a substituição do medicamento de uso abusivo por um NSAID. Cuidado especial é necessário para se evitar a retirada de barbituratos e opiatos. Às vezes, as cefaleias de rebote podem exigir terapia com o paciente hospitalizado.

A toxina onabotulínica tipo A (Botox) deriva da bactéria anaeróbica *Clostridium botulinum*. Ela tem aprovação do FDA para o tratamento de CM** desde outubro de 2010. CM é definida como mais de 15 dias de cefaleia em um mês, por mais de 3 meses e com pelo menos 8 desses dias com características de enxaqueca. Esses ataques devem persistir por pelo menos 4 horas. As injeções são administradas cada 12 semanas.

### 40. Quem precisa de tratamento em hospital e por quê?
A maioria esmagadora dos pacientes com enxaqueca não exige tratamento em hospital. Esse tratamento é indicado quando os pacientes sofrem ataques frequentes e incapacitantes que não respondem à melhor terapia ambulatorial. Pacientes com comorbidades médicas ou psiquiátricas significativas, pacientes emocionalmente exaustos pela dor contínua e pacientes com medo da dor da cefaleia às vezes precisam de tratamento hospitalar. Para eles, o tratamento hospitalar precoce pode ser muito bom em termos de custo-benefício.

A chave para o tratamento hospitalar de enxaqueca transformada é o uso de fármacos parenterais como di-hidroergotamina intravenosa em combinação com metoclopramida. Geralmente, esses agentes são administrados cada 8 horas, durante vários dias para afunilar o padrão de uso abusivo de medicamentos. Ao mesmo tempo, um programa efetivo de prevenção de enxaqueca deve ser iniciado e várias modalidades de comportamento para controle da dor são introduzidas.

### 41. Quais são os tratamentos emergentes para enxaquecas?
Estudos precoces de fase II mostraram resultados positivos para inibidores de peptídeos relacionados com o gene da calcitonina (CGRP) em enxaqueca episódica e crônica. Essa classe de medicamentos está, agora, em estudos clínicos de fase III. Todos os dados disponíveis apontam para anticorpos de CGRP como um passo à frente em prevenção de enxaqueca, com vantagens potenciais em tolerabilidade e adesão ao tratamento; entretanto, a dose ideal e a segurança neurológica e sistêmica a longo prazo precisam ser definidas.

---

**N.T.: enxaqueca crônica.

## PONTOS-CHAVE

1. A enxaqueca é um problema de saúde altamente prevalente que afeta aproximadamente 11% da população nos EUA.
2. Não há testes específicos exigidos para o diagnóstico de enxaqueca; pelo contrário, a verificação diagnóstica é usada quando a suspeita clínica é alta de que um transtorno de cefaleia secundária esteja presente.
3. O tratamento agudo para enxaqueca será necessário para quase qualquer pessoa com enxaqueca.
4. Medicação preventiva deverá ser usada para pacientes que sofram dois ou mais ataques por mês que produzam incapacidade persistindo por 3 ou mais dias no mês, quando as terapias agudas para enxaqueca são contraindicadas ou ineficientes, quando medicamentos abortivos sejam exigidos mais de duas vezes por semana e/ou quando os ataques de cefaleia produzem perturbação profunda e prolongada.

## BIBLIOGRAFIA

1. Goadsby PJ, Lipton RB, Ferrari MD. Migraine: current understanding and management. *N Engl J Med*. 2001;346:257-270.
2. Headache Classification Subcommittee of the International Headache Society. The international classification of headache disorders. *Cephalgia*. 2013;32(9):629-808.
3. Lipton RB, Goadsby PJ, Sawyer J, et al. Migraine: diagnosis and assessment of disability, 3rd ed. *Rev Contemp Pharmacother*. 2000;11:63-73.
4. Silberstein SD, Holland S, Freitag F. Evidence-based guideline update: Pharmacologic treatment for episodic migraine prevention in adults: report of the Quality Standards Subcommittee of the American Academy of Neurology and the American Headache Society. *Neurology*. 2012;78(17):1337-1345.
5. Silberstein SD, Saper JR, Freitag FG. Migraine: diagnosis and treatment. In: Silberstein SD, Lipton RB, Dalessio DJ, eds. *Wolff's Headache and Other Head Pain*. 7th ed. New York: Oxford University Press; 2001:121-238.
6. Burch RC, Loder S, Loder E, Smitherman TA. The prevalence and burden of migraine and severe headache in the United States: updated statistics from government health surveillance studies. *Headache*. 2015;55(1):22-34.

# CEFALEIA EM SALVA
*Grace Forde*

### 1. O que é cefaleia em salva?
Assim como a enxaqueca, a cefaleia em salva é um transtorno primário, mas com aspectos clínicos significativamente diferentes. As cefaleias em salva são caracterizadas por ataques de dor de cabeça unilateral excruciantemente intensa. Os ataques persistem por 15 a 180 minutos e recorrem de uma vez, dia sim dia não, até 8 vezes por dia. Esses episódios dolorosos estão associados a aspectos autonômicos incluindo: ptose, miose, injeção conjuntival, lacrimejamento e rinorreia do lado da dor.

No cacho episódico, os ataques ocorrem em "salva", perdurando de semanas a meses, separados por períodos de "remissão" sem dor durante meses a anos. Os momentos de cefaleia frequente são chamados de "períodos de salva".

A segunda edição da International Classification of Headache Disorders (ICHD II) define cinco critérios clínicos para cefaleia em salva (Quadro 12.1).

### 2. As cefaleias em salva são comuns? Quem é afetado?
Felizmente, a cefaleia em salva é relativamente rara, afetando aproximadamente 0,05 a 0,1% da população nos EUA. Essa doença é um de dois transtornos de cefaleia que ocorrem mais frequentemente nos homens. Eles são afetados 3,5 a 7 vezes mais frequentemente que as mulheres. Por outro lado, a enxaqueca ocorre nas mulheres 3 vezes mais que nos homens. A maioria dos pacientes começa sofrendo de cefaleia em salva entre os 20 e os 50 anos de idade (a idade média é de 30 anos), embora a idade na manifestação do episódio varie desde a infância precoce até os 80 anos de idade.

Mulheres com cefaleia em salva apresentam idade média de início mais tardia que os homens. Diferentemente da enxaqueca, não há ligação entre a menstruação e as cefaleias em salva; como a enxaqueca, a salva pode desaparecer durante a gestação e pode ser desencadeada pelo uso de contraceptivos orais.

### 3. Quais são as características das cefaleias em salva?
A dor dessas cefaleias começa abruptamente, geralmente sem aviso, e atinge intensidade máxima entre 1 a 15 minutos. A dor é excruciante, profunda e aborrecida, sendo frequentemente descrita como "*red-hot poker*"* no ou atrás do olho afetado. A dor é, em geral, mais intensa nas regiões orbitária e retro-orbitária e pode-se irradiar para a têmpora ipsolateral, dentes superiores e gengivas e pescoço. Diferentemente da dor da enxaqueca, que pode alternar os lados, a dor da cefaleia em salva geralmente é unilateral; somente 10 a 15% dos pacientes informam mudança de lado em surtos subsequentes. Raramente, os pacientes com cefaleia em salva típica informam que uma aura — idêntica àquela descrita na enxaqueca — precede um ataque.

### 4. Quando ocorrem os surtos?
A maioria dos pacientes com cefaleia em salva observa um fenômeno chamado de periodicidade — os ataques recorrem por volta do mesmo horário em cada dia, durante todo o ciclo da salva. Cerca de 75% dos ataques ocorre entre 21 horas e 10 horas da manhã. Cerca da metade de todos os pacientes de cefaleia em salva informa ataques noturnos que os acordam do sono. Os ataques ocorrem, geralmente após 2 horas de sono e estão quase sempre associados ao sono de movimentos rápidos do olho.

Manzoni *et al.* estudaram características do ataque em 180 pacientes da doença e notaram incidência mais alta de ataques individuais ocorrendo entre 1 hora e 2 horas da madrugada, 13h e 15h e às 21h. Por isso, os pacientes da doença apresentam ciclo dentro e fora dos períodos de salva, mas durante os períodos de salva as cefaleias individuais ocorrem em padrões regulares. Por essa razão, a cefaleia em salva é considerada como um transtorno cronobiológico.

### 5. Qual é a explicação para a periodicidade da cefaleia em salva?
Evidência recente aponta para um marca-passo hipotalâmico disfuncional. O núcleo supraquiasmático do hipotálamo controla ritmos circadianos como o ciclo dormir-acordar e regula a secreção de

---
*N.T.: ferro em brasa.

> **Quadro 12.1** Classificação Internacional de Critérios Diagnósticos de Transtornos de Cefaleia para Cefaleia em Salva
>
> 1. Pelo menos cinco ataques preenchendo B-D.
> 2. Dor orbitária, supraorbitária e/ou temporal intensa ou muito unilateral persistindo por 15 a 180 minutos se não tratada.[1]
> 3. Cefaleia acompanhada de pelo menos um dos sinais a seguir, que precisam estar presentes no lado da dor:
>    a. Injeção e/ou lacrimejamento da conjuntiva ipsolateral.
>    b. Congestão e/ou rinorreia nasal ipsolateral.
>    c. Edema na pálpebra ipsolateral.
>    d. Suor facial e na testa ipsolateral.
>    e. Meiose e/ou ptose ipsolateral.
>    f. Sensação de inquietação ou agitação.
> 4. Os ataques têm frequência de dia sim dia não até 8 ataques por dia.[2]
> 5. Não atribuída a outro transtorno.[3]

[1] Durante parte (mas menos da metade) da duração da cefaleia em salva os ataques podem ser menos intensos e/ou com duração mais curta ou mais longa.
[2] Durante parte (mas menos da metade) da duração da cefaleia em salva os ataques podem ser menos frequentes.
[3] A história e os exames físicos e neurológicos não sugerem nenhum dos transtornos listados nos grupos 5 a 12, ou história e/ou exames físico e/ou neurológico sugerem esse transtorno, mas que é descartado por investigações apropriadas, ou tal transtorno está presente, mas os ataques não ocorrem pela primeira vez em relação temporal próxima ao transtorno.

melatonina pela glândula pineal. A disfunção desse núcleo poderia explicar a periodicidade da cefaleia em salva. Varreduras da tomografia com emissão de pósitrons durante surtos agudos desse quadro revelaram ativação aumentada na região da substância cinza do hipotálamo.

6. **O que se sabe sobre a fisiopatologia de cefaleias em salva?**
   Embora o mecanismo fisiopatológico exato não esteja completamente compreendido, um trabalho recente nos deu uma percepção das vias e estruturas mais provavelmente envolvidas. A dor da cefaleia em salva é levada ao sistema nervoso central por meio de ramos nociceptivos da primeira divisão do nervo trigêmeo. Esse ramo (V1) inerva as estruturas intracranianas sensíveis à dor, como a dura e seus vasos sanguíneos, e a ativação da via trigeminovascular causa a liberação da substância P e do peptídeo relacionado com o gene da calcitonina (CGRP). A liberação desse peptídeo produz vasodilatação dos vasos sanguíneos da dura e induz uma inflamação neurogênica. A ativação desse sistema em salva é evidenciada pelos achados de níveis sanguíneos aumentados de CGRP na veia jugular externa durante um ataque aguda dessa cefaleia.

   Os aspectos autonômicos que acompanham a dor sugerem a ocorrência de ativação da via parassimpática craniana. As fibras nessa via se originam dos neurônios que surgem com o núcleo salivatório superior. Esses neurônios de primeira categoria viajam com o sétimo nervo craniano, formando sinapse nos gânglios pterigopalatinos. As fibras pós-gangliônicas suprem a inervação vasomotora e secretora para os vasos cerebrais, glândulas lacrimais e glândulas da mucosa nasal, que produz os aspectos clínicos observados na cefaleia em salva. Um marcador para a ativação parassimpática craniana, o peptídeo intestinal vasoativo (VIP), também está elevado no sangue da jugular externa durante os ataques dessa cefaleia. Essas vias foram denominadas de "reflexo autonômico trigeminal".

   A síndrome de Horner que acompanha essa cefaleia em salva é pós-gangliônica e está provavelmente localizada no seio cavernoso, pois é nesse sítio que as fibras simpáticas, parassimpáticas e trigeminais se encontram. É possível, portanto, que a ativação de ambos os sistemas parassimpáticos trigeminovascular e craniano ocorra no cenário de um marca-passo hipotalâmico transtornado que pode estar disfuncional durante o período de salva.

7. **As cefaleias em salva são desencadeadas pelos mesmos agentes da enxaqueca?**
   Uma minoria muito pequena de sofredores de cefaleia em salva informa que os desencadeadores típicos da enxaqueca induzem sua cefaleia. Esses agentes incluem: estresse, relaxamento após estresse, exposição ao calor ou ao frio e certos alimentos como chocolate, laticínios ou ovos. O álcool é um precipitante comum de cefaleia em salva, afetando mais da metade de todos os pacientes. Esse agente tende a desencadear ataques entre 5 e 45 minutos após a ingestão. E o mais interessante, esse desencadeador está presente somente durante a fase de "salva" ativa do transtorno; a ingestão de bebidas contendo álcool durante a fase de "remissão" não desencadeia um ataque. A nitroglicerina sublingual também pode induzir os ataques.

## 12 CEFALEIA EM SALVA

**8. Existem tipos diferentes de cefaleia em salva?**
Sim. A cefaleia em salva típica pode ser dividida em duas formas: episódica e crônica. Cerca de 90% dos pacientes com cefaleia em salva sofrem a forma episódica, na qual ataques discretos recorrem em ciclos, geralmente persistindo por 1 a 3 meses, separados por remissões sem dor com duração de 1 mês a vários anos. Muitos pacientes com cefaleia em salva episódica sofrem um ou dois surtos por ano (tipicamente na primavera ou outono).

Na cefaleia em salva crônica, os ataques recorrem em bases diárias ou quase diárias por mais de 1 ano sem remissão ou com remissões que persistem menos de 1 mês. Esse tipo de cefaleia tem dois perfis temporais: (1) em alguns pacientes a forma crônica começa desde a manifestação (anteriormente classificada como crônica primária) e (2) outras começam como a forma inicialmente episódica que evolui para a forma crônica (anteriormente chamada de "crônica secundária"). O subtipo que evolui afeta aproximadamente 10% dos pacientes com cefaleia em salva e pode ocorrer mais frequentemente em pacientes que sofrem início tardio da forma episódica.

A ICHD II também considera as hemicranias paroxísticas como uma forma de cefaleia em salva (consultar Capítulo 14).

**9. Como são diagnosticadas as cefaleias em salva?**
O diagnóstico de uma cefaleia em salva se baseia principalmente na história. Apesar de aspectos distintivos da cefaleia, os pacientes com salva consultam a média de cinco médicos antes de receberem o diagnóstico correto. As cefaleias intensas desses pacientes são, com frequência, diagnosticadas erroneamente como enxaquecas. Ou, se a dor se irradia para os dentes e gengivas superiores, a cefaleia é erroneamente informada como doença dentária. Dor frontal, congestão nasal e/ou rinorreia podem ser atribuídas à doença sinusal. Consultar o Quadro 11.1.

**10. Como a cefaleia em salva é diferenciada das hemicranias paroxísticas?**
Os aspectos da cefaleia em salva que a diferenciam das hemicranias paroxísticas incluem: predominância esmagadoramente masculina, falta de mecanismos mecânicos desencadeadores, número menor de ataques diários, duração mais longa de cada ataque e padrões específicos de resposta ao tratamento (Tabela 12.1).

**Tabela 12.1.** Diagnóstico Diferencial de Cefaleias em Salva

| | EM SALVA | HEMICRANIA CONTÍNUA | ENXAQUECA | HEMICRANIAS PAROXÍSTICAS |
|---|---|---|---|---|
| Sexo F:M | 1:6 | 1,8:1 | 3:1 | 2,13:1 |
| Idade de início | 20-40 | 11-58 | Adolescentes-20 | 6-81 |
| Qualidade da dor | Aguda, "chata" | Dor obtusa na base, superposta, latejante/aguda | Latejante, pulsátil | Aguda, pulsátil, latejante |
| Sítio de dor máxima | Órbita/têmpora | Órbita/têmpora | Têmpora/testa | Órbita/têmpora |
| Ataques por dia | 0-8 | Variáveis | 0-1 | 1-40 |
| Duração dos ataques não tratados | 15-180 min (média 20-45) | 2-45 min | 4-72 h | 2-120 min (média 2-25) |
| Aspectos autonômicos | + | + (mas menos pronunciada que a salva) | – | + |
| Aura | – | – | + em 15-20% | – |
| Comportamento do paciente durante ataque | Andando/ balançando | Andando ou em repouso | Repousando/ dormindo | Andando/ balançando |
| O oxigênio pode abortar ataques agudos | + em 80% | – | + em 20% | – |

11. **Como determinar se uma cefaleia é em salva ou enxaqueca?**
A cefaleia em salva é diferenciada da enxaqueca por vários aspectos importantes. A enxaqueca tende a ser mais prevalente em mulheres, se manifesta em idade mais precoce, demonstra mudança de lado de um ataque para outro e está associada a náusea, vômito, fotofobia, fonofobia e osmofobia. Na enxaqueca, os ataques são mais duradouros, não ocorrem várias vezes ao dia e não estão usualmente associados a aspectos autonômicos ipsolaterais à dor. Além disso, a aura é rara na cefaleia em salva (ver Pergunta 3). Durante o ataque os pacientes andam, sentam-se eretos em uma cadeira ou batem a cabeça contra uma parede, enquanto os pacientes de enxaqueca repousam quietamente em uma sala escura e tentam dormir. Deve-se notar que a posição deitada realmente aumenta a dor da cefaleia em salva.

Há cefaleias com aspectos tanto da enxaqueca quanto da cefaleia em salva que não podem ser adequadamente classificados em um grupo ou outro. Com frequência, esses pacientes apresentam um transtorno intermediário conhecido como "variante de cefaleia em salva-enxaqueca".

12. **Como a cefaleia em salva é diferenciada da hemicrania contínua?**
Hemicrania contínua é um transtorno benigno pouco reconhecido e caracterizado por desconforto contínuo da linha de base de baixo nível. Os pacientes informam exacerbações de dor mais intensa, persistindo de 5 minutos a alguns dias, superpostas na dor da linha básica. Essas exacerbações estão quase sempre associadas a aspectos autonômicos ipsolaterais da cefaleia em salva, embora se presentes, tendem a ser menos pronunciadas na cefaleia em salva. O transtorno é erroneamente diagnosticado como cefaleia em salva se o médico ou o paciente focarem nas exacerbações e perderem a dor contínua e menos intensa. A hemicrania contínua é unicamente respondedora ao tratamento com indometacina e falha para se resolver com a terapia padrão antissalva.

13. **É possível prevenir os ataques em salva?**
Sim. Quase todos os pacientes com cefaleia em salva exigem tratamento preventivo. A curta duração, alta frequência e intensidade notável dos ataques torna insatisfatório o tratamento agudo. Vários agentes antissalva podem ser usados (Tabela 12.2).

A maioria dos especialistas em cefaleia começa o tratamento com verapamil e afunilamento com prednisona. A prednisona geralmente induz a remissão rápida, mas tem muitas reações adversas para uso a longo prazo. Verapamil geralmente é seguro e bem tolerado, mas seus benefícios se desenvolvem em 1 a 2 semanas. Dessa forma, a prednisona é iniciada com 60 a 80 mg diariamente, durante 1 semana. Na segunda semana o fármaco é afunilado em 10 mg por dia. Verapamil começa na dose de 240 mg ao dia e quase sempre aumenta para 480 mg por dia, se tolerado. Às vezes, escalações de doses adicionais são necessárias. Prednisona visa induzir remissão rápida; verapamil visa prevenir ataques até que o ciclo da salva seja concluído.

Se verapamil falhar, pode-se tentar carbonato de lítio. O lítio tende a ser mais eficaz na forma crônica. O ácido valproico demonstrou ser útil nas duas formas de cefaleia.

**Tabela 12.2.** Tratamento de Cefaleias em Salva

| MEDICAMENTO | DOSE (mg/dia) | COMENTÁRIOS |
|---|---|---|
| **Medicamentos usados preventivamente** | | |
| Verapamil | 240-960 | Útil em todas as formas; às vezes doses superiores ao máximo de 480 mg na bula são necessárias |
| Ácido valproico | 500-3.000 | Útil em todas as formas |
| Carbonato de lítio | 300-1.500 | É o melhor para cefaleia em salva crônica |
| **Medicamentos usados abortivamente** | | |
| Oxigênio | 8-10 mg L/min via máscara facial durante 10-15 min | – |
| Sumatriptano | 6 mg SQ | Máximo de duas injeções ao dia |
| DHE | 0,5-1 mg SQ/IM | Máximo de 2 mg/dia e 6 mg/semana |

DHE, Di-hidroergotamina; IM, intramuscular; SQ, subcutâneo.

### 14. Por quanto tempo a terapia profilática deve ser mantida?

Os pacientes deverão ser mantidos com medicamentos preventivos por um período levemente maior que o de seus ciclos típicos; por exemplo, se o período da salva dura geralmente 6 semanas, deve-se manter os pacientes em seus regimes antissalva por 8 semanas e, então, afunilar gradualmente os medicamentos preventivos. As recorrências são tratadas ajustando-se a dose para cima e depois afunilando novamente o fármaco mais tarde.

### 15. Como são tratados os ataques agudos?

As duas alternativas de tratamento agudo para salva são oxigênio e sumatriptano. O oxigênio é administrado geralmente via máscara facial ou cânula nasal durante 10 a 15 minutos. O sumatriptano subcutâneo de 6 mg aborta rapidamente os ataques da cefaleia em salva em 5 a 10 minutos na maioria dos pacientes. Infelizmente, o fármaco não pode ser administrado mais que duas vezes ao dia, e os sofredores podem ter mais de dois ataques por dia. A di-hidroergotamina (DHE) de 0,5-1,0 mg administrada por via intramuscular ou subcutânea também é eficiente. Supositórios de ergot ao deitar podem prevenir cefaleias noturnas em pacientes com ataques noturnos.

A DHE não é indicada especificamente para cefaleia em salva. Sumatriptano recebeu aprovação do FDA para tratamento de cefaleias em salva.

### 16. Se esses medicamentos falharem em romper os ataques, o que mais poderá ser feito?

Pacientes clinicamente refratários podem ser tratados de várias maneiras. A hospitalização e o tratamento com DHE repetitiva e metoclopramida cada 8 horas provou quebrar os ciclos da salva. Alternativamente, bloqueios do nervo occipital ipsolateral às vezes ajudam. Para pacientes refratários a esses tratamentos, injeções percutâneas de glicerol na cisterna trigeminal, rizotomia trigeminal por radiofrequência percutânea ou descompressão do nervo intermédio podem ser tentadas. Recentemente, foi informado sucesso em uma pequena série de pacientes com cefaleia em salva intratável tratadas com estimulação cerebral hipotalâmica profunda.

*Terapias alternativas e complementares deverão ser tentadas porque as cefaleias em salva podem ser muito debilitantes. A melatonina demonstrou eficácia modesta no tratamento de ataques noturnos. Existe também evidência de que a capsaicina, de uso intranasal, pode reduzir a frequência e a intensidade do ataque de cefaleia em salva.*

### 17. Nomeie algumas síndromes potencialmente perigosas que podem se apresentar com sintomas similares aos da cefaleia em salva.

O diagnóstico diferencial tem de incluir todas as síndromes que possam se apresentar com dor retro-orbitária e ptose. Uma das síndromes mais graves é a dissecção da artéria carótida. A dor às vezes é sentida atrás do olho e uma vez que as fibras simpáticas ascendem com a artéria carótida, a síndrome de Horner pode estar presente. Da mesma forma, uma doença no seio cavernoso pode produzir dor periorbitária e ptose. Entretanto, nesses pacientes a pupila é usualmente grande, em vez de pequena, porque a ptose se deve a uma paralisia de terceiro nervo, em vez de uma disfunção simpática.

## PONTOS-CHAVE

1. As cefaleias em salva se caracterizam por ataques de dor de cabeça unilateral e de intensidade excruciante; 75% dos ataques ocorrem entre 21 h e 10 h da manhã.
2. A dor dessa cefaleia começa abruptamente, geralmente sem aviso, e atinge intensidade máxima dentro de 1 a 15 minutos. A dor é excruciante, profunda e aborrecida, sendo frequentemente descrita como "ferro em brasa" (aplicação de calor) em ou atrás do olho afetado.
3. Ao contrário da enxaqueca, os homens são mais afetados que as mulheres.
4. A cefaleia em salva existe tanto na forma aguda quanto crônica.
5. O médico deverá estar ciente das terapias aguda e profilática específicas que são eficazes para a cefaleia em salva.

## BIBLIOGRAFIA

1. Bahra A, May A, Goadsby PJ. Cluster headache: a prospective clinical study with diagnostic implications. *Neurology*. 2002;58(3):354-361.
2. Ekbom K, Hardebo JE. Cluster headache: etiology, diagnosis and management. *Drugs*. 2002;62(1):61-69.
3. Headache Classification Subcommittee of the International Headache Society. The international classification of headache disorders. *Cephalalgia*. 2013;32(9):629-808.
4. Leone M, Bussone G. A review of hormonal findings in cluster headache: evidence for hypothalamic involvement. *Cephalalgia*. 1993;13:309-317.

5. Leone M, Franzini A, Broggi G, Bussone G. Hypothalamic deep brain stimulation for intractable cluster headache: a 3 year follow-up. *Neurol Sci*. 2003;24(suppl 2):143-145.
6. Manzoni GC, Terzano MG, Bono G, et al. Cluster headache—clinical features in 180 patients. *Cephalalgia*. 1983;3:21-30.
7. May A, Bahra A, Büchel C, Frackowiak RS, Goadsby PJ. Hypothalamic activation in cluster headache attacks. *Lancet*. 1998;351:275-278.
8. May A, Bahra A, Büchel C, Frackowiak RS, Goadsby PJ. PET and MRA findings in cluster headache and MRA in experimental pain. *Neurology*. 2000;55(9):1328-1335.
9. Newman LC, Goadsby P, Lipton RB. Cluster and related headaches. *Med Clin North Am*. 2001;85:997-1016.
10. Newman LC, Lipton RB, Solomon S. Hemicrania continua: ten new cases and a review of the literature. *Neurology*. 1994;44:2111-2114.
11. Swanson JW, Yanagihara T, Stang PE, et al. Incidence of cluster headaches: a population-based study in Olmstead County, Minnesota. *Neurology*. 1994;44:433-437.
12. Taha JM, Tew JM Jr. Long-term results of radio frequency rhizotomy in the treatment of cluster headache. *Headache*. 1995;35:193-196.

# CEFALEIA TIPO TENSIONAL
*Grace Forde*

**CAPÍTULO 13**

1. **Existe um termo médico para as cefaleias da vida diária?**
   Sim. A forma mais comum de cefaleia primária é a cefaleia tipo tensional (TTH). Quase todas as pessoas sofrem uma TTH em um momento ou outro e aproximadamente 40% da população sofreram pelo menos um episódio no ano anterior. Embora a ocorrência seja levemente mais alta nas mulheres, a proporção de gênero está muito próxima de 1:1. A TTH afeta indivíduos em todas as idades, mas é mais comum na meia-idade. Ela é sete vezes mais comum que a enxaqueca, mas menos incapacitante. Apesar disso, por ser tão comum, a TTH causa impacto social equivalente ou maior que aquele da enxaqueca.

2. **O que significa cefaleia "primária" e "secundária"?**
   Nas cefaleias primárias, a dor de cabeça é o problema. Em cefaleias secundárias, a dor de cabeça é sintomática de um quadro subjacente, como no caso de um tumor cerebral.

3. **Qual é a abordagem para diagnosticar cefaleia tipo tensional?**
   No diagnóstico de TTH os passos lembram aqueles da diagnose de enxaqueca. Transtornos de cefaleia secundária são excluídos com base em uma história direcionada e exame geral clínico e neurológico cuidadoso. Se houver sinais de alerta *red flags* um exame minucioso será necessário para diagnosticar ou excluir causas secundárias da cefaleia. Se esses alertas não forem notados pela história ou pelo exame, o próximo passo será diagnosticar um transtorno específico de cefaleia primária. Se o paciente se encaixar ordenadamente em uma categoria diagnóstica padrão, o diagnóstico será designado e o tratamento iniciado. Se a dor de cabeça for atípica e não atingir os critérios para um transtorno de cefaleia primária, deve-se revisitar a possibilidade de uma cefaleia secundária.

4. **Como é definida a cefaleia tipo tensional?**
   As TTHs se caracterizam por ataques recorrentes de dor de cabeça sem aspectos específicos associados. Para diagnosticar uma TTH a International Headache Society exige uma história de pelo menos 10 ataques durante a vida. Entretanto, no início do curso de uma TTH os pacientes ainda não terão sofrido esse número de ataques. Para elaborar o diagnóstico, dois dos seguintes aspectos de dor deverão estar presentes:
   - Dor nos dois lados da cabeça (dor bilateral).
   - Dor que se manifesta como dor constante ou dor de pressão.
   - Dor de intensidade leve ou moderada.
   - Dor não exacerbada por atividade física de rotina.
   
   A dor da TTH é quase sempre bifrontal, bioccipital ou nucal. Ela pode ser descrita como uma sensação de aperto semelhante à de se usar um chapéu muito apertado, como uma faixa apertada na cabeça gerando dor ou como sensação de pressão no vértice da cabeça. De vez em quando a dor é associada à sensibilidade de palpação dos músculos pericranianos. As cefaleias persistem tipicamente desde 30 minutos a vários dias, mas a duração de várias horas é a mais comum.

5. **Qual é a frequência da cefaleia tipo tensional?**
   A TTH é o tipo de dor de cabeça mais comum que ocorre, com prevalência de 88% nas mulheres e 69% nos homens durante a vida e podem ocorrer diariamente, em especial durante períodos de estresse ou de ansiedade.

6. **Existem tipos diferentes de cefaleia tipo tensão?**
   É tradicional dividir a TTH em dois grandes grupos: episódico e crônico. Por definição, os ataques episódicos ocorrem menos de 15 dias/mês (ou 180 dias/ano) e a cefaleia crônica ocorre 15 ou mais vezes por mês, durante pelo menos 6 meses (ou 180 dias/ano). Caso contrário, os aspectos clínicos dos ataques são muito semelhantes. A TTH crônica afeta cerca de 3% da população.

7. **Discutir a cefaleia tipo tensional crônica em relação à enxaqueca crônica.**
   O diagnóstico diferencial de TTH crônica inclui a enxaqueca crônica (ou transformada). Embora tanto a TTH crônica quanto enxaqueca transformada sejam caracterizadas por ataques frequentes de dor de cabeça leves a moderados, esses transtornos são diferentes. Como o nome implica,

a enxaqueca crônica evolui fora da enxaqueca episódica, pois as dores de cabeça aumentam em frequência e diminuem em intensidade e os aspectos específicos da enxaqueca diminuem. A TTH crônica pode surgir de novo ou em indivíduos com TTH episódica. Aqueles com enxaqueca crônica podem ter episódios ocasionais de enxaqueca *full-blown**.

8. **Qual é o diagnóstico diferencial de cefaleia tipo tensional?**
A TTH deve ser distinguida de outros transtornos de cefaleia primária e secundária. Sua localização bilateral, intensidade de dor leve a moderada e ausência de aspectos autonômicos torna relativamente fácil fazer a diferenciação da cefaleia em salva (ver Capítulo 12). Sua distinção da enxaqueca é discutida na Pergunta 9. Causas estruturais ou metabólicas subjacentes devem ser consideradas em pacientes que sofrem de cefaleias que lembram uma TTH.

Logo no início do seu curso, os tumores cerebrais e outras lesões de massa intracranianas tendem a produzir cefaleias bilaterais e obtusas, o que pode ser difícil de distinguir de uma TTH. As cefaleias resultantes de tumores cerebrais tendem a progredir em frequência e intensidade, e estão quase sempre associadas a sintomas e sinais neurológicos focalizados ou evidência de pressão intracraniana aumentada. Quando as cefaleias de perfil similar estiverem presentes por meses ou anos e o exame neurológico for normal, cefaleias secundárias serão improváveis.

9. **Como a cefaleia tipo tensional e enxaqueca se diferenciam?**
Os aspectos diagnósticos de TTH e de enxaqueca se contrastam acentuadamente.

| Dor de Enxaqueca | Dor de TTH |
|---|---|
| Unilateral | Bilateral |
| Latejante ou pulsátil | Dor constante ou sensação de aperto/pressão |
| Moderada a intensa | Leve a moderada |
| Agravada por atividade física de rotina (p. ex., subir escadas) | Não agravada |

Além disso, a TTH se caracteriza por ausência dos sintomas associados que definem a enxaqueca. Especificamente, a TTH episódica geralmente não é acompanhada de aura ou náusea e só raramente por fotofobia ou fonofobia (não ambas).

10. **Como a cefaleia tipo tensional e a cefaleia sinusal se diferenciam?**
É comum a confusão entre TTH e cefaleia sinusal. Isso é especialmente provável quando a dor de cabeça tem distribuição frontal; a localização pelos seios frontal e/ou maxilar cria a confusão diagnóstica. As cefaleias sinusais estão associadas à sensibilidade do seio, febre, gotejamento pós-nasal e descarga nasal purulenta e raramente causam dores de cabeça breves e recorrentes.

11. **Qual é a fisiopatologia da cefaleia tipo tensão?**
O mecanismo de dor em TTH permanece incerto. Esse transtorno já foi denominado de "cefaleia de contração muscular" com base na assunção de que a contração excessiva dos músculos esqueléticos do pescoço e da cintura do ombro produzia dor. O termo "cefaleia de tensão" foi usado algumas vezes para sugerir que estresse ou tensão psicológica era a causa fundamental do transtorno. O termo "TTH" visa implicar que nós não sabemos o que, se houver, é "tensão". Embora haja níveis em excesso de contração muscular em TTH, esses níveis não excedem aqueles encontrados em pacientes com enxaqueca. Embora o estresse seja um desencadeador para algumas pessoas com TTH, o transtorno pode ocorrer na ausência de estresse e altos níveis de estresse podem ocorrer sem TTH.

Alguns acreditam que TTH é uma forma de enxaqueca leve, mas a resposta ao medicamento sumatriptano sugere que isso é verdadeiro somente em alguns pacientes. De acordo com o estudo do espectro, sumatriptano trata efetivamente a TTH em indivíduos que também têm enxaqueca. Em indivíduos sem enxaqueca, o fármaco não é eficaz (ver Capítulo 11). Os fatores que aumentam a TTH incluem disfunção oromandibular, estresse psicossocial, transtornos psiquiátricos e abuso de medicamentos.

12. **A cefaleia tipo tensional é um transtorno genético?**
Não há evidência clara de que a TTH episódica seja familiar. Estudos recentes realmente sugerem que a TTH crônica, como a enxaqueca, se agrega nas famílias.

13. **Quais são as abordagens para tratamento da cefaleia tipo tensional?**
O tratamento da TTH, como o tratamento da enxaqueca, pode ser dividido em duas categorias principais: terapias não farmacológica e farmacológica. As terapias farmacológicas são divididas em aguda (abortiva) e preventiva (profilática). Observar que pacientes com TTHs leves e não frequentes

---
*N.T.: plenamente desenvolvida.

podem simplesmente estar buscando um diagnóstico e reafirmação de que as cefaleias não têm uma causa grave. Esses pacientes podem nem precisar de medicamentos prescritos.

**14. O que são fatores desencadeantes?**
Os fatores desencadeantes precipitam a cefaleia em um indivíduo biologicamente vulnerável, mas eles não são a causa fundamental da dor de cabeça. Ao se elaborar um plano de tratamento, é importante começar identificando os fatores exacerbantes ou desencadeantes das cefaleias e distinguir fatores desencadeantes de causas. Estresse psicológico, talvez relacionado com um trabalho ou situação familiar, pode ser um fator desencadeante importante. Os desencadeadores tradicionais da enxaqueca, incluindo fatores da dieta, refeições perdidas, sono interrompido, alterações no tempo e fatores hormonais contribuem ocasionalmente para a TTH.

**15. Verdadeiro ou falso. A cafeína pode desencadear uma cefaleia.**
Isso é parcialmente verdadeiro: a abstinência de cafeína pode desencadear uma cefaleia. Se um paciente ingere várias xícaras de bebidas cafeinadas ou consome medicamentos contendo cafeína diariamente, a abstinência da cafeína pode desencadear uma dor de cabeça. Alguns pacientes acordam nas manhãs dos fins de semana com cefaleia porque não consumiram sua xícara regular de café. Cefaleias por abstinência de cafeína são muito comuns mesmo em usuários moderados dessa substância.

**16. Quais são as opções de tratamento não farmacológico para cefaleia episódica tipo tensional?**
A resolução de situações estressantes às vezes melhora o controle da dor de cabeça. Métodos de tratamento de estresse incluindo técnicas de relaxamento ou *biofeedback* quase sempre são úteis. A terapia cognitivo-comportamental também pode ajudar. Alguns pacientes descobrem que fatores de postura (como trabalhar longas horas com posição inadequada da cabeça) contribuem para a cefaleia. Para esses pacientes, alterações ergonômicas no local de trabalho ou simplesmente levantar-se para estiramento podem ser úteis. Refeições regulares, padrões coerentes de sono e exercício podem eliminar a cefaleia.

Quando a TTH está associada a espasmo ou sensibilidade da musculatura pericraniana ou cervical, modalidades físicas como a aplicação local de calor ou bolsa de gelo e o uso de um travesseiro cervical às vezes são medidas úteis. Diatermia, fisioterapia, massagem e injeções em pontos desencadeadores também são empregadas. A estimulação elétrica transcutânea de nervos foi informada como fator de alívio da TTH.

**17. Quais são as opções de tratamento agudo para cefaleia episódica tipo tensional?**
A TTH pode ser tratada com simples analgésicos que não precisam de receita médica (OTC) como: aspirina, acetaminofeno (Tylenol), ibuprofeno (Advil, Nuprin) naproxeno sódico (Aleve) e cetoprofeno (Actron, Orudis KT). Quando os medicamentos OTC não fornecerem o alívio adequado, os fármacos com prescrição poderão ser tentados. Os agentes anti-inflamatórios não esteroidais (NSAIDs) como naproxeno sódico (Anaprox), 550 mg, ou diflunisal (Dolobid), 500 mg, podem ter sucesso quando NSAIDs OTC não funcionarem. Os opioides transnasais (Stadol NS) podem ser úteis para TTHs intensas refratárias a outros tratamentos; entretanto, devemos nos preocupar com o potencial de uso excessivo desses tipos de agentes. Em geral, os medicamentos agudos não deverão ser usados mais de 2 ou no máximo 3 dias por semana para evitar cefaleias de rebote.

**18. O que é cefaleia de rebote?**
Os medicamentos usados para aliviar cefaleias podem se tornar a causa da dor de cabeça, se usados em excesso. Quase qualquer medicamento pode causar cefaleia de rebote e, portanto, é importante limitar a dose de todos os medicamentos agudos. Os fármacos com mais probabilidade de causar cefaleias de rebote são os analgésicos de combinação, como os produtos contendo cafeína e butalbital. Esses medicamentos incluem, sem limitação: Fioricet, Fiorinal, Esgic, Excedrin e Excedrin enxaqueca. Na média, TTHs episódicas ocorrem duas vezes por mês. Na TTH crônica, com 15 ou mais dias de cefaleia por mês, o risco de cefaleia de rebote é substancial.

**19. Por que a cafeína é encontrada em tantos medicamentos para cefaleia?**
Quando a cafeína é ingerida no momento da cefaleia, ela aumenta a eficácia dos analgésicos. Por essa razão, os pacientes quase sempre aprendem a ingerir uma xícara de café quando tomam um analgésico ou usam fármacos de combinação contendo cafeína. A melhor recomendação é limitar a ingestão de cafeína nos dias sem dor de cabeça (para uma xícara de café ou chá por dia) e economizar a cafeína para seu efeito medicinal nos dias com cefaleia. Observar que sem cafeína e descafeinado não são a mesma coisa — o descafeinado ainda contém cafeína, só que em menor quantidade.

**20. Os medicamentos preventivos desempenham um papel no tratamento da cefaleia tipo tensão?**
O tratamento preventivo é usado para apenas uma pequena minoria de pacientes que sofrem de TTH. Esses medicamentos deverão ser considerados para pacientes com incapacidade por causa de dores

de cabeça 3 ou mais dias por mês. Além disso, os medicamentos preventivos podem ter um papel no tratamento de pacientes em risco de cefaleia de rebote, por causa da necessidade frequente de analgésicos. Se o tratamento agudo for ineficaz ou contraindicado, a terapia preventiva será a opção de tratamento. Por fim, se o paciente tiver um quadro de comorbidade (como depressão) que exija tratamento, será apropriado tratar tanto o transtorno de cefaleia quanto o quadro comórbido com um único medicamento, quando possível.

21. **Quais são os tratamentos preventivos preferidos para cefaleia tipo tensional?**
Os medicamentos mais amplamente usados são os antidepressivos. Os antidepressivos tricíclicos são a escolha padrão. A autora prefere nortriptilina (Pamelor) e doxepina (Sinequan) porque eles apresentam menos reações adversas anticolinérgicas que a amitriptilina (Elavil). O regime usual começa com uma dose pequena ao deitar (10 ou 25 mg) ou a dose é gradualmente aumentada conforme o necessário e se tolerada. Os inibidores seletivos de reabsorção de serotonina (SSRIs) são, às vezes, usados para prevenção de TTH. Fluoxetina (Prozac) demonstrou ser eficaz em um pequeno estudo controlado de cefaleia crônica diária. Os outros SSRIs não foram estudados, mas são amplamente usados.
Se os antidepressivos forem malsucedidos ou contraindicados, muitos medicamentos usados para a prevenção da enxaqueca também poderão ser usados para TTH. Os bloqueadores dos canais de cálcio e divalproex sódico são geralmente mais bem-sucedidos que os betabloqueadores. A administração diária de NSAIDs de ação prolongada como naproxeno sódico também é feita, às vezes, para prevenção. O relaxante muscular tizanadina (Zanaflex) também demonstrou ser benéfico aos pacientes, especialmente para aqueles com TTH crônica.

22. **As abordagens de tratamento para cefaleia crônica tipo tensão e cefaleia episódica tipo tensão são as mesmas ou diferentes?**
As intervenções de comportamento para reduzir a frequência dos ataques são especialmente importantes para a TTH crônica. Embora as opções de tratamento agudo sejam similares, em razão da frequência dos ataques, os pacientes com TTH crônica estão em risco aumentado de cefaleia de rebote. O uso de tratamentos agudos que causam essa cefaleia deverá ser evitado ou intensamente limitado. Em geral, é desejável tratar esses pacientes com medicamentos preventivos.

### PONTOS-CHAVE

1. A TTH é o tipo mais comum de cefaleia.
2. O mecanismo da TTH ainda é incerto.
3. Tanto as terapias sintomáticas quanto profiláticas estão disponíveis para tratamento de TTH. Os agentes profiláticos deverão ser considerados para aqueles pacientes com TTH que estejam sofrendo mais de 3 dias de incapacidade relacionada com cefaleia em um mês.

### BIBLIOGRAFIA

1. Couch JR. Medical management of recurrent tension-type headache. In: Tollison CD, Kunkel RS, eds. *Headache Diagnosis and Treatment*. Baltimore: Williams and Wilkins; 1993:151-162.
2. Headache Classification Subcommittee of the International Headache Society. The international classification of headache disorders, 2nd ed. *Cephalgia*. 2004;24(suppl 1):9-160.
3. Jensen R, Bendtsen L, Olesen J. Muscular factors are of importance in tension-type headache. *Headache*. 1998;38:10-17.
4. Lipton RB, Bigal ME, Steiner TJ, Silberstein SD, Olesen J. Classification of primary headaches. *Neurology*. 2004;63(3):427-435.
5. Rasmussen BK, Jensen R, Schroll M, Olesen J. Epidemiology of headache in a general population: a prevalence study. *J Clin Epidemiol*. 1991;44:1147-1157.
6. Schwarts BS, Stewart WF, Simon D, Lipton RB. Epidemiology of tension-type headache. *JAMA*. 1998;279:381-383.
7. Selby G, Lance JW. Observation in 500 cases of migraine and allied vascular headaches. *J Neurol Neurosurg Psychiatry*. 1960;23:23-32.
8. Solomon S, Newman LC. Episodic tension-type headache. In: Silberstein SD, Lipton RB, Dalessio DJ, eds. *Wolff's Headache and Other Head Pain*. 7th ed. New York: Oxford University Press; 2001:238-246.
9. Warner JS. The outcome of treating patients with suspected rebound headache. *Headache*. 2001;41(7):685-692.
10. Martin MT. The diagnostic evaluation of secondary headache disorders. *Headache*. 2011;51(2):347.
11. Yancey J, Sheridan R, Koren K. Chronic daily headache:diagnosis and management. *Am Fam Physician*. 2014;89(8):642-648.

# HEMICRANIAS PAROXÍSTICAS
*Grace Forde*

**CAPÍTULO 14**

**1. O que são hemicranias paroxísticas?**
As hemicranias paroxísticas (PHs) são um grupo de transtornos de dor de cabeça raros e benignos que lembram a cefaleia em salva em vários aspectos, mas que respondem menos aos medicamentos tipicamente eficazes para essa cefaleia em salva. As PHs se caracterizam por dor de cabeça intensa, excruciante, latejante, incômoda ou pulsátil afetando as regiões orbitária, supraorbitária e temporal. Essas dores são associadas a pelo menos um dos seguintes sinais ou sintomas ipsolaterais ao lado da dor:
- Injeção da conjuntiva.
- Lacrimejamento.
- Congestão nasal.
- Rinorreia.
- Ptose.
- Edema da pálpebra.

Os ataques ocorrem de 1 a 40 vezes por dia, geralmente excedendo 8 ataques em um período de 24 horas. A duração é, tipicamente, de 2 a 30 minutos, mas em raras ocasiões os ataques chegam a persistir por até duas horas. As dores de cabeça podem ocorrer a qualquer momento do dia ou da noite e há sempre uma predisposição para ataques noturnos, nos quais o paciente é acordado de um sono pesado por uma cefaleia incapacitante.

**2. Existem variações clínicas diferentes das hemicranias paroxísticas?**
Sim. Embora exista alguma controvérsia sobre a nomenclatura da PH, parece haver três formas relacionadas:
- Hemicrania paroxística crônica (CPH) na qual cefaleias múltiplas ocorrem diariamente por anos a fio sem remissão ou com períodos de remissão inferiores há um mês.
- Hemicrania paroxística episódica (EPH) na qual há fases discretas caracterizadas por ataques diários frequentes separadas por remissões sem dor e duradouras.
- Pré-CPH, em que uma forma inicialmente episódica dessas cefaleias evolui, por fim, para a forma crônica contínua.

Alguns autores preferem a nomenclatura alternativa. No momento, somente CPH e EPH são reconhecidas no sistema diagnóstico da International Headache Society, como delineado na terceira edição da International Classification of Headache Disorders (ICHD III beta).

**3. O que distingue as hemicranias paroxísticas da cefaleia em salva?**
Os principais aspectos de distinção da PH e da cefaleia em salva se baseiam na frequência do ataque, na duração do ataque e na resposta ao tratamento. Além disso, as PHs não mostram a preponderância impressionante entre os homens que caracteriza a cefaleia em salva. Na cefaleia em salva os ataques são menos frequentes, porém mais longos — 1 ou 2 por dia com duração típica de 30 minutos a 2 horas. Na PH os ataques superam a cinco por dia com duração de 2 a 25 minutos cada um.

**4. Em termos fisiopatológicos, existe diferença entre hemicranias paroxísticas e cefaleia em salva?**
As PHs, assim como a cefaleia em salva, pertencem a um grupo de transtornos de dor de cabeça conhecido como dores de cabeça autonômicas trigeminais (TACs). Esses transtornos se caracterizam por episódios cíclicos de cefaleias intensas que estão associadas à ativação craniana autônoma e que compartilham um mecanismo fisiopatológico comum, o reflexo trigeminal autônomo (ver Capítulo 12).

Assim como as cefaleias em salva, a PH pode ser desencadeada pelo álcool. Cerca de 10% dos pacientes com CPH informam que os ataques são precipitados ou por inclinar ou girar a cabeça. Os ataques de dor de cabeça também podem ser desencadeados por se exercer pressão externa contra o processo transverso de C4 a C5, na raiz de C2 ou no nervo occipital maior. As cefaleias podem ser precipitadas dentro de poucos segundos do desencadeamento (faixa de 5 a 60 segundos), às vezes em sucessão rápida, sem nenhum período refratário.

5. **Faz alguma diferença se denominarmos essas cefaleias em salva ou hemicranias paroxísticas?**
    Sim. O diagnóstico diferencial é excepcionalmente importante, pois as PHs são quase sempre resistentes aos medicamentos que geralmente previnem as cefaleias em salva. As PHs só respondem ao tratamento com indometacina. De fato, a International Headache Society considerou a resposta à terapia com esse medicamento como condição sine qua non para se estabelecer um diagnóstico. Alguns especialistas em dor de cabeça acreditam que haja pacientes com hemicrania paroxística refratária à indometacina.

6. **Uma vez estabelecido o diagnóstico de hemicrania paroxística episódica ou crônica, existem outros exames minuciosos necessários?**
    Embora as PHs sejam benignas por definição, tem havido pacientes com etiologias clínicas ou estruturais desse transtorno clínico. Por exemplo, até o momento, tem havido vários casos publicados de pacientes com cefaleias semelhantes à CPH associadas a doenças vasculares do colágeno, tumores cerebrais malignos, malformações arteriovenosas e derrame isquêmico. Por isso, a investigação por neuroimagens é recomendada em todos os casos com diagnóstico presuntivo de CPH ou EPH nesses pacientes que se apresentam pela primeira vez ou naqueles se apresentando com uma alteração em seus padrões típicos, para excluir outras causas dessas cefaleias raras. Vários desses pacientes também responderam à indometacina.

7. **Uma vez estabelecido o diagnóstico e a investigação por neuroimagens esteja normal, como são tratadas essas cefaleias?**
    A marca registrada das PHs é a cessação absoluta da cefaleia com indometacina. A terapia inicial consiste em 25 mg de indometacina 3 vezes ao dia. Se não houver resposta ou se a resposta for parcial após 1 semana, aumentar a dose para 50 mg 3 vezes ao dia e, raramente, para até 75 mg 2 vezes ao dia. A resolução completa da cefaleia é imediata, geralmente ocorrendo dentro de 1 a 2 dias de início da dose efetiva. Às vezes, supositórios são mais bem tolerados que a indometacina oral. Muito raramente, alguns pacientes precisam de doses de até 300 mg/dia. Relatórios recentes sugerem que a necessidade de doses elevadas de indometacina pode ser um sinal sinistro apontando para uma etiologia médica ou estrutural específica subjacente. Os pacientes devem ser alertados para o risco de gastrite e úlcera, assim como sobre outras reações adversas desse medicamento. Em pacientes com CPH sendo tratados com indometacina, considerar o tratamento concorrente com misoprostol ou com antagonistas do receptor de histamina (H-2) ou com inibidor da bomba de prótons.

8. **Verdadeiro ou falso. Dores de cabeça de avanço (*breakthrough headaches*) não acontecem na terapia com indometacina.**
    Falso. Alguns pacientes sofrem cefaleias de avanço no final dos intervalos de dosagem. Essas dores de cabeça são geralmente eliminadas aumentando-se a dose ou encurtando o intervalo de dosagem. Para pacientes com cefaleias desse tipo nas primeiras horas da manhã, a indometacina de liberação lenta à noite pode ajudar.

9. **O que fazer se a indometacina falhar no tratamento de cefaleias?**
    No caso de a indometacina falhar em tratar as cefaleias com sucesso, deve-se reconsiderar o diagnóstico e certificar-se de que não haja nenhuma causa subjacente. Se mediante revisão complementar o diagnóstico de CPH ou de EPH ainda for provável, uma faixa de medicamentos pode mostrar alívio de parcial a completo em certos grupos de pacientes, a saber: verapamil, ácido acetilsalicílico, ibuprofeno, naproxeno ou paracetamol. Esses agentes não são tão eficazes quanto a indometacina e não deverão ser usados como terapia de primeira linha.
    Os procedimentos neuromoduladores, como o bloqueio do nervo occipital maior, bloqueio do gânglio esfenopalatino e a neuroestimulação do hipotálamo posterior devem ser reservados para pacientes com PH refratária.

10. **O que é a síndrome SUNCT e SUNA?**
    SUNCT é um acrônimo para cefaleia de curta duração (S, *short lasting*), unilateral (U, unilateral), neuralgiforme (N, *neuralgiform*), com hiperemia conjuntival (C, *conjunctival injection*) e lacrimejamento (T, *tearing*). SUNA é um acrônimo para ataques de cefaleia de curta duração, unilateral e neuralgiformes com sintomas autonômicos. Essas cefaleias são raras e, quase sempre, representam transtornos de cefaleia primária incapacitante. Elas pertencem ao grupo de transtornos conhecido como TACs (Pergunta 4). SUNCT e SUNA deverão ser consideradas como fenótipos clínicos da mesma síndrome e se caracterizam por ataques muito frequentes de cefaleias unilateral e curta duração extrema. As dores de cabeça das síndromes SUNCT e SUNA recorrem de 3 a 200 vezes por dia; cada ataque dura 5 a 240 segundos. Como o nome sugere, os ataques individuais estão associados à injeção conjuntival e ao lacrimejamento ipsolaterais. A MRI do cérebro sempre deverá ser realizada

com projeção dedicada a excluir a compressão neurovascular. A alta porcentagem de remissão após a descompressão microvascular (MVD) suporta o papel patogênico de compressão neurovascular.

**11. Como são tratadas as síndromes SUNCT e SUNA?**
Essas síndromes são muito refratárias ao tratamento. O tratamento com medicamentos usados para TACs e cefaleias em salva não funciona para SUNCT e SUNA. A lamotrigina, como tratamento preventivo oral, e a lidocaína, como tratamento temporário intravenoso, parecem ser as terapias mais eficazes. Para formas crônicas clinicamente intratáveis de SUNCT e SUNA, várias abordagens cirúrgicas já foram tentadas, incluindo procedimentos ablativos envolvendo o nervo trigêmeo ou o gânglio trigêmeo (gasseriano), MVD do nervo trigêmeo e técnicas de neuroestimulação.

### PONTOS-CHAVE

1. As PHs são um grupo de transtornos de cefaleias benignas que lembram a cefaleia em salva em vários aspectos, mas diferem destas porque não respondem a medicamentos contra a cefaleia em salva e geralmente são mais frequentes e de menor duração que a cefaleia em salva.
2. As PHs são as únicas que respondem à indometacina.
3. Existem causas secundárias das PHs, incluindo transtornos vasculares do colágeno e tumor cerebral; portanto, para todos os pacientes suspeitos de diagnóstico de uma das PHs, a investigação por neuroimagem é recomendada.

### BIBLIOGRAFIA

1. Antonaci F, Sjaastad O. Chronic paroxysmal hemicranias (CPH): a review of the clinical manifestations. *Headache.* 1989;29:648-656.
2. Goadsby PJ. Trigeminal autonomic cephalgias (TACs). *Acta Neurol Belg.* 2001;101(1):10-19.
3. Goadsby PJ, Lipton RB. A review of paroxysmal hemicranias, SUNCT syndrome and other short-lasting headaches with autonomic features, including new cases. *Brain.* 1997;120:193-209.
4. Haggag KJ, Russell D. Chronic paroxysmal hemicrania. In: Olesen J, Tfelt-Hansen P, Welch KMA, eds. *The Headaches.* New York: Raven Press; 1993:601-608.
5. Kudrow L, Esperanza P, Vijayan N. Episodic paroxysmal hemicrania. *Cephalalgia.* 1987;7:197-201.
6. Medina JL. Organic headaches mimicking chronic paroxysmal hemicrania. *Headache.* 1992;32:73-74.
7. Newman LC. Effective management of ice pick pains, SUNCT, and episodic and chronic paroxysmal hemicrania. *Curr Pain Headache Rep.* 2001;5(3):292-299.
8. Newman LC, Goadsby P, Lipton RB. Cluster and related headaches. *Med Clin North Am.* 2001;85:997-1016.
9. Newman LC, Gordon ML, Lipton RB, Kanner R, Solomon S. Episodic paroxysmal hemicrania: two new cases and a literature review. *Neurology.* 1992;42:964-966.
10. Newman LC, Lipton RB. Paroxysmal hemicranias. In: Goadsby PJ, Silberstein SD, eds. *Headache.* Blue Books of Practical Neurology. Vol. 17. Boston: Butterworth-Heinemann; 1997:243-250.
11. Sjaastad O, Dale I. Evidence for a new (?), treatable headache entity. *Headache.* 1974;14:105-108.
12. Sjaastad O, Stovner LJ, Stolt-Nielson A, Antonaci F, Fredriksen TA. CPH and hemicrania continua: requirements of high indometacin dosages—an ominous sign. *Headache.* 1995;35:363-367.
13. Prakash S, Patell R. Paroxysmal hemicrania: an update. *Curr Pain Headache Rep.* 2014;18(4):407.
14. Lambru G, Matharu MS. SUNCT, SUNA and trigeminal neuralgia: different disorders or variants of the same disorder? *Curr Opin Neurol.* 2014;27(3):325-331.
15. Lambru G, Matharu MS. SUNCT and SUNA: medical and surgical treatments. *Neurol Sci.* 2013;34(suppl 1):S75-S81.

## IV. SÍNDROMES DE CEFALEIAS INCOMUNS

# HEMORRAGIA SUBARACNÓIDEA
*Alexandra R. Paul • Alan S. Boulos*

1. **Como geralmente é descrita a cefaleia de hemorragia subaracnóidea?**
   A cefaleia após uma hemorragia subaracnóidea normalmente é descrita pelos pacientes como "a pior dor de cabeça da minha vida" ou como uma "dor de cabeça em trovoada". A dor de cabeça em trovoada tem sido descrita como dor aguda, intensa e explosiva que atinge imediatamente a máxima intensidade. O termo "dor de cabeça em trovoada" tem origem em 1986, criado por Day e Raskin, por causa das semelhanças às de uma pessoa quando atingida por um raio.

2. **O que é cefaleia sentinela?**
   Muitos pacientes que se apresentam com hemorragia subaracnóidea geralmente descrevem uma "cefaleia sentinela" precedente, que se verificou ocorrer em 10 a 40% dos pacientes. A dor de cabeça sentinela tem sido atribuída a um possível pequeno vazamento no aneurisma ou dilatação súbita do aneurisma.

3. **Qual é a causa mais comum de hemorragia subaracnóidea espontânea?**
   A ruptura do aneurisma sacular é a causa em 85% dos casos espontâneos. Outras causas da hemorragia subaracnóidea incluem: ruptura de malformação arteriovenosa (AVM), vasculite, traumatismo ou dissecção. Em quase 10% dos casos de hemorragia subaracnóidea espontânea, não se encontra aneurisma ou AVM e é feito o diagnóstico de hemorragia subaracnóidea perimensencefálica, cuja causa geralmente é um diagnóstico de exclusão e que se acredita ser secundária a um sangramento venoso.

4. **Qual é a prevalência de aneurismas saculares?**
   Na população geral assintomática, os aneurismas saculares foram encontrados em 3,2% dos pacientes em séries de autópsia.

5. **Quais são os possíveis achados no exame físico em um paciente com hemorragia subaracnóidea?**
   Os pacientes que se apresentam com hemorragia subaracnóidea não demonstram, tipicamente, quaisquer sinais de localização. Eles podem estar letárgicos ou apresentar meningismo. A exceção são os casos de aneurismas rompidos da artéria comunicante posterior. Essa artéria está muito próxima ao terceiro nervo craniano e os aneurismas rompidos dessa artéria podem causar paralisia desse terceiro nervo. Nesses casos, o paciente se apresenta, tipicamente, com midríase indolor e desvio lateral do olho em combinação com dor de cabeça.

6. **Como é feito o diagnóstico de hemorragia subaracnóidea?**
   Se o paciente se apresentar dentro de 6 horas do início da cefaleia, a sensibilidade de uma tomografia computadorizada (CT) sem contraste será de 100% (Fig. 15.1). A sensibilidade diminui para 93% dentro de 24 horas do início e para 80% após 3 dias. Uma punção lombar é necessária para demonstrar a presença de sangue, particularmente se a cefaleia for remota. A xantocromia no quarto tubo de fluido cefalorraquidiano é a mais precisa. Sequências de investigação por ressonância magnética (MRI) também são muito sensíveis para detectar hemorragia subaracnóidea aguda.

7. **Quais são os critérios da International Headache Society pra hemorragia subaracnóidea?**
   1. Dor de cabeça intensa de início súbito preenchendo os critérios C e D.
   2. Investigação por neuroimagens (CT ou MRI T2 ou sequências FLAIR) ou evidência de líquido cefalorraquidiano de hemorragia subaracnóidea não traumática com ou sem sinais clínicos.
   3. A dor de cabeça se desenvolve simultaneamente com a hemorragia.
   4. A cefaleia se resolve em 1 mês.

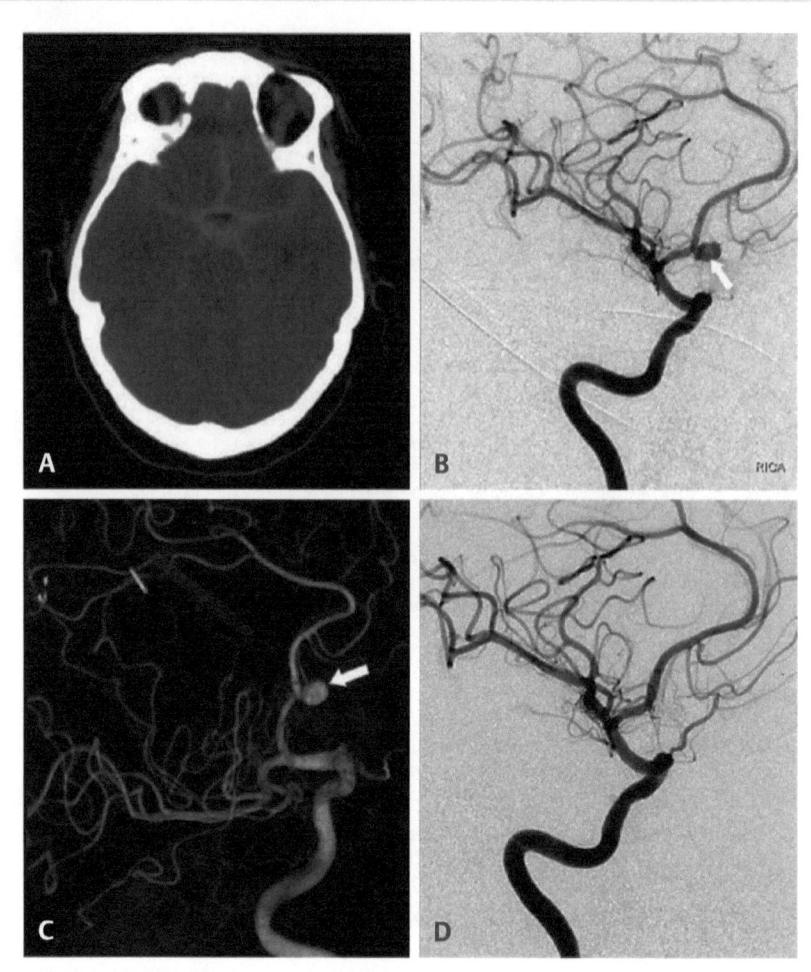

**Figura 15.1.** (**A**) Aparência clássica de hemorragia subaracnóidea em varredura de tomografia computadorizada sem contraste. Visualiza-se sangue agudo preenchendo as cisternas basais.
(**B**) O aneurisma de 6 mm da artéria comunicante anterior rompido (*seta*) visualizado na angiografia.
(**C**) Reconstrução do aneurisma em 3D. (**D**) Angiograma pós-enrolamento demonstrando oclusão quase completa do aneurisma.

8. **Qual é a causa fisiopatológica da dor de cabeça decorrente da hemorragia subaracnóidea?**
   A dor causada pela ruptura do aneurisma pode estar relacionada com o estiramento da parede do vaso sanguíneo. Outra teoria é a de que existe um aumento temporário na pressão intracraniana para equalizar a pressão arterial média visando abater o sangramento do aneurisma. Outras etiologias potenciais provavelmente existem, pois os pacientes sem ruptura de aneurisma também manifestam cefaleias intensas. As possíveis causas incluem inflamação local aumentada e irritação do vaso sanguíneo circundante, vasospasmo e estimulação mecânica de aferentes trigeminovasculares ou irritação e inflamação das meninges. É possível que tudo o que foi mencionado sejam causas da cefaleia após hemorragia subaracnóidea, mas em diferentes pontos ao longo do curso da doença.

9. **Quais são as causas potenciais de uma dor de cabeça tardia em um paciente com hemorragia subaracnóidea?**
   As causas mais importantes a serem descartadas para um paciente com cefaleia tardia após um quadro de hemorragia subaracnóidea são a hidrocefalia e a nova ruptura de um aneurisma. Se essas causas foram excluídas, as fases posteriores de dor de cabeça são, mais provavelmente, devidas a um vasospasmo e meningite asséptica.

10. **Como deve ser tratada a cefaleia decorrente de hemorragia subaracnóidea?**
    As Diretrizes da European Stroke Organization para tratamento de Aneurismas e Hemorragia Subaracnóidea Intracranianas de 2013 recomendam acetaminofeno e, em casos de dor intensa, opiatos para tratar cefaleias associadas à hemorragia subaracnóidea. Infelizmente, os opiáceos estão, com frequência, associados a náusea, vômito, íleo, retenção urinária, orientação respiratória deprimida, alucinações, hipotensão e possivelmente abstinência aguda. O tratamento de cefaleias resultantes de hemorragia subaracnóidea é quase sempre complicado por preocupações quanto ao estado mental alterado e a necessidade de exames neurológicos frequentes. Novos estudos estão avaliando o uso de gabapentina na redução da dor aguda e crônica associada a essa hemorragia. Decadron pode ser benéfico durante os dois picos inflamatórios, nos dias 13 e 18.

### PONTOS-CHAVE

1. A queixa de "a pior dor de cabeça da minha vida" ou "dor de cabeça em trovoada" deverá ser imediatamente avaliada para hemorragia subaracnóidea.
2. Na maioria dos casos, a varredura por CT é positiva para hemorragia subaracnóidea. Em casos raros, uma punção lombar ou MRI será solicitada para elaboração do diagnóstico.
3. O tratamento de cefaleias de hemorragia subaracnóidea é complicado pela necessidade de avaliações neurológicas frequentes. Analgésicos de opiáceos em doses baixas, acetaminofeno e gabapentina foram todos usados com sucesso.

## BIBLIOGRAFIA

1. Chen SP, Ayata C. Spreading depression in primary and secondary headache. *Curr Pain Headache Rep.* 2016;20:44.
2. Day JW, Raskin NH. Thunderclap headache: symptom of unruptured cerebral aneurysm. *Lancet.* 1986;2:1247-1248.
3. Dhakal LP, Harriott AM, Capobianco DJ, Freeman WD. Headache and its approach in today's neurointensive care unit. *Neurocrit Care.* 2016;25(2):320-334.
4. Dhakal LP, Hodge DO, Nagel J, et al. Safety and tolerability of gabapentin for aneurysmal subarachnoid hemorrhage(sah) headache and meningismus. *Neurocrit Care.* 2015;22:414-421.
5. Dreier JP, Major S, Manning A, et al. Cortical spreading ischaemia is a novel process involved in ischaemic damage in patients with aneurysmal subarachnoid haemorrhage. *Brain.* 2009;132(Pt 7):1866-1881.
6. Ju YE, Schwedt TJ. Abrupt onset severe headaches. *Semin Neurol.* 2010;30:192-200.
7. Linn FH, Wijdicks EF, van der Graaf Y, et al. Prospective study of sentinel headache in aneurysmal subarachnoid haemorrhage. *Lancet.* 1994;344:590-593.
8. Mortimer AM, Bradley MD, Stoodley NG, Renowden SA. Thunderclap headache: diagnostic considerations and neuroimaging features. *Clin Radiol.* 2013;68:e101-e113.
9. Polmear A. Sentinel headaches in aneurysmal subarachnoid haemorrhage: what is the true incidence? A systematic review. *Cephalalgia.* 2003;23:935-941.
10. Steiner T, Juvela S, Unterberg A, et al. European Stroke Organization guidelines for the management of intracranial aneurysms and subarachnoid haemorrhage. *Cerebrovasc Dis.* 2013;35:93-112.
11. Suarez JI, Tarr RW, Selman WR. Aneurysmal subarachnoid hemorrhage. *N Engl J Med.* 2006;354(4):387-396.
12. Vlak MH, Algra A, Brandenburg R, Rinkel GJ. Prevalence of unruptured intracranial aneurysms, with emphasis on sex, age, comorbidity, country, and time period: a systematic review and meta-analysis. *Lancet Neurol.* 2011;10:626.
13. Woitzik J, Dreier JP, Hecht N, et al. Delayed cerebral ischemia and spreading depolarization in absence of angiographic vasospasm after subarachnoid hemorrhage. *J Cereb Blood Flow Metab.* 2012;32(2):203-212.

# DOR ASSOCIADA A TUMOR CEREBRAL

*Adedamola Adepoju* ▪ *Benjamin Yim* ▪ *Nataly Raviv* ▪ *Tyler J. Kenning*

1. **Qual é a descrição clássica de cefaleia de tumor cerebral?**
   A cefaleia clássica de tumor cerebral é usualmente descrita como dor de cabeça matinal intensa, associada à náusea e vômito. A dor de cabeça começa, inicialmente, como episódica e noturna, que normalmente acorda os pacientes de um sono. À medida que o tumor progride, a cefaleia se torna intermitente, e então constante. Ela é influenciada pela posição, mais notadamente na inclinação para baixo ou quando deitado. A dor piora com atividades que aumentam a pressão intracraniana, como tosse, espirro, êmese e a manobra de Valsalva. Espera-se que a dor de cabeça, presumivelmente, melhore com a deambulação. Entretanto, estudos demonstraram que poucos pacientes realmente exibem a apresentação clássica de cefaleia de tumor cerebral e, como resultado, a dor de cabeça matinal que acorda os pacientes, mas melhora durante o dia não é diagnóstica.

2. **Qual foi a base teórica para a fisiopatologia da cefaleia clássica de tumor cerebral?**
   Acredita-se que a cefaleia de tumor cerebral tenha como causa dois processos: o primeiro é a tração e estimulação regional de estruturas sensíveis à dor, incluindo nervos cranianos, vasos sanguíneo e a dura-máter. O segundo é a tração global e generalizada das estruturas cerebrais de pressão intracraniana elevada, que pioram pela posição deitada e estados fisiológicos que aumentam a pressão intracraniana como retenção de $CO_2$, vasodilatação cerebral e edema peritumoral. Acredita-se que a retenção leve de $CO_2$ causada pela hipoventilação durante o sono seja o fator incitante para a dor aumentada associada a tumores cerebrais logo pela manhã.
   Acredita-se que a natureza progressiva da cefaleia de tumor cerebral corresponda à transição da tração de estruturas cranianas de local para global, à medida que o tumor aumenta de tamanho. Além disso, a alteração de posição em cefaleia de tumor cerebral se deve a alterações na pressão intracraniana na qual a congestão de fluxo de saída venoso, tal como deitar, aumenta essa pressão. Ao contrário, a deambulação e a posição em pé aumenta o fluxo de saída venoso e reduz a pressão intracraniana, daí melhorando a dor de cabeça de tumor cerebral.

3. **Qual é a frequência em que pacientes com tumores cerebrais manifestam a "história clássica" de uma cefaleia de tumor cerebral?**
   Somente cerca de 17% dos pacientes com tumores cerebrais se apresentam com a síndrome "clássica" da cefaleia. Em vez disso, cefaleias de tumor cerebral são, em sua maioria, difusas e não descritivas ou cefaleias tipo tensão. As dores de cabeça da enxaqueca são encontradas em um pequeno número de pacientes. Entretanto, nem todas as cefaleias tipo tensional estão associadas a tumor cerebral. Em pacientes com novos casos de dor de cabeça sem um diagnóstico anterior de câncer, o risco de tumor cerebral é baixo (0,15%). Se a dor de cabeça preenche os critérios para um transtorno de cefaleia primária, esse risco é ainda menor (0,045%).

4. **Com que frequência as cefaleias de tumor cerebral determinam a localização e a lateralidade de tumores cerebrais?**
   Estudos mostram que a localização da dor de cabeça não se relaciona satisfatoriamente com a localização de um tumor cerebral, especialmente para tumores cerebrais supratentoriais. Em vez disso, esses tumores quase sempre resultam em cefaleias difusas que são unilaterais em menos de 50% dos pacientes. Entretanto, quando unilaterais, as cefaleias de tumor cerebral estão quase sempre do mesmo lado do tumor. Tumores da fossa posterior são diferentes e têm forte associação a cefaleias occipitais, em vez de frontais ou temporais.

5. **Se as cefaleias de tumor cerebral são mais usualmente do tipo tensional, como diferenciar entre uma dor de cabeça tipo tensão benigna e uma dor de cabeça de tumor cerebral?**
   A dor de cabeça do tipo tensional é o tipo mais comum de cefaleia de tumor cerebral. Ela é encontrada em 77% dos pacientes, enquanto a cefaleia da enxaqueca é encontrada em 5 a 10%. Há vários fatores que diferenciam a cefaleia tipo tensão mais comum das cefaleias devidas a um tumor cerebral. O mais importante é a presença de sintomas neurológicos incluindo déficits focalizados associados

à localização do tumor e sintomas relacionados com a pressão intracraniana aumentada – a saber: náusea, vômito e nível reduzido de consciência. Um exame neurológico anormal não é usualmente associado a uma dor de cabeça benigna, exceto para a síndrome de Horner na cefaleia em salva. Essa anormalidade ocorre em mais de 50% de pacientes que sofrem de dor de cabeça de tumor cerebral.

O curso de tempo é outro fator que diferencia uma cefaleia tipo tensão provocada por tumor cerebral de uma cefaleia de tensão regular. A dor de cabeça nova que se desenvolve com o tempo tem mais probabilidade de representar uma lesão que ocupa espaço que uma cefaleia crônica que se manteve estável durante um determinado período. Além disso, o desenvolvimento de uma nova cefaleia em paciente com história de câncer deverá levantar a suspeita de possível metástase cerebral e a investigação apropriada por neuroimagens deverá ser realizada. Cefaleias progressivas novas em pacientes idosos sem história anterior também deverão alertar o médico para a possibilidade de um tumor cerebral.

### 6. Quais "alertas" deverão solicitar avaliação para tumor cerebral?
Os "alertas" incluem cefaleias cuja natureza se alterou significativamente, especialmente se surgem sintomas novos, mais intensos ou progressivos. Outros sintomas preocupantes sobre cefaleia são aqueles mediante esforço ou com início à noite ou logo pela manhã e associados a febre, sintomas sistêmicos, meningismo ou novos sinais neurológicos, precipitados por manobras de Valsalva. Por fim, se uma nova cefaleia ocorrer em um adulto (especialmente em idosos) ou em uma criança ou em um paciente com câncer, a investigação craniana por imagens deverá ser realizada para o diagnóstico de tumor cerebral em potencial (Tabela 16.1).

### 7. Nomeie e descreva circunstâncias sob as quais o câncer extracerebral pode causar cefaleia e/ou dor facial.
Cânceres extracranianos podem causar dor de cabeça por meio de vários mecanismos. Os tumores do pescoço e do mediastino que comprimem ou invadem vias principais de drenagem venosa, como as veias jugulares ou a veia cava superior, podem aumentar a pressão intracraniana em razão do comprometimento do fluxo de saída venoso. Malignidades sistêmicas também podem induzir quadros de hipercoagulabilidade e trombose subsequente do seio venoso, produzindo aumento da pressão intracraniana e possivelmente níveis reduzidos de consciência. Os tumores extracranianos também podem causar dor referida em decorrência da compressão de estruturas neurovasculares adjacentes. Por exemplo, tumores sinonasais e faciais podem estimular ou invadir o nervo trigêmeo e causar dor de cabeça referida. Da mesma forma, massas cervicais superiores comprimindo as raízes dos nervos podem causar dor na fossa posterior e cefaleia.

### 8. Até onde a doença de tumor cerebral é importante na determinação da apresentação clínica?
Essa patologia de tumor cerebral tem relevância limitada na apresentação clínica. A localização é o fator mais importante e determina essa apresentação. Tumores supratentoriais podem estar associados a déficits motores e sensoriais focalizados, dificuldades de fala e de linguagem, dificuldade de memória e alterações de personalidade. Tumores infratentoriais estão associados à hidrocefalia não comunicante, paralisias de nervos cranianos devidas à compressão do tronco cerebral e hemiparesia. A hidrocefalia não comunicante resulta da obstrução do fluxo de saída do líquido cefalorraquidiano (CSF) e produz sintomas como náusea, vômito, papiledema, anormalidades da visão e "doença do por do sol" nos olhos.

### 9. O que é a síndrome de Parinaud?
Essa síndrome é causada por massas da região pineal comprimindo o teto do mesencéfalo e se caracteriza por dificuldade na convergência ocular, paralisia do olhar ascendente, dissociação perto da luz, retração da pálpebra e nistagmo de convergência.

| Tabela 16.1. Alertas de Cefaleia que Exigem Avaliação Complementar para Tumor Cerebral |
|---|
| Cefaleias anteriores com natureza alterada |
| Cefaleias novas, intensas e progressivas |
| Ocorrem mediante esforço ou iniciam-se à noite ou logo pela manhã |
| Associadas à febre, outros sintomas sistêmicos, meningismo ou novos sinais neurológicos |
| Precipitadas por manobras de Valsalva |
| Novos sintomas em crianças ou adultos (especialmente idosos) |
| Novos sintomas em paciente com diagnóstico anterior de câncer |

10. **O que é cefaleia "ball-valve"*?**
    Algumas massas podem estar frouxamente baseadas em um pedículo de tecido, permitindo assim a mobilização com alterações de posição. Por exemplo, isso pode ocorrer em cistos coloides, que geralmente surgem no terceiro ventrículo e podem ser responsáveis pelos sintomas flutuantes dessas massas, pois elas podem balançar para frente e para traz com as mudanças de posição da cabeça. Quando a cabeça do paciente se move para uma nova posição, o cisto pode-se desviar e bloquear o forame de Monro e a saída do CSF do ventrículo lateral, causando aumento agudo na pressão intracraniana. Essa oclusão de vez em quando desse forame causa cefaleia episódica, denominada de "ball-valve effect", efeito de mecanismo valvular.

11. **Até onde a cefaleia como queixa de apresentação é comum em pacientes com tumores cerebrais metastáticos?**
    A cefaleia é um aspecto comum do tumor cerebral metastático. O desenvolvimento de uma nova dor de cabeça ou alteração na qualidade da cefaleia em pacientes com malignidade sistêmica é um sinal sinistro de metástase intracraniana. Cerca de 32 a 54% dos pacientes com câncer sistêmico que se apresentam com cefaleia nova ou alterada contraem metástase intracraniana, que é um sintoma comum nesses pacientes.

12. **Em quais cenários clínicos a dor de cabeça de tumor cerebral exige tratamento urgente?**
    Existem algumas emergências associadas à cefaleia de tumor cerebral. Embora tenha apresentação indolente, a alteração aguda na natureza da dor de cabeça com déficit neurológico severo poderá ser indicação de piora da doença. A causa mais comum de alteração aguda em uma cefaleia de tumor cerebral é a hemorragia. Alguns tumores cerebrais primários e metastáticos como oligodendroglioma, hemangioblastoma, melanoma, carcinoma de células renais, coriocarcinoma e câncer de pulmão têm propensão ao sangramento. O melanoma tem alta frequência de hemorragia intraparenquimatosa e, em algumas circunstâncias, um paciente pode se apresentar ao pronto-socorro com déficits neurológicos agudos por conta de hemorragia. A hemorragia no espaço supratentorial apresentar-se-á com sinais neurológicos focais e lateralizantes, enquanto a hemorragia na fossa posterior com compressão do tronco cerebral pode tornar os pacientes não respondedores e possivelmente levar ao óbito se a intervenção neurocirúrgica não for fornecida de maneira oportuna.
    A cefaleia de tumor cerebral associada à pressão intracraniana aumentada pode se apresentar com sinais neurológicos não localizatórios como diminuição do nível de consciência, náusea e vômito. A obstrução do fluxo de CSF com tumores localizados dentro do espaço ventricular, como neurocitoma central, ependimoma e cisto coloide, ou com aqueles que comprimem as saídas ventriculares, pode causar alteração aguda na dor de cabeça, com sinais de pressão intracraniana aumentada.
    Tumores cerebrais resultando em irritação significativa do parênquima cerebral ou efeito de massa quase sempre causam edema vasogênico significativo. Isso pode resultar em alteração na natureza da cefaleia que pode vir acompanhada de sintomas neurológicos focalizados e sinais de pressão intracraniana aumentada. Os corticosteroides reduzem o edema vasogênico e fornecem, tipicamente, alívio da dor de cabeça associada ao edema. Em um momento, o "teste com esteroides" foi usado como ferramenta diagnóstica para cefaleias tumorais. Uma resposta dramática à administração de esteroides reforçou o diagnóstico, na teoria de que o edema peritumoral estava se resolvendo. Com o tempo, porém, foi ficando cada vez mais claro que os esteroides podem aliviar muitos tipos de dor de cabeça – e não apenas aquelas resultantes de tumores cerebrais.

13. **Quais tumores sistêmicos usualmente formam metástases no cérebro e por que eles causam dor de cabeça?**
    Câncer de pulmão, de mama, colorretal e melanoma são alguns dos tipos mais comuns de câncer que formam metástases no cérebro, por motivos ainda não completamente esclarecidos. Há estudos mostrando que o cérebro se apresenta como um ninho de microambiente que favorece o crescimento desses tumores. As células do câncer podem semear áreas múltiplas no cérebro, incluindo as estruturas com receptores nociceptivos como as meninges, vasos sanguíneos e nervos cranianos, as quais causam cefaleia. Essas células também podem inflamar essas estruturas, levando à dor de cabeça.

14. **Em quais circunstâncias um tumor cerebral tem probabilidade de produzir cefaleias intensas com pouca ou nenhuma focalização neurológica?**
    Os tumores que surgem em áreas do cérebro relativamente "silenciosas clinicamente" podem atingir dimensões muito grandes antes de produzir sinais e/ou sintomas. Os tumores que surgem em e/ou ao redor dos lobos frontais, por exemplo, podem atingir grandes dimensões de tamanho sem

---

*N.T.: mecanismo valvular.

produzir déficits neurológicos focalizados. Geralmente, porém, ocorre uma alteração na personalidade ou na cognição. Além disso, eles podem produzir a síndrome de Foster-Kennedy, na qual aparece um papiledema no olho contralateral, atrofia óptica no olho ipsolateral e anosmia. Isso ocorre mais frequentemente em tumores da base craniana anterior, como os meningiomas, que causam compressão dos nervos óptico e olfatório. Esses tumores podem estar significativamente grandes antes de serem detectados.

Tumores intraventriculares como o neurocitoma central e o ependimoma podem obstruir o fluxo do CSF no ventrículo e causar hidrocefalia sem déficit focalizado. A hidrocefalia associada à dor de cabeça progressiva, náusea, êmese e redução do nível de consciência.

### 15. Os tumores cerebrais primários causam dores de cabeça?
Há dois tipos de tumor cerebral primário: tumores cerebrais extra e intra-axiais. Os tumores cerebrais extra-axiais se desenvolvem ao redor do cérebro, principalmente a partir das meninges e do osso. Os tumores cerebrais primários intra-axiais se desenvolvem a partir do parênquima cerebral, dos quais o glioma é o tipo mais comum. Ambos podem causar dor de cabeça ou pela tração local de estruturas sensíveis à dor cercando o tumor ou pela tração global de pressão intracraniana aumentada.

### 16. Qual é o tratamento preferido para cefaleias de tumor cerebral?
O tratamento definitivo para cefaleia de tumor cerebral quase sempre é a ressecção cirúrgica. Nesse ínterim, o tratamento clínico incluindo esteroides pode minimizar o edema vasogênico e a pressão intracraniana aumentada associada a muitos tumores cerebrais. No cenário agudo, manitol e soro fisiológico hipertônico também podem fornecer alívio da dor de cabeça por também reduzirem a pressão intracraniana.

A radiação, uma terapia adjuvante para tumor cerebral, pode piorar a cefaleia pela inflamação e inchaço aumentado posteriores à necrose tecidual. Nesse quadro, os esteroides podem minimizar a inflamação e o edema associados à necrose.

### 17. Qual porcentagem de pacientes com tumores cerebrais sofre de dor de cabeça?
Aproximadamente 50 a 70% dos pacientes com tumor cerebral informam cefaleias. Pacientes com história de cefaleias primárias têm mais probabilidade de sofrer dores de cabeça no cenário de tumor cerebral – 64% *versus* 38% de pacientes anteriormente não tratados.

### 18. O que é apoplexia pituitária e como se apresentam os pacientes usualmente afetados?
A apoplexia da pituitária é uma síndrome usualmente associada a um tumor da pituitária que se desenvolve após um quadro de hemorragia aguda de ou isquemia de um tumor. Os pacientes podem se apresentar com início súbito de dor de cabeça acompanhada de perda visual, oftalmoplegia, entorpecimento facial, estado mental alterado, colapso cardiovascular e disfunção hormonal. O tratamento envolve tratamento clínico com reposição de corticosteroides para qualquer insuficiência da pituitária e avaliação de eletrólitos com tratamento apropriado. A descompressão cirúrgica do tumor também pode ser indicada se houver sintomas de efeito de massa do tumor, como perda de visão ou oftalmoplegia.

### 19. Senhora de 60 anos de idade se queixa de cefaleia unilateral progressiva e dor facial. Ao exame, ela mostra nistagmo, perda de audição, fraqueza facial e ataxia. Qual é o diagnóstico provável?
Essa constelação de sintomas é sugestiva de lesão de massa envolvendo os nervos cranianos V, VII e VIII, assim como o cerebelo. Isso pode ser causado por um tumor localizado no ângulo cerebelopontino. As massas mais comuns que ocorrem nesse sítio são os schwannomas vestibulares ou meningiomas. Menos usualmente, um tumor metastático pode resultar em sintomas semelhantes. Deve-se notar que os pacientes também desenvolvem cefaleias secundárias ao aumento da pressão intracraniana e hidrocefalia com schwannomas vestibulares atribuídos ao teor de proteína aumentado no CFS ou ao efeito de massa sobre a quarta saída ventricular.

### 20. Senhor de meia-idade apresenta dores de cabeça progressivas e recebe o diagnóstico de glioma frontal. As dores de cabeça pioram e ele desenvolve diplopia mais pronunciada no olhar distante e não presente no olhar de perto. Qual é a explicação provável?
A diplopia no olhar distante tem mais probabilidade de resultar de paralisia do sexto nervo, o que limita o movimento dos olhos para as laterais e é um sinal de falsa localização de pressão intracraniana crônica elevada. O foco em objetos próximos envolve, na maioria dos casos, nervos do terço bilateral para convergir os olhos em direção à linha média. Por outro lado, o foco em objetos distantes envolve o sexto nervo, e sua ruptura resulta em diplopia no olhar distante. O sexto nervo craniano tem o curso mais longo de viagem no cérebro e acredita-se que a pressão intracraniana aumentada estire esse nervo causando sua disfunção.

**21. Senhor de 60 anos de idade com glioblastoma foi submetido a um curso completo de radioterapia com alguma melhora.** Seis meses depois, ele se queixa de dor de cabeça crescente e déficits neurológicos crescentes e relacionados com a área do tumor original. Qual é o diagnóstico diferencial? Como diferenciar entre as duas principais possibilidades?

Nesse cenário, o diagnóstico diferencial inclui tumor recorrente ou necrose da radiação. A necrose de radiação ocorre, geralmente, cerca de 3 a 9 meses após a radioterapia e existem estudos que mostram que ela pode persistir por vários anos. Infelizmente, os dois diagnósticos são semelhantes nas técnicas de neuroimagens de rotina, e são necessários testes específicos de investigação por imagens como a espectroscopia por ressonância magnética e perfusão para fazer a diferenciação. Entretanto, nenhum desses testes é definitivo, mas apenas sugestivos de um diagnóstico.

### Agradecimentos

Agradecemos pelo trabalho dos autores do capítulo na primeira edição deste livro: Ronald Kanner, MD, FAAN, FACP e Charles E. Argoff, MD.

### PONTOS-CHAVE

1. Cefaleias de tumores cerebrais são quase sempre difusas, sem descrição e similares às cefaleias de tensão. A dor de cabeça matinal classicamente descrita não é comum com tumores cerebrais e não é diagnóstica.
2. A incidência de tumor cerebral em pacientes com cefaleias de tensão é baixa e a investigação por neuroimagens não é tipicamente indicada, a menos da existência de "alertas" ("*red flags*") incluindo: falha da terapia clínica ou alteração na natureza, qualidade ou intensidade dos sintomas.
3. A cefaleia pode ser o único sinal de um tumor cerebral. Essas cefaleias de tumor, porém, estão, quase sempre, associadas a outros sinais neurológicos incluindo déficit neurológico focal, evidência de pressão intracraniana aumentada e/ou convulsões.
4. Alterações agudas em uma cefaleia de tumor cerebral que exijam tratamento de emergência geralmente são aquelas associadas à hemorragia e hidrocefalia.

### BIBLIOGRAFIA

1. Boiardi A, Salmaggi A, Eoli M, Lamperti E, Silvani A. Headache in brain tumors: a symptom of reappraise critically. *Neurol Sci.* 2004;25:S143-S147.
2. Chidel MA, Suh JH, Barnett GH. Brain metastases: presentation, evaluation, and management. *Cleve Clin J Med.* 2000;67:120-127.
3. Friedman BW, Lipton RB. Headache emergencies: diagnosis and management. *Neurol Clin.* 2012;30:2012.
4. Goffaux P, Fortin D. Brain tumor headaches: from bedside to bench. *Neurosurgery.* 2010;2:459-466.
5. Jamieson DG, Hargreaves R. The role of neuroimaging in headache. *J Neuroimaging.* 2002;12:42-51.
6. Kahn K, Finkel A. It is a tumor—current review of headache and brain tumor. *Curr Pain Headache Rep.* 2014;18:421.
7. Kirby S, Purdy RA. Headaches and brain tumors. *Neurol Clin.* 2014;32:423-432.
8. Larner AJ. Not all morning headaches are due to brain tumors. *Pract Neurol.* 2009;9:80-84.
9. Posner JB. Intracranial Metastases. Neurological Complications of Cancer. Philadelphia: FA Davis; 1995:77-110.
10. Purdy RA, Kirby S. Headaches and brain tumors. *Neurol Clin.* 2004;22:39.
11. Siepmann DB, Siegel A, Lewis PJ. TI-201 SPECT and F-18 FDG PET for assessment of glioma recurrence versus radiation necrosis. *Clin Nucl Med.* 2005;30:199-200.
12. Valentinis L, Tuniz F, Valent F, et al. Headache attributed to intracranial tumours: a prospective cohort study. *Cephalalgia.* 2010;30:389-398.

# CEFALEIA RELACIONADA COM PRESSÃO INTRACRANIANA AUMENTADA OU REDUZIDA

*Kevin S. Chen* ▪ *Parag G. Patil* ▪ *Karin M. Muraszko*

**CAPÍTULO 17**

1. **Qual é a faixa normal para pressão intracraniana e como ela é medida?**
   Surpreendentemente, definições de pressão intracraniana "normal" (ICP) variam dependendo da fonte, mas estudos sugerem que a pressão mediana de abertura seja de aproximadamente 17 cmH$_2$O, com intervalo de confiança de 95% variando de 10 a 25 cmH$_2$O. Tipicamente, a ICP é medida por punção lombar (LP) com o paciente deitado em posição lateral e as pernas estendidas. Meios mais invasivos de medir a ICP e que exigem orifícios com broca no crânio incluem monitores epidurais, subdurais e intraparenquimatosos, assim como cateteres para ventriculostomia externa.

2. **Descreva a doutrina de Monro-Kellie.**
   A doutrina de Monro-Kellie diz respeito ao equilíbrio de forças que contribui para a pressão de perfusão cerebral (CPP). O conteúdo intracraniano é tratado como estando contido em uma caixa rígida. Portanto, a CPP líquido é a diferença entre a pressão do sangue penetrando no espaço intracraniano (conforme medido pela pressão arterial média [MAP]) e a resistência da ICP. Em outras palavras, CPP = MAP − ICP. Os colaboradores para a ICP incluem tecido cerebral, fluido intersticial, sangue intracraniano, líquido cefalorraquidiano (CSF) e quaisquer lesões de massa (tumores, hematomas etc.). Esses parâmetros podem ser manipulados (p. ex., drenagem de CSF, agentes osmóticos, evacuação cirúrgica etc.) para aperfeiçoar a CPP. Amplamente derivada da literatura sobre traumatismo, a CPP ótima varia de 50 a 70 mmHg.

3. **Em quais circunstâncias a pressão medida por punção lombar não representa a reflexão real de pressão intracraniana?**
   Quando medida ao nível da cauda equina por LP, a pressão de abertura (OP) é usada como medida substituta da ICP, a qual é referenciada no forame de Monro (Fig. 17.1). A LP é realizada na área inferior da bolsa tecal para evitar lesão na medula espinal. Para estimar a ICP pela OP com precisão, o paciente deve ser posicionado lateralmente de modo que o forame de Monro estela horizontalmente nivelado com o sítio da LP. Se a cabeça estiver elevada (ou a LP realizada com o paciente sentado), a coluna de fluido entre o forame de Monro e o sítio da LP aumentarão a pressão do fluido no sítio de acesso, dando uma OP falsamente elevada. Por outro lado, se a LP for realizada na posição prona (como é geralmente feito na radiologia de intervenção), deve-se usar tubulação de extensão para colocar o manômetro ao nível do forame de Monro; caso contrário, o manômetro colocado nas costas do paciente fornecerá uma OP falsamente baixa. Além disso, qualquer bloqueio estrutural do fluxo do CSF para a cisterna lombar pode resultar e, medição imprecisa da OP.

4. **Como é formado e reabsorvido o líquido cefalorraquidiano?**
   O CSF é formado, principalmente, pela vasculatura do plexo coroide, empregando transporte ativo de água e solutos pela barreira hematoencefálica e para dentro dos ventrículos cerebrais. O CSF deixa o sistema ventricular pelos forames de Magendie e de Luschka, fluindo para os espaços subaracnóideos que cercam o cérebro e a medula espinal. O espaço subaracnóideo total contém cerca de 150 mL de CSF nos adultos, mas a produção de CSF é de aproximadamente 400 a 600 mL por dia. Portanto, em um único período de 24 horas, todo o volume do CSF é trocado cerca de 3 a 4 vezes. O CSF é reabsorvido, principalmente, pelos seios venosos da dura-máter. Recentemente, canais intersticiais gliais-linfáticos, assim como linfáticos verdadeiros foram descritos como colaboradores do egresso do CSF.

5. **Por que a pressão intracraniana aumentada ou reduzida causa dores de cabeça?**
   Enquanto o parênquima cerebral não contém receptores nociceptivos, a dura-máter de cobertura capta inervação sensorial dos nervos cranianos e dos nervos cervicais superiores e pode-se tornar significativamente sensível à dor. A dura-máter detecta pressão e estiramento causados por ICP anormalmente elevada ou diminuída.

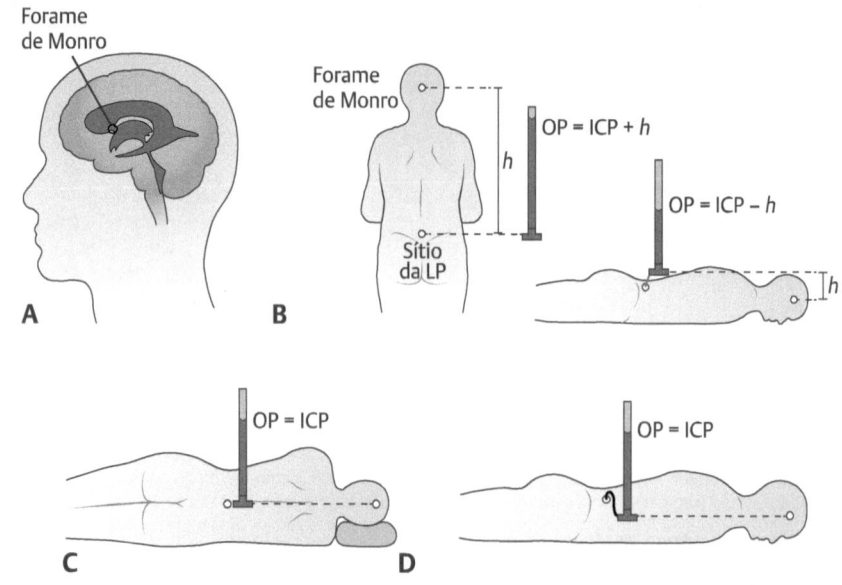

**Figura 17.1.** (**A**) A pressão intracraniana (*ICP*) é tomada com referência ao forame de Monro, onde os ventrículos laterais se unem ao terceiro ventrículo na linha média. A pressão de abertura (*OP*) obtida durante a punção lombar (*LP*) é usada para inferir ICP nesse sítio. (**B**) Medições errôneas da OP podem ser feitas durante a LP se o manômetro estiver significativamente inferior na região do forame de Monro (ou seja, o paciente sentado ereto, OP = ICP + h) ou superior ao forame de Monro (ou seja, paciente em posição prona, OP = ICP − h). (**C**) Para que OP reflita precisamente a ICP verdadeira, o manômetro precisa estar na região do forame de Monro, o que pode ser conseguido com o paciente em posição lateral ou (**D**) usando-se a tubulação de extensão para ajustar o nível do manômetro de acordo.

6. **Quais características clínicas sugerem que a cefaleia se deve à pressão intracraniana elevada?**
   As dores de cabeça resultando de ICP elevada são geralmente descritas como posicionais, piorando quando o paciente se deita (CSF e fluxo venoso de saída do espaço intracraniano diminuídos), assim como com as manobras de Valsalva (estirando, tossindo ou rindo etc.). Após o sono reclinado durante a noite, as cefaleias podem piorar na deambulação matinal, ou podem até acordar o paciente do sono. Essas dores de cabeça posicionais deverão melhorar rapidamente com o paciente sentado ou em pé. Junto com a cefaleia, os pacientes geralmente se apresentam com náusea/vômito, distúrbios visuais (diplopia ou acuidade diminuída), desorientação ou até com estado mental alterado.

7. **Quais sinais neurológicos podem ser observados com aumentos difusos em pressão intracraniana?**
   Sinais neurológicos de ICP global aumentada se manifestam quase sempre por nível reduzido de consciência, variando de confusão a sonolência, a obnubilação e coma em casos mais graves. No exame fundoscópico pode-se observar papiledema bilateral com veias ingurgitadas na retina, embora esse quadro possa levar anos para se desenvolver. A ICP intensamente elevada também pode produzir paralisias neurais abducentes uni- ou bilaterais. Em casos de ICP crônica elevada, como descrito mais tarde, a pressão persistente sobre os nervos ópticos e transtornos visuais são uma preocupação significativa.

8. **Descreva os riscos da execução de punção lombar em pacientes com pressão intracraniana aumentada.**
   Normalmente os espaços subaracnóideos se comunicam livremente e redistribuem o CSF para normalizar pressões por todo o CSF. Entretanto, se um compartimento estiver anormalmente isolado (p. ex., tumor grande da fossa posterior bloqueando o fluxo de CSF pelo forame magno) ou gradientes de pressão estiverem definidos (p. ex., hematoma em expansão ou edema cerebral ao redor do tumor), o ato de expor a cisterna lombar para pressão de ar normal via LP poderá exacerbar substancialmente os gradientes de pressão no sistema nervoso central. Isso poderá causar desvio anormal nas estruturas cerebrais e até mesmo herniação.

## 9. Nomeie os elementos que definem a "tríade de Cushing".
A tríade clássica de Cushing de hipertensão, bradicardia e irregularidade respiratória pode ser observada com ICP súbita e agudamente elevada.

## 10. O que é hipertensão intracraniana idiopática?
Esse quadro (IIH), também conhecido como pseudotumor do cérebro, é uma elevação crônica da ICP que não é secundária a qualquer outra etiologia (tumores, hidrocefalia etc.). A distribuição da IIH favorece as mulheres sobre os homens, particularmente mulheres em idade reprodutiva, assim como na população pediátrica. A doença também está fortemente associada à obesidade, embora em menor extensão, a casos na pré-puberdade.

## 11. Quais são os critérios diagnósticos para hipertensão intracraniana idiopática?
Os critérios formais para IIH foram descritos na International Classification of Headache Disorders. Em resumo, dores de cabeças diárias, difusas/constantes ou aquelas agravadas por manobras de Valsalva são típicas para IIH. Os pacientes também podem se apresentar com obscuridades visuais transitórias e/ou zumbido pulsátil. O exame neurológico é normal, exceto para sinais dizendo respeito à ICP elevada incluindo papiledema, mancha cega aumentada, déficits do campo visual e/ou paralisia abducente. Raramente, os pacientes podem se apresentar com obscuridades visuais sem cefaleia.

## 12. Descreva o exame clínico detalhado e apropriado de um paciente com suspeita de hipertensão intracraniana idiopática.
É necessária a investigação do cérebro por imagens de ressonância magnética (MRI) para descartar uma lesão estrutural causando ICP elevada. Isso também pode descartar a hidrocefalia (ao contrário, em IIH, os pacientes podem exibir uma síndrome paradoxal de "ventrículo fendido"). Essa avaliação deverá incluir também a venografia por MR para descartar os quadros de trombose ou estenose do seio venoso. O diagnóstico de IIH pode ser confirmado por LP para medir ICP. A demonstração de ICP elevada por LP é diagnóstica (20 cmH$_2$O em peso normal e > 25 cmH$_2$O em indivíduos obesos); o alívio de sintomas com drenagem de CSF também pode dar credibilidade ao diagnóstico. A análise do líquido cefalorraquidiano (CSF) também deve ser normal.

## 13. Quais são as principais complicações da hipertensão intracraniana idiopática não tratada?
A complicação mais preocupante da IIH não tratada é o comprometimento da função visual. A pressão elevada prolongada no espaço subaracnóideo restringe o fluxo sanguíneo ao nervo óptico e à retina. Portanto, pacientes com IIH podem-se apresentar com obscuridades visuais ou perda de campos visuais. O papiledema pode ser visto no exame fundoscópico. Pacientes com exame detalhado sugestivo de IIH deverão ser avaliados com urgência por um oftalmologista, pois a perda da função visual é a principal indicação para a intervenção.

## 14. Descreva os tratamentos para hipertensão intracraniana idiopática.
Dada a associação da IIH com obesidade, a redução de peso pode ser um tratamento efetivo para IIH e reverter os déficits visuais. A cirurgia bariátrica também pode ser considerada. O tratamento farmacológico inclui acetazolamida, que atua para reduzir a produção de CSF. Com a falha da terapia médica máxima, as opções cirúrgicas incluem a diversão do CSF (p. ex., derivações ventriculoperitoneal ou lomboperitoneal). A fenestração da bainha do nervo óptico, um procedimento que alivia a pressão no nervo óptico, pode ser apropriada para pacientes com sintomas predominantemente visuais e papiledema, mas a eficácia a longo prazo ainda é discutida. Em casos associados à estenose do seio venoso, a colocação de *stent* endovascular no seio venoso também demonstrou promessas.

## 15. Quais são alguns simuladores de hipertensão intracraniana idiopática?
A hipertensão intracraniana secundária resulta de um processo identificável causando ICP elevada. Esse processo deverá ser investigado antes de se estabelecer um diagnóstico de IIH. As causas potenciais para hipertensão intracraniana secundária incluem processos infecciosos/inflamatórios, transtornos endócrinos/metabólicos (relacionados com abstinência de esteroides, desequilíbrios hipotalâmicos-pituitários-suprarrenais, transtorno da tireoide/paratireoide ou desequilíbrio de hormônios sexuais) e reações adversas de medicamentos (p. ex., antibióticos de tetraciclina, nitrofurantoína, desequilíbrio de vitamina A, lítio e certos quimioterápicos).

## 16. Como os tumores cerebrais causam aumento da pressão intracraniana?
Os tumores cerebrais podem afetar todos os componentes da doutrina de Monro-Kellie que contribuem para a ICP, além de seus próprios e inerentes efeitos de massa. As lesões baseadas na dura-máter podem comprimir os seios venosos, dificultando o fluxo de saída de sangue do espaço intracraniano. Os tumores também podem incitar uma forte reação inflamatória, com edema vasogênico ao redor inchando e expandindo o tecido cerebral. Tudo isso pode contribuir para cefaleias de ICP elevada em pacientes com tumores cerebrais.

### 17. O que são cefaleias de baixa pressão e quais são as características clínicas?

Como se pode suspeitar, a hipotensão intracraniana se manifesta quando a ICP está anormalmente baixa. Essa hipotensão craniana é geralmente causada por insuficiência de CSF, o que leva à flutuabilidade inadequada e desvio da posição do cérebro. As cefaleias são, geralmente, descritas como piores quando o paciente está sentado ou em pé, mas melhoram quando deitados. A irritação da dura e das meninges pode causar dor no pescoço, náusea e vômito. A perda anormal de CSF também pode se apresentar com perda auditiva, apesar de resultarem de alterações na perilinfa que se comunica com o espaço subaracnóideo. Casos mais graves podem até resultar em higromas subdurais ou hematomas subdurais.

### 18. Nomear algumas causas comuns de hipotensão intracraniana.

A causa mais comum de hipotensão intracraniana vem de causas iatrogênicas, resultando da perda persistente de CSF após LP, ou quando uma abertura na dura é feita por anestesia epidural/espinal ou por operações espinais. Vazamentos persistentes de CSF também podem estar associados a traumatismo – particularmente na base do crânio ou fraturas sinusais associadas a lacerações durais. Raramente, vazamentos de CSF podem ocorrer espontaneamente, às vezes associados a doenças do tecido conjuntivo, mas são, com frequência, idiopáticas.

### 19. Como a dor de cabeça de pressão baixa pode ser diagnosticada?

Como delineado na International Classification of Headache Disorders, a dor de cabeça de pressão baixa deve acompanhar a evidência de vazamento de CSF na investigação por imagens ou ICP baixa (< 6 cmH$_2$O) por LP. Com frequência, pode vir à tona uma história de causa iatrogênica ou traumática de vazamento de CSF. Para casos de hipotensão intracraniana espontânea, a MRI revela, quase sempre, realce leptomeníngeo causado por irritação difusa das meninges. Neste caso, a injeção intratecal de contraste ou de radionuclídeos seguida de MRI, tomografia computadorizada ou mielografia por tomografia de emissão de pósitrons podem ser capazes de localizar o sítio do vazamento de CSF.

### 20. Descrever as opções de tratamento para cefaleias de pressão baixa.

Poucos dados prospectivos existem para tratamento de cefaleias por pressão baixa. Para pequenos vazamentos de CSF iatrogênicos ou traumáticos, o tratamento conservador consiste em repouso no leito com a cabeça posicionada para minimizar a pressão do fluido sobre o vazamento (ou seja, cabeceira da cama nivelada para vazamentos lombares, cabeceira elevada em 30 graus para vazamentos na base do crânio). A hidratação adequada e/ou ligantes abdominais também podem fornecer algum alívio e esses vazamentos de CSF quase sempre se resolvem após um curto período de tratamento conservador. Os tratamentos farmacológicos para cefaleia associada incluem cafeína, esteroides ou teofilina. Para hipotensão intracraniana espontânea, um "remendo de sangue" epidural pode selar o vazamento se identificado na investigação por imagens (geralmente exigindo um mielograma). As intervenções cirúrgicas ficam reservadas a vazamentos de CSF persistentes nos quais um defeito dural significativo possa ser identificado.

#### Agradecimentos

Nossos agradecimentos especiais ao Dr. Ronald Kanner, MD, autor do capítulo original usado para elaborar a edição atual.

Nossos agradecimentos especiais a Holly Wagner, pela revisão editorial.

---

**PONTOS-CHAVE: CEFALEIA RELACIONADA COM PRESSÃO INTRACRANIANA AUMENTADA**

1. As cefaleias de pressão alta são posicionais: pioram quando deitado, melhoram quando em pé.
2. Avaliar primeiro o paciente com MRI/venografia com MR para descartar lesões estruturais, seguida de LP para comprovar ICP.
3. O tratamento de IIH é direcionado, principalmente, para preservar a função visual.

---

**PONTOS-CHAVE: CEFALEIA RELACIONADA COM PRESSÃO INTRACRANIANA REDUZIDA**

1. Cefaleias de pressão baixa são posicionais: pioram quando em pé, melhoram quando deitado.
2. Com frequência, pode-se obter história de traumatismo ou violação iatrogênica da dura. Se não for esse o caso, estudos de imagem como MRI ou mielografia podem detectar sinais de ICP baixa e podem até identificar o sítio de um vazamento de CSF.
3. Medidas conservadoras como repouso no leito e hidratação são, em geral, suficientes para que a hipotensão intracraniana se resolva espontaneamente. Um remendo epidural de sangue também pode ser eficaz.

## PRINCIPAIS SEGREDOS

1. As cefaleias resultantes de ICP anormalmente alta ou baixa são caracterizadas como posicionais (se alteram quando o paciente está deitado ou em pé).
2. Em uma paciente obesa em idade reprodutiva apresentando-se com cefaleias posicionais e alterações visuais, considerar um exame minucioso para IIH.
3. Em um paciente se apresentando com cefaleia que melhora quando deitado, mas piora quando em pé, buscar por história que possa ser coerente com vazamento persistente de CSF.

## BIBLIOGRAFIA

1. Lee SC, Lueck CJ. Cerebrospinal fluid pressure in adults. *J Neuroophthalmol.* 2014;34:278-283.
2. Oreskovic D, Klarica M. The formation of cerebrospinal fluid: nearly a hundred years of interpretations and misinterpretations. *Brain Res Rev.* 2010;64:241-262.
3. Hoffmann J, Goadsby PJ. Update on intracranial hypertension and hypotension. *Curr Opin Neurol.* 2013;26:240-247.
4. Graff-Radford SB, Schievink WI. High-pressure headaches, low-pressure syndromes, and CSF leaks: diagnosis and management. *Headache.* 2014;54:394-401.
5. Galgano MA, Deshaies EM. An update on the management of pseudotumor cerebri. *Clin Neurol Neurosurg.* 2013;115:252-259.
6. Headache Classification Committee of the International Headache Society. The International Classification of Headache Disorders, 3rd edition (beta version). *Cephalalgia.* 2013;33:629-808.

# CAPÍTULO 18
# SÍNDROMES DE CEFALEIA E DOR ASSOCIADAS À DOENÇA SISTÊMICA EMERGENTE E CRÔNICA

*Robert A. Duarte* ▪ *Noah Rosen*

1. **Com que frequência as cefaleias são consideradas como manifestação de doença sistêmica?**
   Embora a dor de cabeça seja uma das queixas mais comuns de dor pelas quais os pacientes buscam ajuda médica, ela está, raramente, associada à doença sistêmica grave. A grande maioria de cefaleias examinada por médicos é a enxaqueca. Um número menor é constituído de cefaleias em salva, tipo tensional e um grupo ainda menor representa hemicranias paroxísticas. Em um cenário de pronto-socorro, até 95% das cefaleias são primárias (enxaqueca) e não secundárias a uma doença sistêmica.

2. **O que os pacientes acreditam que seja a causa sistêmica mais comum para cefaleias episódicas?**
   Depois dos "seios nasais" como causa de suas cefaleias, a maioria dos pacientes acredita que suas dores de cabeça poderiam ser sinal de um tumor cerebral. Essas suspeitas podem ser rapidamente afastadas por estudos de imagem ou pela obtenção de uma história de qualidade, que deverá incluir: (1) duração dos sintomas da cefaleia, (2) acordar pela manhã com dor de cabeça, (3) a natureza progressiva da cefaleia e (4) queixas sistêmicas – por exemplo, perda de peso. Cefaleias crônicas com mais de cinco anos de duração raramente são secundárias a uma doença neoplásica. Um paciente que se apresenta com cefaleia episódica descrita como "a pior dor de cabeça da minha vida" deverá ser descartado para hemorragia subaracnóidea e meningite. Com frequência, os pacientes se preocupam com sua pressão arterial como causa da dor de cabeça. Em geral, a hipertensão controlada não leva à cefaleia episódica ou crônica. Entretanto, a pressão arterial lábil contribui para cefaleias episódicas. E se associada à taquicardia e diaforese, um tumor conhecido como feocromocitoma deverá fazer parte de seu diagnóstico diferencial. Quando um paciente se apresenta com cefaleia, estado mental alterado e elevação acentuada da pressão arterial, deve-se descartar o quadro de encefalopatia hipertensiva.

3. **Qual é a causa sistêmica mais comum de dor de cabeça?**
   Doenças febris são provavelmente a causa mais comum de dor de cabeça. Mesmo o resfriado comum é geralmente associado à cefaleia. Entretanto, se houver meningite superposta, essas cefaleias se tornam muito mais intensas, podem ser de natureza explosiva e aumentam rapidamente em um período de minutos a horas. A causa mais comum de uma cefaleia súbita e intensa em crianças é a meningite. Em casos severos ocorrem: torcicolo, náusea, vômito e fotofobia. Essas cefaleias resultam da irritação direta de nociceptores meníngeos causada por inflamação ou infecção. Na meningite bacteriana, os sinais geralmente são fulminantes. Entretanto, na meningite asséptica ou viral os sinais podem ser sutis e progressivos durante horas a dias e o líquido cefalorraquidiano (CSF) geralmente mostra apenas algumas células (principalmente linfócitos) e aumento de proteína.

4. **Descrever as características da dor de cabeça associadas à doença de Lyme.**
   A dor de cabeça é o sintoma mais comum da doença neurológica de Lyme, mas raramente é o sintoma que se apresenta. A cefaleia se localiza ou na região bifrontal e/ou na região occipital e é intermitente. Quando ocorre, a dor de cabeça tende a lembrar a enxaqueca ou a cefaleia tipo tensão, mas geralmente está associada ao prejuízo cognitivo ou à disfunção neurológica focalizada. Cefaleias associadas à doença de Lyme são usualmente consideradas como parte de um processo meningítico associado à disseminação em estágio precoce e geralmente são respondedoras à terapia antibiótica. Usualmente o CSF está anormal, com pleocitose.

   Quando um paciente manifesta nova cefaleia, déficits neurológicos focalizados e residência em uma região endêmica para a doença de Lyme, recomenda-se investigar a presença da doença. Em geral, a triagem de rotina para essa doença não é recomendada em pacientes com cefaleia.

**5. Quais substâncias exógenas podem precipitar dor ou cefaleia?**
Os agentes exógenos mais comuns causando dor nas extremidades são as estatinas. Relatórios mostram que até 75% dos pacientes tratados com estatinas informam sintomas de dor muscular. As substâncias exógenas mais usualmente reconhecidas causando cefaleia são os vasodilatadores. O nitrito de amila, uma substância frequentemente usada para avivar a experiência sexual, é um vasodilatador potente e pode causar uma dor de cabeça intensa e esmagadora, mesmo em pacientes que não tenham diátese de cefaleia. Reações semelhantes podem ocorrer em pacientes que usam nitratos para doença cardíaca. Bebidas alcoólicas também podem causar dor de cabeça, tanto na fase aguda quanto na fase bem conhecida de ressaca. O mecanismo exato é obscuro. Para a cefaleia aguda, parece ser a vasodilatação. A ressaca pode ser causada por algumas substâncias vasoativas que estão nos congêneres na bebida alcoólica.

A cafeína causa, mais frequentemente, uma dor de cabeça como sintoma de abstinência. A cocaína, geralmente uma substância vasorrestritiva, também pode causar cefaleias. Esses dois tipos de dor de cabeça podem ser o resultado de aumentos intensos e temporários na pressão arterial ou de uma vasculite cerebral. O glutamato monossódico (MSG) é um precipitante nítido em pacientes sensíveis à substância. Uma dor de cabeça latejante e generalizada se desenvolve dentro de 20 a 25 minutos da ingestão de alimentos contendo MSG.

Em pacientes com enxaqueca episódica, certos analgésicos – mesmo aqueles comumente usados para tratar dor de cabeça — podem precipitar uma síndrome de cefaleia diária crônica, se ingeridos com frequência. A cefaleia é descrita, com frequência, como dor de cabeça menos intensa e holocefálica, geralmente associada a um mal-estar generalizado e a transtornos do sono. Esses agentes incluem: acetaminofeno, aspirina, agentes contendo barbituratos, ergots e opioides. Estrogênios e contraceptivos orais são usualmente associados a cefaleias.

**6. Qual é a apresentação típica para cefaleia de cisto coloide?**
Uma cefaleia rápida, posicional e de curta duração é a queixa mais comum relacionada com o cisto coloide, ocasionalmente associada à náusea e vômito. Raramente, um paciente pode sofrer perda súbita de consciência no pico da dor de cabeça. A cefaleia pode ser bifrontal, frontoparietal ou fronto-occipital e descrita como sensação intensa, latejante, geralmente agravada por esforço e aliviada em posição supina. Acredita-se que o mecanismo subjacente para a cefaleia secundária a um cisto coloide seja resultado de uma obstrução intermitente do fluxo de CSF através do forame de Monro por um fenômeno de mecanismo valvular que causa um aumento súbito e transitório na pressão intracraniana. O exame físico é geralmente normal. Em virtude da pressão intracraniana elevada, pode haver sinais de papiledema, nistagmo, paralisias do sexto nervo e respostas do extensor plantar.

**7. Descreva a neuropatia dolorida associada ao diabetes.**
A neuropatia diabética periférica é mais usualmente descrita como uma polineuropatia distal sensitivo-motora simétrica seguida por neuropatias autônomas. A dor neuropática associada que se apresenta como sensação estranha e disestética é estimada em até 50% das pessoas com diabetes. A amiotrofia diabética pode causar dor proximal intensa intratável, bilateral mas assimétrica, seguida de fraqueza. Essa síndrome de dor pode ser o sintoma inicial de apresentação do diabetes. A dor ocular unilateral pode ser observada em diabéticos com paralisia do terceiro nervo.

**8. Em quais doenças degenerativas do sistema nervoso a cefaleia ou dor é uma queixa comum?**
Cerca de um terço dos pacientes com doença de Parkinson informa dores de cabeça. Entre 40 e 60% dos pacientes com essa doença têm dor crônica mais descrita como dor musculoesquelética. Embora as cefaleias não necessariamente se correlacionem com a intensidade da doença, a dor crônica parece estar relacionada com a idade do paciente, assim como a duração e a intensidade da doença de Parkinson.

Cerca de 10% dos pacientes com esclerose múltipla se queixam de cefaleias significativas, ou secundárias ao processo da doença ou secundárias às intervenções modificadoras da doença. As doenças degenerativas da coluna cervical geralmente produzem uma cefaleia que se irradia para cima, a partir da parte posterior da cabeça para o vértice, coerente com uma dor occipital de natureza neural. Essa cefaleia é geralmente mais intensa pela manhã, após o paciente ter dormido com travesseiro elevado, e é aliviada com o passar do dia. A dor crônica tem sido descrita em até 75% dos pacientes com esclerose múltipla incluindo dor nas extremidades, neuralgia do trigêmeo, sinal de Lhermitte e dor nas costas. E o mais interessante, não há associação entre dor crônica e sítios de desmielinização.

9. **Quais vasculites do sistema nervoso central se apresentam com dor de cabeça logo no início do curso da doença?**
   Arterite de células gigantes e angiite primária do sistema nervoso central (CNS). A arterite de células gigantes, também conhecida como arterite temporal, é a forma mais comum de vasculite do CNS, se apresentando usualmente após os 50 anos de idade com nova cefaleia potencialmente levando à perda permanente da visão. Embora a dor de cabeça seja também um sintoma comum na angiite primária do CNS, ela é raramente aguda com mais frequência após um curso crônico subagudo.

10. **Descreva os padrões de dor observados no lúpus eritematoso sistêmico.**
    A prevalência de cefaleia chega a superar os 70% em pacientes com lúpus eritematoso sistêmico (SLE). No SLE há três tipos principais de dor de cabeça: enxaqueca, cefaleia tipo tensão ou associada à cerebrite do lúpus. As cefaleias do tipo enxaqueca parecem mais comuns no início do SLE. Mais tarde no curso da doença, as cefaleias tipo tensão têm mais probabilidade de se desenvolver. A dor de cabeça da cerebrite do lúpus vem acompanhada de uma imagem bem definida de cerebrite, com confusão e embotamento. Enxaquecas ativas foram associadas à atividade mais alta da doença, a anticorpos antifosfolipídicos e aos fenômenos de Raynaud. Cerca de 50% dos pacientes com lúpus se apresentam com dor muscular e articular difusa.

11. **Com que frequência a cefaleia/dor está associada à doença cerebrovascular isquêmica?**
    Aproximadamente 25% dos pacientes com isquemia cerebral da carótida média e quase 50% daqueles com insuficiência vertebrobasilar descrevem cefaleias novas, recorrentes e sem descrição. As cefaleias podem ser o sintoma de apresentação da isquemia, podem ocorrer durante um infarto real ou podem se seguir ao evento, especialmente se houver conversão hemorrágica. Os derrames são conhecidos como causa de uma síndrome de dor central em até 15% dos pacientes, também conhecida como síndrome de Dejerine-Roussy, os pacientes geralmente se apresentam com distri-

---

**PONTOS-CHAVE**

1. Embora as síndromes agudas e crônicas de cefaleia representem juntas um dos transtornos de dor mais comuns sofridos por pacientes, na realidade as cefaleias raramente estão associadas à doença sistêmica grave.
2. Os quadros de dor crônica e cefaleia tornaram-se mais usualmente reconhecidas em transtornos degenerativos.
3. A ingestão de múltiplas substâncias exógenas, incluindo medicamentos prescritos e não prescritos, pode causar cefaleias de dor musculoesquelética crônica.

---

buição desigual de dor descrita como sensação disestética intensa, de queimação e recalcitrante às terapias farmacológicas para a dor.

**BIBLIOGRAFIA**
1. Borsook D. Review article – neurological diseases and pain. *Brain*. 2012;135:320-344.
2. Diener HC, Dahlof CGH. Headache associated with chronic use of substances. In: Olesen J, Tfelt-Hansen P, Welch KMA, eds. *The Headaches*. Philadelphia: Lippincott Williams and Wilkins; 2000:871-877.
3. John S, Hajj-Ali R. Headache in autoimmune diseases. *Headache*. 2014;54(3):572-582.
4. Giannini C, Salvarani C, Hunder G, Brown RD. Primary central nervous system vasculitis: pathology and mechanisms. *Acta Neurolpathol*. 2012;123:759-772.

# NEURALGIA DO TRIGÊMEO

Steven Lange ▪ Abigail Bemis ▪ Julia Prusik ▪ Julie G. Pilitsis

CAPÍTULO 19

### 1. O que é neuralgia do trigêmeo?

Neuralgia do trigêmeo (TN) é um quadro crônico caracterizado por estímulos indolores à face, levando à dor intensa. Ela é mais comum em mulheres com mais de 50 anos de idade, embora homens e adultos mais jovens também possam ser afetados. Os pacientes informam dor intermitente e aguda na face que persiste por segundos a minutos. A dor geralmente acompanha uma distribuição do nervo trigêmeo: V1, V2 ou V3. Esses são os dermátomos oftálmico, maxilar e mandibular, respectivamente, que carregam informações sensoriais de áreas de cobertura definidas.

A TN pode ser classificada em vários subtipos. O tipo 1 se caracteriza por dor predominantemente episódica e o tipo 2 por dor constante. Para ser definida como dor neuropática trigeminal, a dor deve resultar de lesão ao nervo em decorrência de traumatismo ou cirurgia. Outra classificação é a dor trigeminal de desaferentação, que resulta de dano causado por ablação de nervo periférico, gangliólise ou rizotomia tentada para tratamento de dor facial. A neuralgia pós-herpética também pode ocorrer na distribuição trigeminal. Por fim, a dor facial atípica produz dor facial ocasionada por transtorno de dor somatoforme e exige exame psicológico para um diagnóstico preciso.

### 2. Quais são as causas comuns de neuralgia do trigêmeo?

Na maioria dos casos, a TN é causada por compressão vascular do nervo, mais usualmente a artéria cerebelar superior (SCA), seguida pela artéria cerebelar anteroinferior e a artéria basilar. A compressão do nervo também pode ser causada por tumores, fístulas arteriovenosas da dura-máter e uma artéria basilar ectásica. Além disso, a fisiopatologia da TN na esclerose múltipla (MS) é diferente. Na MS é comum a presença de desmielinização na zona de entrada da raiz do nervo trigêmeo na ponte, enquanto a compressão pode ocorrer em qualquer local ao longo de todo o curso do nervo para a TN em outras doenças.

### 3. Como a neuralgia do trigêmeo é diagnosticada?

A história clínica e o exame neurológico combinados com a investigação por imagens de ressonância magnética são usados para determinar se o paciente tem TN e se existe compressão vascular do nervo. O ramo do nervo trigêmeo envolvido é determinado por inspeção baseada nos dermátomos V1, V2 e V3 e na presença de reflexos nessas distribuições.

### 4. Como é tratada a neuralgia do trigêmeo?

O tratamento de TN começa com medicamentos, mais usualmente carbamazepina ou outros anticonvulsivantes, incluindo gabapentina. Pacientes em tratamento com carbamazepina devem-se submeter à verificação sanguínea semanal durante os 2 meses iniciais para monitorização dos níveis da terapia com esse medicamento. Uma vez obtida a dose adequada, a verificação será menos frequente, mas regular, para assegurar que a substância esteja dentro de níveis aceitáveis no sangue.

Em geral, esses medicamentos são efetivos para aliviar a dor neural com reações adversas, incluindo fadiga, cefaleias e náusea. As doses variam com base no medicamento escolhido, com a dose para mediação da dor usualmente sendo inferior à recomendada para pacientes epilépticos com prescrição do mesmo agente farmacológico. Além disso, há vários relatórios sobre a eficácia dos antidepressivos, relaxantes musculares e esteroides no tratamento de TN.

### 5. Até onde são eficazes os medicamentos como tratamento para neuralgia do trigêmeo?

Os medicamentos não são onipresentemente úteis, ou podem ter sua eficácia reduzida após o uso durante certo período de tempo. Nesses casos, outras opções de tratamento podem ser consideradas no tratamento de TN como fisioterapia, opções holísticas ou opções invasivas. A fisioterapia envolvendo tratamento de calor, ultrassom, manipulação craniossacral e massagem tem sido benéfica para alguns pacientes. Para outros, acupuntura, ioga e meditação têm fornecido alívio. Por fim, opções invasivas como a toxina botulínica tipo A, procedimentos percutâneos, radiocirurgia e cirurgia aberta podem ser consideradas.

6. **O que é descompressão microvascular e quando ela representa um tratamento apropriado?**
   Em casos nos quais existe compressão vascular, o padrão-ouro de tratamento cirúrgico é a descompressão microvascular. Geralmente aliviando a dor em 70 a 80% dos pacientes aos 10 anos após o tratamento, esse procedimento envolve criar uma incisão atrás da orelha e deslocar a artéria em contato com o nervo. Embora raros, os riscos desse procedimento incluem entorpecimento facial potencial, perda parcial da audição, visão dupla e acidente vascular, em casos graves.

7. **Quais são os procedimentos adicionais para tratar neuralgia do trigêmeo?**
   Os procedimentos percutâneos incluem compressão por balão, ablação por radiofrequência e rizotomia com glicerol. Cada um desses métodos usa uma agulha para atingir o nervo trigêmeo através da face e usa glicerol, um balão inflado ou uma corrente elétrica para danificar o nervo. Esses procedimentos são benéficos e geralmente reduzem a dor durante anos. Entretanto, problemas associados a esse tipo de procedimento incluem dor recorrente, com o paciente, às vezes, sentindo entorpecimento facial e fraqueza do músculo facial. A radiocirurgia é outra opção de tratamento oferecida a muitos pacientes, que usa uma dose de radiação direcionada para a zona de entrada da raiz do nervo.

8. **O que é diferente sobre neuralgia do trigêmeo em esclerose múltipla?**
   Entre 1 e 2% dos pacientes com MS se apresentam com sintomas de TN. Em pacientes com história de MS, a TN geralmente é bilateral. Queixas de TN em pacientes com MS são mais comuns entre os 60 e 70 anos de idade e nesses pacientes uma história de hipertensão está correlacionada com incidência levemente mais alta de TN. Infelizmente, a TN secundária à MS é extremamente difícil de tratar, pois os sintomas de dor provêm da desmielinização em vez da compressão vascular da raiz neural. As terapias efetivas na TN tradicional são, com frequência, menos efetivas para esse mecanismo de ação e o tratamento deverá se concentrar na MS antes da TN.

### PONTOS-CHAVE

1. A TN é definida por um quadro de dor intensa e localizada resultando de estímulos indolores à face e é causada, mais frequentemente, por compressão vascular de um nervo.
2. Os medicamentos, especificamente os anticonvulsivantes, são a primeira linha de defesa contra a TN.
3. A descompressão microvascular é o padrão ouro de tratamento cirúrgico para TN.

### BIBLIOGRAFIA

1. Braunwald E, Fauci A, Kasper D, et al. *Harrison's Principles of Internal Medicine*. 15th ed. New York: McGraw-Hill; 2001.
2. Burchiel KJ. A new classification for facial pain. *Neurosurgery*. 2003;53(5):1164-1166.
3. Love S, Coakham HB. Trigeminal neuralgia: pathology and pathogenesis. *Brain*. 2001;124(12):2347-2360.
4. Lutz J, Linn J, Mehrkens JH, et al. Trigeminal neuralgia due to neurovascular compression: high-spatial-resolution diffusion-tensor imaging reveals microstructural neural changes. *Radiology*. 2011;258:524-530.
5. Gronseth G, Cruccu G, Alksne J, et al. Practice parameters: the diagnostic evaluation and treatment of trigeminal neuralgia (an evidence-based review): report of the quality standards subcommittee of the American academy of neurology and the European federation of neurological societies. *Neurology*. 2008;71(15):1183-1190.
6. Wiffen PJ, Derry S, Moore RA, McQuay HJ. Carbamazepine for acute and chronic pain in adults. *Cochrane Database Syst Rev*. 2011;(1):CD005451.
7. Verma G. Role of botulinum toxin type-A (BTX-A) in the management of trigeminal neuralgia. *Pain Res Treat*. 2013;Article ID 831094:6 pages.
8. Bolay H, Reuter U, Dunn AK, et al. Intrinsic brain activity triggers trigeminal meningeal afferents in a migraine model. *Nat Med*. 2002;8(2):136-142.
9. Zakrzewska JM, Lopez BC, Kim SE, Coakham HB. Patient reports of satisfaction after microvascular decompression and partial sensory rhizotomy for trigeminal neuralgia. *Neurosurgery*. 2005;56:1304-1311.
10. Krafft R. Trigeminal neuralgia. *Am Fam Physician*. 2008;77(9):1291-1296.
11. Katusic S, Beard CM, Bergstralh E, Kurland LT. Incidence and clinical features of trigeminal neuralgia, Rochester, Minnesota, 1945–1984. *Ann Neurol*. 1990;27(1):89-95.

# NEVRALGIA GLOSSOFARÍNGEA E OUTRAS NEVRALGIAS FACIAIS

*Fady Girgis* ▪ *Jonathan Miller*

CAPÍTULO 20

1. **O que é nevralgia glossofaríngea?**
   Nevralgia glossofaríngea (GPN) é uma dor intensa unilateral sentida na distribuição do nervo glossofaríngeo, nervo timpânico (nervo de Jacobsen) e ramos faríngeos do nervo vago. A dor ocorre na orelha, no terço posterior da língua e na fossa tonsilar.

2. **Como a nevralgia glossofaríngea se apresenta?**
   A dor é desencadeada por pontos de gatilho estimulantes na distribuição cutânea dos nervos glossofaríngeo ou vago, geralmente com deglutição, mastigação, bocejo ou tosse. Observar que, embora a maioria dos gatilhos mimetize a nevralgia do trigêmeo, a deglutição é específica para GPN. Na GPN "clássica", os pacientes ficam livres de dor entre episódios intensos, que são breves e lancinantes. Na GPN "sintomática", uma dor surda está presente entre episódios de dor latejante. Os episódios muitas vezes ocorrem em salvas e os pacientes tendem a sentar inclinados para frente e salivar durante os ataques. Síncope ocorre em 10% dos casos, em razão da hipersensibilidade do núcleo motor dorsal do nervo vago.

3. **Qual é a frequência da nevralgia glossofaríngea?**
   A GPN é um distúrbio raro, 1/100 tão comum quanto a nevralgia do trigêmeo. Ela ocorre com mais frequência em homens e mulheres de meia-idade.

4. **Qual é a etiologia da nevralgia glossofaríngea?**
   A maioria dos casos de GPN é idiopática ou está relacionada com a compressão neurovascular dos nervos cranianos IX e X. Tumores que envolvam o forame jugular também podem causar GPN. A síndrome de Eagle é outra causa pouco comum, mas bem descrita, onde um processo estiloide alongado ou uma ossificação do ligamento estilo-hióideo comprime o nervo glossofaríngeo.

5. **Como a nevralgia glossofaríngea é diagnosticada?**
   GPN é um diagnóstico clínico. As investigações de imagem podem incluir imagem de ressonância magnética (MRI) para avaliar compressão vascular e descartar lesões neoplásicas e doenças desmielinizantes. Tomografia computadorizada ou radiografias simples também são recomendadas para avaliar a síndrome de Eagle. O diagnóstico, muitas vezes, pode ser confirmado pela cessação da dor com um bloqueio nervoso no forame jugular ou com aplicação de anestesia tópica à faringe.

6. **Qual é o tratamento farmacológico para nevralgia glossofaríngea?**
   Medicamentos antiepilépticos como carbamazepina e gabapentina costumam ser usados para tratar GPN. Se a síncope for um aspecto proeminente da doença, atropina também pode ser usada.

7. **Quais são as opções cirúrgicas para o tratamento de nevralgia glossofaríngea?**
   O tratamento cirúrgico é reservado para casos de ineficácia ou intolerância ao medicamento. A descompressão microvascular dos nervos cranianos IX e X corresponde ao tratamento de primeira linha, geralmente produzindo excelentes resultados. Se não houver compressão vascular, a secção do nervo IX e radículas superiores do nervo X pode ser realizada. Outras opções incluem rizotomia percutânea por radiofrequência e radiocirurgia. No evento de síndrome de Eagle, a dor pode ser curada por ressecção do processo estiloide.

8. **Descreva a apresentação e o tratamento da nevralgia geniculada.**
   A nevralgia geniculada, também chamada de nevralgia do nervo intermédio, é um distúrbio extremamente raro que afeta mulheres jovens até a meia-idade. Manifesta-se como episódios breves intermitentes de dor lancinante profunda na orelha, desencadeada por estimulação cutânea do canal auditivo. A dor também pode estar associada a aumento da salivação, paladar amargo e/ou tinido. MRI deve ser usada para avaliar cuidadosamente o ângulo pontocerebelar, procurando compressão

vascular dos nervos cranianos V a X. O tratamento clínico consiste em medicamentos antiepilépticos e o tratamento cirúrgico envolve descompressão microvascular ou secção do nervo intermédio.

9. **O que é a síndrome de Ramsay-Hunt?**
   A síndrome de Ramsay-Hunt é uma infecção herpética do gânglio geniculado do nervo facial. Os sintomas incluem dor na orelha e face, fraqueza de neurônios motores faciais inferiores e erupção vesicular ao redor do meato acústico externo. O tratamento consiste em aciclovir e corticosteroides orais.

10. **Qual é a apresentação mais comum de herpes-zóster agudo na face?**
    O zóster oftálmico, uma erupção herpética na distribuição V1 do nervo trigêmeo, é a mais comum. A dor pode preceder a erupção por vários dias. Este tipo de herpes facial é o mais perigoso, uma vez que as vesículas virais podem envolver o olho, provocando cegueira em casos graves não tratados. Além do tratamento antiviral oral com aciclovir, o olho deve ser protegido de uma infecção secundária. Como em outras infecções por herpes, a nevralgia pós-herpética é uma sequela temida e ocorre com mais frequência em idosos.

11. **Descreva a apresentação e o tratamento da nevralgia occipital.**
    A nevralgia occipital é caracterizada por dor aguda originada na parte posterior da cabeça com irradiação na distribuição dos nervos occipitais maior e/ou menor e algumas vezes para o olho. Os sintomas podem ser provocados ou espontâneos e, muitas vezes, estão associados à disestesia na mesma distribuição. A maioria dos casos é unilateral, mas pode ocorrer nevralgia occipital bilateral. Uma compressão ou trauma dos nervos envolvidos costuma ser a causa, porém, muitos casos são idiopáticos. O manejo clínico com agentes antiepilépticos constitui o tratamento de primeira linha e injeções de anestésicos locais podem aliviar temporariamente a dor e confirmar o diagnóstico. Os tratamentos cirúrgicos incluem gangliectomia em C2/3 e estimulação do nervo occipital.

12. **O que é a síndrome de Tolosa-Hunt?**
    A síndrome de Tolosa-Hunt é uma oftalmoplegia dolorosa causada por inflamação idiopática na região da fissura orbital superior. Uma dor retro-orbital profunda de início agudo geralmente precede o início de diplopia. MRI é uma modalidade útil para confirmar a inflamação do seio cavernoso, embora algumas vezes esteja normal. Embora a dor responda bem a corticosteroides dentro de 24 a 72 horas após o início do tratamento, a resolução da oftalmoparesia pode demorar vários meses e, em casos graves, esta pode ser permanente.

13. **O que é nevralgia do laríngeo superior?**
    O nervo laríngeo superior, um ramo do nervo vago, inerva o músculo cricotireóideo da laringe. Este músculo distende, tensiona e provoca a adução da prega vocal. A nevralgia do laríngeo superior geralmente aparece como uma complicação pós-cirúrgica. Ocorrem paroxismos de dor submandibular unilateral, algumas vezes com irradiação para o olho, orelha ou ombro. Esta dor pode ser indistinguível da GPN. Dura de segundos a minutos e, em geral, é provocada ao deglutir, forçar a voz, virar a cabeça, tossir, espirrar, bocejar ou assoar o nariz.

14. **Defina nevralgia esfenopalatina.**
    A nevralgia esfenopalatina, também chamada de cefaleia da metade inferior, nevralgia superficial maior e nevralgia de Sluder, é um distúrbio de dor facial pouco comum. Os principais aspectos clínicos incluem dor unilateral na face durante dias, associada a congestão nasal, otalgia e tinido. Ao contrário da nevralgia do trigêmeo e GPN, a nevralgia esfenopalatina não costuma estar associada à zona de gatilho. Alguns autores acreditam que ela não constitua uma síndrome separada e possa representar simplesmente uma variação da cefaleia em salvas. As opções terapêuticas são limitadas, porém, bloqueios do gânglio pterigopalatino foram tentados com sucesso mínimo.

**Agradecimentos**

Gostaríamos de agradecer ao Dr. Robert Duarte e ao Dr. Charles Argoff pela preparação da versão original deste capítulo.

---

**PONTOS-CHAVE**

1. GPN compartilha gatilhos semelhantes com a nevralgia do trigêmeo, como a fala e a mastigação, porém, a deglutição é um gatilho geralmente específico da GPN.
2. Se GPN ocorrer no contexto de perda sensorial objetiva ou fraqueza motora, uma lesão estrutural deve ser considerada e investigações de imagem realizadas.

3. Medicamentos como carbamazepina constituem tratamentos de primeira linha para GPN e as opções cirúrgicas como descompressão microvascular e/ou secção dos nervos cranianos IX e X devem ser reservadas para casos de ineficácia ou intolerância ao medicamento.
4. O diagnóstico diferencial de dor facial deve incluir nevralgia do trigêmeo, nevralgia geniculada, nevralgia occipital, síndrome de Ramsay-Hunt, síndrome de Tolosa-Hunt, nevralgia do laríngeo superior, nevralgia esfenopalatina, doença dental ou periodontal e dor na articulação temporomandibular.

**BIBLIOGRAFIA**
1. Blumenfeld A, Nikolskaya G. Glossopharyngeal neuralgia. *Curr Pain Headache Rep*. 2013;17:343.
2. Rey-Dios R, Cohen-Gadol AA. Current neurosurgical management of glossopharyngeal neuralgia and technical nuances for microvascular decompression surgery. *Neurosurg Focus*. 2013;34:E8.
3. Siccoli MM, Bassetti CL, Sandor PS. Facial pain: clinical differential diagnosis. *Lancet Neurol*. 2006;5:257-267.
4. Sweet JA, Mitchell LS, Narouze S, et al. Occipital nerve stimulation for the treatment of patients with medically refractory occipital neuralgia: Congress of Neurological Surgeons Systematic Review and Evidence-Based Guideline. *Neurosurgery*. 2015;77:332-341.
5. Tang IP, Freeman SR, Kontorinis G, et al. Geniculate neuralgia: a systematic review. *J Laryngol Otol*. 2014;128:394-399.

# CAPÍTULO 21
# DOR LOMBAR AGUDA E CRÔNICA
Sarah Narayan • Andrew Dubin

## DOR AGUDA
A dor aguda é originada de uma lesão direta em tecido mole ou osso. Esta é uma dor que dura 4 semanas ou menos. Os prazos são um tanto arbitrários, uma vez que é previsto que indivíduos com dor aguda nas costas apresentam cura espontânea ou recebam o tratamento apropriado para recuperação de sua lesão. Oitenta e quatro por cento dos adultos apresentarão dor nas costas em algum momento de suas vidas. A maioria dos indivíduos com dor nas costas melhora com o tempo. A dor lombar é uma das principais causas de ausência ao trabalho e consultas a médicos. Esta dor pode ser localizada (axial) *versus* irradiada (radicular). Discutiremos as apresentações mais comuns da dor aguda.

Antes de discutir as fontes comuns de dor lombar, devemos examinar a anatomia da coluna lombar. A coluna lombar é composta por cinco vértebras lombares. Existe uma rede de ligamentos que envolvem estas partes ósseas, como um filme plástico. O sacro é composto por cinco vértebras fundidas. Todas as raízes nervosas espinais lombares e sacrais são originadas em T10 a L1, onde a medula espinal termina no cone medular. As raízes nervosas saem da medula espinal e seguem para baixo pelo canal vertebral, atrás das vértebras, antes de sua saída nos forames intervertebrais. Os discos intervertebrais lombares protegem cada vertebra, servindo como um absorvente para o choque nos corpos vertebrais. Os discos também criam uma altura adicional entre as vértebras, produzindo espaço para a saída das raízes dos nervos lombares. Ao longo do aspecto posterior da coluna, as vértebras se comunicam entre si por meio da articulação zigapofisária lombar (articulação facetária) bilateralmente. Com a idade, a coluna sofre alterações degenerativas marcadas por desidratação do disco intervertebral. Isto, em combinação com o peso corporal sobre corpos vertebrais produz um estresse nas articulações facetárias. Com o tempo, também ocorre o desenvolvimento de calcificações nas bordas dos espaços discais (alterações osteofíticas discais). Calcificações, artrite nas articulações e desidratação dos discos criam alterações artríticas da coluna chamadas de espondilose lombar. Portanto, espondilose é um termo amplo que descreve alterações artríticas da coluna.

### O que é uma distensão lombar?
A distensão lombar é a causa mais comum de dor lombar. Mais de 85% dos pacientes apresentarão dor lombar inespecífica. As estatísticas sugerem que 80 a 90% de todos os casos de dor nas costas melhoram. A maioria destes casos corresponde a este tipo de lesão. As distensões podem ser causadas por uso excessivo, má utilização ou trauma na região lombar. A lesão ocorre no tecido mole, causando microtrauma de músculo, tendão ou ligamento. A dor é localizada sem lesão nervosa. Uma vez que esta é uma lesão de tecido mole, nenhum exame de imagem (radiografia, tomografia computadorizada [CT], imagem de ressonância magnética [MRI]) é necessário para a avaliação. Os tratamentos incluem 1 a 2 dias de repouso relativo seguidos por retorno às atividades normais. Anti-inflamatórios não esteroidais (NSAIDs), calor ou gelo, assim como tratamento manual podem fornecer melhora de suporte para auxiliar no alívio da dor. As distensões tendem a melhorar no decorrer de várias semanas. Atualmente foi constatado que o repouso prolongado, que antes era considerado útil, prolonga a recuperação.

### Fale sobre a radiculopatia lombar?
A radiculopatia lombar é causada por uma lesão direta das raízes nervosas na coluna lombar, na maioria das vezes quando estes nervos saem dos forames intervertebrais. A prevalência vitalícia estimada corresponde a aproximadamente 3 a 5% dos adultos, com quantidades iguais entre homens e mulheres. As fontes mais comuns desta lesão são decorrentes de herniação discal e crescimento artrítico da coluna. É raro que uma radiculopatia seja causada por infecção, inflamação, neoplasia ou doença vascular. Cada raiz nervosa fornece uma área de sensação predominante na perna. Esta é chamada de dermátomo. Cada raiz nervosa também fornecerá uma inervação predominante para os músculos da perna; esta designação motora é chamada de miótomo. A raiz nervosa de L5 é o nervo afetado com mais frequência nas radiculopatias lombares. Uma radiculopatia em L5 se manifestará como dor na distribuição do dermátomo, ao longo da face lateral da perna até o topo do pé. A força é diminuída com a dorsiflexão do pé, extensão dos artelhos e inversão e eversão do pé. Quando a lesão nervosa progride, existe fraqueza na abdução do quadril. O segundo nervo mais comum afetado é a raiz nervosa de S1. Um exame sugestivo do envolvimento de S1 incluirá alterações sensoriais ao longo da parte posterior da perna e

parte inferior do pé, com fraqueza na flexão plantar e possivelmente na extensão do quadril e flexão do joelho. Os reflexos do tornozelo podem estar ausentes. A radiculopatia é diagnosticada clinicamente, embora possa ser recomendada a realização de exames de imagem como MRI ou CT para confirmar este diagnóstico. Uma MRI não contrastada ou mielograma por CT fornece boa visualização das raízes nervosas. Recomenda-se, fortemente, que imagens sejam obtidas se houver suspeita de neoplasia, déficits neurológicos, alterações urinárias, anestesia em sela, fraqueza intensa das extremidades inferiores ou abscesso/infecção. Uma eletromiografia (EMG) pode ser realizada se houver dúvidas sobre o envolvimento de raízes nervosas específicas. Nos testes de EMG, tipicamente o teste de condução nervosa é normal, com atividade de inserção anormal nos músculos inervados predominantemente por uma raiz nervosa específica. Para radiculopatias em S1 graves, o reflexo H estará ausente.

A maioria dos casos de radiculopatia lombar é autolimitada. Entretanto, a radiculopatia pode ser extremamente dolorosa. NSAIDs e modificação da atividade costumam ser recomendados. Se uma dor grave continuar, apesar do uso de NSAIDs, medicação opioide a curto prazo (3 dias a 2 semanas) pode ser considerada. Glicocorticoides sistêmicos podem ser considerados. Embora a modificação da atividade seja recomendada durante a apresentação aguda, a fisioterapia pode ser considerada se a dor persistir por mais de 3 semanas. Injeções epidurais de esteroides fornecem benefícios modestos e temporários, durando aproximadamente 3 meses. A cirurgia pode ser uma opção se uma dor incapacitante persistir por 6 semanas ou se houver fraqueza profunda. A apresentação da síndrome da cauda equina é uma indicação de emergência para cirurgia.

#### O que é espondilólise? Como esta lesão deve ser avaliada e tratada?
Espondilólise descreve uma fratura das partes interarticulares, que está localizada ao longo do arco posterior da coluna vertebral. Estas fraturas podem ser uni ou bilaterais; uma apresentação bilateral constitui 80% dos casos. Estas fraturas são causadas por fadiga por atividade ou sobrecarga aguda. Mais de 90% destas fraturas ocorrem nas vértebras L5. A espondilólise é uma causa comum de dor nas costas em atletas jovens. Ginastas, jogadores de futebol, lutadores, bailarinas e qualquer atleta jovem que realize movimentos repetitivos de torção e extensão correm o risco de lesão nas costas. Fraturas por fadiga em atletas costumam ocorrer durante esporões de crescimento. O estresse ao longo da parte interarticular causará espondilólise subjacente (também conhecida como "defeito do processo articular"). A espondilólise geralmente é assintomática e o diagnóstico costuma ser encontrado incidentalmente. A dor muitas vezes é intermitente e pode ser referida nas nádegas ou parte posterior da coxa. A extensão e rotação da coluna lombar costumam reproduzir a dor. Uma distensão dos jarretes geralmente pode ser encontrada ao exame.

Radiografias AP e laterais constituem a modalidade visual inicial para descartar uma fratura. Se as radiografias estiverem adequadas, mais ainda houver suspeita clínica de fratura, uma MRI ou um exame ósseo por tomografia computadorizada com emissão de fóton único (SPECT) podem ser realizados. Uma CT pode ser realizada, mas ela envolve exposição a altas doses de radiação. Indivíduos com espondilólise bilateral também podem desenvolver espondilolistese ou o desvio de uma vértebra lombar sobre a outra. Em casos não complicados (sem radiculopatia, fraturas etc.) é aconselhável limitar a atividade desencadeante por 2 a 4 semanas. Este plano simples é muito eficaz na maioria dos casos. Para atletas que não estejam dispostos a repousar, a imobilização durante a atividade pode ser utilizada. NSAIDs são recomendados para controle da dor. Indivíduos com lesão nervosa devem realizar uma consulta com um especialista em coluna. Ao exame físico, testes de hipermobilidade devem ser fortemente considerados. Pacientes com um grau 2 ou mais (espondilolistese é classificada em grau 1 a 5) devem ser avaliados por um cirurgião. Após o tratamento, quando o paciente estiver sem dor, deve ser realizada uma reintegração lenta aos esportes.

#### Quais são as fontes comuns de infecção da coluna?
A osteomielite vertebral e discite geralmente ocorrem a partir de uma transmissão de infecção de um foco externo. A infecção também pode se disseminar pelo tecido adjacente, após uma cirurgia da coluna, injeções, procedimentos diagnósticos invasivos diretos ou disseminação pela corrente sanguínea. A infecção do disco e das vértebras ósseas em sua maior parte é tratada de modo semelhante. A incidência de osteomielite aumenta com a idade. Os fatores de risco incluem discos degenerativos, endocardite, história de cirurgia da coluna, diabetes, exposição a esteroides, estados de comprometimento imunológico e história de uso de drogas. *Staphylococcus aureus* representam mais de 50% das infecções bacterianas. A dor tipicamente está situada no local da infecção. Febre não é um bom indicador de presença ou não de infecção. Uma avaliação da velocidade de hemossedimentação (ESR) e proteína C reativa (CRP) é aconselhável. Hemoculturas e MRI da coluna também devem ser consideradas. O diagnóstico é realizado com uma biópsia orientada por CT e cultura do tecido infectado. O diagnóstico pode ser inferido mesmo que as culturas e a coloração Gram sejam negativas, mas houver suspeita clínica. A antibioticoterapia constitui a base do tratamento. Este tratamento pode durar de 6 a 12 semanas com coleta semanal dos níveis de ESR e CRP. Se houver evidência de abscesso, lesão nervosa ou compressão da medula, uma cirurgia pode ser considerada. Repouso relativo e controle da dor com opioides são recomendados para a dor focal.

**Fale sobre abscessos epidurais?**
Abscessos epidurais são encontrados com mais frequência na coluna toracolombar. As bactérias podem se deslocar por via hematogênica para o espaço epidural, pelo tecido adjacente ou por contaminação após um procedimento na coluna. Os fatores de risco incluem diabetes, infecção por HIV, trauma, alcoolismo, abuso de drogas IV, tatuagem, infecção vizinha ou hemodiálise. *Staphylococcus aureus* é responsável por até 63% de todas as infecções. *Staphylococcus aureus* resistente a meticilina (MRSA) representa cerca de um quarto de todas as infecções estafilocócicas. Febre pode ou não estar presente. Os sintomas incluem dor focal intensa. Com base na extensão da compressão ao longo dos nervos e medula espinal, a lesão nervosa varia de dor radicular a paralisia. Contagem de leucócitos, ESR, CRP e hemoculturas podem ser colhidas. Uma MRI deve ser realizada se houver suspeita clínica de abscesso. CT com contraste IV pode representar uma modalidade de imagem alternativa. A cultura do líquido do abscesso é recomendada. O tratamento inclui incisão direta e drenagem, assim como antibioticoterapia. Antibióticos empíricos após a coleta de dois conjuntos de culturas devem ser introduzidos assim que for estabelecida uma suspeita de infecção. O tratamento dura de 4 a 8 semanas. A MRI deve ser repetida entre 4 e 6 semanas. Valores seriados de leucócitos, ESR e CRP devem ser obtidos.

**Explique o que é uma fratura por compressão vertebral.**
A osteoporose é a causa mais comum de fraturas por compressão vertebral, seguida por trauma. Os níveis mais comuns das fraturas por compressão ocorrem em T7-8 e T12-L1. A osteoporose causa fraturas com baixo trauma que podem ser assintomáticas. Por outro lado, fraturas por compressão aguda, relativamente graves, podem ser dolorosas. Esta dor é relativamente localizada. Se houver retropulsão de elementos ósseos, isto pode estreitar o canal vertebral, causando dor relacionada com os nervos. A dor nas costas pode ser reproduzida ao sentar, com extensão da coluna, movimentação ou com esforço. Muitas vezes existe sensibilidade à palpação ao exame. Um exame neurológico deve ser realizado para descartar lesão nervosa. Geralmente a dor aguda desaparece após 3 a 6 semanas, embora a cura possa demorar mais em outras pessoas. Frequentemente são necessários 3 meses para que ocorra a cura completa. Múltiplas fraturas na coluna torácica podem provocar cifose torácica. Se uma dor grave persistir, isto pode indicar fratura por compressão adicional. Existe um risco de 19% de fratura recorrente durante um ano. Mulheres tem uma probabilidade 4 vezes maior de sofrer outra fratura por compressão. O diagnóstico pode ser realizado por radiografias simples, que mostrarão um formato de cunha anterior nas vértebras decorrentes de colapso vertebral. Uma MRI da coluna lombar pode ser realizada para determinar a acuidade, avaliar o comprometimento neurológico e descartar infecção ou malignidade (se houver uma alta suspeita de doença metastática ou infecção). O tratamento de primeira linha para dor inclui Tylenol® ou NSAIDs. Calcitonina intranasal (200 unidades por dia) também pode ser considerada se o tratamento com medicações comuns não for suficiente para dor leve a moderada. Se uma dor intensa estiver presente, opioides a curto prazo podem ser considerados durante a fase aguda. A fisioterapia pode ajudar no fortalecimento central e deambulação quando a atividade puder ser tolerada. O exercício também é benéfico para melhorar a densidade óssea. A hidroterapia é uma ótima alternativa como estratégia de exercícios para indivíduos com dor. A imobilização não mostrou eficácia, mas pode ser usada como um lembrete cinestésico de limitar a flexão. Se uma dor intensa persistir por mais de 6 semanas, opioides forem pouco tolerados e as atividades da vida diária estiverem comprometidas, uma ampliação vertebral (vertebroplastia e cifoplastia) pode ser considerada. A diferença entre a vertebroplastia e a cifoplastia é que a cifoplastia utiliza um mecanismo de balão para expandir o espaço vertebral antes que o cimento seja injetado no espaço colapsado. A vertebroplastia é realizada com mais facilidade e é mais custo-efetiva.

## DOR CRÔNICA

Este é um tipo de dor que pode durar 3 meses ou mais. Como na dor aguda, o prazo pode ser um tanto arbitrário. Embora a dor aguda esteja claramente associada a trauma direto do sistema musculoesquelético, este representa mais um mecanismo "adaptativo" ou protetor para se proteger da lesão. A dor crônica tende a ocorrer como parte de um processo mórbido (artrite) ou pode representar uma transmissão mal adaptativa pela via neurológica. Esta síndrome dolorosa estará presente apesar do término do prazo previsto para a cura. Isto se refere principalmente a uma dor não identificável sem o gerador claro da dor. Este sinal de dor é gerado e controlado pelo sistema nervoso central. Este tipo de dor é modificado por fatores que estão fora da abrangência do trauma físico. Os modificadores incluem humor, sono, estados de descondicionamento físico ou até mesmo medicações. Embora seja possível debater se a dor aguda tem uma finalidade biológica de proteger humanos de lesão subsequente, infelizmente não há uma finalidade biológica para algumas dores crônicas. O tratamento objetivo é voltado para a modificação desta resposta de dor para que os pacientes funcionem de modo efetivo em suas vidas diárias.

**O que é artrite facetária?**
A dor facetária é uma dor nas costas relativamente localizada que pode ser causada por artrite nas facetas lombares. A dor facetária sem alteração artrítica nítida também pode estar presente. Esta apresentação

é marcada por dor nas costas, com irradiação ocasionalmente para as nádegas ou região posterior das coxas. O desconforto é reproduzido com a extensão e rotação lombar (carga na faceta). Radiografias simples podem ser realizadas para confirmar a artrite e para descartar um trauma ósseo. Técnicas para correção da postura das pernas e pelve, administração de NSAID e injeções ou ablação por radiofrequência nas facetas lombares podem ser realizadas para o tratamento.

### O que é estenose lombar? Como se apresenta?
Este tipo de apresentação dolorosa costuma ser observada na população mais velha (acima de 60 anos de idade) que desenvolve alterações degenerativas da coluna. Mesmo assim, a estenose lombar pode ser criada por uma grande herniação discal central. Uma combinação de fatores, incluindo saliência de disco, hipertrofia capsular facetária, hipertrofia do ligamento amarelo e formação de osteófitos, podem contribuir para o estreitamento do canal vertebral. A espondilolistese também pode contribuir para o estreitamento do canal vertebral. Em razão do estreitamento, as raízes nervosas espinais que compõem a cauda equina podem ser comprimidas e sofrer isquemia. Qualquer possível raiz nervosa que se desloque distalmente pode ser afetada por esta compressão firme. Além disso, um aumento da pressão intratecal, diminuição do fluxo arterial e congestão venosa podem afetar ainda mais estas estruturas nervosas. Uma postura flexionada tradicionalmente abrirá o canal, enquanto ficar em pé ou estender a coluna promoverá um aumento da pressão intratecal. A manifestação de sintomas neurológicos é descrita como claudicação neurogênica. Sentar e deitar de costas fornece um alívio sintomático. Posturas eretas tendem a estreitar o canal; as atividades em ficar em pé e andar são desconfortáveis. A dor pode ser inespecífica, dependendo da(s) raiz(es) nervosa(s) predominantemente afetada(s). Uma marcha de base larga constitui o achado de exame mais comum, seguida por ausência de reflexos no tornozelo (observada em menos de metade dos pacientes). O diagnóstico é realizado com base nos achados clínicos em associação à neuroimagem. Uma MRI não contrastada ou mielograma por CT da coluna lombar são recomendados, uma vez que elementos de tecido mole (ligamento, capsula articular, disco) causando estenose podem ser visualizados, assim como os fatores ósseos. Uma área no canal menor que 76 mm$^2$ indica estenose grave; menos que 100 mm$^2$ para estenose moderada. Uma vez que a estenose da coluna na maioria das vezes é decorrente de alterações degenerativas, os sintomas costumam persistir a longo prazo. Aproximadamente 20 a 30% dos indivíduos com estenose são assintomáticos. Por outro lado, indivíduos com estenose lombar podem apresentar incapacidade progressiva. O tratamento conservador inclui fisioterapia, administração de NSAIDs ou analgésicos e injeções epidurais. Se as abordagens conservadoras falharem, a cirurgia pode ser considerada.

### O que é disfunção da articulação sacroilíaca?
A disfunção da articulação sacroilíaca pode se apresentar como dor na face superior das nádegas, adjacente às vértebras L5. A dor é reproduzida com flexão e extensão lombar. A atrofia dos músculos extensores lombares ou sua má utilização costuma predispor a uma instabilidade da articulação sacroilíaca. Testes de provocação ao exame físico para confirmar a disfunção da articulação sacroilíaca incluem distração pélvica, compressão, Gaenslen, FABERs (Flexão Abdução Rotação Externa) e *thigh thrust*. O tratamento inclui repouso relativo, NSAIDs, fisioterapia e injeções articulares.

### Como a amiotrofia diabética se apresenta?
Esta condição ocorre em indivíduos com diabetes tipo 2. A apresentação comum é aguda, assimétrica e com início focal da dor e fraqueza, geralmente na região proximal da perna. Isto geralmente progride no decorrer de alguns meses e então exibe resolução parcial ou completa ao longo do tempo. Conforme a dor progride, os sintomas podem se tornar simétricos. Uma perda de peso pode estar associada ao início da amiotrofia diabética. Testes eletrodiagnósticos, ou seja, estudos de condução nervosa, mostram uma redução importante nas amplitudes motoras e potenciais de ação sensoriais, porém um retardo leve das velocidades de condução. Os testes de EMG mostram potenciais de fibrilação, assim como diminuição do recrutamento, com unidades motoras demonstrando alta amplitude e longa duração. Imagens lombares podem ser usadas para descartar outras fontes de lesão nervosa originadas na coluna. O tratamento sintomático com agentes para dor neuropática e o possível controle da dor com opioides podem ser considerados.

---

#### PONTOS-CHAVE
1. 85% dos pacientes com dor lombar apresentam dor inespecífica.
2. 80 a 90% dos casos de dor lombar exibem resolução com o tempo.
3. A raiz nervosa L5 é o nervo lesionado com mais frequência na radiculopatia lombar; a raiz nervosa S1 é a segunda raiz nervosa afetada mais comum.
4. 80% dos casos de espondilólise lombar ocorrem bilateralmente.

## BIBLIOGRAFIA

1. Woolf AD, Pfleger B. Burden of major musculoskeletal conditions. *Bull World Health Organ*. 2003;81:646.
2. Deyo RA, Tsui-Wu YJ. Descriptive epidemiology of low-back pain and its related medical care in the United States. *Spine*. 1987;12:264.
3. Chou R. In the clinic. Low back pain. *Ann Intern Med*. 2014;160:ITC6.
4. Tarulli AW, Raynor EM. Lumbosacral radiculopathy. *Neurol Clin*. 2007;25:387.
5. Cho SC, Ferrante MA, Levin KH, Harmon RL, So YT. Utility of electrodiagnostic testing in evaluating patients with lumbosacral radiculopathy: an evidence-based review. *Muscle Nerve*. 2010;42:276.
6. Roelofs PD, Deyo RA, Koes BW, Scholten RJ, van Tulder MW. Non-steroidal anti-inflammatory drugs for low back pain. *Cochrane Database Syst Rev*. 2008;(23):CD000396.
7. Chou R, Hashimoto R, Friedly J, et al. Epidural corticosteroid injections for radiculopathy and spinal stenosis: a systematic review and meta-analysis. *Ann Intern Med*. 2015;163:373.
8. Chou R, Loeser JD, Owens DK, et al. Interventional therapies, surgery, and interdisciplinary rehabilitation for low back pain: an evidence-based clinical practice guideline from the American Pain Society. *Spine*. 2009;34:1066.
9. Sakai T, Sairyo K, Suzue N, Kosaka H, Yasui N. Incidence and etiology of lumbar spondylolysis: review of the literature. *J Orthop Sci*. 2010;15:281.
10. McTimoney CA, Micheli LJ. Current evaluation and management of spondylolysis and spondylolisthesis. *Curr Sports Med Rep*. 2003;2:41.
11. Berbari EF, Kanj SS, Kowalski TJ, et al. 2015 Infectious Diseases Society of America (IDSA) clinical practice guidelines for the diagnosis and treatment of native vertebral osteomyelitis in adults. *Clin Infect Dis*. 2015;61:e26.
12. Markus HS. Haematogenous osteomyelitis in the adult: a clinical and epidemiological study. *Q J Med*. 1989;71:521.
13. Genant HK, Cooper C, Poor G, et al. Interim report and recommendations of the World Health Organization Task-Force for Osteoporosis. *Osteoporos Int*. 1999;10:259.
14. Papaioannou A, Watts NB, Kendler DL, et al. Diagnosis and management of vertebral fractures in elderly adults. *Am J Med*. 2002;113:220.
15. Classification of chronic pain. Descriptions of chronic pain syndromes and definitions of pain terms. Prepared by the International Association for the Study of Pain, subcommittee on taxonomy. *Pain Suppl*. 1986;3:S1.
16. Katz JN, Harris MB. Clinical practice. Lumbar spinal stenosis. *N Engl J Med*. 2008;358:818.
17. Garland H. Diabetic amyotrophy. *BMJ*. 1955;2:1287.

# DOR AGUDA E CRÔNICA NO PESCOÇO E NO BRAÇO

*Sarah Narayan* ▪ *Andrew Dubin*

A dor no pescoço não é tão comum quanto a dor lombar. Cervicalgia é apresentada por 10% dos adultos.

É importante conhecer a anatomia cervical para avaliar melhor as áreas de possível lesão. O pescoço é composto de sete vértebras ósseas.

**Quais são algumas das características da coluna cervical? Fale sobre lesões comuns que afetam a coluna cervical.**

A integração do occipício com C1 e a articulação atlanto-occipital fornecem um terço da flexão-extensão e 50% da curvatura lateral. A articulação atlanto-axial e articulação entre C1 e C2 fornecem 50% da rotação. As articulações das vértebras C2-C4 contribuem para dois terços da flexão-extensão, 50% da rotação e 50% da curvatura lateral. Tipicamente, a maioria das alterações degenerativas ocorre nos segmentos C2-C7 da coluna cervical. A coluna cervical apresenta uma curvatura lordótica normal. A curva fica achatada ou invertida com alterações artríticas ou espasmo muscular. Uma curvatura acentuada pode ser secundária a um ajuste postural que ocorre com a cifose torácica ou postura inadequada. A capacidade rotacional média corresponde a 90 graus; a curvatura lateral corresponde a 45 graus, a flexão a 60 graus e a extensão a 75 graus.

Lesões da coluna cervical podem produzir dor localizada no pescoço (axial) *versus* dor referida nas extremidades superiores.

Uma distensão cervical descreve irritação dos músculos ou ligamentos do pescoço. Esta dor pode ser atribuída ao uso excessivo, postura inadequada e posicionamento. A dor tipicamente dura várias semanas, mas melhora se a fonte da dor for evitada.

A dor miofascial no pescoço é descrita como dor em áreas do pescoço e dos ombros. Este é um tipo de dor crônica marcada por bandas de tensão no músculo e tecido, chamadas de pontos de gatilho. A palpação dos pontos de gatilho pode induzir dor em um local diferente na parte superior do corpo. A dor miofascial pode ser modificada por vários estressores, incluindo físicos, emocionais ou psicológicos.

A lesão em chicote ocorre em decorrência de um movimento de flexão-extensão abrupto e forçoso da coluna cervical. Isto pode ocorrer com relativa frequência em impactos durante uma colisão de veículos automotores. O movimento violento do pescoço muitas vezes estressa as articulações, músculos, discos, nervos e ligamentos vizinhos da coluna cervical. A dor ocorrerá de modo inespecífico ao longo do pescoço e dos ombros. Embora esta lesão seja comum, a natureza da dor é pouco compreendida. Em uma meta-análise, foi constatado que 50% dos adultos com lesão em chicote ainda apresentam dor após 1 ano. Um sangramento microvascular e inflamação do tecido mole explicam a fonte aguda de dor no tecido mole. A causa da dor crônica não é bem compreendida. Supõe-se que uma lesão nos ligamentos alares possa explicar a natureza crônica da dor.

Radiculopatia cervical refere-se a uma lesão da raiz nervosa cervical. A lesão comum em uma raiz nervosa cervical pode ser causada por compressão direta em decorrência de herniação discal, alterações degenerativas que estreitam os forames intervertebrais ou estenose central. A raiz nervosa de C7 é o local mais comum de lesão, constituindo até 70% de todas as lesões de radiculopatia cervical. A raiz nervosa de C6 constitui 20% das lesões da raiz nervosa cervical. A dor radicular é marcada por parestesias e/ou dormência ao longo da distribuição de dermátomos pelo pescoço, braço e mãos. Algumas pessoas apresentam fraqueza em uma distribuição de miótomo ou apresentam alterações de reflexos, dependendo do nervo afetado. O diagnóstico é estabelecido com base na história e exames físicos. Ao exame, a manobra de Spurling (extensão e rotação ipsolateral do pescoço) pode reproduzir a compressão da raiz nervosa. Esta manobra de exame é muito específica, mas apresenta baixa sensibilidade. Testes por neuroimagem ou eletromiografia (EMG) podem ser confirmatórios, mas não são necessariamente diagnósticos. Uma MRI ou mielografia por CT podem confirmar a compressão nervosa ou a estenose central. Uma EMG pode confirmar a localização e momento geral da radiculopatia cervical. Um período curto de glicocorticoides em alta dose pode fornecer um bom alívio temporário. Medicamentos anti-inflamatórios não esteroidais também podem ser uma opção para o manejo da dor no pescoço. Antidepressivos tricíclicos e inibidores da recaptação, assim como gabapentina, são prescritos para dor radicular. A tração cervical pode ser usada para expandir os espaços discais intervertebrais e descomprimir a área de dor no pescoço. A fisioterapia pode ser realizada em associação à tração. Foi demonstrado que injeções epidurais de esteroides fornecem melhora da dor radicular, com até 6 meses de alívio. Uma cirurgia pode ser realizada se a dor persistir por 6 a 8 semanas apesar do tratamento conservador ou se houver sinais de fraqueza e/ou mielopatia cervical.

**Quais são as apresentações comuns da radiculopatia cervical?**
C5: Pode apresentar fraqueza com abdução e rotação externa do ombro. Os músculos afetados podem ser os músculos romboide, deltoide, bíceps e infraespinal. Isto pode afetar o reflexo bicipital.
C6: Fraqueza com rotação externa do ombro e flexão do cotovelo. Os músculos afetados incluem os músculos infraespinal, bíceps, braquiorradial, tríceps e pronador redondo. Afeta os reflexos bicipital e braquiorradial. Afeta a sensação descendente até a extremidade lateral do primeiro e segundo dedos da mão.
C7: Afeta a extensão do cotovelo e pronação do antebraço. Fraqueza do tríceps, pronador redondo e flexor radial do carpo. Afeta o reflexo tricipital. Afeta a sensação ao longo da extremidade posterior até segundo e terceiro dedos.
C8: Pode enfraquecer a abdução do dedo e a força de preensão. Os músculos afetados podem incluir o flexor profundo dos dedos, oponente do polegar, flexor longo do polegar e músculos intrínsecos da mão. Pode afetar a sensação ao longo da extremidade superior medial e quarto e quinto dedos da mão.

A mielopatia cervical é marcada por compressão mecânica da medula espinal. Esta compressão produz isquemia na medula espinal quando a distribuição venosa e arterial é comprometida. Causas comuns de compressão incluem estreitamento degenerativo, herniação discal ou trauma. Espondilose, ou mielopatia espondilótica cervical, é a causa mais comum de mielopatia em indivíduos de 55 anos ou mais. A mielopatia cervical pode se manifestar como uma fraqueza vaga ou alterações sensoriais nos braços ou pernas. Hiper-reflexia/hiporreflexia, perturbação da marcha, alterações intestinais ou vesicais podem ocorrer. Algumas pessoas podem apresentar um sinal de Lhermitte positivo, que é descrito como uma sensação de choque descendo a coluna ou os braços com a flexão cervical. Este sinal positivo confirma uma lesão da medula. Se houver suspeita clínica de mielopatia cervical, uma MRI ou mielografia por CT devem ser solicitadas para confirmação. Um diâmetro do canal vertebral menor que 14 mm pode ser atribuído a alterações mielopáticas da medula espinal. O tratamento não cirúrgico inclui repouso, imobilização, restrição da atividade e controle farmacológico da dor. A descompressão cirúrgica constitui um meio mais invasivo de tratamento se nada mais for efetivo.

Embora a fonte mais comum de dor no pescoço esteja associada a queixas musculoesqueléticas, outros diagnósticos que explicam um desconforto no pescoço não devem ser excluídos. Tumores, dissecções arteriais (artérias carótidas e vertebrais), infecção (herpes-zóster, doença de Lyme), formação de abscesso ou meningite e enxaquecas também devem ser consideradas.

**Fale sobre algumas alterações que podem ser observadas no exame físico.**
À inspeção, a observação da postura do pescoço e ombro pode ser útil. Um achatamento da coluna cervical pode sugerir alteração degenerativa ou tensão muscular. A rigidez do pescoço também pode aludir à gravidade da dor do paciente. A limitação da amplitude do movimento pode sugerir rigidez de tecido mole e músculo ou alterações artríticas que limitem a movimentação do pescoço. A palpação dos processos espinhosos cervicais ou grupos musculares específicos pode ocorrer, dependendo da lesão. Um teste de força muscular manual deve ser realizado para determinar se há qualquer fraqueza ao longo da distribuição de um miótomo. O teste de reflexos é recomendado. Testes de provocação (Spurling, Lhermitte), avaliação da marcha, teste de Hoffman, clônus do tornozelo e o teste de Babinski devem ser realizados no exame neurológico.

**Fale sobre modalidades de imagem e testes comuns para dor no pescoço.**
Dependendo da apresentação da dor, a avaliação por imagens pode ser útil. Radiografias ou chapas simples parecem ser mais úteis ao avaliar um paciente com 50 anos de idade ou mais. Incidências laterais podem ajudar a avaliar artrite facetária e estreitamento do forame associados a uma alteração artrítica. Incidências oblíquas também podem mostrar uma melhor visualização dos espaços foraminais. Além disso, um achatamento da curvatura lordótica normal pode estar presente em pacientes com artrite ou espasmo muscular. Incidências AP avaliarão alterações anormais da rotação, como torcicolo. A incidência odontoide determinará se existe qualquer fratura proximal importante ou deslocamento vertebral. Incidências em flexão-extensão determinam se existe instabilidade da coluna ou espondilolistese dinâmica. A radiografia pode avaliar grosseiramente a integridade óssea, como avaliação inicial para fraturas.

A realização de MRI ou CT é recomendada em pacientes com dor no pescoço e uma história de infecção e/ou malignidade. Indivíduos com achados clínicos de radiculopatia cervical também devem ter imagens obtidas se estes achados persistirem por 6 semanas ou mais. Indivíduos com sinais e sintomas de mielopatia cervical devem realizar imediatamente esta modalidade de imagem. A MRI visualiza melhor as estruturas de tecido mole que podem contribuir para a dor e a lesão nervosa, como herniação discal, hipertrofia do ligamento, tumor e infecção. A MRI também pode mostrar compressão da raiz nervosa e alterações mielopáticas da medula espinal. Também pode mostrar alterações capsulares das articulações facetárias. A CT e a mielografia por CT podem mostrar alterações ósseas como fratura. Também pode mostrar estenose, alteração degenerativa, compressão nervosa, tumores e herniação discal.

EMG e testes de condução nervosa representam outra boa ferramenta confirmatória para determinar a duração (aguda ou crônica) e a localização da radiculopatia. A EMG por agulha é mais útil para o diagnóstico. Se uma lesão motora axonal estiver presente, haverá achados anormais nos músculos, inervados predominantemente por uma raiz nervosa em particular. Todavia, uma radiculopatia pode estar presente, em alguns casos, sem achados anormais. Por exemplo, se fibras aferentes sensoriais forem lesadas nos gânglios da raiz dorsal e não houver perda da inervação motora, a EMG será normal. Testes eletrodiagnósticos devem ser realizados 2 a 3 semanas após a apresentação inicial de sinais e/ou sintomas radiculares.

**Fale sobre as opções de tratamento comuns para dor no pescoço.**
Ao tratar a dor axial no pescoço, deve-se diferenciar uma lesão do músculo/tecido mole *versus* lesão óssea/articular. A lesão em tecido mole pode incluir lesão em chicote, distensão muscular ou dor miofascial. Nestes casos, estratégias conservadoras são priorizadas. A correção postural na posição sentada, no trabalho ou na cama é recomendada. A fisioterapia trabalhando a força e exercício dinâmico é útil em algum grau para dor no pescoço. A terapia manual pode ser benéfica.

Entretanto, em um estudo envolvendo indivíduos com lesão em chicote, aqueles que procuraram tratamento médico e/ou alternativo apresentaram tempo de recuperação mais longo. Isto pode sugerir que o tratamento pode permitir comportamentos ou percepção de incapacidade.

Para dor no pescoço leve a moderada, paracetamol e anti-inflamatórios não esteroidais podem ser administrados. Para o manejo da dor facetária, bloqueios de ramos nervosos mediais ou injeções articulares de esteroides podem ser realizadas. A neurotomia por radiofrequência pode ser realizada para um alívio mais mantido. Injeções epidurais podem ser realizadas para dor radicular. Para dor crônica, a terapia comportamental cognitiva mostrou-se benéfica.

### PONTOS-CHAVE

1. A raiz nervosa de C7 é a raiz nervosa mais comumente lesionada em uma radiculopatia cervical.
2. As indicações para MRI ou CT incluem dor radicular durando pelo menos 6 semanas, fraqueza motora, história de malignidade e preocupação com infecções espinais. Achados neurogênicos sugestivos de estenose, alterações intestinais/vesicais e desequilíbrio da marcha devem ser indicações para imagem.
3. Indivíduos que procuram atendimento médico para lesão em chicote apresentam recuperação mais lenta.
4. Cinquenta por cento dos indivíduos com lesão em chicote ainda apresentarão dor após 1 ano.

### BIBLIOGRAFIA

1. Hadler NM. Illness in the workplace: the challenge of musculoskeletal symptoms. *J Hand Surg Am*. 1985;10:451.
2. Monahan JJ, Waite RJ. Cervical spine. In: Steinberg GG, Akins CM, Baran DT, eds. *Orthopaedics in Primary Care*. Baltimore: Lippincott Williams and Wilkins; 1999.
3. Bron C, Dommerholt JD. Etiology of myofascial trigger points. *Curr Pain Headache Rep*. 2012;16:439.
4. Carroll LJ, Holm LW, Hogg-Johnson S, et al. Course and prognostic factors for neck pain in whiplash-associated disorders (WAD): results of the Bone and Joint Decade 2000–2010 Task Force on Neck Pain and Its Associated Disorders. *Spine*. 2008;33:S83.
5. Krakenes J, Kaale BR. Magnetic resonance imaging assessment of craniovertebral ligaments and membranes after whiplash trauma. *Spine*. 2006;31:2820.
6. Yoss RE, Corbin KB, Maccarty CS, Love JG. Significance of symptoms and signs in localization of involved root in cervical disk protrusion. *Neurology*. 1957;7:673.
7. Ellenberg MR, Honet JC, Treanor WJ. Cervical radiculopathy. *Arch Phys Med Rehabil*. 1994;75:342.
8. Montgomery DM, Brower RS. Cervical spondylotic myelopathy. Clinical syndrome and natural history. *Orthop Clin North Am*. 1992;23:487.
9. Viikari-Juntura E, Porras M, Laasonen EM. Validity of clinical tests in the diagnosis of root compression in cervical disc disease. *Spine*. 1989;14:253.
10. https://acsearch.acr.org/docs/69426/Narrative/.
11. Cohen SP. Epidemiology, diagnosis, and treatment of neck pain. *Mayo Clin Proc*. 2015;90:284.
12. Ylinen J, Takala EP, Nykänen M, et al. Active neck muscle training in the treatment of chronic neck pain in women: a randomized controlled trial. *JAMA*. 2003;289:2509.

13. Hoving JL, Koes BW, de Vet HC, et al. Manual therapy, physical therapy, or continued care by a general practitioner for patients with neck pain. A randomized, controlled trial. *Ann Intern Med*. 2002;136:713.
14. Côté P, Hogg-Johnson S, Cassidy JD, et al. Initial patterns of clinical care and recovery from whiplash injuries: a population-based cohort study. *Arch Intern Med*. 2005;165:2257.
15. Manchikanti L, Singh V, Falco FJ, Cash KM, Fellows B. Cervical medial branch blocks for chronic cervical facet joint pain: a randomized, double-blind, controlled trial with one-year follow-up. *Spine*. 2008;33:1813.
16. Lord SM, Barnsley L, Wallis BJ, Mcdonald GJ, Bogduk N. Percutaneous radio-frequency neurotomy for chronic cervical zygapophyseal-joint pain. *N Engl J Med*. 1996;335:1721.
17. Aker PD, Gross AR, Goldsmith CH, Peloso P. Conservative management of mechanical neck pain: systematic overview and meta-analysis. *BMJ*. 1996;313:1291.
18. Deyo RA. Drug therapy for back pain. Which drugs help which patients? *Spine*. 1996;21:2840.
19. Monticone M, Cedraschi C, Ambrosini E, et al. Cognitive-behavioural treatment for subacute and chronic neck pain. *Cochrane Database Syst Rev*. 2015;(5):CD010664.
20. Dillingham TR, Lauder TD, Andary M, et al. Identification of cervical radiculopathies: optimizing the electromyographic screen. *Am J Phys Med Rehabil*. 2001;80:84.

# DOR ABDOMINAL

*Emily K. Stern* ▪ *Darren Brenner*

## CAPÍTULO 23

1. **Quais são as três transmissões aferentes que medeiam a percepção da dor abdominal?**
   - Via visceral ou esplâncnica.
   - Via somática ou parietal.
   - Via referida.
   
   A dor abdominal visceral é produzida pela estimulação de nociceptores localizados nas paredes das vísceras abdominais. A dor abdominal somática é produzida pela estimulação de nociceptores localizados no peritônio parietal e nas estruturas de suporte intra-abdominais. A dor referida ocorre quando impulsos viscerais intensos entram na medula espinal no mesmo nível que aferentes de outras áreas; isto é erroneamente "interpretado" como dor originada na segunda área (p. ex., uma dor no ombro representando um distúrbio da vesícula biliar).

2. **Como a dor percebida difere entre as três vias de dor?**
   A dor visceral tem início e localização mais vaga que os outros tipos de dor. Tipicamente é percebida como uma dor surda. A dor somática costuma ser aguda, intensa e localizada. A dor referida é percebida em uma localização distante do distúrbio causador.

3. **A dor abdominal pode ser causada por distúrbios extra-abdominais?**
   A dor sentida no abdome pode ser gerada por estruturas distantes. Assim como a patologia abdominal pode causar dor referida em outras partes do corpo, a irritação de estruturas distantes pode causar uma dor referida no abdome. Por exemplo, uma patologia das vértebras torácicas pode ser referida no abdome, dando a impressão errônea de que existe um problema intra-abdominal. Se a lesão causal estiver na linha média, então a dor pode ser referida nos dois lados do abdome. De modo semelhante, a irritação dos nervos torácicos pode causar a irradiação de uma dor neuropática para o abdome. Por exemplo, uma nevralgia intercostal produzirá dor na distribuição do dermátomo do nervo envolvido. Se um nervo intercostal mais baixo estiver envolvido, a dor será sentida no abdome. Uma vez que alodinia é uma das características da dor neuropática, deve-se ter cuidado para garantir que uma dor intensa à palpação do abdome não represente na verdade uma alodinia.

4. **Relacione alguns distúrbios torácicos bem reconhecidos que podem se manifestar como dor abdominal.**
   Distúrbios torácicos que podem causar dor abdominal incluem:
   - Infarto ou isquemia do miocárdio.
   - Miocardite.
   - Pneumonia.
   - Enfisema.
   - Embolia pulmonar.
   - Pneumotórax.
   - Esofagite.

5. **Quais são algumas das considerações diagnósticas em mulheres com dor abdominal?**
   É necessária uma história completa e exame físico de todas as mulheres com dor abdominal baixa, incluindo uma história sexual e menstrual detalhada, exame pélvico e teste de gravidez (para mulheres em idade fértil). Considerações diagnósticas incluem doença inflamatória pélvica, endometriose, gravidez ectópica, obstrução uterina, torção de cisto ovariano, dor ovulatória (*mittelschmerz*) e ruptura de cisto ovariano. Dor que ocorre em intervalos mensais sugere endometriose ou dor ovulatória.

6. **A localização da dor abdominal pode ser útil para determinar a etiologia da dor?**
   A localização da dor abdominal pode ser muito útil para determinar a causa da dor. O abdome pode ser facilmente dividido em quatro quadrantes — superior direito, inferior direito, superior esquerdo e inferior esquerdo (Tabela 23.1). A dor abdominal focal muitas vezes está relacionada com um distúrbio do órgão subjacente. Contudo, os indivíduos podem manifestar dor de modos diferentes, por isso é importante manter um diferencial amplo.

## IV SÍNDROMES DE CEFALEIAS INCOMUNS

**Tabela 23.1.** Dor Abdominal por Local

| QUADRANTE SUPERIOR DIREITO | QUADRANTE SUPERIOR ESQUERDO |
|---|---|
| Cólica biliar | Infarto, abscesso ou ruptura do baço |
| Colecistite — aguda ou crônica | Úlcera gástrica |
| Distensão ou inflamação hepática | Obstrução da saída gástrica |
| Infarto ou abscesso hepático | Pancreatite ou pseudocisto pancreático |
| Pneumonia no lobo inferior direito | Obstrução do intestino delgado |
| Infarto do miocárdio | Pneumonia do lobo inferior esquerdo |
|  | Infarto do miocárdio |
| **QUADRANTE INFERIOR DIREITO** | **QUADRANTE INFERIOR ESQUERDO** |
| Apendicite | Diverticulite |
| Colite infecciosa, inflamatória ou isquêmica | Colite infecciosa, inflamatória ou isquêmica |
| Síndrome do cólon irritável | Síndrome do cólon irritável |
| Gravidez ectópica | Gravidez ectópica |
| Distúrbios tubo-ovarianos | Distúrbios tubo-ovarianos |
| Pielonefrite | Pielonefrite |
| Cálculos renais | Cálculos renais |

7. **Relacione as causas gastrointestinais comuns de dor no quadrante superior direito:**
   - Cólica biliar.
   - Colecistite aguda e crônica.
   - Íleo por cálculo de vesícula.
   - Hepatite aguda.
   - Infarto hepático.
   - Abscesso hepático.
   - Massa hepática.

8. **Quais são as causas comuns de dor no quadrante superior esquerdo e quais órgãos abdominais costumam estar envolvidos?**
   - Baço — infarto esplênico, esplenomegalia, abscesso esplênico.
   - Estômago — doença ulcerosa péptica, gastrite, obstrução da saída gástrica, gastroparesia.
   - Pâncreas — pancreatite, pseudocisto pancreático.
   - Intestino delgado — obstrução, íleo, doença intestinal inflamatória.

9. **Quais são as causas comuns de dor abdominal baixa? Que órgãos do sistema costumam estar envolvidos?**
   A dor nos quadrantes inferiores pode ser decorrente de várias causas derivadas de múltiplos sistemas orgânicos.
   - Gastrointestinal — diverticulite (classicamente no lado esquerdo), apendicite (classicamente no lado direito), colite infecciosa, isquêmica ou inflamatória, síndrome do cólon irritável (IBS).
   - Geniturinário — cálculos ureterais ou renais, pielonefrite, torção ovariana ou testicular, doença inflamatória pélvica, abscesso tubo-ovariano, gravidez ectópica rompida.
   - Musculoesquelético — torção ou distensão muscular, hematoma na bainha do músculo reto do abdome, hematoma retroperitoneal.

10. **Que atributos da história sempre devem ser pesquisados ao obter a história de um paciente com dor abdominal?**
    A mnemônica PQRST fornece uma estrutura que garante uma exploração completa da dor abdominal de um paciente:
    P: Fatores paliativos ou que provoquem a dor abdominal. Por exemplo, dor decorrente de pancreatite melhora ao sentar-se inclinado para frente. A dor decorrente de cálculos renais piora com o movimento

Q: Qualidade da dor (queimação, facada, cólica, surda)
R: Dor referida. Por exemplo, dor no trato biliar é irradiada para a região periescapular direita; uma dor pancreática é irradiada para as costas e uma dor subdiafragmática pode ser referida nas pontas dos ombros.
S: Severidade da dor. Esta geralmente é classificada em uma escala de 1 a 10.
T: Eventos temporais associados à dor (duração da dor, constante ou intermitente, nova ou crônica)

Outra mnemônica geralmente usada é OLDCARTS. Os médicos muitas vezes preferem esta mnemônica porque inclui uma avaliação da importância da dor:

O: Início ("*onset*") da dor
L: Localização da dor
D: Duração da dor
C: Características da dor
A: Fatores de agravamento e alívio
R: Irradiação da dor
T: Tratamentos já tentados para a dor
S: Significado da dor para o paciente

**11. O que é dispepsia e como ela é classificada?**
A dispepsia é um termo amplo usado para descrever sintomas gastrointestinais altos persistentes ou recorrentes. Ela é caracterizada por sensações de plenitude abdominal, dor epigástrica ou queimação. Também costuma ser associada a outros sintomas gastrointestinais (GI) incluindo náusea, vômitos, plenitude, distensão, saciedade precoce e perda de peso. A dispepsia costuma ser dividida em duas categorias: investigada e não investigada. A dispepsia funcional refere-se à persistência ou recorrência destes sintomas após uma avaliação adequada de outros distúrbios orgânicos, sistêmicos ou metabólicos. O Comitê de Consenso Rome IV atualmente define a dispepsia funcional como a presença de um ou mais dos seguintes sintomas, na ausência de doença estrutural:
1. Plenitude pós-prandial incômoda
2. Saciedade precoce
3. Dor epigástrica
4. Queimação epigástrica

**12. Qual é a causa orgânica mais comum de dispepsia?**
A doença ulcerosa péptica (PUD) é a causa orgânica mais comum de dispepsia. PUD é um termo usado para descrever ulcerações e erosões no estômago e duodeno. PUD pode ser decorrente de várias causas, porém, as mais comuns incluem infecção pela bactéria *Helicobacter pylori* (Hp) ou uso de aspirina ou anti-inflamatórios não esteroidais (NSAIDs).

**13. Que "sinais de alarme" devem ser pesquisados em pacientes com dispepsia?**
Os sinais de alarme podem ser manifestações de uma patologia orgânica subjacente séria. Exemplos de sinais de alarme incluem perda de peso não intencional, vômitos persistentes, sangramento (hematêmese ou melena), disfagia e história familiar de câncer gástrico. Pacientes com sinais de alarme devem realizar uma avaliação médica completa antes de receber um diagnóstico de dispepsia funcional.

**14. Que testes podem ser usados para diagnosticar causas comuns de dispepsia?**
PUD costuma ser avaliada por endoscopia digestiva alta. Se uma endoscopia for realizada, a identificação de Hp pode ser obtida por biópsias e visualização em um microscópio. Além da endoscopia, Hp pode ser diagnosticado no teste respiratório, fezes ou sangue. O teste respiratório para Hp é baseado no fato de que estes organismos decompõem a ureia, um produto derivado do metabolismo, em dióxido de carbono e amônia. Pacientes que consomem ureia radioativamente marcada excretam níveis elevados de dióxido de carbono, que podem ser quantificados e usados para detectar a presença do organismo. O teste do antígeno nas fezes também está disponível e estes testes apresentam alta sensibilidade e especificidade. Exames de sangue para detectar a presença de Hp são muito menos precisos e são mais utilizados por sua capacidade de descartar a infecção por Hp em populações de baixo risco. Eles não devem ser usados para avaliar a confirmação de erradicação de Hp após um tratamento.

**15. Como a dispepsia é tratada?**
O tratamento da dispepsia depende da causa subjacente. Se a Hp estiver presente, o tratamento é dirigido para o organismo patogênico. Regimes medicamentosos comuns incluem ciclos de 10 a 14 dias de terapias triplas (inibidor da bomba de prótons [PPI], claritromicina e amoxicilina) ou quádruplos (PPI, subsalicilato de bismuto, metronidazol e tetraciclina). Se não houver evidência

de PUD simultânea, a probabilidade de resolução dos sintomas é de 10 a 15%. Se úlceras forem identificadas, o tratamento inclui um ciclo de terapia medicamentosa antissecretora com um PPI (preferido) ou um anti-histamínico de segunda geração. Estes medicamentos aliviam os sintomas e promovem a cicatrização da mucosa. Se nenhuma anormalidade for identificada e o paciente for diagnosticado com dispepsia funcional, o tratamento padrão inclui PPIs, agentes pró-cinéticos e antidepressivos.

16. **Cite três complicações da doença ulcerosa péptica não tratada.**
    A complicação mais comum da PUD é a hemorragia gastrointestinal. Ocasionalmente, uma anemia é constatada em exames de sangue de rotina de pacientes assintomáticos. Outras vezes, os pacientes podem comparecer ao pronto-socorro com sangramento importante do trato GI. O sangramento GI derivado de PUD é tratado com terapia por PPI e remoção da causa subjacente, como Hp ou NSAIDs. Uma intervenção endoscópica também pode ser necessária.
    Uma complicação rara, mas grave, da PUD é perfuração. Pacientes com perfuração apresentam dor abdominal aguda, defesa e sensibilidade de rebote. Uma cirurgia de emergência pode ser necessária para fechar o defeito na parede intestinal. Ocasionalmente, esta é a manifestação inicial da PUD.
    Raramente, pacientes com PUD podem apresentar sintomas de obstrução da saída gástrica. Esta é uma complicação cada vez mais rara da PUD devido ao uso disseminado da terapia com PPI. Os sintomas de obstrução da saída gástrica incluem dor, náusea, vômitos, plenitude abdominal e saciedade precoce. Os pacientes também podem observar distensão gástrica e timpanismo.

17. **Que complicações podem ocorrer em uma infecção crônica por *Helicobacter pylori*?**
    Embora a maioria dos pacientes seja assintomática, aproximadamente 10 a 15% dos pacientes com infecção crônica por Hp desenvolvem úlceras, adenocarcinoma gástrico ou linfoma gástrico ("linfoma MALT"). Os estágios iniciais do linfoma MALT podem ser curados por antibióticos e terapia antissecretora isolada. Contudo, os estágios mais avançados geralmente exigem quimioterapia, radiação ou cirurgia.

18. **O que é pancreatite aguda? Como a pancreatite aguda é diagnosticada?**
    O termo "pancreatite" literalmente significa inflamação do pâncreas. A pancreatite aguda, como o nome implica, manifesta-se com dor epigástrica súbita, intensa e persistente. Classicamente, a dor da pancreatite irradia para as costas, piora após alimentação e é aliviada quando o paciente senta inclinado para frente. O diagnóstico de pancreatite aguda requer a presença de dois dos três critérios a seguir:
    - Dor epigástrica de início agudo, intenso, persistente, geralmente irradiada para as costas.
    - Elevação da lipase ou amilase sérica, acima de três vezes o limite superior da faixa normal do laboratório.
    - Achados característicos de pancreatite aguda na tomografia computadorizada, ressonância magnética ou ultrassom abdominal.

19. **Quais são as duas causas mais comuns de pancreatite aguda? Cite algumas causas adicionais de pancreatite.**
    As duas causas mais comuns de pancreatite aguda são cálculos biliares e abuso crônico de álcool. Outras causas de pancreatite incluem hipertrigliceridemia, câncer pancreático, efeitos colaterais de medicação, mutações genéticas, isquemia e complicações após uma colangiopancreatografia retrógrada endoscópica (ERCP).

20. **Cite dois achados em exame físico que são característicos da pancreatite aguda grave.**
    - Sinal de Grey Turner: contusão no flanco (pode ser uni ou bilateral).
    - Sinal de Cullen: contusão periumbilical.
    
    Estes dois achados são decorrentes da presença de líquido pancreático hemorrágico que se desloca para estas regiões. A presença destes sinais geralmente indica um prognóstico desfavorável.

21. **O que é pancreatite crônica? Como a pancreatite crônica é diagnosticada?**
    Pancreatite crônica refere-se à inflamação progressiva do pâncreas, produzindo uma lesão estrutural irreversível. De um modo semelhante à pancreatite aguda, a dor da pancreatite crônica tipicamente é epigástrica, irradia para as costas, piora após alimentação e melhora ao sentar inclinado para frente. No início do curso da doença, a dor pode ser intermitente, porém, conforme o processo progride, a dor pode-se tornar constante. Além da dor, pacientes com pancreatite crônica geralmente apresentam evidências de disfunção pancreática, como hiperglicemia e má absorção de gorduras complicada por diarreia.

O diagnóstico de pancreatite crônica não é tão simples quanto o diagnóstico de pancreatite aguda. Geralmente envolve a combinação de história clínica, achados laboratoriais e estudos de imagem. Ocasionalmente, testes de função pancreática especiais são usados para confirmar o diagnóstico.

## 22. Cite três diferenças entre pancreatite aguda e crônica.

- A pancreatite aguda é quase sempre dolorosa, enquanto a dor nem sempre está presente na pancreatite crônica.
- Pacientes com pancreatite aguda tendem a apresentar elevação de amilase e lipase, enquanto os níveis enzimáticos pancreáticos geralmente estão normais em pacientes com pancreatite crônica.
- Disfunção endócrina pancreática, incluindo diabetes e esteatorreia (diarreia causada por má absorção de gorduras), é observada quase exclusivamente na pancreatite crônica.

## 23. Como os pacientes com dor biliar tipicamente descrevem seus sintomas?

A dor originada na árvore biliar geralmente fica localizada no epigástrio ou no quadrante superior direito. Ela pode ser precipitada pela alimentação — classicamente por uma refeição gordurosa. A dor geralmente é irradiada para a escápula, ombro direito ou abdome inferior. Os pacientes podem descrever náusea e vômitos.

## 24. Por que, geralmente, o termo cólica biliar é um nome errado?

A dor do trato biliar não é em cólica, mas tipicamente é uma dor que aumenta de modo estável até um pico, que pode ser mantida por várias horas antes de ceder (crescendo/decrescendo). Embora a dor do trato biliar possa flutuar em termos de intensidade e gravidade, em geral ela não é intermitente, como o termo "cólica" implica.

## 25. Quais são as diferenças entre colelitíase, colecistite, coledocolitíase e colangite? Como os pacientes com estes distúrbios são tratados?

- *Colelitíase* é o termo usado para descrever cálculos da vesícula biliar. Pacientes com colelitíase sintomática geralmente indicam dor abdominal episódica, que é decorrente da obstrução do ducto cístico por um cálculo da vesícula. Pacientes com colelitíase assintomática não requerem intervenção. Aqueles com sintomas podem realizar uma colecistectomia eletiva.
- *Colecistite* implica inflamação da parede da vesícula biliar. Esta síndrome está associada a dor abdominal, febre e uma elevação da contagem de leucócitos. Noventa por cento dos casos é decorrente de uma obstrução da saída da vesícula viliar por um cálculo biliar, embora um subgrupo dos casos possa ocorrer sem cálculo ("colecistite acalculosa"). Os pacientes são tratados com antibióticos e remoção cirúrgica da vesícula biliar.
- *Coledocolitíase* é um termo que descreve cálculos nos ductos biliares. Ela pode ser dolorosa ou assintomática. As complicações da coledocolitíase, como pancreatite e colangite (discutidas mais tarde), podem apresentar morbidade e mortalidade significativas. Portanto, pacientes com coledocolitíase geralmente requerem intervenção, como ERCP (para deslocar um cálculo) e colecistectomia (para minimizar a formação e a passagem de cálculos adicionais).
- *Colangite* descreve uma infecção decorrente da obstrução dos ductos biliares. A infecção pode ser leve ou com risco à vida. O tratamento da colangite inclui remoção urgente dos cálculos (geralmente por ERCP) e antibióticos. Pacientes com colangite decorrente de obstrução por cálculo biliar também requerem colecistectomia para prevenir a recorrência.

## 26. O que é a tríade de Charcot? A pêntade de Reynold?

- A *tríade de Charcot* refere-se aos sinais de apresentação clássica da colangite aguda: febre, dor abdominal e icterícia. Raramente os pacientes apresentam os três achados.
- A *pêntade de Reynolds* inclui hipotensão e confusão, além de febre, dor abdominal e icterícia. Pacientes com todos os sintomas da pêntade de Reynolds apresentam doença em estado crítico.

## 27. Como a dor originada no intestino delgado costuma ser caracterizada? Quais são as causas comuns de dor no intestino delgado?

A dor relacionada com o intestino delgado geralmente é sentida na linha média ou região periumbilical. Ocasionalmente, é sentida no flanco ou nas costas. Classicamente, a dor no intestino delgado piora após ingestão de alimentos. Dependendo da etiologia subjacente, a intensidade pode variar de desconforto leve uma dor aguda grave. Uma dor intermitente "em cólica" costuma ser vista no contexto da obstrução do intestino delgado (SBO), quando o músculo liso da parede intestinal se contrai vigorosamente em um ponto proximal à obstrução. Uma inflamação ou ulcerações da mucosa podem produzir sensibilidade ou dor vaga. Um processo inflamatório ou neoplásico que se estenda pela serosa e peritônio parietal adjacente estimula as vias dolorosas somática e manifesta-se como uma dor mais localizada no local da lesão.

28. **Quais são as causas mais comuns de obstrução do intestino delgado? Que mnemônico pode ser usado para lembrar delas?**

    As seguintes são causas comuns de obstrução do intestino delgado:
    - Aderências secundárias à cirurgia abdominal e/ou pélvica anterior (60 a 85%).
    - Doença de Crohn (5 a 7%).
    - Malignidade (2 a 5%).
    - Hérnia (2 a 3%).

    O mnemônico "ABC" pode ser usado para lembrar estas causas:

    A — Aderências
    B — *Bojo* (hérnia)
    C — Câncer/Crohn

29. **Que termo descreve o grupo de distúrbios gastrointestinais relacionados com um fluxo sanguíneo inadequado?**

    O termo "isquemia intestinal" descreve distúrbios do trato GI decorrentes de um fluxo sanguíneo insuficiente. O intestino delgado e o intestino grosso podem estar envolvidos. A isquemia intestinal pode ser causada por insuficiência arterial e venosa.

30. **Qual é a diferença na apresentação entre isquemia mesentérica aguda e crônica? Como esta diferença é explicada pela fisiopatologia subjacente?**

    A isquemia mesentérica aguda (AMI) tipicamente apresenta dor abdominal de início súbito. A dor classicamente é "desproporcional aos achados no exame físico" porque no início da apresentação da AMI o paciente pode apresentar um exame abdominal normal. AMI é causada por hipoperfusão do intestino delgado, que pode ser decorrente de embolia, trombose ou isquemia mesentérica não oclusiva (NOMI) devido a um baixo fluxo para a artéria mesentérica superior ou artéria celíaca. Uma trombose aguda da veia mesentérica causa uma apresentação semelhante.

    Ao contrário da AMI, a isquemia mesentérica crônica pode ser assintomática ou ter início insidioso. Os pacientes geralmente notam episódios recorrentes de dor durante a primeira hora após a alimentação, que tipicamente desaparecem ao longo de várias horas. Portanto, o paciente pode desenvolver sitofobia, que significa medo de comer, e apresentar perda de peso e deficiências nutricionais. Os sintomas geralmente são progressivos. Com uma história cuidadosa, pacientes que apresentam AMI geralmente fornecem uma história compatível com isquemia mesentérica crônica. Este distúrbio classicamente está associado à oclusão de dois de três ramos principais da aorta que alimentam o trato intestinal: as artérias celíaca, mesentérica superior e mesentérica inferior.

31. **Quando está indicado o tratamento para isquemia mesentérica crônica? Por que o tratamento é importante?**

    Todos os pacientes com isquemia mesentérica crônica sintomática devem ser tratados. O objetivo do tratamento é melhorar os sintomas e prevenir complicações futuras. As opções terapêuticas incluem reparo aberto e endovascular das estruturas vasculares envolvidas. Após a melhora do fluxo sanguíneo para o intestino delgado, os pacientes geralmente conseguem ganhar peso e melhorar seu estado nutricional. A prevenção de AMI tem importância fundamental porque uma necrose do intestino apresenta morbidade e mortalidade extremamente elevadas.

32. **O que causa uma dor abdominal relacionada com o fígado? Os pacientes com doença hepática crônica apresentam tipicamente dor abdominal relacionada com o fígado?**

    A maioria das doenças hepáticas crônicas, como hepatite viral, cirrose alcoólica e doença hepática gordurosa, não causa dor abdominal. Em vez disso, estas doenças podem apresentar complicações como icterícia, sangramento de varizes ou ascite. Uma dor relacionada com o fígado é causada pela distensão da cápsula hepática, chamadas cápsula de Glisson. O parênquima hepático é insensível à dor.

    Distúrbios que causam distensão da cápsula de Glisson e consequentemente provocam dor abdominal relacionada com o fígado incluem:
    - Hepatite viral aguda — Inflamação e tumefação do fígado podem causar distensão capsular.
    - Síndrome de Budd-Chiari — Um coágulo sanguíneo na veia hepática ou na veia cava inferior (IVC) obstrui o fluxo venoso do fígado, causando ingurgitamento do sistema venoso hepático e distensão da cápsula de Glisson.
    - Massas — O crescimento rápido de uma lesão hepática pode causar distorção da arquitetura hepática normal e distender a cápsula de Glisson.

**33. Quais são os dois subtipos de doença intestinal inflamatória e como a dor tipicamente se manifesta em pacientes com doença intestinal inflamatória?**
A doença intestinal inflamatória pode ser subdividida em doença de Crohn e colite ulcerativa (UC). Estas duas doenças podem apresentar dor abdominal, alteração dos hábitos intestinais e perda de peso. A dor geralmente é um sintoma mais predominante em pacientes com doença de Crohn.

A doença de Crohn afeta todas as camadas do trato gastrointestinal, enquanto a colite ulcerativa afeta apenas as paredes internas do trato gastrointestinal. Devido à natureza transmural da doença de Crohn, os pacientes geralmente desenvolvem estenoses, que podem causar dor em cólica intermitente devido à obstrução. Pacientes com doença de Crohn também desenvolvem abscessos intra-abdominais, que podem se manifestar com dor e febre. Outras manifestações comuns da doença de Crohn incluem diarreia, anemia e alterações extraintestinais como artrite, uveíte e erupções cutâneas e ulcerações. A colite ulcerativa também apresenta dor abdominal, geralmente no contexto de diarreia sanguinolenta e urgência. As manifestações extraintestinais são menos comuns na UC que na doença de Crohn.

**34. O que é síndrome do cólon irritável e como ela é subclassificada?**
A síndrome do cólon irritável é um distúrbio caracterizado por dor abdominal associada a alterações da frequência e/ou textura das fezes. Ela é classificada em quatro subgrupos principais dependendo da consistência predominante das fezes. Estas incluem IBS-C (obstipação predominante), IBS-D (diarreia predominante), IBS-M (alternância entre diarreia e obstipação) e muito menos comum IBS-U (não satisfaz os critérios de uma textura fecal predominante).

**35. Que critérios são usados para diagnosticar a síndrome do cólon irritável?**
IBS costuma ser diagnosticada pelos critérios de Roma, que foram atualizados recentemente. IBS é definida como dor abdominal associada a pelo menos dois dos seguintes: (A) dor temporalmente associada à defecação ou (B) dor associada a uma alteração na frequência fecal do paciente e/ou (C) textura das fezes. Estes sintomas devem estar presentes, em média, 1 dia/semana nos últimos 3 meses, com o início dos sintomas ocorrendo mais de 6 meses antes do estabelecimento do diagnóstico. Outros sintomas associados incluem náusea, timpanismo, distensão abdominal, borborigmos e aumento de flatulência.

**36. Que opções terapêuticas estão disponíveis para pacientes com síndrome do cólon irritável?**
Existem muitas modalidades de tratamento diferentes para IBS e a escolha é determinada pelo tipo predominante de evacuação (obstipação, diarreia, mista). As opções terapêuticas incluem modificação da dieta, terapia comportamental, probióticos, antibióticos, antidepressivos, laxantes, antidiarreicos, secretagogos, antiespasmódicos, antagonistas da serotonina e agentes de ligação a ácidos biliares. O tratamento deve ser individualizado e com base na preferência dos pacientes.

**37. Como a dor abdominal causada por distúrbios da parede abdominal pode ser distinguida de uma dor de origem intra-abdominal?**
O teste de Carnett pode ajudar nesta distinção. Primeiro, o local de sensibilidade máxima é identificado. Em seguida pede-se ao paciente que assuma uma posição parcialmente sentada com os braços cruzados, o que faz com que os músculos da parede abdominal gerem maior tensão. O teste de Carnett é positivo se for observado aumento da sensibilidade na palpação repetida. O diagnóstico diferencial da dor crônica da parede abdominal inclui hematoma na bainha do reto do abdome, síndrome da costela deslizante, hérnia da parede abdominal, síndrome da dor miofascial e síndromes de aprisionamento de nervos cutâneos.

**38. Pacientes imunocomprometidos em virtude de doença ou tratamento imunossupressor podem apresentar dor abdominal. Quais são algumas considerações diagnósticas?**
O indivíduo imunocomprometido com patologia intra-abdominal aguda pode apresentar poucos sinais e sintomas abdominais, manifestações sistêmicas mais brandas e alterações mínimas dos parâmetros bioquímicos e hematológicos. O diagnóstico diferencial inclui qualquer distúrbio que possa ocorrer na população geral, assim como problemas específicos do hospedeiro imunocomprometido. Considerações específicas incluem enterocolite neutropênica (tiflite), doença do enxerto *versus* hospedeiro, infecções oportunistas (p. ex., infecção por citomegalovírus, infecção por micobactérias atípicas, infecção fúngica) e tumores originados da deficiência imune (p. ex., linfoma, sarcoma de Kaposi).

**39. Qual são algumas advertências sobre apresentações atípicas de dor abdominal?**
Em algumas circunstâncias, como em pacientes mais velhos ou imunossuprimidos, distúrbios abdominais comuns podem se apresentar de modo atípico. A febre pode estar ausente ou apresentar baixo grau, sinais de irritação peritoneal podem ser brandos e uma alteração do estado mental (p. ex., demência) podem modificar a história e o exame físico.

## Agradecimentos

Os autores atuais gostariam de agradecer as contribuições dos autores anteriores, Drs. Ronald E. Greenberg e Charles E. Argoff.

### PONTOS-CHAVE

1. A dor abdominal pode ter natureza visceral, somática ou referida.
2. A dor abdominal nem sempre é causada por uma patologia intra-abdominal: ela pode ser causada por problemas em um local distante e referida no abdome.
3. O local da dor abdominal muitas vezes pode ser usado para ajudar a orientar o diagnóstico diferencial.
4. A infecção por *H. pylori* e uso de NSAIDs são as causas mais comuns de doença ulcerosa péptica.

### BIBLIOGRAFIA

1. Cartwright SL, Knudson MP. Evaluation of acute abdominal pain in adults. *Am Fam Physician*. 2008;77(7):971-978.
2. Cartwright SL, Knudson MP. Diagnostic imaging of acute abdominal pain in adults. *Am Fam Physician*. 2015;91(7):452-459.
3. Chen EH, Mills AM. Abdominal pain in special populations. *Emerg Med Clin North Am*. 2011;29(2):449-458, x.
4. Clair DG, Beach JM. Mesenteric Ischemia. *N Engl J Med*. 2016;374(10):959-968.
5. Feldman M, Friedman LS, Brandt LJ. Sleisenger and Fordtran's Gastrointestinal and Liver Disease: Pathophysiology, Diagnosis, Management. 10th ed. Philadelphia: Elsevier/Saunders; 2016.
6. Kruszka PS, Kruszka SJ. Evaluation of acute pelvic pain in women. *Am Fam Physician*. 2010;82(2):141-147.
7. Lacy BE, Mearin F, Chang L, et al. Bowel disorders. *Gastroenterology*. 2016;150(6):1393-1407.
8. Majumder S, Chari ST. Chronic pancreatitis. *Lancet*. 2016;387(10031):1957-1966.
9. Stanghellini V, Chan FK, Hasler WL, et al. Gastroduodenal disorders. *Gastroenterology*. 2016;150(6):1380-1392.
10. Talley NJ, Ford AC. Functional dyspepsia. *N Engl J Med*. 2015;373(19):1853-1863.
11. Weinberg DS, Smalley W, Heidelbaugh JJ, Sultan S, Association AG. American Gastroenterological Association Institute Guideline on the pharmacological management of irritable bowel syndrome. *Gastroenterology*. 2014;147(5):1146-1148.
12. Yamada T, Alpers DH. *Principles of Clinical Gastroenterology*. Chichester, West Sussex; Hoboken, NJ: Wiley-Blackwell; 2008.

# DOR PÉLVICA CRÔNICA
*Andrew Dubin*

CAPÍTULO 24

O que é dor pélvica crônica? Por definição, é uma dor localizada na região abdominal inferior ou virilha. Tem natureza não cíclica. Está presente há mais de 3 a 6 meses e não está exclusivamente associada a relações sexuais ou menstruação. Vinte e cinco por cento das mulheres adultas que vivem na comunidade têm problemas de dor pélvica crônica e, na maioria das mulheres, a etiologia nunca é totalmente elucidada.

As limitações da definição acima são óbvias. Elas não abordam a população do sexo masculino. Os homens também têm problemas de dor pélvica crônica; contudo, têm menor probabilidade de procurar uma avaliação médica.

Estabelecer o diagnóstico é um desafio. Muitas vezes a interação entre os sistemas urológico, ginecológico e gastrointestinal pode complicar a apresentação. Além disso, problemas neurológicos, endocrinológicos e psicológicos podem adicionar camadas geradoras de confusão à apresentação e à dor. Por fim, o sistema musculoesquelético pode ter um impacto dramático sobre a dor pélvica ou pode ser a fonte primária geradora da dor pélvica.

Infelizmente, o sistema musculoesquelético geralmente não é avaliado como fonte de dor pélvica até que muitos provedores de saúde tenham sido consultados, múltiplos testes tenham sido realizados e, em muitos casos, muitos procedimentos tenham sido realizados. Em essência, ele se torna o sistema orgânico negligenciado.

## QUEIXAS E SINTOMAS DE APRESENTAÇÃO COMUNS

Pacientes com dor pélvica crônica (CPP) geralmente apresentam queixas de dor com atividades do tipo Valsalva, como esforço para evacuação. Podem observar dor com deambulação, ou ao ficar sentado por muito tempo, flexão e/ou extensão lombar. Um exame rápido das seguintes queixas leva o profissional a perceber a ausência de especificidade destas. Elas podem ser vistas na doença discal degenerativa lombar, herniação discal, assim como em disfunções do elemento posterior, como artrite da articulação facetária. A dor com extensão e deambulação pode ser observada na estenose espinal. Dor na virilha com a deambulação pode ser secundária a uma doença articula degenerativa do quadril. Pacientes também podem se queixar de urgência e frequência urinárias, assim como disestesias sensoriais no períneo. Homens podem se queixar de disfunção erétil. As queixas de urgência e frequência urinárias podem ser observadas não apenas em problemas urológicos primários, como a hipertrofia prostática benigna, mas são observadas com frequência em pacientes com mielopatia em nível cervical ou torácico. Disestesias sensoriais podem ser encontradas nas mielopatias, assim como em disfunções no nível da cauda equina. Uma disfunção erétil pode ser observada na disfunção do neurônio motor superior e neurônio motor inferior. Percebendo que a dor pélvica pode ter origem em múltiplas patologias, a função crítica da história e do exame físico não pode ser excessivamente enfatizada.

Esta seção enfocará, basicamente, o sistema musculoesquelético como fonte geradora de dor pélvica, uma vez que frequentemente este é o sistema mais ignorado.

O exame físico começa com a observação. Observar como o paciente deambula. Ele caminha com um padrão de marcha de Trendelenburg compensada? Uma patologia primária do quadril, assim como uma possível radiculopatia profunda em L5, deve ser explorada. No contexto de radiculopatia L5 grave o suficiente para causar Trendelenburg compensada, uma queda do pé associada também deve ser observada. Se ela não estiver presente, o diagnóstico de radiculopatia em L5 é muito improvável, uma vez que a função nervosa se recupera do sentido proximal para distal. Contudo, uma neuropatia isolada do nervo glúteo superior, laceração do músculo glúteo médio ou patologia primária do quadril permanecem no diagnóstico diferencial. Observar a postura sentada. Pacientes que ficam confortáveis ao sentar ou sentam com flexão para frente podem apresentar artrite da articulação facetária ou estenose espinal. Pacientes que preferem ficar em pé ou sentar com suporte lombar podem ter problemas de dor discogênica.

Uma avaliação completa da dor pélvica deve incluir um exame minucioso do sistema musculoesquelético. Ele deve incluir uma avaliação do movimento da coluna lombossacral e uma avaliação da marcha. Além disso, o teste muscular manual deve ser realizado nas duas extremidades inferiores para comparar os dois lados e deve incluir avaliação da força dos flexores do quadril, extensores do joelho, assim como dorsiflexores dos artelhos no tornozelo e flexores plantares. Em razão da força dos flexores plantares do tornozelo, fazer com que o paciente realize múltiplas elevações da panturrilha algumas vezes elucida uma fraqueza sutil da musculatura inervada por S1 não percebida no teste muscular manual. Além disso, caminhar sobre os calcanhares pode revelar uma discreta fraqueza dos dorsiflexores do tornozelo que não foi percebida no exame físico.

A avaliação dos reflexos é crítica. A observação de hiper-reflexia, clônus do tornozelo, adutores cruzados e Babinski positivo revela o espectro de disfunção em nível do sistema nervoso central. Achados anormais nas extremidades superiores que se manifestem com atividade reflexa paradoxal e hiper-reflexia, sinal de Hoffmann, com sintomas sensoriais associados nas mãos e distribuição radicular cervical concomitante da fraqueza, levantam a suspeita de um espectro de disfunção em nível cervical. Uma disfunção em nível encefálico deve ser considerada no contexto de hiper-reflexia difusa nas extremidades superiores e inferiores, com sinais de trato longo sem um padrão radicular cervical nítido de fraqueza localizada em um nível da raiz cervical em associação a uma compressão da medula cervical. Um nível radicular nítido de fraqueza nas extremidades superiores ao teste muscular manual, com hiper-reflexia abaixo, é clássico de radiculomielopatia e justifica um exame de ressonância magnética (MRI) da coluna cervical. A hiper-reflexia difusa, com fraqueza associada em uma distribuição mais difusa ou não radicular irregular, deve levantar um índice de suspeita de esclerose múltipla, especialmente em mulheres jovens com dados históricos apropriados, incluindo alteração dos sintomas neurológicos ao longo do tempo, além de problemas de perda de visão, queda do pé transitória ou queda do pulso. Neste ponto, a MRI do encéfalo e medula espinal, com e sem contraste, seria muito razoável. Uma hiporreflexia difusa na extremidade inferior pode ser observada na neuropatia periférica ou polirradiculopatia. Disestesias sensoriais unilaterais que envolvam o períneo devem levantar a questão de um cisto de Tarlov sintomático. É importante lembrar que nem todos os cistos de Tarlov são assintomáticos ou achados incidentais e sua apresentação sintomática costuma estar limitada ao períneo, com observação de queixas sensoriais. Além disso, homens podem observar disfunção erétil e mulheres podem observar alterações da sensibilidade clitoridiana. Neste cenário, um exame físico detalhado para avaliar a sensação no períneo, assim como teste do reflexo bulbocavernoso em homens e reflexo clitoridiano-anal em mulheres é crítico. A avaliação de uma suspeita de cisto de Tarlov deve incluir MRI sacral, assim como eletromiografia por agulha (EMG) na musculatura do esfíncter anal direito e esquerdo procurando denervação, assim como alterações da morfologia típica da unidade motora. A EMG por agulha do esfíncter anal deve ser realizada apenas por profissionais com experiência considerável na avaliação deste músculo, uma vez que as unidades motoras do esfíncter anal normal parecem anormais em comparação a unidades motoras típicas observadas nos músculos esqueléticos apendiculares. O trabalho de Podnar et al. revelou que, em homens, sensação peniana anormal associada a um reflexo bulbocavernoso anormal ou ausente ao exame físico apresentou alta correlação com um teste eletrodiagnóstico anormal. Infelizmente, em mulheres, pode ser difícil obter o reflexo clitoridiano-anal no exame físico e deste modo, neste grupo, o teste eletrofisiológico, incluindo teste de reflexo e EMG de esfíncter anal, pode ter grande utilidade. Reflexos normais nas extremidades superiores, com perda de reflexos nas extremidades inferiores, podem ser observados em pacientes com neuropatia periférica. A história será crítica neste ponto para determinar se esta é, possivelmente, uma neuropatia hereditária que progrediu ao ponto de se tornar sintomática ou uma neuropatia adquirida. As causas de neuropatia adquirida podem variar de criptogênicas a metabólicas tóxicas, autoimunes, inflamatórias e exigem uma avaliação detalhada para evitar que causas tratáveis não sejam percebidas. Outras causas de achados do neurônio motor inferior isolados nas extremidades inferiores podem incluir cauda equina, mas tipicamente isto se manifesta com fraqueza acentuada da extremidade inferior em um padrão polirradicular de fraqueza, assim como disfunção sensorial pronunciada no períneo. Embora as miopatias não sejam uma causa comum de dor pélvica, pacientes que observem que seus sintomas pioram durante o dia e sintam dor pélvica em cãibras, especialmente após esforço durante a evacuação, podem estar exibindo achados de fadiga muscular na musculatura proximal com atividade prolongada. O exame físico e o teste muscular manual detalhado podem revelar um gradiente de fraqueza motora proximal para distal ou possivelmente padrões de fraqueza de tipo escapular-umeral-fibular ou facial-escapular-umeral-fibular. Nestes casos, os níveis de creatina fosfoquinase (CPK) antes e após o exercício podem ser muito ilustrativos, uma vez que o paciente pode apresentar CPK normal a minimamente elevada em repouso, passando a apresentar elevação acentuada 24 a 36 horas após exercícios regulares e de rotina. Estes pacientes podem indicar após um questionamento direto que sempre sentem dor nos músculos após exercícios, mas supõem que isto seja normal porque sempre se sentiram deste modo. Em muitos casos, as queixas de dor pélvica em pacientes com miopatia são secundárias a uma alteração da mecânica da marcha, com sobrecarga subsequente na articulação SI das articulações facetárias lombares em pacientes que ficam em pé e caminham com lordose lombar excessiva resultante da fraqueza proximal manifesta. Geralmente em adultos, isto seria visto em distrofias do cinturão dos membros ou miopatias de início na vida adulta.

A patologia articular do quadril pode ser uma fonte comum de dor na região pélvica. Uma patologia intra-articular verdadeira na articulação do quadril classicamente causa dor na virilha. Os pacientes se queixam de dor com apoio do peso e ao caminhar. A dor melhora quando estão sedentários. Além disso, o uso de uma bengala na mão contralateral melhora a dor. A dor no início do movimento é um fenômeno comum, mas infelizmente não é específica da patologia articular do quadril. Achados ao exame físico classicamente incluem a replicação da dor na virilha com rotação interna do quadril afetado. Padrões de dor referida incluem irradiação da dor para a coxa anterior ou dor referida no joelho com rotação interna do quadril. Uma patologia intra-articular do quadril pode apresentar muitos desafios quando se torna parte do diagnóstico diferencial na avaliação de dor pélvica. Não é um achado raro na população em envelhecimento e também pode estar associada a alterações degenerativas da coluna lombar. O exame físico pode ajudar a delinear o determinante da dor do paciente, mas se persistir uma dúvida quanto ao papel desempenhado pelo quadril nas queixas de dor do paciente, uma injeção intra-articular diagnóstica e possivelmente terapêutica no quadril, realizada sob orientação fluoroscópica ou ultrassom, pode ser realizada com facilidade. Uma resposta acentuadamente positiva à injeção confirmará rapidamente a suspeita clínica e a resposta negativa removerá de modo eficiente a articulação da equação, permitindo que o médico volte sua atenção para outras possíveis fontes geradoras.

A dor anterior na virilha e a dor pélvica associada em pacientes mais jovens pode ser decorrente de patologia labral. Os pacientes podem observar que a dor piora ao ficar em pé e caminhar. Ao contrário da dor no quadril observada na doença articular degenerativa (DJD), pacientes com colisão acetabular-femoral (FAI) com patologia labral também podem-se queixar de dor enquanto estão sentados. Além disso, a FAI também pode exibir replicação de dor na virilha com rotação externa do quadril, assim como abdução do quadril. Queixas de dor aguda súbita com sensação de clique e sensação de fraqueza também podem ser observadas na FAI. O diagnóstico diferencial é amplo quando FAI é considerada e inclui entidades como colisão do iliopsoas, colisão subespinal e colisão isquiofemoral. A colisão do iliopsoas, mais comum em mulheres que em homens, pode ser secundária a uma lesão repetitiva por tração do tendão, com cicatrização subsequente e aderência do tendão ao complexo cápsula-lábio do quadril. Isto pode ser observado em pacientes mais jovens envolvidos em esportes e atividades que coloquem o paciente em posições de extensão extrema do quadril ou carga rápida excêntrica dos flexores do quadril. Acredita-se que a colisão subespinal, mais comum em homens que em mulheres, seja resultante de uma espinha ilíaca anterossuperior (ASIS) proeminente, que faz contato anormal com a região distal do colo do fêmur. Os sintomas neste caso, geralmente, são observados com tentativas de flexão profunda do quadril (apanhadores no *softball* e beisebol). A etiologia de ASIS proeminente pode ser secundária a uma lesão repetitiva de tipo avulsão na ASIS durante atividades de flexão repetitiva do joelho com extensão do quadril (jogadores de futebol). Uma colisão isquiofemoral tipicamente é observada com mais frequência em mulheres que em homens. Ela é resultante de um espaço estreito entre o túber isquiático e o trocanter menor, causando colisão repetitiva e aprisionamento do músculo quadrado femoral. Em geral este é um problema congênito, mas pode-se desenvolver após fratura do quadril ou em associação a uma migração superior e medial precoce da cabeça do fêmur na DJD inicial do quadril. Embora estudos de imagem tenham papel e lugar nítidos na avaliação da dor anterior na virilha e pélvica, todos os achados devem ser considerados em contexto. O contexto é desenvolvido a partir do exame físico. Um trabalho anterior de Silvis *et al.* revelou alta prevalência de achados anormais na MRI das regiões da pelve, quadril e virilha em uma coorte de jogadores de hóquei universitários e profissionais assintomáticos. Estas anormalidades incluíram tendinite do adutor comum e reto do abdome, com edema ósseo associado à sínfise púbica. Além disso, lacerações parciais, assim como lacerações completas dos músculos acima, com separação do púbis foram observados. Por fim, anormalidades do quadril, incluindo lacerações labrais, assim como lesões osteocondrais da cabeça do fêmur, foram observados. Para obscurecer ainda mais o quadro, foram observados achados semelhantes nas MRIs lombares de pacientes assintomáticos (Brandt-Zawadz *et al.*).

Como podemos observar, a patologia articular do quadril e a dor associada na altura da virilha podem apresentar desafios únicos como parte da avaliação de dor pélvica. O exame físico é crítico para ajudar a delinear o determinante da dor do paciente. Algumas vezes, mesmo após um exame físico detalhado, ainda pode ser difícil determinar se fontes intra-articulares ou extra-articulares representam a fonte geradora primária de dor na virilha e nível pélvico do paciente. Nestes cenários, quando houver dúvida quanto à função da patologia intra-articular nas queixas de dor do paciente, uma injeção intra-articular diagnóstica e possivelmente terapêutica na articulação do quadril, realizada sob orientação fluoroscópica ou ultrassom, pode ser efetuada com facilidade. Uma resposta acentuadamente positiva à injeção confirmará rapidamente a suspeita clínica e uma resposta negativa removerá de modo eficiente a articulação da equação, permitindo que o médico volte sua atenção a outras possíveis fonte geradoras.

Em resumo, a dor pélvica apresenta muitos desafios únicos ao médico assistente. Muitos destes pacientes procuraram vários provedores de saúde e realizaram múltiplos procedimentos. Não é raro que estes pacientes apresentem um alto nível de frustração, assim como uma certa desconfiança da comunidade médica, uma vez que passam de um provedor para outro. A obtenção de uma história detalhada e a realização de um exame físico minucioso podem ter um grande efeito para elucidar o problema. Algumas vezes, simplesmente fazer com que o paciente entenda por que tem a dor pode ajudá-lo muito a lidar com a dor. Tudo começa com a história e exame físico e a confiança se desenvolve ao longo do tempo, conforme o paciente começa a perceber que você, como médico assistente, está adotando uma abordagem ponderada e atenciosa à sua dor.

## PONTOS-CHAVE

1. A dor pélvica crônica pode ser resultante de várias etiologias, incluindo fontes intrapélvicas e dor referida de fontes não pélvicas.
2. Vários medicamentos podem contribuir para a dor abdominal baixa crônica; portanto, isto deve ser considerado ao avaliar um paciente com dor pélvica crônica.
3. A dor pélvica crônica não ocorre apenas em mulheres.
4. O eletrodiagnóstico, especificamente por EMG de agulha, do esfíncter anal é altamente sensível na avaliação da função nervosa em S2-S4.
5. O exame físico do paciente com dor pélvica deve incluir a avaliação da força e reflexos na extremidade inferior.

**BIBLIOGRAFIA**

1. Mui J, Allaire C, Williams C, Yong PJ. Abdominal wall pain in women with chronic pelvic pain. *J Obstet Gynaecol Can*. 2016;38(2):154-159.
2. Ploteau S, Cardaillac C, Perrouin-Verbe MA, Riant T, Labat JJ. Pudendal neuralgia due to pudendal nerve entrapment: warning signs observed in two cases and review of the literature. *Pain Physician*. 2016;19(3):E449-E454.
3. Speer LM, Mushkbar S, Erbele T. Chronic pelvic pain in women. *Am Fam Physician*. 2016;93(5):380-387.
4. Podnar S. Utility of sphincter electromyography and sacral reflex studies in women with cauda equina lesions. *Neurourol Urodyn*. 2014;33(4):426-430.
5. Podnar S. Cauda equina lesions as a complication of spinal surgery. *Eur Spine J*. 2010;19(3):451-457.

# FIBROMIALGIA E DOR MIOFASCIAL

David McLain, MD, FACP, FACR

1. **Quais são as síndromes de dor crônica que envolvem os músculos e as fáscias?**
   A síndrome de dor miofascial e a fibromialgia são síndromes de dor crônica que envolvem músculo e tecidos moles. A síndrome de dor miofascial tem distribuição regional, enquanto a fibromialgia envolve todo o corpo. Estes diagnósticos podem representar dois pontos em um espectro de doença, uma vez que foram identificados subgrupos de fibromialgia com base em diferentes achados clínicos e prognósticos.

2. **Descreva a síndrome dolorosa miofascial.**
   A síndrome dolorosa miofascial é uma síndrome dolorosa crônica e regional que envolve o músculo e tecidos moles. É caracterizada por pontos de gatilho e bandas de tensão (Perguntas 7 e 8). Originalmente descrita por Travell e mais tarde elaborada por Travell e Simons, a síndrome dolorosa miofascial ocorre na maioria das áreas do corpo, com mais frequência nas regiões cervical e lombar.

3. **O que é fibromialgia?**
   Fibromialgia é uma síndrome clínica caracterizada por dor crônica e difusa e múltiplos pontos dolorosos em áreas definidas de músculos e outros tecidos moles. Pontos dolorosos periosteais costumam estar presentes. A dor disseminada pode ser sentida cima e abaixo da cintura e bilateralmente. Outros aspectos característicos da síndrome incluem fadiga, perturbação do sono, síndrome do cólon irritável, cistite intersticial, rigidez, parestesias, cefaleias, depressão, ansiedade e diminuição da memória e vocabulário.

4. **Quais são os critérios mais recentes para o diagnóstico de fibromialgia?**
   Os critérios mais recentes consistem nas revisões de 2016 dos critérios diagnósticos para fibromialgia de 2010/2011.
   - Presença de dor generalizada, definida como dor em pelo menos 4 de 5 regiões.
   - Presença de sintomas em nível semelhante durante pelo menos 3 meses.
   - Índice de dor disseminada (WPI) 3 de 7 e pontuação na escala de gravidade de sintomas (SSS) 3 de 5 ou WPI de 4–6 e pontuação em SSS 3 de 9.
   - Um diagnóstico de fibromialgia é válido independentemente de outros diagnósticos e não exclui a presença de outras doenças clinicamente importantes.

   Observar que os exames de pontos dolorosos foram removidos dos critérios de 2010/2011. Eles faziam parte dos critérios de 1990.

   **Definição por WPI:** observar o número de áreas em que o paciente apresentou dor durante a última semana. Em quantas áreas o paciente teve dor? A pontuação estará entre 0 e 19.

| Região superior esquerda (Região 1) | Região inferior direita (Região 4) |
|---|---|
| Mandíbula, esquerda<br>Cinturão escapular, esquerdo<br>Parte superior do braço, esquerda<br>Parte inferior do braço, esquerda | Quadril (nádegas, trocanter), direito<br>Parte superior da perna, direita<br>Parte inferior da perna, direita |
| **Região superior direita (Região 2)** | **Região axial (Região 5)** |
| Mandíbula, direita<br>Cinturão escapular, direito<br>Parte superior do braço, direita<br>Parte inferior do braço, direita | Pescoço<br>Parte superior das costas<br>Região lombar<br>Tórax<br>Abdome |
| **Região inferior esquerda (Região 3)** | |
| Quadril (nádegas, trocanter), esquerdo<br>Parte superior da perna, esquerda<br>Parte inferior da perna, esquerda | |

**Pontuação na escala de gravidade de sintomas (SSS)**
Fadiga
Sono não restaurador
Sintomas cognitivos
Para cada um dos 3 sintomas acima, indicar o nível de gravidade na última semana usando a seguinte escala:

0 = Nenhum problema
1 = Problemas discretos ou leves, geralmente leves ou intermitentes
2 = Problemas moderados, consideráveis, presentes com frequência e/ou em nível moderado
3 = Graves: problemas pervasivos, contínuos, que perturbam a vida

**A pontuação da escala de gravidade de sintomas (SSS):** é a soma das pontuações de gravidade dos três sintomas (fadiga, sono não restaurador e sintomas cognitivos) (0-9) mais a soma (0-3) do número dos seguintes sintomas que incomodaram o paciente e ocorreram nos 6 meses anteriores:

(1) Cefaleias (0-1)
(2) Dor ou cólicas no abdome inferior (0-1)
(3) Depressão (0-1)

A pontuação de gravidade de sintomas final estará entre 0 e 12.
**A escala de gravidade de fibromialgia (FS)** consiste na soma de WPI e SSS.

5. **Todos os pacientes com fibromialgia têm os mesmos sintomas?**
   Não. Existe um alto grau de variabilidade na apresentação da fibromialgia. Foram identificados subgrupos da síndrome com base no número de pontos dolorosos ativos, qualidade do sono e limiar de dor no frio. Estes subgrupos têm prognósticos diferentes. Os pacientes também podem ser agrupados de acordo com a doença relacionada. Entre os pacientes com síndrome do cólon irritável (IBS), 20% demonstram achados compatíveis com fibromialgia. Fibromialgia é mais comum em diabéticos que na população geral e a gravidade da dor está correlacionada à duração do diabetes. Estes podem constituir subgrupos adicionais de fibromialgia. Fibromialgia também é comum em doenças autoimunes, como Síndrome de Sjögren, lúpus eritematoso sistêmico, tireoidite de Hashimoto e artrite reumatoide.

6. **Cite síndromes associadas à fibromialgia.**
   - Síndrome da fadiga crônica.
   - Síndrome do cólon irritável.
   - Síndrome das pernas inquietas.
   - Cistite intersticial.
   - Disfunção da articulação temporomandibular.
   - Síndrome sicca.
   - Fenômeno de Raynaud.
   - Desregulação autonômica com hipotensão ortostática.
   - Transtorno do humor.
   - Síndrome da hipermobilidade.

7. **O que são pontos de gatilho?**
   Pontos de gatilho são áreas no músculo ou tendão que, quando palpadas, produzem dor em um local distante. Estes ocorrem em locais coerentes com padrões previsíveis de dor referida. Pontos de gatilho costumam estar associados a trauma anterior, "quase quedas" ou osteoartrite degenerativa.

8. **O que são "bandas de tensão"? Como estão associadas aos pontos de gatilho?**
   Em pacientes com dor miofascial, a palpação profunda dos músculos pode revelar áreas rígidas e semelhantes a faixas. A distensão desta faixa de músculo produz dor. Esta é uma banda de tensão. Os pontos de gatilho geralmente são encontrados em bandas de tensão de músculos. Apesar da tensão muscular, as bandas de tensão são eletrofisiologicamente silenciosas (ou seja, a eletromiografia [EMG] é normal). Rolando-se a banda de tensão sob a ponta dos dedos no ponto de gatilho (palpação digital) pode haver uma resposta de "espasmo" local.

9. **Descreva a prevalência e as características demográficas típicas dos pacientes com fibromialgia**
   Na maioria das séries relatadas, 80 a 90% dos pacientes com fibromialgia são do sexo feminino, com incidência máxima na meia-idade e prevalência de 0,5 a 5% da população em geral.

## 10. Que investigações laboratoriais são úteis na fibromialgia?

Todos os valores laboratoriais na fibromialgia são usados para fins de exclusão. Não há anormalidades laboratoriais bioquímicas, elétricas ou radiográficas características. Contudo, vários marcadores séricos constantes para investigação de doença foram relatados na literatura. Um aumento das citocinas, com relação direta entre a intensidade da dor e interleucina-8, foi relatado. Outros achados na investigação incluem uma diminuição do cortisol circulante (que pode ter um papel na diminuição da tolerância ao exercício), diminuição de aminoácidos de cadeia ramificada (talvez correlacionada à fadiga muscular) e diminuição das concentrações da proteína G linfocitária e adenosina monofosfato cíclica (AMPc). Quatro estudos mostraram um aumento da substância P no líquido cefalorraquidiano na fibromialgia. No momento, estes achados não são clinicamente úteis para o diagnóstico, prognóstico ou monitoramento da resposta ao tratamento em pacientes com fibromialgia. Estudos do sono geralmente são anormais (sono "alfa-delta", não restaurador), porém, as anormalidades também são observadas em outras condições dolorosas crônicas. Estudos de ressonância magnética (MRI) funcional mostraram aumento da resposta na ínsula e giro lingual anterior a um estímulo sensorial não doloroso em pacientes com fibromialgia, mas não em controles.

## 11. Que tratamentos costumam ser usados para fibromialgia e dor miofascial?

É empregada uma combinação de técnicas físicas, anestésicas e farmacológicas. Alguns dos tratamentos mais comuns envolvem injeção de lidocaína ou aplicação de agulhas secas em pontos de gatilho. Estas abordagens são baseadas no conceito de que os pontos de gatilho representam áreas de espasmo muscular local. Contudo, a eficácia de injeções em pontos de gatilho nunca foi totalmente substanciada, embora estas ofereçam alívio transitório a alguns pacientes. Técnicas físicas, como "alongamento, *spray* e alongamento" (Pergunta 19), massagem e aplicação de calor e frio, foram preconizadas, mas nenhuma foi totalmente validada por estudos bem controlados.

## 12. Descreva o papel das modalidades de fisioterapia no tratamento de dor miofascial.

A maioria dos estudos que documentam a eficácia das modalidades de fisioterapia consiste em relatos de casos e inclui números relativamente pequenos de indivíduos. Eles sugerem a eficácia de estimulação nervosa elétrica transcutânea (TENS), balneoterapia, gelo, massagem, compressão isquêmica (acupressão) e biorretroalimentação no tratamento da dor miofascial. *Laser* de baixa potência foi estudado por conta de seu efeito na dor miofascial associada à fibromialgia. Esta modalidade parece reduzir de modo significativo a dor, o espasmo muscular, a rigidez e o número de pontos dolorosos.

## 13. Que medicamentos costumam ser usados no tratamento da fibromialgia e síndrome dolorosa miofascial?

Antidepressivos tricíclicos são medicamentos amplamente usados para estes distúrbios. Eles são usados porque têm o potencial de regularizar os padrões de sono, diminuir a dor e o espasmo muscular e em decorrência de suas propriedades de melhora do humor. Contudo, muitos antidepressivos tricíclico estão na Lista Beers de medicamentos que possivelmente são inadequados para idosos e não são permitidos pelo Medicare. Inibidores seletivos da recaptação de serotonina (SSRIs) são usados para elevar o humor, mas têm pouco efeito analgésico. Inibidores da recaptação de serotonina-norepinefrina (SNRIs), como duloxetina e milnaciprana, demonstraram recentemente propriedades redutoras da dor em pacientes com fibromialgia e também podem melhorar o humor. Pregabalina, milnaciprana e duloxetina receberam indicação para o tratamento da fibromialgia nos Estados Unidos. Medicamentos anti-inflamatórios não esteroidais (NSAIDs), opioides e analgésicos não narcóticos também são usados com frequência, mas seu papel também é incerto e não é baseado em evidências. Muitos medicamentos, como ciclobenzaprina, baclofeno, tizanidina e clorzoxazona, são usados para obter alívio sintomático. Contudo, o efeito do tratamento não foi respaldado de modo constante. Medicamentos dirigidos para os sintomas associados são empregados com frequência. Entre os mais comuns estão os medicamentos para o sono como zolpidem e fludrocortisona para tratar hipotensão postural e adinamia.

## 14. Quais são algumas outras intervenções estudadas para o tratamento da fibromialgia?

Existe uma grande série investigando o papel da dieta no tratamento da fibromialgia. Alguns estudos promovem uma dieta vegetariana crua; outros indicam *Chlorella pyrenoides* (algas) como suplemento dietético. O glutamato monossódico e o aspartame foram implicados na produção de sintomas comuns à fibromialgia e podem desempenhar um papel na patogênese de alguns subgrupos de fibromialgia.

A injeção de toxina botulínica e acupuntura (e agulhas secas) também foram estudadas. Parecem ser úteis em algumas circunstâncias, mas uma eficácia constante não foi provada.

### 15. O exercício é útil no tratamento da fibromialgia e da síndrome dolorosa miofascial?
Sim. A melhora mais constante na fibromialgia e síndrome dolorosa miofascial ocorre com o exercício. A resposta hormonal ao exercício é anormal em pacientes com fibromialgia (aumento da concentração do hormônio do crescimento, o oposto da resposta normal), portanto, a frequência e a intensidade do exercício devem ser cuidadosamente ajustadas de acordo com a tolerância do paciente. Embora um exercício de fortalecimento (resistência progressiva ou isocinética) possa ser útil, o melhor resultado parece ocorrer com o exercício condicionador ou aeróbico.

### 16. Quais são os mecanismos fisiopatológicos propostos para fibromialgia?
A fibromialgia está associada a aumento da sensação. As explicações fisiopatológicas para fibromialgia variam de um mecanismo principalmente central, passando por uma combinação de central e periférico, até mecanismo principalmente periférico. Aqui estão alguns exemplos:
- A fibromialgia é uma variação de um transtorno afetivo. A ideia foi baseada em sua associação comum com depressão, IBS e síndrome da fadiga crônica.
- Uma anormalidade do sono é a perturbação principal, provocando alteração da percepção da dor.
- Fatores periféricos, como neuropatia de pequenas fibras, são mais importantes.
- Travell e Simons acreditavam que um problema muscular era primário.

Ainda não está certo se existe um mecanismo patológico para fibromialgia ou vários fatores etiológicos. Entretanto, as hipóteses atuais investigadas oferecem alguma promessa de que a patogênese e a fisiopatologia da fibromialgia possam ser esclarecidas logo:
- A causa tem origem neuroendócrina. Este conceito é baseado, principalmente, na observação de uma diminuição dos níveis circulantes de cortisol e metabolismo anormal de 5-HT.
- Ocorre uma sensibilização nociceptiva central e de fibras C periféricas após um estímulo doloroso (somatória). Esta sensibilização é aliviada pelo bloqueio do receptor de $N$-metil-D-aspartato (NMDA). A ativação de NMDA causa a liberação da substância P, que foi encontrada em níveis elevados no CSF de pacientes com fibromialgia. Portanto, a fibromialgia representaria uma "sensibilização central".
- Associação com infecção: Altos níveis de imunoglobulina M (IgM) circulante em resposta a uma infecção enteroviral foram demonstrados em alguns pacientes com fibromialgia. A hepatite C foi associada à fibromialgia.
- Uma malformação de Chiari I, com compressão do tronco encefálico, provoca uma alteração da resposta autonômica, ortostase e síndrome de fibromialgia.
- Ativação das células gliais, que inclui neuroinflamação, disfunção células gliais (GCD), destruição celular, hiperexcitação do sistema nervoso simpático e estimulação do complexo hipotálamo-hipofisário. A neuroinflamação neurogênica decorrente da ativação de células gliais promove a produção de citocinas pró-inflamatórias, oxido nítrico, prostaglandina E2 e espécies de oxigênio e nitrogênio reativas. Esta é uma área ativa de pesquisa atual de fibromialgia.

### 17. Como a perturbação do sono está relacionada com a fibromialgia?
A perturbação do sono é uma das queixas mais comuns de pacientes com fibromialgia. Foi descrita inicialmente como um "sono não restaurador". Foi demonstrado que alguns pacientes apresentam uma intrusão de ritmos alfa em seu sono de estágio IV (sono "alfa-delta"). Contudo, o mesmo padrão eletroencefalográfico geralmente é observado em outras condições dolorosas crônicas. Além disso, outros distúrbios encontrados com frequência em associação à fibromialgia, como a síndrome das pernas inquietas, podem contribuir para um transtorno do sono. A incidência de perturbação do sono parece estar mais relacionada com a duração da dor crônica que a um diagnóstico específico de fibromialgia.

### 18. O que é a técnica de "*spray* e alongamento"?
A técnica de *spray* e alongamento é baseada na teoria de que os pontos de gatilho localizados nas faixas musculares tensas constituem a principal causa da dor na fibromialgia e na síndrome dolorosa miofascial. Uma banda de tensão é identificada no músculo e então um *spray* com efeito de resfriamento (cloreto de etila ou fluorometano) é aplicado diretamente na faixa muscular. Após resfriamento, o músculo é alongado em seu eixo longitudinal. Isto ajuda a relaxar a tensão muscular (por meio da estimulação do fuso muscular e órgãos tendinosos de Golgi), melhora da circulação local, diminui o número de pontos de gatilho ativos e reduz a quantidade de dor.

### 19. Existem fatores que podem precipitar o início da fibromialgia?
A fibromialgia pode ocorrer sem qualquer fator precipitante identificável. Contudo, parece que também pode ser iniciada por trauma (p. ex., cirurgia, parto, acidente, infecção grave, estresse emocional grave, abuso sexual) e pode ser classificada como "fibromialgia pós-traumática".

## 20. Que medicações foram adicionadas recentemente à lista de medicamentos usados no tratamento sintomático da fibromialgia?

Embora apenas pregabalina, milnaciprana e duloxetina tenham recebido uma indicação específica para uso no tratamento da fibromialgia, vários outros foram usados recentemente em volumes cada vez maiores. Estes incluem agonistas $\alpha_2$-adrenérgicos de ação central como o relaxante muscular/analgésico tizanidina e os antagonistas de 5-HT3 como ondansetrona, granisetrona e tropisetrona. Foi demonstrado em um pequeno estudo cego que naltrexona em baixa dose (LDN) é eficaz na fibromialgia. Este é um modulador microglial e deve ser combinado.

## 21. Existem opções terapêuticas alternativas para o tratamento da síndrome miofascial?

Pregabalina e duloxetina são exemplos de medicamentos orais indicados para outros estados mórbidos, que podem ser usados com benefício no tratamento da síndrome miofascial. Também existem várias outras opções tópicas. Estas incluem capsaicina tópica, trinitrato de gliceril (que tem efeito anti-inflamatório localizado), lidocaína (adesivo Lidoderm®) e doxepina (um antidepressivo tricíclico com efeitos analgésicos localizados). A injeção de anestésico local nos pontos dolorosos pode ser usada, assim como injeção de corticosteroides. Os corticosteroides estabilizam as membranas nervosas, reduzem a descarga neural ectópica e têm efeito específico sobre células do corno posterior, assim como efeitos anti-inflamatórios bem conhecidos.

## 22. Existem tratamentos agudos que podem ser usados para reduzir a dor da fibromialgia durante uma exacerbação desta condição?

Recentemente foi demonstrado que injeção parenteral do antagonista de 5-HT3 tropisetrona pode reduzir a dor da fibromialgia.

### PONTOS-CHAVE

1. A síndrome dolorosa miofascial tem distribuição regional, enquanto a fibromialgia afeta o corpo todo.
2. Fibromialgia é mais comum em mulheres.
3. Investigações laboratoriais não podem ser usadas para diagnosticar fibromialgia, mas podem ser usadas para excluir outras condições.
4. A causa da fibromialgia não é conhecida.

### BIBLIOGRAFIA

1. Arnold LM, Rosen A, Pritchett YL, et al. A randomized, double-blind, placebo-controlled trial of duloxetine in the treatment of women with fibromyalgia with or without major depressive disorder. *Pain.* 2005;119:5-15.
2. Bergman S, Herrstrom P, Jacobsson LTH, Peterson IF. Chronic widespread pain: a three-year follow-up of pain distribution and risk factors. *J Rheumatol.* 2002;29:818-825.
3. Bohr WT. Fibromyalgia syndrome and myofascial pain syndrome. Do they exist? *Neurol Clin.* 1995;13(2):365-384.
4. Clark SR, Jones KD, Burckhardt CS, Bennett R. Exercise for patients with fibromyalgia: risks versus benefits. *Curr Rheumatol Rep.* 2001;3(2):135-146.
5. Criscuolo CM. Interventional approaches to the management of myofascial pain syndrome. *Curr Pain Headache Rep.* 2001;5(5):407-411.
6. Garland EM, Robertson D. Chiari I malformation as a cause of orthostatic intolerance symptoms: a media myth? *Am J Med.* 2001;111(7):546-552.
7. Gowans SE, deHueck A, Voss S, et al. Effect of a randomized, controlled trial of exercise on mood and physical function in individuals with fibromyalgia. *Arthritis Rheum.* 2001;45(6):519-529.
8. Gur A, Karakoc M, Nas K, et al. Cytokines and depression in cases with fibromyalgia. *J Rheumatol.* 2002;29(2):358-361.
9. Hurtig IM, Raak RI, Kendall SA, Gerdle B, Wahren LK. Quantitative sensory testing in fibromyalgia patients and in healthy subjects: identification of subgroups. *Clin J Pain.* 2001;17(4):316-322.
10. Moldofsky H. Fibromyalgia, sleep disorder and chronic fatigue syndrome. In: Bock C, Whelan J, eds. *Chronic Fatigue Syndrome.* CIBA Foundation Symposium 173. Chichester: Wiley; 1993:262-271.
11. Muller W, Stratz T. Results of the intravenous administration of tropisetron in fibromyalgia patients. *Scand J Rheumatol.* 2000;113(suppl):59-62.
12. Offenbacher M, Stucki G. Physical therapy in the treatment of fibromyalgia. *Scand J Rheumatol.* 2000;113(suppl):78-85.
13. Park DC, Glass JM, Minear M, Crofford LJ. Cognitive function in fibromyalgia patients. *Arthritis Rheum.* 2001;44(9):2125-2133.

14. Parker AJ, Wessely S, Cleare AJ. The neuroendocrinology of chronic fatigue syndrome and fibromyalgia. *Psychol Med*. 2001;31(8):1331-1345.
15. Simons DG, Travell JG, Simons LS. *Myofascial Pain and Dysfunction: The Trigger Point Manual*. 2nd ed. Baltimore: Williams & Wilkins; 1999.
16. van West D, Maes M. Neuroendocrine and immune aspects of fibromyalgia. *Biodrugs*. 2001;15(8):521-531.
17. West SG. *Rheumatology Secrets*. Philadelphia: Hanley & Belfus; 1997.
18. White KP, Harth M. An analytical review of 24 controlled clinical trials for fibromyalgia syndrome. *Pain*. 1996;64:211-219.
19. White KP, Harth M. Classification, epidemiology, and natural history of fibromyalgia. *Curr Pain Headache Rep*. 2001;5(4):320-329.
20. Gedalia A, Press J, Klein M, Buskila D. Joint hypermobility and fibromyalgia in schoolchildren. *Ann Rheum Dis*. 1993;52(7):494-496.
21. Acasuso DM, Collantes-Estevez E. Joint hypermobility in patients with fibromyalgia syndrome. *Arthritis Care Res*. 1998;11:39-42.
22. Russell IJ, Orr MD, Littman B, et al. Elevated cerebrospinal fluid levels of substance P in patients with the fibromyalgia syndrome. *Arthritis Rheum*. 1994;37(11):1593-1601.
23. Liu Z, Welin M, Bragee B, Nyberg F. A high-recovery extraction procedure for quantitative analysis of substance P and opioid peptides in human cerebrospinal fluid. *Peptides*. 2000;21(6):853-860.
24. Vaeroy H, Helle R, Forre O, Kass E, Terenius L. Elevated CSF levels of substance P and high incidence of Raynaud phenomenon in patients with fibromalgia: new features for diagnosis. *Pain*. 1988;32(1):21-26.
25. Bradley LA, Alberts KR, Alarcon GS, et al. Abnormal brain regional cerebral blood flow (rCBF) and cerebrospinal fluid (CSF) levels of substance P (SP) in patients and non-patients with fibromyalgia (FM). *Arthritis Rheum*. 1996;39(suppl):S212.
26. The American Geriatrics Society 2012 Beers Criteria Update Expert Panel. American Geriatrics Society updated Beers criteria for potentially inappropriate medication use in older adults. *J Am Geriatr Soc*. 2012;60:616-631.
27. Mclain DA. An open label dose finding trial of Tizanidine [Zanaflex™] for treatment of fibromyalgia. *J Musculoskel Pain*. 2002;10(4):7-18.
28. Younger J, Noor N, Mccue R, Mackey S. Low-dose naltrexone for the treatment of fibromyalgia: findings of a small, randomized, double-blind, placebo-controlled, counterbalanced, crossover trial assessing daily pain levels. *Arthritis Rheum*. 2013;65(2):529-538.
29. Younger J, Parkitny L, Mclain D. The use of low-dose naltrexone (LDN) as a novel anti-inflammatory treatment for chronic pain. *Clin Rheumatol*. 2014;33(4):451-459.
30. Liu H, Mantyh PW, Basbum AI. NMDA-receptor regulation of substance P release from primary afferent nociceptors. *Nature*. 1997;386:721-724.
31. Graven-Nielsen T, Sorensen J, Henriksson KG, Bengtsson M, Arendt-Nielsen L. Central hyperexcitability in fibromyalgia. *J Musculoskel Pain*. 1999;7:261-271.
32. Buskila D, Shnaider A, Neumann L, et al. Fibromyalgia in hepatitis C virus infection. Another infectious disease relationship. *Arch Intern Med*. 1997;157:2497-2500.
33. López-Solà M, Pujol J, Wager TD, et al. Altered functional magnetic resonance imaging responses to nonpainful sensory stimulation in fibromyalgia patients. *Arthritis Rheumatol*. 2014;66(11):3200-3209.
34. Littlejohn G. Neurogenic neuroinflammation in fibromyalgia and complex regional pain syndrome. *Nat Rev Rheumatol*. 2015;11(11):639-648. http://dx.doi.org/10.1038/nrrheum.2015.100.

## V. SÍNDROMES DOLOROSAS DE TECIDOS MOLES

# MANEJO DA DOR PÓS-OPERATÓRIA
*Andras Laufer*

CAPÍTULO 26

1. **Discuta a fisiopatologia da dor pós-operatória.**
   A cirurgia produz lesão tecidual, com consequente liberação de histamina e mediadores inflamatórios, como bradicinina, substância P, prostaglandinas, neurotransmissores (p. ex., serotonina) e neurotrofinas (p. ex., fator do crescimento nervoso). Estímulos nocivos são traduzidos por nociceptores periféricos e transmitidos por fibras nervosas A-delta e C dos centros viscerais e somáticos periféricos para o corno posterior da medula espinal. Estes estímulos são transmitidos para os centros superiores pelos tratos espinotalâmico e espinorreticular, onde induzem respostas suprassegmentares e corticais para, em última análise, produzir a percepção e o componente afetivo da dor.

2. **Descreva o fenômeno de sensibilização periférica e central.**
   A sensibilização dos nociceptores periféricos pode ocorrer após estímulos nocivos e é marcada por uma diminuição do limiar de ativação. Isto pode provocar alterações funcionais no corno posterior da medula espinal, que mais tarde fazem com que a dor pós-operatória seja percebida como mais dolorosa do que seria de outro modo e resultar em sensibilização central.

3. **Quais são os indicadores de dor pós-operatória?**
   Dor pré-operatória, ansiedade, idade jovem, obesidade, medo da cirurgia, catástrofe e tipo da cirurgia (cirurgia abdominal, ortopédica e torácica, longa duração), idade e sofrimento psicológico foram identificados como indicadores de dor pós-operatória. A intensidade da dor perioperatória, idade avançada, obesidade, depressão, vulnerabilidade psicológica, estresse e duração da incapacidade (tempo até retorno ao trabalho) são os melhores indicadores da dor pós-operatória persistente.

4. **O que é analgesia preventiva?**
   O foco da analgesia preventiva não está no momento relativo (analgesia preemptiva) de intervenções analgésicas, porém, na atenuação do impacto da barragem nociceptiva periférica associada aos estímulos nocivos pré-operatórios, intraoperatórios e/ou pós-operatórios. Ao interromper a transmissão da barragem nociceptiva periférica para a medula espinal durante o período perioperatório, uma abordagem preventiva pretende bloquear a indução da sensibilização central, produzindo uma dor pós-operatória menos intensa e menor necessidade de analgésicos. A analgesia preventiva é demonstrada quando a dor pós-operatória e/ou o uso de analgésicos são reduzidos além da duração de ação do medicamento-alvo e os efeitos observados não são efeitos analgésicos diretos do medicamento-alvo.

5. **Descreva as opções de uso de anti-inflamatórios não esteroidais no período perioperatório.**
   Foi demonstrado que a administração perioperatória de inibidores da COX-2 para artroplastia total da articulação produz redução da dor perioperatória e melhora das evoluções, sem o risco adicional de aumento do sangramento perioperatório. Os anti-inflamatórios não esteroidais (NSAIDs) disponível até o momento para administração parenteral nos Estados Unidos são cetorolaco e diclofenaco. A preocupação com cetorolaco é originada do fato de que ele é um inibidor reversível da ciclo-oxigenase. O sangramento pós-operatório não aumentou de modo significativo com o uso de cetorolaco em baixa dose e a incidência de eventos adversos, incluindo náusea e vômitos pós-operatórios, foi significativamente menor.

6. **Descreva o benefício da administração de analgésicos intravenosa, controlada pelo paciente (IV PCA) *versus* as vias intravenosa, intramuscular e iontoforética transdérmica.**

| Vantagens e Desvantagens dos Modos de Administração dos Medicamentos | | | | |
|---|---|---|---|---|
| | **IV PCA** | **IV intermitente** | **Intramuscular** | **Sistema iontoforético transdérmico** |
| Acesso para o paciente: | Prontamente disponível, quando necessário | Requer pessoal treinado | Requer pessoal treinado | Fácil, não invasivo |
| Biodisponibilidade: | Boa | Boa | Depende da perfusão do tecido | Depende da perfusão do tecido |
| Risco de efeitos colaterais importantes: | Menor probabilidade de superdosagem | Superdosagem mais provável | Superdosagem mais provável, dolorosa, risco de infecção | Menor probabilidade superdosagem |
| Gastos: | Equipamento caro, baixo custo de manutenção | Possivelmente alto custo de administração | Possivelmente alto custo de administração | Apenas custo do dispositivo |

IV PCA, Analgesia intravenosa controlada pelo paciente.

7. **Como os anestésicos locais bloqueiam a função nervosa?**
   Os anestésicos locais bloqueiam os canais de sódio controlados por voltagem, consequentemente interrompendo o início e a propagação do potencial de ação dos axônios. Com base neste mecanismo de ação, os anestésicos locais fornecem uma ampla variedade de ações biológicas, tanto desejáveis quanto indesejáveis, e apresentam efeitos colaterais por outros mecanismos. Além do bloqueio do potencial de ação, os anestésicos locais podem inibir vários receptores, aumentar a liberação de glutamato e deprimir a atividade de algumas vias de sinalização intracelulares. A toxicidade pode ser local ou sistêmica. Os sistemas nervoso central e cardiovascular são os alvos mais comuns da toxicidade clínica aguda causada pelos anestésicos locais.

8. **Qual é o papel dos anestésicos locais no manejo da dor pós-operatória?**
   Quando um regime baseado em anestesia local é usado em analgesia epidural, cateteres para bloqueio nervoso periférico ou infiltração local, ele permite uma analgesia contínua que é superior aos opioides sistêmicos. O efeito benéfico da infiltração da ferida cirúrgica pode se estender por até 2 dias com a bupivacaína lipossomal disponível. A infusão perioperatória de lidocaína reduz a necessidade de opioides no período intraoperatório e pós-operatório.

9. **A analgesia regional influencia a evolução cirúrgica?**
   **Analgesia epidural:** Há menores pontuações de dor com analgesia epidural que com opioides sistêmicos. Isto reduz o risco de infarto do miocárdio e disritmias (analgesia epidural torácica [TEA] em pacientes de alto risco). Facilita o retorno mais precoce da função intestinal após procedimentos cirúrgicos abdominais de grande porte. O efeito benéfico da redução do risco de complicações pulmonares pós-operatórias no caso da utilização de TEA é bem estabelecido.
   **Analgesia por bloqueio de nervo periférico:** Menores pontuações de dor com analgesia do nervo periférico que com opioides sistêmicos, permitindo um efeito poupador de opioide significante. Facilita as metas de reabilitação mais precoces, duração de permanência reduzida e melhora a recuperação após a cirurgia (ERAS).

10. **Quais são os exemplos de analgesia regional apropriada para controle da dor perioperatória em artroplastia do ombro, toracotomia, reparo de hérnia inguinal, laparotomia, artroplastia do quadril e artroplastia do joelho?**
    Artroplastia do ombro — bloqueio do plexo braquial interescaleno; Toracotomia — analgesia epidural torácica ou paravertebral torácica; reparo de hérnia inguinal — bloqueio no plano do transverso do abdome (TAP); laparotomia — TAP ou TEA; artroplastia do quadril — bloqueio do plexo lombar/plexo isquiático ou analgesia epidural lombar; artroplastia do joelho — bloqueio do nervo femoral ou analgesia epidural lombar.

## 26 MANEJO DA DOR PÓS-OPERATÓRIA 121

**11. O que significa analgesia multimodal? Quais são seus benefícios?**
As técnicas multimodais para manejo da dor incluem a administração de dois ou mais medicamentos que atuem por mecanismos diferentes para fornecer analgesia e técnicas de analgesia regional. Os medicamentos podem ser administrados pela mesma via ou por vias diferentes e a escolha da medicação, dose, via e duração do tratamento deve ser individualizada. Os regimes posológicos devem ser administrados com o objetivo de otimizar a eficácia e minimizar o risco de eventos adversos.

**12. Quando deve ser iniciado o tratamento para o manejo da dor pós-operatória?**
A avaliação pré-operatória do paciente e o planejamento são partes integrais do controle da dor perioperatória. Um planejamento individualizado proativo, pré-medicação e técnicas regionais são estratégias antecipatórias para analgesia pós-operatória que integram o manejo da dor ao cuidado perioperatório dos pacientes. Os fatores do paciente que devem ser considerados ao formular um plano incluem tipo de cirurgia, intensidade esperada da dor pós-operatória, condições médicas subjacentes (p. ex., presença de doenças respiratórias ou cardíacas, alergias), relação risco-benefício para as técnicas disponíveis e as preferências do paciente ou experiência prévia com a dor.

**13. Descreva o papel da cetamina no manejo da dor pós-operatória.**
Cetamina costuma ser reconhecida como um anestésico administrado intraoperatoriamente; contudo, a cetamina em baixa dose pode facilitar a analgesia pós-operatória em decorrência de suas propriedades antagonistas no receptor de N-metil-D-aspartato (NMDA), que podem ser importantes para atenuar a sensibilização central e a tolerância a opioides. O tratamento da dor pode ser aprimorado com o uso de cetamina subanestésica intravenosa (0,05 a 0,2 mg/kg por hora) que, quando adicionada como adjunto à anestesia geral, reduz a dor pós-operatória e a necessidades de opioides.

**14. Descreva os efeitos negativos da dor pós-operatória não tratada ou tratada de modo ineficiente.**
**Efeito agudo:** Aumento do tônus simpático, aumento de catecolaminas e secreção de hormônios catabólicos e diminuição da secreção de hormônios anabólicos. Os efeitos incluem retenção de sódio e água e aumento dos níveis de glicose, ácidos graxos livres, corpos cetônicos e lactato no sangue. Um estado hipermetabólico e catabólico ocorre quando o metabolismo e o consumo de oxigênio aumentam e os substratos metabólicos são mobilizados dos depósitos, hipercoagulibilidade e imunossupressão. A hiperglicemia decorrente da resposta ao estresse pode contribuir para uma cicatrização inadequada da ferida e depressão da função imunológica.
**Efeito crônico:** A dor pós-cirúrgica persistente (PPP) é um problema em grande parte não reconhecido que pode ocorrer em 10 a 65% dos pacientes no pós-operatório (dependendo do tipo da cirurgia), com 2 a 10% destes pacientes apresentando PPP grave.

**15. Qual é o conceito atual para a fundamentação de infusão contínua com analgesia intravenosa controlada pelo paciente?**
Os achados de metanálises indicam maior uso de analgésicos quando IV PCA com infusão concomitante de morfina é comparada a IV PCA sem uma infusão concomitante; os achados foram equivocados em relação ao alívio da dor, náusea e vômitos, prurido e sedação em pacientes sem uso prévio de opioides.

**16. Quais são as considerações especiais do uso de opioides para controle da dor pós-operatória em pacientes geriátricos?**
Pacientes idosos sofrem de condições como artrite ou câncer, o que aumenta a probabilidade de que sejam submetidos à cirurgia. Sua dor muitas vezes é tratada de modo ineficiente e indivíduos idosos podem ser mais vulneráveis aos efeitos nocivos deste tratamento inadequado. As alterações físicas, sociais, emocionais e cognitivas associadas ao envelhecimento têm um impacto sobre o controle da dor perioperatória. Estes pacientes podem ter atitudes diferentes dos pacientes adultos mais jovens ao expressar a dor e buscar um tratamento apropriado. A fisiologia alterada muda o modo como medicamentos analgésicos e anestésicos locais são distribuídos e metabolizados e, com frequência, requer alterações da dose.

**17. Quais são as considerações especiais do uso de opioides para controle da dor pós-operatória em crianças?**
O componente emocional da dor é particularmente forte em lactentes e crianças. A ausência dos pais, objetos de segurança e ambientes familiares pode causar tanto sofrimento quanto a incisão cirúrgica. O medo de injeção das crianças causa aversão à via intramuscular ou outras vias invasivas para fornecimento do medicamento. Mesmo a técnica valiosa de analgesia tópica antes das injeções pode não reduzir este medo. Na ausência de uma fonte clara da dor ou um comportamento de dor óbvio, os cuidadores devem supor que a dor não esteja presente e adiar o tratamento. Métodos seguros para fornecer analgesia são pouco utilizados em pacientes pediátricos em razão do medo de depressão de respiratória induzida por opioides.

### 18. Qual opioide de administração neuroaxial tem maior chance de produzir depressão respiratória tardia? Por quê?

A administração neuroaxial de opioides lipofílicos, como fentanila e sufentanila, fornece um início rápido de analgesia e sua eliminação rápida do líquido cefalorraquidiano (CSF) pode limitar a disseminação cefálica e o desenvolvimento de alguns efeitos colaterais como depressão respiratória tardia. Por outro lado, opioides hidrofílicos (ou seja, morfina e hidromorfona) tendem a permanecer no CSF e produzir uma duração de analgesia retardada, porém, mais longa, juntamente com uma a incidência em geral mais frequente de efeitos colaterais, por conta da disseminação cefálica ou supraespinal destes compostos.

### 19. Como você trataria o prurido associado a opioides?

O prurido é um dos efeitos colaterais mais comuns da administração epidural ou intratecal de opioides, com uma incidência de aproximadamente 60% *versus*, aproximadamente, 15 a 18% para a administração anestésica local epidural ou opioides sistêmicos. Muitos medicamentos foram avaliados para prevenção e tratamento de prurido induzido por opioides, que pode ter manejo difícil e ser muito incômodo para alguns pacientes. Baixas doses intravenosas de naloxona, naltrexona, nalbufina e droperidol parecem ser eficazes no controle farmacológico do prurido induzido por opioides. Antagonistas do receptor opioide inadequados não são agentes terapêuticos ideais contra o prurido porque a analgesia por opioides também é revertida por estes agentes.

### 20. Quais são as opções para o tratamento de náusea e vômitos induzidos por opioides?

Náusea é um sintoma muito estressante que pode ocorrer com ou sem vômitos e pode afetar a evolução em geral. Náusea e vômitos induzidos por opioides (OINV) podem ser decorrentes de múltiplos efeitos de opioides, incluindo (a) aumento da sensibilidade vestibular (os sintomas podem incluir vertigem e agravamento com movimento), (b) efeitos diretos sobre a zona de gatilho do quimiorreceptor e (c) retardo do esvaziamento gástrico (sintomas de saciedade precoce e distensão, agravamento pós-prandial). O tratamento pode ser dirigido para diferentes receptores: antagonistas do receptor 5-HT3 (ou seja, ondansetrona), antagonistas do receptor de dopamina (ou seja, prometazina, droperidol) e modulação da sinalização de opioides (ou seja, metilnaltrexona subcutânea).

### 21. Como você trataria a obstipação associada a opioides?

Foram estabelecidas fortes evidências de eficácia para laxantes estimulantes (senna, bisacodil) e osmóticos (leite de magnésio). A obstipação induzida por opioides é mediada predominantemente por receptores μ-opioides gastrointestinais. O bloqueio seletivo destes receptores periféricos pode aliviar a obstipação sem comprometer os efeitos mediados centralmente da analgesia por opioides ou precipitar a abstinência. Tratar com antagonistas do receptor μ-opioide perifericamente restritos se o tratamento conservador não funcionar (metilnaltrexona ou alvimopan subcutâneo).

### 22. Como você trataria a depressão respiratória associada a opioides no contexto pós-operatório?

Os opioides que ativam o receptor μ causam depressão dose-dependente da respiração, basicamente por ação direta nos centros respiratórios do tronco encefálico. A naloxona foi introduzida na prática clínica no final da década de 1960. Foram relatados efeitos colaterais (aumento da frequência cardíaca e pressão arterial) e complicações mais graves (p. ex., edema pulmonar). As recomendações posológicas iniciais para naloxona em adultos correspondem a 0,4 a 2 mg e 0,1 mg/kg em pacientes pediátricos. As recomendações recentes sugerem, em vez disso, a titulação de doses ainda menores para reverter a depressão respiratória pós-operatória grave decorrente de opioides, mas sem reverter totalmente seu efeito analgésico.

### 23. Quais são as metas específicas do manejo da dor pós-operatória após artroplastia total do joelho?

As metas se estendem além de simplesmente melhorar o conforto e a satisfação do paciente. É essencial permitir que os pacientes deambulem e movam as articulações logo após a cirurgia e, quando apropriado, diminuir a duração da permanência, em muitos casos permitindo que os pacientes recebam alta dentro de 1 ou 2 dias. Para a analgesia multimodal equilibrada, um regime pré-operatório efetivo pode incluir um inibidor da COX2 (celecoxibe), paracetamol, gabapentinoides, analgesia regional e opioides. Foi demonstrado que injeções intra-articulares perioperatórias constituem uma alternativa efetiva para o bloqueio do nervo femoral.

### 24. O bloqueio paravertebral torácico é superior à analgesia epidural torácica?

TEA é tradicionalmente considerada como "padrão ouro". Um corpo crescente de evidências confirma que o bloqueio paravertebral torácico (TPVB) é no mínimo comparável à TEA para analgesia pós-operatória em cirurgias torácicas e abdominais, com um perfil de efeitos colaterais superior, evitando hematoma e abscesso epidurais, lesão do neuroeixo, cefaleia após punção dural e injeção intratecal. Diminui as taxas de complicações pulmonares, a incidência de hipotensão, retenção urinária e falha de bloqueio. A aplicação de TPVB contínua requer treinamento especial, enquanto TEA é o padrão ouro e faz parte do currículo de treinamento há décadas.

**25. Qual é sua estratégia de manejo da dor pós-operatória no tratamento de pacientes com tolerância a opioides decorrente de dor crônica e uso crônico de opioides?**
Diversas variáveis dos pacientes preveem um controle de dor inadequado e aumento das exigências de analgésicos no período pós-operatório. Estas variáveis incluem condições dolorosas preexistentes e o uso pré-operatório de opioides. Uma dose de opioide adequada deve ser mantida para prevenir a abstinência de opioides. Os pacientes devem ser informados sobre a possibilidade de agravamento da dor, aumento das necessidades de opioides e métodos alternativos para complementar a terapia opioide. O uso de agentes adjuvantes como cetamina, NSAIDs, paracetamol, gabapentinoides e analgesia regional (injeção única ou contínua) tem um efeito poupador de opioides importante.

**26. O que é hiperalgesia induzida por opioides?**
Pacientes que recebem opioides para controle da dor, de um modo um tanto paradoxal, podem se tornar mais sensíveis à dor (ou seja, hiperalgésicos) e isto pode agravar sua dor preexistente como resultado direto do tratamento com opioides. O desaparecimento dos efeitos do tratamento com opioides, particularmente quando associado a uma expansão inexplicada das queixas de dor, pode sinalizar a expressão de OIH. Neste contexto, pode ser necessário considerar o uso de analgésicos alternativos, abordagem multimodal e desintoxicação de opioides. A prevalência da OIH clinicamente significativa é desconhecida no momento.

**27. Como o tratamento pré-operatório com buprenorfina influencia as estratégias de manejo da dor pós-operatória?**
Buprenorfina é um agonista mu parcial e antagonista kappa. Contudo, clinicamente comporta-se como um agonista opioide mu completo para analgesia e pode apresentar propriedades anti-hiperalgésicas. Também tem uma alta afinidade pelo receptor opioide e retarda a cinética final, levando a preocupações de que o bloqueio resultante possa interferir com o manejo efetivo da dor aguda quando outros agonistas opioides completos são utilizados. Como resultado, existem recomendações conflituosas para determinar se buprenorfina em alta dose deve ser continuada ou interrompida no período perioperatório. As recomendações são (a) deixar de usar buprenorfina no mínimo 72 horas antes da cirurgia esperada ou (b) continuar o tratamento com buprenorfina e administrar doses significativamente maiores de opioide, quando necessário. A analgesia multimodal com adjuvantes e técnicas regionais tem papel importante no tratamento de pacientes tolerantes a opioides.

### PONTOS-CHAVE

1. A cirurgia, previsivelmente, produz dor e a dor pós-operatória não tratada influencia de modo negativo a evolução cirúrgica.
2. O manejo da dor pós-operatória multimodal utiliza adjuvantes e técnicas de analgesia regional, além de medicamentos analgésicos opioides, com otimização dos benefícios e diminuição dos efeitos colaterais.
3. A analgesia preventiva começa na visita pré-operatória. Seu benefício dura mais que o efeito esperado para a terapia multimodal.
4. A dor pós-operatória é influenciada não apenas pela natureza da cirurgia, mas também pela idade do paciente, gênero, história médica, psicológica e social.

### BIBLIOGRAFIA

1. Alford DP, Peggy Compton RN, Samet JH. Acute pain management for patients receiving maintenance methadone or buprenorphine therapy. *Ann Intern Med*. 2006;144(2):127-134.
2. Cohen NH. *Miller's Anesthesia*. 8th ed. Philadelphia: Elsevier/Saunders; 2015.
3. Gobble RM, Hoang HL, Kachniarz B, Orgill DP. Ketorolac does not increase perioperative bleeding: a meta-analysis of randomized controlled trials. *Plast Reconstr Surg*. 2014;133:741-755.
4. Himmelseher S. Ketamine for perioperative pain management. *Anesthesiology*. 2005;102(1):211-220.
5. Huxtable C, Roberts LJ, Somogyi AA, MacIntyre PE. Acute pain management in opioid-tolerant patients: a growing challenge. *Anaesth Intensive Care*. 2011;39:804-823.
6. Katz J. Preventive analgesia: quo vadimus? *Anesth Analg*. 2011;113(5):1242-1253.
7. Practice Guidelines for Acute Pain Management in the Perioperative Setting: an updated report by the American Society of Anesthesiologists Task Force on Acute Pain Management. *Anesthesiology*. 2012;116(2):248-273.
8. Scuderi GR. The challenges of perioperative pain management in total joint arthroplasty. *Am J Orthop (Belle Mead NJ)*. 2015;44(10 suppl):S2-S4.
9. Smith HS, Laufer A. Opioid-induced nausea and vomiting. *Eur J Pharmacol*. 2014;722:67-78.
10. Wu CL, Raja SN. Treatment of acute postoperative pain. *Lancet*. 2011;377(9784):2215-2225.

# CAPÍTULO 27

# DOR POR CÂNCER
*Katherine Galluzzi*

### 1. O que causa dor em pacientes com câncer?
Um diagnóstico de câncer é temido não apenas em razão da possível mortalidade, mas também por conta da morbidade causada por dor e possível perda da capacidade funcional. Malignidades causam efeitos nociceptivos na forma de dor visceral, somática/inflamatória e também podem produzir dor neuropática. Mais de um destes tipos de dor mediada por câncer podem coexistir em um paciente; além disso, pacientes com câncer podem apresentar dor em decorrência de comorbidades preexistentes (diabetes, artrite, enxaqueca) ou podem ter dor causada por efeitos do tratamento. Além disso, a dor nociceptiva pode ser amplificada pelo sofrimento psicológico, de modo que a experiência de dor ou desconforto causa um sofrimento adicional na forma de questões existenciais como alterações no papel, identidade, qualidade de vida e preocupações espirituais.

### 2. Que tipos comuns de câncer causam dor inflamatória?
Câncer de ocorrência comum como o câncer de próstata, mama e pulmão frequentemente exibem metástases para ossos. As metástases ósseas causam fraturas patológicas e/ou por compressão dolorosa; as lesões metastáticas por si só podem estimular dor importante causada pela liberação de substâncias sinalizadoras de dor como prostaglandinas, endotelinas e bradicinina. Malignidades gastrointestinais como carcinoma de cólon, pancreático e hepatocelular podem progredir até um aumento da carga tumoral; a dor abdominal resultante pode ser decorrente de ascite, distensão capsular visceral e/ou pressão extrínseca sobre as estruturas intra-abdominais. Os tumores do sistema nervoso central geralmente causam cefaleia, dor visual e/ou cegueira e possível perda da função sensorial ou motora.

### 3. O que causa a dor neuropática em pacientes com câncer?
A dor neuropática representa uma desorganização da sinalização de dor no sistema nervoso central e periférico, que é uma consequência de lesão/destruição nervosa, doença (adquirida, viral ou congênita) ou toxinas (medicamentos, substâncias ingeridas/inaladas). As malignidades podem causar dor neuropática causada por infiltração tumoral que invade e destrói o tecido neural ou por disseminação do tumor que comprime estruturas nervosas. A dor neuropática causada por invasão tumoral em geral se manifesta como plexopatia (lesão de fibras nervosas em uma distribuição específica) — frequentemente braquial, torácica ou lombossacral. A dor neuropática também pode ser causada por efeitos colaterais do tratamento, como cirurgia, lesão induzida por radiação em nervos periféricos ou medula espinal, neuropatia induzida por medicamentos ou quimioterapia. Vários agentes quimioterápicos usados com frequência (cisplatina, vincristina, procarbazina) podem causar neuropatia periférica dolorosa, tipicamente em uma distribuição em luva. Neuropatias motoras também podem ocorrer, como a paralisia fibular (queda do pé) resultante de agentes quimioterápicos.

### 4. Qual é a frequência da dor nociceptiva no câncer?
A prevalência da dor no câncer varia de 14 a 100% com base em vários grandes levantamentos epidemiológicos. Na doença avançada, estima-se que dois terços dos pacientes com câncer sentirão dor em decorrência de invasão tumoral no osso, vísceras ou outros tecidos moles, nervos, ligamentos ou fáscia. Quase um quarto apresentará dor como consequência direta do tratamento para câncer.

### 5. Qual é a frequência de dor neuropática em pacientes com câncer?
Estima-se que a dor neuropática ocorra em até 90% dos pacientes com câncer que recebem quimioterapia com agentes neurotóxicos. Ela também pode ocorrer em razão de infiltração tumoral das estruturas neurais ou como resultado da cirurgia ou uma lesão nervosa induzida por radiação. Aproximadamente um terço dos pacientes com câncer apresenta um componente neuropático em sua dor.

### 6. Como o tratamento para câncer causa dor?
O fato de que os efeitos do tratamento podem causar dor é bem documentado. A dor pós-operatória (p. ex., ressecção cirúrgica, dor na parede torácica pós-toracotomia ou mastectomia) e dor da amputação aguda seguida por dor "fantasma" são problemas comuns. Agentes quimioterápicos causam efeitos colaterais tóxicos (p. ex., mucosite induzida por quimioterapia). Agentes quimioterápicos que

causam neuropatia incluem cisplatina, oxaliplatina, paclitaxel, talidomida, vincristina e vimblastina. A radiação com feixe externo também pode gerar dor (p. ex., neuropatia dolorosa).

7. **É comum que pacientes com câncer apresentem mais de um local doloroso?**
   Sim, vários grandes estudos indicam que mais de um quarto dos pacientes com câncer relatam dor em mais de um local. Por exemplo, um paciente com câncer de pulmão pode apresentar dor na parede torácica (costocondrite) provocada por esforço de respirar ou tossir e também apresentar dor importante nas costas decorrente de metástases vertebrais. Como já observado, os efeitos da cirurgia, radiação e/ou quimioterapia podem causar dor adicional; muitos pacientes com câncer apresentam dor preexistente de artrite degenerativa, neuropatia diabética dolorosa, fibromialgia, enxaqueca ou outras condições dolorosas crônicas não malignas. Os pacientes com câncer também apresentam aumento da dor com a progressão do tumor. Portanto, a avaliação contínua cuidadosa de todas as fontes de dor possíveis e mutáveis é necessária.

8. **Que tipos de malignidade têm menor probabilidade de serem dolorosos?**
   Em geral, leucemias não são fisicamente dolorosas, mas em vez disso causam debilidade e fadiga extrema.

9. **Que síndromes de dor neuropática costumam ser observadas em pacientes com câncer?**
   A plexopatia lombossacral pode ser causada por linfoma ou câncer de cólon. Uma lesão do nervo intercostobraquial durante uma mastectomia radical pode produzir dor ou dormência distalmente à axila na face interna do braço. A neuropatia que se desenvolve após quimioterapia com cisplatina ou alcaloides da vinca é relacionada com a dose e, em geral, afeta as extremidades; podem ocorrer neuropatias sensoriais e motoras (p. ex., paralisia fibular). Pacientes com câncer parecem predispostos ao desenvolvimento de herpes-zóster (cobreiro) que pode progredir para nevralgia pós-herpética (PHN; dor que persiste por mais de 6 semanas após a resolução completa das lesões de zóster). Síndromes de dor regional complexa Tipo I e II, plexopatia pós-radiação, radiculopatia e formação de neuroma são outras síndromes neuropáticas observadas em pacientes com câncer.

10. **O que é síndrome dolorosa pós-toracotomia?**
    A dor decorrente de toracotomia engloba a dor pós-operatória aguda que desaparece (geralmente dentro de 3 meses) e a dor que persiste por mais de 3 meses ou reaparece no local cirúrgico. A última tem origem neuropática (como observado na dormência axilar pós-mastectomia) ou pode representar recorrência do tumor. Quando a dor exibe recorrência após um intervalo livre de dor, infecção ou recorrência do tumor devem ser descartadas.

11. **Por que mulheres tratadas com mastectomia radical apresentam uma área de dormência distalmente à axila na parte superior do braço?**
    A lesão cirúrgica do nervo intercostobraquial causa dormência ao longo de sua distribuição, uma condição referida como síndrome pós-mastectomia.

12. **Qual é o local mais comum de infiltração tumoral do plexo braquial?**
    O tipo de tumor determinará o local em que a ocorrência de infiltração é mais provável, porém, na maioria das vezes, o plexo braquial inferior é envolvido, provocando dor e fraqueza da mão em uma distribuição de C7 a T1. Geralmente isto é causado por um tumor localizado no sulco superior (tumor de Pancoast) ou na entrada torácica adjacente às oitavas raízes nervosas cervicais, distribuição do primeira e segunda torácicos no tronco, cadeia simpática e gânglio cervicotorácico (estrelado). A síndrome de Horner também pode estar presente.

13. **Quais são as diferenças clínicas entre lesão por radiação no plexo braquial e envolvimento tumoral do plexo?**
    Embora sejam clinicamente semelhantes, a radiação do plexo braquial (a rede nervosa que fornece inervação à extremidade superior e ombro, estendendo-se da medula espinal até a axila) tem maior probabilidade de causar envolvimento dos três troncos do plexo, enquanto o envolvimento tumoral com mais frequência afeta ramos menores do plexo braquial e/ou nervos específicos (p. ex., nervo axilar, musculocutâneo, mediano, radial ou ulnar).

14. **A sensação de membro fantasma é comum após amputação?**
    A maioria dos pacientes, se não todos, que sofrem amputação, seja traumática ou cirúrgica, apresentará sensação no local da parte ausente. Isto ocorre porque, apesar da interrupção e remoção do tecido neural, as vias sensoriais do sistema nervoso periférico e central persistem e continuam a sinalizar de modo aberrante. Estas sensações neuropáticas podem-se manifestar como uma dor semelhante a um choque elétrico, dormência, queimação, formigamento ou outros efeitos sensoriais desagradáveis. A analgesia preemptiva pode prevenir ou limitar a extensão e a intensidade da dor fantasma pós-amputação.

### 15. Qual é a causa mais comum de plexopatia lombossacral?
A causa mais comum da dor em distribuição lombossacral é carcinoma colorretal com extensão local, embora metástase de qualquer fonte que comprima ou cause destruição das estruturas neurais possa estar envolvida.

### 16. Quais são as estruturas sensíveis à dor nos ossos e articulações?
O periósteo e todos os componentes intra-articulares, com exceção das cartilagens, são sensíveis à dor; a cartilagem articular não é inervada e não é uma estrutura sensível à dor. O anel fibroso dos discos intervertebrais tem nociceptores, porém, o núcleo pulposo não.

### 17. Anti-inflamatórios não esteroidais têm efeitos tumorais diretos?
Anti-inflamatórios não esteroidais (NSAIDs) são úteis para dor induzida por tumor, em parte em razão de seus efeitos sobre o substrato inflamatório nas margens tumorais. Metástases ósseas requerem prostaglandina E2 para o crescimento; NSAIDs inibem a síntese de prostaglandinas e, portanto, podem diminuir a proliferação tumoral osteoblástica. Contudo, o uso de NSAIDs é limitado por seu possível efeito de redução da função renal e gastrotoxicidade, assim como a clássica advertência de caixa preta relativa ao risco cardiovascular, incluindo infarto do miocárdio (IM) e AVC.

### 18. O que são as síndromes paraneoplásicas e como causam dor?
As síndromes paraneoplásicas são complexos sintomáticos clínicos relativamente raros decorrentes dos efeitos não metastáticos do câncer. Podem-se manifestar como efeitos remotos no sistema nervoso (p. ex., neuropatia periférica sensoriomotora, mononeurite multiplex, neurite braquial e neuropatia periférica dolorosa resultante de tumores de células de ilhota ou paraproteinúria). Os sintomas dolorosos resultam de perturbações do sistema imunológico e/ou de substâncias (toxinas, hormônios, desequilíbrio eletrolítico) produzidas pelo tumor, porém, ocorrem em local remoto em relação ao tumor. A síndrome paraneoplásica mais comum é febre, mas a apresentação pode variar de dermatomiosite-polimiosite a síndrome de Cushing ou síndrome carcinoide maligna.

### 19. Que outras síndromes dolorosas ocorrem em pacientes com câncer?
PHN, definida como a persistência da dor durante semanas ou meses após resolução completa da erupção cutânea do herpes-zóster (cobreiro), pode seguir um episódio de zóster em um paciente com câncer. Embora a idade avançada (relacionada com a diminuição da imunidade celular) seja o fator mais comum associado ao desenvolvimento de PHN, indivíduos com imunossupressão ou câncer têm maior probabilidade de desenvolver PHN. O Estudo de Prevenção de Zóster mostrou que a imunização contra o herpes-zóster diminuiu a incidência geral de zóster e reduziu a incidência de PHN em 65% em indivíduos acima de 60 anos de idade. O Advisory Council on Immunization Pratice recomenda que todos os indivíduos recebam imunização contra zóster aos 60 anos. Pacientes com câncer recém-diagnosticado devem receber imunização contra zóster assim que possível antes do início da quimioterapia. Um estudo recente sobre a nova vacina de subunidade do herpes-zóster (HZ/su) mostrou que a eficácia da vacina contra herpes-zóster correspondeu a 91,3% e a eficácia da vacina contra PHN correspondeu a 88,8%.

Além do risco de zóster/PHN muitos agentes quimioterápicos comuns causam mucosite e algumas terapias (p. ex., everolimo, sorafenibe, regorafenibe) causam estomatite dolorosa. A frequência e a intensidade dependem do medicamento e da dose. Três agentes citotóxicos uados com frequência associados à mucosite oral são doxorrubicina, fluorouracila e metotrexato. A mucosite se desenvolve em quase todos os pacientes que recebem radioterapia (RT) na região da cabeça e pescoço. A mucosite induzida por RT é semelhante à induzida pela quimioterapia, geralmente se desenvolvendo 2 a 3 semanas após o início do tratamento. A incidência e a gravidade da mucosite induzida por RT dependem do campo, dose total e duração da RT e uso de quimioterapia concomitante. Um tratamento antecipatório pode incluir lubrificantes orais e enxágues bucais contendo anti-histamínicos ou anestésicos locais para reduzir a dor e o desconforto, antibióticos (bactericidas), antifúngicos, corticosteroides (anti-inflamatórios) e um antiácido para garantir que os outros ingredientes protejam de modo adequado a mucosa bucal. A maioria das farmácias prepara esta substância, conhecida nos Estados Unidos como Magic Mouthwash.

### 20. Opioides sabidamente aumentam o risco de herpes-zóster agudo? Eles estão associados ao risco de nevralgia pós-herpética subsequente?
A resposta às duas questões é não. Além da vacinação contra zóster, estudos demonstraram que o início precoce (dentro de 72 horas após o início dos sintomas ou da erupção cutânea) de tratamento antiviral e controle de dor assíduo, incluindo opioides, se indicado, podem prevenir o desenvolvimento ou reduzir a gravidade de PHN.

**21. Existem outros sintomas comuns em pacientes com câncer que estejam sentindo dor?**
Sim, pacientes com dor por câncer relatam taxas importantes de anedonia, fadiga, baixos níveis de energia, dificuldade para adormecer ou continuar dormindo, comprometimento cognitivo, dispneia em repouso ou com esforço mínimo, boca seca, indigestão, náusea/vômitos e torpor ou sonolência excessiva. Disforia é um problema comórbido comum em pacientes com câncer, como depressão preexistente ou de início recente. Debilidade e comprometimento da mobilidade associada aos analgésicos potentes (especialmente opioides) fazem com que a obstipação seja um sintoma muito comum em pacientes com câncer. Uma abordagem multimodal que considere todas as possíveis fontes de sofrimento, portanto, é recomendada para pacientes com dor por câncer.

**22. O que quer dizer "dor incidente"?**
Dor incidente é o termo usado para descrever dor precipitada por movimento como reposicionamento, respiração profunda ou deambulação. Também pode ser causada por procedimentos como punção venosa, inserção de cânula ou fisioterapia. O pré-tratamento com medicações apropriadas para dor ou adjuvantes antes de procedimentos, troca de curativos, cuidados pessoais, toalete ou deambulação são úteis para mitigar a dor incidente.

**23. Como a "dor incidente" é diferente da "dor exacerbada"?**
A dor incidente é uma resposta nociceptiva a uma atividade (cuidado de ferida, toalete). A dor exacerbada (*breakthrough*) é definida como dor que ocorre quando o limiar de alívio da dor permitido pelos analgésicos com horário programado é interrompido. Geralmente pacientes em uso de analgésicos de longa ação que apresentam dor exacerbada se beneficiam do aumento do analgésico e/ou administração imediata de um analgésico de curta ação para mitigar a dor aguda.

**24. Quais são as emergências oncológicas que causam dor?**
As emergências dolorosas mais comuns associadas ao câncer são fratura de um osso com suporte do peso, metástase neuroaxial com ameaça de lesão nervosa (p. ex., síndrome da cauda equina), infecção bacteriana/sepse e obstrução ou perfuração de vísceras. O tratamento para estas condições inclui controle da dor, assim como tratamento imediato da emergência médica.

**25. Existem diretrizes ou protocolos recomendados para manejo da dor no câncer?**
Sim, vários painéis de consenso estabeleceram diretrizes para controle da dor no câncer. Estes incluem (entre outros) protocolos desenvolvidos pela National Comprehensive Cancer Network (NCCN) e The Joint Commission. As diretrizes para avaliação e tratamento da dor por câncer em adultos e crianças da American Pain Society foram publicadas em 2004 e aguardam atualização.

**26. Qual são as recomendações iniciais da National Comprehensive Cancer Network para triagem e avaliação da dor por câncer?**
A NCCN recomenda o seguinte: Avaliar todos os pacientes com câncer para dor. Se não houver dor presente, reavaliar a cada visita. Se a dor estiver presente, usar uma escala de avaliação da intensidade da dor que determine as taxas da dor atual, usual, pior e mínima nas últimas 24 horas. Tratar a dor grave e não controlada imediatamente. Conduzir uma avaliação abrangente da dor para determinar a causa e a fisiopatologia da dor, a presença de síndromes dolorosas específicas do câncer e as metas do paciente para conforto e função. Prever a ansiedade relativa a eventos e procedimentos dolorosos e oferecer analgésicos (tópicos, locais ou sistêmicos) e ansiolíticos para procedimentos que causem dor ou ansiedade.

Em pacientes que não verbalizem, usar métodos alternativos para avaliação do nível de dor — por exemplo, observar o comportamento do paciente (retirada, expressão facial), obter informações da família/cuidador sobre o comportamento do paciente e seu significado e avaliar a resposta do paciente ao medicamento analgésico e tratamentos não farmacológicos.

**27. Resuma a abordagem da National Comprehensive Cancer Network para tratamento da dor por câncer que não esteja relacionada com emergência oncológica.**
O primeiro passo é determinar se o paciente já utilizou opioides ou se é tolerante a opioides (ver Pergunta 29). Em pacientes sem uso prévio de opioide, considerar a titulação de analgésicos farmacológicos apropriados, de modo que a dose alivie a dor ao longo do intervalo posológico, mas não cause eventos adversos não gerenciáveis. A titulação deve ser feita com cautela em pacientes com fatores de risco: diminuição da função hepática ou renal, doença pulmonar crônica, comprometimento das vias aéreas superiores, apneia do sono obstrutiva ou comprometimento da função cognitiva e/ou física.

As vias de administração oral são preferidas; contudo, considerar vias alternativas (tópica, transdérmica, subcutânea ou intravenosa) para maximizar o conforto. Encaminhamentos de pacientes devem ser considerados para aqueles que se beneficiem do bloqueio nervoso, aqueles nos quais uma analgesia adequada não possa ser obtida ou aqueles que estejam apresentando efeitos colaterais intoleráveis. Considerar estratégias interventivas (infusões regionais como bloqueios epidurais, intratecais ou de plexos regionais, assim como cifoplastia, procedimentos neurodestrutivos, procedimentos de neuroestimulação ou ablação por radiofrequência) se for determinado que podem fornecer benefício suficiente.

28. **Resuma as normas da Joint Commission para manejo da dor.**
    A Joint Commission on Accreditation of Hospitals recomenda as seis normas a seguir:
    - Reconhecer o direito dos indivíduos ao controle de dor apropriado.
    - Se houver dor, determinar isto e também avaliar a natureza e a intensidade.
    - Estabelecer políticas e procedimentos para sustentar a prescrição de medicação segura e efetiva para a dor.
    - Educar os pacientes e famílias sobre o manejo efetivo da dor.
    - Considerar a necessidade de manejo da dor no processo de planejamento da alta.
    - Incorporar o manejo da dor ao processo de melhora de desempenho da organização.

29. **O que é "tolerância a opioides"?**
    Em geral, a tolerância a um medicamento ocorre quando, com a administração contínua ao longo do tempo, são necessárias quantidades maiores daquele medicamento para obter o grau original de seu efeito terapêutico desejado. Os pacientes desenvolvem tolerância a seu efeito analgésico, assim como aos efeitos colaterais dos opioides.
    Para evitar a reação adversa ao medicamento de depressão respiratória fatal, foram definidas doses mínimas de opioides que garantem a tolerância. A dose mínima na qual o paciente é considerado "tolerante a opioides" corresponde a 60 mg/dia de morfina oral ou 30 mg/dia de oxicodona ou uma dose analgésica equivalente (mg equivalente de morfina) de outro opioide por, no mínimo, 1 semana. Pacientes são considerados "virgens de opioides" se não tiverem recebido opioides nestas doses específicas por uma semana ou mais.

30. **Que analgésicos não opioides são apropriados para pacientes com dor por câncer?**
    A seleção de um analgésico não opioide como agente de primeira linha para pacientes sem uso prévio de opioides é encorajada e, se bem tolerado, este analgésico pode ser mantido durante a introdução e o aumento da dose de opioides. Considerar NSAIDs ou paracetamol para dor leve a moderada, tendo cautela em pacientes com comprometimento renal ou hepático. Existem boas evidências clínicas da eficácia de NSAIDs em pacientes após cirurgia ou outros procedimentos dolorosos; estes são considerados como tratamento de primeira linha para dor inflamatória, como aquela causada por metástase óssea. O uso de NSAIDs para dor por câncer pode ser limitado por seu efeito adverso sobre a função renal e possível irritação ou ulceração da mucosa gástrica, assim como o risco cardiovascular.
    Bisfosfonatos têm alguma eficácia no tratamento de metástases ósseas, possivelmente pela estabilização do foco metastático. Corticosteroides são eficazes para manejo de metástases ósseas e encefálicas e para compressão nervosa, mas seu uso pode ser limitado por problemas de tolerância como retenção de sódio e água, hiperglicemia ou ulceração gástrica.
    Paracetamol, embora seja um antipirético útil em doses terapêuticas, é um analgésico relativamente fraco, cujo uso pode ser limitado em razão de hepatotoxicidade, que pode ocorrer em doses de 3 a 4 g/dia.
    Opções de analgésicos tópicos podem ser úteis para pacientes que consigam indicar um foco localizado de dor. Estes incluem NSAIDs tópicos, capsaicina ou lidocaína, entre outros. Anticonvulsivantes e antidepressivos são considerados como tratamento de primeira linha para dor neuropática.

31. **Que terapias complementares e alternativas são úteis para dor por câncer?**
    Cinquenta por cento a 83% dos pacientes com câncer relatam o uso de pelo menos um tipo de modalidade de medicina complementar e alternativa (CAM). As terapias CAM incluem tratamento manipulativo osteopático ou outras técnicas de medicina manual (p. ex., quiroprática, medicina chinesa e ayurvédica tradicional, naturopatia e homeopatia). Acupuntura, fitoterápicos, suplementos e aromaterapia podem ser tratamentos adjuntos efetivos para a dor por câncer. Técnicas de medicina manual incluem fisioterapia para imobilização ou uso de talas. Programas de relaxamento, conscientização e gerenciamento de estresse; modalidades de movimento como ioga ou Pilates; meditação e orações, assim como artes expressivas, e grupos de apoio representam possíveis terapias CAM. Os pacientes podem aceitar a CAM como um modo de trazer uma abordagem mais integrada e holística ao seu tratamento de câncer.

32. **Qual é o papel do cuidado paliativo no manejo de pacientes com dor por câncer?**
    Reconhecendo que aproximadamente 70% dos pacientes apresentarão dor intensa em algum momento durante sua doença, assim como o fato infeliz de que até um quarto dos pacientes com câncer

continua a morrer em dor intensa, é imperativo que um tratamento que incorpore uma abordagem "mente-corpo-espírito" seja iniciado no início da evolução da doença. Embora muitos pacientes com câncer não estejam prontos para escolher o benefício asilar do Medicare, a maioria — se não todos — beneficiar-se-á de uma abordagem interdisciplinar (p. ex., especialistas em dor, oncorradiologistas, profissionais de saúde mental, neurocirurgiões) para manejo de múltiplos sintomas, suporte psicossocial/espiritual e manejo da dor.

## 33. Quem são os membros da equipe interdisciplinar de cuidados paliativos?
Os membros da equipe interdisciplinar de cuidados paliativos (IDT) incluem um diretor médico (médico de cuidado paliativo), enfermeiros registrados, assistentes sociais, psicólogos, conselheiros de atenção pastoral, coordenadores voluntários e outros que ajudem a formular e fornecer o plano de cuidados aos pacientes que recebem cuidados paliativos ou asilares. A IDT reúne-se regularmente para discutir os pacientes sob seus cuidados e para avaliar a dor e carga de sintomas, assim como preocupações psicossociais; a equipe pode intervir em muitos níveis para apoiar o paciente com câncer e sua família e cuidadores. O objetivo é fornecer um cuidado de suporte abrangente, assim como utilizar tratamentos farmacológicos, não farmacológico ou CAM apropriados.

## 34. Quando opioides são prescritos para dor por câncer? Como funcionam?
Opioides são prescritos para dor por câncer quando as outras modalidades (procedimentos, farmacológicos e não farmacológicos) não conseguirem fornecer analgesia suficiente para permitir a obtenção das metas realistas dos pacientes, incluindo a manutenção da função (atividades da vida diária) e qualidade de vida em geral. Opioides são agentes farmacêuticos com efeitos semelhantes à morfina; são agonistas do receptor opioide (*mu, kappa, delta* etc.) que fornecem analgesia confiável em doses terapêuticas. Os analgésicos opioides estão disponíveis em várias formulações para administração oral, subcutânea, intravenosa e transdérmica, o que faz com que sejam a base do armamentário contra a dor por câncer.

## 35. Preparações opioides de longa ação são preferíveis em comparação aos tipos de curta ação?
Teoricamente, opioides de longa ação e liberação prolongada (ER/LA) permitem o alívio da dor por câncer por um período de tempo mais longo (8 a 72 horas dependendo das propriedades do produto), enquanto a duração de ação dos opioides de liberação imediata (IR) é limitada a aproximadamente 4 a 6 horas. Existem poucas evidências de que os opioides ER/LA forneçam alívio da dor superior aos opioides IR, mas deve-se destacar que todos os pacientes com dor se beneficiam de esquemas posológicos, agendados com horários fixos, em comparação ao uso quando necessário (prn).

## 36. Pacientes com câncer que recebem tratamento com opioides devem ser submetidos aos mesmos procedimentos de triagem e monitorização que pacientes com dor crônica não causada por câncer?
Sim, existe a mesma incidência de abuso, má utilização e diversão de opioides entre pacientes com dor por câncer, assim como em pacientes sem câncer. Embora o risco de dependência em pacientes com uma doença que limita a vida possa representar uma preocupação menor, também é verdade que pacientes com câncer que apresentam um transtorno de dependência ou abuso de opioides merecem um manejo de dor assíduo, que pode incluir encaminhamentos para especialistas em manejo da dor para garantir o uso seguro e a monitorização cuidadosa do tratamento com opioides.

## 37. Comente sobre a população de pacientes que foram tratados com sucesso para câncer em relação a problemas contínuos de dor.
A carga de dor em sobreviventes de câncer (ou seja, a população pós-tratamento) é tão prevalente quanto entre pacientes com câncer em geral. Sobreviventes de câncer merecem um manejo da dor que leve em conta as sequelas persistentes, possivelmente a longo prazo da doença — ou seja, justificam o tratamento multimodal contínuo do mesmo modo recomendado para aqueles com doença maligna contínua e progressiva.

## 38. Qual é o papel da radioterapia na dor por câncer?
A radiação paliativa é mais útil para dor relacionada com metástases ósseas. Existem evidências de que uma radiação de fração única seja tão eficaz quanto frações múltiplas para alívio da dor óssea nos 3 meses finais de vida. Deve-se ter em mente que outras modalidades, como aquelas necessárias para mitigar os efeitos da radiação e/ou regimes contínuos de tratamento para dor, devem ser mantidas concomitantemente com a radioterapia.

## 39. Que outras terapias estão disponíveis para tratar a dor por metástases ósseas?
Crioablação orientada por imagem percutânea, ablação por radiofrequência e radioisótopos podem ser úteis em pacientes com dor não aliviada decorrente de metástases vertebrais e/ou em ossos axiais.

**40. Procedimentos interventivos são necessários para a maioria dos pacientes com dor por câncer?**

Não, existem boas evidências sugerindo que o tratamento farmacológico, associado a uma terapia multimodal interdisciplinar apropriada, é eficaz para manejo da dor em 95% dos pacientes com dor por câncer. Portanto, parece que apenas 5% daqueles que sofrem de dor por câncer exigirão procedimentos interventivos como parte de seu plano de tratamento para dor.

### PONTOS-CHAVE

1. Pacientes com câncer desenvolvem dor como resultado direto da malignidade, mas também podem apresentam dor em razão de causas não malignas, incluindo condições comórbidas e angústia psicológica/existencial.
2. Procedimentos interventivos (cirúrgicos, radiológicos, quimioterápicos) dirigidos para cura ou redução da carga do câncer por si só podem produzir dor, como dor fantasma, neuropatia, mucosite ou neurite.
3. Uma dor de início recente (p. ex., dor nas costas) em um paciente com câncer deve levantar a suspeita de progressão do tumor, como metástases vertebrais ou formação de tumor epidural.
4. Analgésicos opioides constituem a base do armamentário no manejo da dor em pacientes com câncer; seu uso pode ser combinado com outros medicamentos e/ou terapias não farmacológicas voltadas para manutenção da função e melhor qualidade de vida.
5. Uma abordagem interdisciplinar que utilize múltiplas modalidades e envolva as disciplinas médicas, enfermagem, psicologia e outras é mais desejável para abordar tipos de dor por câncer complexos e, muitas vezes, coexistentes.

### BIBLIOGRAFIA

1. Fisch MJ, Burton AW, eds. *Cancer Pain Management*. New York: McGraw-Hill, Medical Pub. Division; 2007.
2. Foley KM. How well is cancer pain treated? *Palliat Med*. 2011;25(5):398-401.
3. Mercadante S, Portenoy RK. Breakthrough cancer pain: twenty-five years of study. *Pain*. 2016;157(12):2657-2663.
4. Pergolizzi JV, Gharibo C, Ho KY. Treatment considerations for cancer pain: a global perspective. 2014 World Institute of Pain. *Pain Pract*. 2015;15(8):778-792.
5. Portenoy RK, Lesage P. Management of cancer pain. *Pain*. 1999;353:1695-1700.
6. Smith TJ, Saiki CB. Cancer pain management. *Mayo Clin Proc*. 2015;90(10):1428-1439.

# DOR ASSOCIADA À ARTRITE REUMATOIDE E OSTEOARTRITE

*Andrew Dubin*

Este capítulo enfoca aspectos da artrite reumatoide e da osteoartrite (OA). Em razão da complexidade de cada distúrbio, eles serão abordados como seções separadas dentro do capítulo.

A artrite reumatoide (RA) é uma doença inflamatória crônica comum. Embora muitas de suas manifestações apresentem natureza musculoesquelética, o envolvimento de estruturas e órgãos extra-articulares deve fazer com que ela seja vista mais como uma síndrome.

A incidência de RA corresponde a 0,5 a 1%. É mais comum em climas setentrionais e em áreas urbanas versus rurais. Uma história familiar positiva para RA aumenta o risco em aproximadamente três a quatro vezes, com pacientes soropositivos para RA demonstrando uma taxa de herança de 40 a 60%, em comparação a 20% para pacientes soronegativos.

Embora, classicamente, se acredite que a RA seja um distúrbio autoimune mediado por anticorpos, a presença de autoanticorpos (soropositividade) é um marcador mais exato para sintomas mais graves como lesão articular, manifestações extra-articulares e aumento da mortalidade.

O foco deste manuscrito está nas manifestações articulares da RA, assim como a dor e disfunção associadas.

O edema articular é um achado característico em pacientes com RA e pode ser acompanhado como marcador da resposta da doença às intervenções. A etiologia do edema articular em pacientes com RA é resultante da inflamação da membrana sinovial mediada pela ativação imune. Esta sinovite ativa, em última análise, provoca uma resposta tecidual dramática com proliferação de fibroblastos sinoviais, resultando em inflamação e invasão. Por sua vez, isto provoca um aumento do catabolismo de condrócitos e atividade osteoclástica sinovial, produzindo destruição da superfície articular.

Para complicar o manejo de RA em pacientes existe o fato de que não existem critérios diagnósticos verdadeiros para RA Embora o paciente típico com RA costume se queixar de rigidez matinal das articulações, além de múltiplas pequenas articulações dolorosas e edemaciadas, estes são achados inespecíficos. Uma indicação que pode ser útil na história é perguntar ao paciente quanto tempo dura a rigidez matinal. Em pacientes com RA, assim como em outras artropatias inflamatórias, a rigidez tende a durar mais de 30 minutos, em comparação a um paciente com OA, onde a rigidez tipicamente dura menos que 30 minutos e não raramente no máximo 15 minutos. Estudos laboratoriais também podem ser úteis, mas, novamente, os aumentos da velocidade de hemossedimentação (ESR) e/ou proteína C reativa são inespecíficos e podem ser observados em outras artropatias inflamatórias, incluindo artrite reativa, OA, artrite psoriática, assim como etiologias infecciosas. Além disso, distúrbios mais raros do tecido conjuntivo devem ser incluídos no diagnóstico diferencial se houver outros marcadores históricos, físicos ou sorológicos presentes. Achados de fenômeno de Raynaud, úlceras bucais, queixas históricas compatíveis com síndrome seca, elevação de ANA e elevação de enzimas musculares (CPK, LDH, aldolase) podem ser observados em pacientes com distúrbios do tecido conjuntivo. Considerando o enigma diagnóstico que o médico enfrenta ao avaliar um paciente para possível RA, foram estabelecidos critérios diagnósticos mais recentes. Os novos critérios do American College of Rheumatology agora incorporam aspectos de cronicidade e prognóstico desfavorável. Os novos critérios agora incluem o achado de uma única articulação clinicamente edemaciada como critério de entrada, quando nenhuma outra doença explicaria o edema articular. Outros fatores incluem marcadores sorológicos como fator reumatoide (RF), longa duração dos sintomas e outros marcadores laboratoriais de inflamação sistêmica. A principal mudança foi a adição da necessidade de apenas uma articulação clinicamente edemaciada. Isto aumentou a sensibilidade da detecção de RA em 21% em comparação aos critérios mais antigos. Contudo, a especificidade diminuiu em 16%.

Embora isto possa parecer mais um exercício acadêmico, compreender os critérios diagnósticos para levantar o índice de suspeita no diagnóstico de RA é crucial. A detecção e tratamento precoces oferecem a melhor oportunidade de modificação da doença e prevenção de uma cascata subsequente de eventos, que resultam em destruição da articulação, envolvimento de órgãos extra-articulares e dor crônica.

O evento fisiopatológico unificador subjacente na RA é a inflamação. Entender o papel que a inflamação tem na doença é crucial. Ela determina a destruição da articulação, os sintomas clínicos como dor, rigidez matinal etc., e no fim determina em parte a incapacidade e as possíveis comorbidades.

Em muitos casos a dor é a principal queixa apresentada pelo paciente com RA. Muitos pacientes mais velhos com RA, antes do desenvolvimento dos medicamentos antirreumáticos modificadores da doença (DMARDs) potentes, apresentavam lesão articular importante e mesmo assim eram muito funcionais apesar disto. Em muitos casos, a ausência de dor permitia que fossem ativos e produtivos, apesar do envolvimento poliarticular. Isto destaca a necessidade do manejo da dor no paciente com RA. Os anti-inflamatórios não esteroidais (NSAIDs) são medicamentos interessantes. Embora seu nome implique que são anti-inflamatórios, eles não modificam a progressão da lesão articular e, deste modo, não podem ser considerados DMARDs. Contudo, têm um papel no manejo do paciente com RA porque melhoram a dor, diminuem queixas de rigidez articular e em geral estão associados à melhora da função. Os glicocorticoides têm uma longa história no tratamento da RA São modificadores da doença extremamente potentes com um início de ação rápido; contudo, seu perfil bem documentado de efeitos colaterais adversos sérios a longo prazo limita muito seu papel no tratamento de RA.

Embora a discussão profunda de DMARDs esteja além do escopo deste capítulo, uma apreciação das classes gerais é necessária e uma consideração de alguns dos possíveis efeitos colaterais é apropriada.

Uma categoria importante de DMARDs é a família dos DMARDs sintéticos convencionais. Estes incluiriam agentes como metotrexato, sulfassalazina, leflunomida e hidroxicloroquina. Todos estes agentes são conhecidos há anos e têm um registro de utilidade documentado; contudo, todos trazem efeitos colaterais.

O metotrexato (MTX) pode causar deficiências de folato e, deste modo, exige uma dose suplementar de folato. Como antagonista do folato, MTX está associado a efeitos colaterais (p. ex., estomatite, toxicidade gastrointestinal (GI) e anemia) que são uma consequência e mimetizam o cenário clínico de uma deficiência primária de folato. As anemias podem estar associadas à fadiga, falta de energia e menor tolerância à atividade, que podem afetar a qualidade de vida. A questão da estomatite pode ser funcionalmente significativa porque pode prejudicar a fala, a alimentação e, em casos suficientemente graves, podem afetar o sono secundariamente à dor.

A sulfassalazina em geral é bem tolerada, mas não é incomum que esteja associada a aumento da sensibilidade cutânea à luz solar. Também pode estar associada à toxicidade de medula óssea e deste modo pode estar associada a anemias e maior risco de infecções.

Leflunomida é um medicamento imunomodulador. Embora seu mecanismo de atividade exato não seja totalmente conhecido, parece que pode exercer seu efeito ao inibir a enzima mitocondrial di-hidro-orotato desidrogenase (DHODH). A inibição de DHODH humana por A77 1726, o metabólito ativo da leflunomida, impede a expansão de linfócitos ativados e autoimunes ao interferir com o ciclo celular. Os eventos adversos mais comuns associados à leflunomida nos estudos clínicos foram diarreia, anormalidades de enzimas hepáticas, erupção cutânea e hipertensão. O efeito colateral de hipertensão deve ser considerado quando houver a possibilidade de que outros medicamentos sejam utilizados no manejo das crises dolorosas da RA. NSAIDs podem ser muito úteis no tratamento da dor em um paciente com RA, mas podem potencializar a questão da hipertensão, particularmente em um paciente com hipertensão essencial basal. Este problema pode ser ainda mais complicado em pacientes com doença renal crônica (CKD) subjacente secundária ao uso a longo prazo de NSAIDs.

A hidroxicloroquina é uma antiga medicação antimalárica. Tem eficácia no tratamento da artrite leve ou como parte do tratamento combinado. Seus efeitos colaterais mais preocupantes estão relacionados com problemas oculares. Ela pode estar associada a visão borrada com perda da acomodação. Geralmente isto é associado à dose e reversível. As alterações da córnea em geral são reversíveis com a suspensão do medicamento; os problemas de retina podem ser mais graves e não são previsivelmente reversíveis.

A classe seguinte de medicações com a qual médicos que tratam pacientes com RA e seus problemas de dor associada devem estar familiarizados consiste na ampla categoria de DMARDs biológicos. Esta incluiria a subclasse de inibidores do fator de necrose tumoral (TNF), medicamentos anticélulas B, anticélulas T e anti-IL-6R. Embora a subclasse de agentes anti-TNF em geral apresente um bom perfil de efeitos colaterais, houve relatos de desenvolvimento de uma neuropatia simétrica desmielinizante adquirida distal ou neuropatia simétrica desmielinizante adquirida distal (DADS) em pacientes tratados com adalimumabe. A imunogenicidade de vários agentes anti-TNF não é totalmente compreendida, mas várias teorias foram postuladas, incluindo a indução ou desmascaramento de desmielinização como efeito de classe dos agentes inibidores anti-TNF. Deste modo, os médicos devem saber que pacientes que se queixem de sintomas sensoriais distais de início recente, com ou sem achados motores distais importantes, podem estar apresentando efeitos colaterais do medicamento e a descontinuação deve ser contemplada.

Reações comuns aos medicamentos anticélulas B podem incluir espasmos musculares, mialgia e artralgia. Claramente isto deve ser avaliado no tratamento de um paciente com RA que indique estes sintomas, uma vez que isto pode ser decorrente da doença, mas também pode ser um efeito colateral do tratamento. Mais uma vez, a questão de hipertensão e uso de NSAIDs torna-se um possível problema, uma vez que medicamentos para terapia anticélulas B podem estar associados de modo independente à hipertensão e esta pode ser exacerbada com o uso de NSAIDs

Reações comuns aos medicamentos anticélulas T incluem hipertensão e dor nas costas. Claramente, o problema da dor nas costas, assim como dor nas extremidades, pode complicar o manejo da dor do paciente com RA em uso desta classe de medicação.

Medicamentos anti-IL-6R podem causar hipertensão, assim como cefaleias como reações comuns e efeitos colaterais.

A classe de DMARDs sintéticos dirigidos pode estar associada a reações comuns, incluindo cefaleia, assim como um aumento da creatinina sérica. O aumento de creatinina sérica é uma possível questão quando e se NSAIDs estiverem sendo usados simultaneamente ou como medicação adjuvante de resgate no caso de recidivas.

A fisioterapia pode ser muito útil para ajudar no manejo do paciente com RA. Muitos pacientes são relutantes em realizar exercícios com medo de se machucar. A fisioterapia permite ao paciente iniciar um programa de condicionamento, incluindo treinamento aeróbico e de força leve em um ambiente estruturado e supervisionado. Com o tempo, a supervisão diminui; os níveis de atividade aumentam com a meta final de que o paciente seja capaz de continuar com segurança e com sucesso em um contexto não supervisionado, como um programa de exercício domiciliar ou utilização de equipamento em uma academia. Pacientes com RA devem ser orientados sobre a importância de manter a aptidão aeróbica, assim como a força muscular. Eles também devem compreender como algumas atividades da vida diária podem na verdade aumentar seus sintomas ao aumentar as forças deformantes sobre as articulações. Deste modo, uma colaboração próxima entre fisioterapeuta (PT) e o terapeuta ocupacional (OT) pode ser muito útil neste grupo de pacientes.

Muitas vezes a dor associada à RA pode ser o resultado direto de uma lesão articular subjacente ou deformidade articular. Nestes casos, o uso de imobilização apropriada ou dispositivos ortóticos pode ser muito útil. Antes de se contemplar a imobilização ou outra intervenção, às vezes coisas simples como o uso de superfícies elevadas para sentar podem facilitar a mobilidade, a independência e a segurança. O uso de bengalas também pode ser muito útil para ajudar a melhorar o senso de equilíbrio e a estabilidade dos pacientes. Contudo, a bengala deve ter um cabo embutido para diminuir o estresse no punho e na mão e também deve ser uma bengala em estilo J em comparação à bengala de gancho observada com mais frequência. A bengala em J permitirá maior transmissão de força em linha para suporte do peso e, na verdade, permite melhor mecanismo de apoio do peso na bengala. Muletas também podem ser úteis para problemas dolorosos nas extremidades inferiores, mas deve-se ter cuidado para garantir que sejam construídas com empunhaduras bem acolchoadas, para evitar exacerbação da dor nas articulações da mão e punho. É necessário cuidado e observação em pacientes que utilizem com frequência bengalas e/ou muletas porque estes dois dispositivos podem aumentar o risco de desenvolvimento de síndrome do túnel do carpo ao aumentar a carga na articulação do punho.

A dor nos pés pode ser decorrente de problemas estruturais, como uma deformidade progressiva de pé chato, secundária a uma lesão em estruturas ligamentosas vizinhas durante a atividade da doença. Em uma crise aguda, um período de repouso e redução da carga do pé com utilização de gelo como agente anti-inflamatório local podem ser bastante úteis. Quando a crise aguda estiver resolvida, a adição de uma palmilha personalizada para apoio do arco longitudinal medial e reconstituição do arco se a deformidade ainda estiver flexível pode ser muito eficaz. Um ponto que deve ser lembrado é que, ao adicionar uma palmilha ao sapato, deve-se reconhecer que existe a possibilidade de que o pé agora fique muito apertado dentro do sapato, colocando o paciente em risco de mais dor e uma possível laceração da pele. Portanto, nestes casos, deve-se garantir que o paciente também procure um par de sapatos com profundidade extra e que tenha uma biqueira larga. Isto garantirá espaço adequado para o pé e a palmilha. Com o tempo, uma deformidade flexível de pé plano pode progredir para uma deformidade fixa rígida com vários graus observados de deformidade de tálus vertical. Neste caso, tentar reconstituir o arco não apenas vai produzir mais dor como na verdade também é contraindicado. Tentar forçar um pé rígido em uma nova posição apenas produzirá outros problemas ortopédicos e exporá o pé a um alto risco de laceração cutânea, já que as forças estarão focalizadas em pontos muito distintos — a saber, o ápice da deformidade de tálus vertical. O tratamento para este problema envolve a compreensão da biomecânica da deformidade e a apreciação de que esta já não é uma deformidade passível de redução ou correção. Quando a natureza rígida da deformidade for confirmada no exame físico do pé, o desenvolvimento de uma órtese com acomodação total para apoiar e estabilizar o pé tornam-se óbvias. Estas palmilhas devem apresentar um encaixe justo para estabilizar a deformidade e fornecer suporte às estruturas e também deve ser bem acolchoadas para aliviar áreas de carga de possível alta pressão.

A dor no tornozelo com ou sem deformidade também costuma ser observada em pacientes com RA. A dor pode ser muito incapacitante e afetar profundamente a qualidade de vida do paciente. Para o paciente com dor na articulação do tornozelo sem deformidade, o uso de uma manopla para tornozelo com amarras, com ou sem suportes laterais removíveis, pode ser muito útil. O dispositivo permitirá o suporte sem uma limitação dramática da variação do movimento plantar do tornozelo e dorsiflexão. A adição dos suportes laterais também otimizará o suporte e aumentará a estabilidade medial/lateral sem afetar o movimento plantar/dorsiflexão. Além disso, o aspecto de amarrar da manopla para tornozelo permitirá o ajuste se o paciente apresentar qualquer problema de edema ou tumefação articular. Com a progressão da doença, pode se esperar questões de dor no tornozelo com deformidade associada. Estas podem representar desafios, porém, o uso atencioso de um dispositivo ortótico pode ser muito útil. Órteses de tornozelo-pé (AFO) podem ser muito úteis. Estes são dispositivos com modelos e ajustes personalizados tipicamente fabricados de plástico. Eles podem ter um ângulo fixo rígido no tornozelo ou ter uma articulação para permitir vários graus de flexão plantar do tornozelo e dorsiflexão. Estes dispositivos podem ser fabricados de modo individual para acomodar uma deformidade fixa do tornozelo e fornecer suporte ao tornozelo. Dependendo das características do modelo, elas podem acomodar por completo uma deformidade ou, se houver algum grau de flexibilidade da deformidade, podem corrigir parcialmente a deformidade e então estabilizar e apoiar a deformidade fixa residual. Outro aspecto que pode ser incorporado ao projeto da AFO é uma barra e manguito para suporte do tendão patelar (PTB). Isto permite a movimentação das forças de apoio do peso na direção proximal e a diminuição da carga no tornozelo doloroso, se necessário. O grau de redução da carga pode ser mínimo ou até de 100% da carga do tornozelo se um PTB for projetado e fabricado para mimetizar as características de apoio do PTB usado em uma prótese de amputação abaixo do joelho. Este tipo de AFO, conhecido como AFO com derivação de PTB, pode permitir que o paciente ande enquanto repousa e reduza a carga em uma articulação do tornozelo com inflamação ativa.

Dor e deformidade do joelho também podem ser um desafio. As deformidades típicas observadas nos joelhos são uma deformidade em valgo ou a postura com joelhos valgos. Isto está relacionado com a fisiopatologia primária da RA. Lembre-se de que, na RA, o evento desencadeante é uma sinóvia hiperêmica hiperativa. Isto provoca uma lesão secundária dos ligamentos e deformidade subsequente da articulação por uma combinação de mecânica articular, carga articular durante a atividade e envolvimento ósseo tardio. A posição normal do joelho está em um grau leve de valgo. O envolvimento das estruturas ligamentosas, os principais estabilizadores que impedem o movimento em valgo excessivo (ou seja, o ligamento colateral medial), é comprometido. Como resultado, o alinhamento normal do suporte de peso da articulação agora leva o joelho para uma posição adicional em valgo, criando um agravamento da deformidade com o tempo. Órteses de joelho podem ser usadas, mas têm utilidade limitada. Uma de suas limitações está relacionada com um hábito corporal básico. Uma queixa típica dos pacientes quando usam uma órtese de joelho é que o dispositivo tem uma tendência a escorregar para baixo, de modo que não fique mais no local apropriado. Isto torna o dispositivo menos útil e também pode provocar dor secundária à incongruidade da órtese e à anatomia do joelho do paciente. Em casos precoces com redução fácil da postura em valgo do joelho, uma AFO plástica com molde personalizado com um esteio medial bem desenvolvido ao longo da haste tibial pode funcionar bem. A aplicação de força do esteio medial equilibrará a postura em valgo do joelho, mantendo a tíbia em um alinhamento mais vertical. Este dispositivo não escorregará e é fixado e ancorado no lugar no sapato por meio da placa do pé que desliza para o conjunto do sapato do paciente com profundidade adicional. Uma deformidade fixa e/ou um grau acentuado de instabilidade da articulação do joelho são tratados de modo mais adequado com uma órtese joelho-tornozelo-pé (KAFO). Estes dispositivos são feitos sob encomenda e podem ser projetados com articulações no joelho que limitem os graus de flexão. Também podem fornecer estabilidade durante o apoio do peso em pacientes com uma contratura em flexão do joelho. As articulações do joelho podem ser projetadas para travar no apoio do peso e destravar na fase de balanço. Dependendo das características do modelo, estes dispositivos podem permitir um apoio completo do peso pelo joelho e tornozelo ou podem remover a carga do joelho, tornozelo ou das duas articulações, com o peso sendo transferido para a coxa por meio do manguito de coxa, assim como para o tendão da patela por um PTB. Como podemos ver, as opções de modelo para KAFOs são muito amplas e não exigem uma parceria íntima entre o fabricante da órtese, o paciente e o médico solicitante.

O envolvimento da extremidade superior por RA pode afetar significativamente a qualidade de vida. Dor nas mãos e nas articulações metacarpofalângicas (MCP) pode limitar a capacidade de uma pessoa realizar as atividades da vida diária de um modo confortável (ADLs).

Intervenções simples como o uso de abridores de lata elétricos em vez de abridores de lata mecânicos podem ser muito úteis. Cabos embutidos podem tornar a preensão de potes e panelas menos problemático. A substituição de maçanetas redondas nas portas por maçanetas com cabo pode facilitar a abertura e fechamento das portas. Às vezes a adição de uma cobertura de borracha às maçanetas das portas para melhorar a pressão pode ser muito útil. A conversão de sapatos com cadarço para fechamento por Velcro® pode tornar muito menos problemático o ato de calçar os sapatos. Muitas órteses podem ser prescritas e fabricadas para o paciente com RA que apresente envolvimento da extremidade superior, mas muitas destas são pouco toleradas, porque tendem a impedir a realização de ADLs e a longo prazo são rejeitadas pelo paciente. Mesmo assim, existem vários dispositivos que não afetam dramaticamente o paciente de um ponto de vista cosmético, nem impedem sua capacidade de realizar tarefas funcionais e deste modo têm um grau relativamente alto de aceitação. Talas lumbricais, que ajudam a manter o arco da articulação nas MCP, são bem tolerados, ajudam a melhorar a função e, portanto, têm utilidade. Talas com molas para os dedos para tratar problemas de queda em extensão também podem ser úteis e são bem tolerados. Imobilizações do polegar podem ser muito úteis para paciente com um polegar doloroso e instável. Uma manopla de punho pode fornecer um grau de suporte para permitir melhor as ADLs. Extensores também podem ser úteis para facilitar ADLs leves, como alcançar itens leves em uma prateleira ou apanhar itens leves no chão. Em geral, os pacientes toleram órteses da extremidade superior desde que não sejam muito restritivas e não afetem negativamente a realização de ADLs. O problema é que, às vezes, a realização das ADLs acelera o desenvolvimento da deformidade. Portanto, ao tratar pacientes com RA, a educação dos pacientes é fundamental. Fazer com que o paciente entenda por que um dispositivo em particular pode ser útil é essencial para aumentar sua aderência.

A osteoartrite (OA) classicamente era considerada como uma artrite de desgaste. Informações mais recentes indicam que a inflamação também pode ter um papel na patogênese da OA. Ao contrário da RA, onde a patologia inicial ocorre no nível da sinóvia, na OA a patologia primária ocorre no nível da cartilagem articular. Como distúrbio, OA progride ao longo do tempo até abranger todos os aspectos da articulação. Por fim, a cartilagem, a sinóvia e o osso são envolvidos na progressão da OA e na fragilidade que pode estar associada a ela. Compreender a patogênese da OA é essencial ao considerar as várias opções possivelmente disponíveis para o tratamento dos sintomas.

Percebendo que a patologia da OA está no nível da cartilagem, uma compreensão da função primária da cartilagem articular deve ser apreciada. A função principal da cartilagem é permitir o movimento suave das muitas articulações do corpo. A cartilagem é uma estrutura altamente dinâmica e sua manutenção depende do equilíbrio do metabolismo da matriz cartilaginosa. Qualquer coisa que afete o equilíbrio entre a síntese e a degradação normal produzindo desequilíbrio, em última análise, provoca a deterioração da cartilagem. Múltiplos fatores podem produzir alterações deste equilíbrio normal. Um trauma mecânico da articulação, instabilidade articular progressiva, assim como a produção de citocinas inflamatórias podem desencadear o desenvolvimento de OA. Um aspecto constante das articulações osteoartríticas é o desenvolvimento de osteófitos, que representam um novo desenvolvimento de cartilagem e osso. Embora a função exata da formação de osteófitos seja incerta, eles podem servir para estabilizar a articulação, como é observado nas articulações sem apoio de peso e também podem ser uma tentativa de aumentar a superfície de apoio do peso em articulações que sustentam a carga, como o quadril e o joelho, para ajudar a dispersar a carga em uma área superficial mais ampla.

O manejo da OA tipicamente depende do estágio da doença. Na OA inicial, o uso de exercícios e controle de peso tem importância fundamental. O exercício deve ser encorajado e tipicamente é bem tolerado. Pacientes podem ficar reticentes em se envolver em um programa de caminhada se tiverem OA inicial no joelho; contudo, os dados indicam que o condicionamento aeróbico obtido com a caminhada tem grande benefício. A recusa em participar de uma atividade aeróbica regular de rotina geralmente está associada à maior debilidade. A atividade aeróbica ajuda a controlar problemas de ganho de peso e ajuda a manter a massa muscular e diminuir a rigidez da articulação e do tecido mole. Como um todo, a atividade aeróbica também ajuda a diminuir o risco de queda e trauma ortopédico associado. Deste modo, os benefícios claramente superam os riscos. Além disso, as pesquisas indicam que a ausência de exercício rotineiro regular pode estar associada a uma degradação acelerada da cartilagem por meio da alteração da dinâmica da matriz cartilaginosa. A importância do controle da dor decorrente da rigidez de tecido mole não pode ser enfatizada em excesso, pois isso é um problema previsível na população de pacientes com OA articular na extremidade inferior que assume um estilo de vida sedentário. Este grupo de pacientes não raramente enfrenta o dilema do agravamento da dor conforme seu nível de atividade diminui e não percebe que o modo de sair do ciclo de dor e imobilidade na verdade consiste em aumentar seu nível de atividade e não o restringir ainda mais. Em geral, na OA precoce, eventos de caminhada, ciclismo e até mesmo corrida leve tipicamente são bem tolerados. Pacientes podem expressar preocupação com caminhada e corrida leve. Deve-se observar que estudos biomecânicos revelam de modo constante que as cargas compressivas e tênseis às quais a cartilagem articular é exposta estão muito abaixo do limiar para lesão cartilaginosa. Ciclismo é uma forma de exercício excelente e é bem tolerado mesmo em alta intensidade. Em decorrência do alto grau de tolerância, pode ser particularmente útil para o condicionamento aeróbico e controle do peso, bem além da caminhada ou corrida. A natação tem sido elogiada como uma forma excelente de exercício para pacientes com OA, mas em geral os benefícios aeróbicos são limitados pela experiência do paciente como nadador. Além disso, uma vez que não está associada ao suporte do peso, não ajudará a manter a massa óssea, o que é crítico em um paciente mais velho com OA. Provavelmente é melhor considerar a natação como uma atividade intermediária entre exercícios de hidroterapia e atividades finais baseadas em terra. Outra possível desvantagem da natação é a disponibilidade de instalações para natação, o clima local e o possível aumento do risco de escorregar e cair em uma superfície molhada ao lado da piscina.

O treinamento de força mostrou de modo confiável uma redução das pontuações de dor e aumento da função em múltiplos estudos em pacientes com OA do joelho. A individualização do programa de fortalecimento não pode ser enfatizada em excesso. Um erro comum consiste em dizer ao paciente para simplesmente sair e fazer exercícios, apenas para fazer com que o paciente volte com mais dor no joelho. Embora o fortalecimento do quadríceps seja claramente importante, uma vez que a maioria dos pacientes com OA do joelho apresenta algum elemento de fraqueza do quadríceps, a reação automática de colocar o paciente com OA do joelho em um regime de fortalecimento do quadríceps deve ser evitada em pacientes com problemas de mau alinhamento estrutural. Este grupo de pacientes muitas vezes observa que o fortalecimento do quadríceps aumenta as forças compressivas na articulação do joelho e aumenta a dor. Neste grupo, é essencial evitar o fortalecimento do quadríceps de cadeia cinética aberta e modos alternativos de fortalecimento do quadríceps devem ser explorados. O encaminhamento para um fisioterapeuta com boa experiência com exercícios de fortalecimento das extremidades inferiores de cadeia cinética fechada pode ser muito recompensador para o paciente. Além disso, nesta população, o fortalecimento do jarrete e dos músculos adutor do quadril e da parte inferior da perna na verdade podem ser mais benéficos que o fortalecimento do quadríceps.

O treinamento de equilíbrio em pacientes com OA também está associado a melhoras do equilíbrio e da propriocepção. Não está claro se isto é decorrente do aumento da força que ocorre com atividades para o treinamento de equilíbrio ou se é o resultado direto do treinamento enfocado no equilíbrio, porém, a correlação foi notada com clareza e é reprodutível. Melhoras do equilíbrio diminuem o risco de queda, o que diminui o risco de trauma ortopédico. Além disso, o melhor equilíbrio também pode aumentar a sensação de bem-estar do paciente, assim como melhorar sua capacidade de gerenciar as atividades da vida diária e navegar em pela comunidade. Todos estes benefícios produzem um aumento da independência e diminuem o ônus do cuidador.

A obesidade tem um grande impacto no desenvolvimento da OA articular. Isto, juntamente com uma história prévia de trauma na articulação, constitui os principais fatores de risco para o desenvolvimento da OA, particularmente nas articulações com suporte de peso. A manutenção do peso corporal apropriado pode ser uma das intervenções mais importantes adotadas para diminuir o risco de desenvolvimento de OA nas articulações que sustentam o peso. Uma vez que as taxas de obesidade infantil estão aumentando, este ponto deve ser enfatizado. O controle precoce do peso e a otimização do peso corporal são fundamentais para afetar um risco modificável de desenvolvimento de OA nas articulações que sustentam o peso. Mesmo em pacientes obesos, foi demonstrada uma relação entre a redução do peso e a redução do risco de desenvolvimento de OA nas articulações com suporte de peso. O condicionamento aeróbico deve ser um componente integral do programa de redução do peso. Inicialmente, atividades como ciclismo podem constituir a forma preferida de exercício aeróbico em pacientes com obesidade e OA dos quadris e dos joelhos porque é bem tolerada. Conforme a perda de peso progride, a caminhada como forma adicional de exercício pode ser tolerada com mais facilidade e também pode ser incorporada ao regime, assim como atividades para treino do equilíbrio.

A fisioterapia pode ser muito útil para ajudar no manejo de pacientes com OA. Muitos pacientes estão relutantes em realizar exercícios por medo de se machucar. A PT permite que o paciente inicie um programa de condicionamento, incluindo atividades aeróbicas, assim como treinamento de força, em um ambiente estruturado e supervisionado. Com o tempo, a supervisão diminui e os níveis de atividade aumentam, com a meta final de que o paciente seja capaz de continuar com segurança e continuar com sucesso em um contexto não supervisionado como um programa de exercícios domiciliar ou por meio da utilização de equipamentos em uma academia.

Como ocorre com a RA, um equipamento adaptativo simples pode ter impactos positivos importantes. Extensores para facilitar o alcance acima da cabeça podem ser muito úteis para pacientes com OA do ombro. Assentos de altura elevada podem facilitar que os pacientes sentem e levantem de cadeiras.

Para pacientes com OA envolvendo o pé, a fabricação de palmilhas de suporte para distribuir a carga em uma área superficial maior pode reduzir dramaticamente a dor e aumentar a tolerância à caminhada. Imobilizadores de tornozelo, desde manoplas para tornozelo com cadarços até AFOs formais podem ser utilizados em pacientes com OA do tornozelo e da articulação subtalar. O grau de imobilização tipicamente dependerá do grau de envolvimento articular e do grau de controle de movimento necessário.

A OA do joelho pode ser um problema particularmente frustrante para o paciente. A deformidade típica na OA do joelho é uma deformidade em varo do joelho ou uma deformidade de pernas arqueadas. Isto resulta do desgaste precoce e perda final do espaço articular no compartimento medial. Os pacientes sentirão dor ao apoiar o peso e ao caminhar. Existem várias opções disponíveis para lidar com esta deformidade e com a dor associada. Uma cunha lateral no sapato junto à sola do pé aplica uma contraforça ao joelho, tirando-o de sua postura em varo para uma postura mais neutra a discretamente em valgo. Isto reduz o estresse sobre o ligamento colateral lateral do joelho distendido e diminui parcialmente a carga no espaço articular medial doloroso. A cunha lateral também pode ser aumentada com a adição de uma dilatação lateral para contrabalançar ainda mais o movimento em varo do joelho.

Foi demonstrado que este efeito combinado produz uma diminuição da dor no joelho. Um imobilizador medial para retirada da carga, que é uma forma mais agressiva de intervenção para retirada da carga na articulação medial do joelho, pode ser útil em casos mais avançados de OA do joelho. A redução da carga medial ou imobilizadores de correção em varo podem não ser bem tolerados, uma vez que uma força importante é aplicada pelo joelho e os pacientes podem achar que as tiras do imobilizador são desconfortáveis e restritivas. O uso de uma cunha lateral com ou sem dilatação lateral constitui uma boa intervenção de primeira linha e em geral é bem tolerado e aceito. Em comparação aos imobilizadores para diminuição da carga medial, a tolerância à caminhada na população de pacientes apropriada é mais variável e menos pronunciada em pacientes que utilizam cunhas laterais em comparação aos imobilizadores de redução da carga medial, porém, a aderência é melhor para as cunhas laterais. No caso de uma OA mais grave do joelho onde a instabilidade multiplanar seja um problema, uma órtese de joelho-tornozelo-pé com uma dobradiça para articulação do joelho e faixas para aumentar ainda mais as características de estabilização do imobilizador pode ser útil. Estes tipos de imobilizadores tipicamente não são tolerados em pacientes mais ativos, em razão das restrições mecânicas que impõem. A estética de KAFOs também limita seu uso, assim como a incapacidade de serem usados sob as vestes. KAFOs também podem tornar a transição para um carro ou assento mais problemática.

Tanto na RA quanto na OA, outras fontes de dor devem ser apreciadas e exploradas. Simplesmente supor que as queixas de dor do paciente sejam o resultado direto de sua RA ou OA subjacente muitas vezes impede que o médico aborde problemas facilmente tratáveis, mas debilitantes. Geradores de dor não articular podem surgir na bolsa, tendões, assim como nos músculos e fixações fasciais associadas. Bursite, tendinopatias e síndromes de dor miofascial (muscular) são fontes comuns de dor em pacientes com RA subjacente, assim como OA.

A função normal da bolsa é atuar como interface entre o músculo e o osso subjacente. Quando vistas por ultrassom, as bolsas, geralmente, não representam mais que um espaço potencial, muitas vezes pouco visíveis. Em sua função normal, servem para permitir o movimento suave do músculo sobre áreas de proeminência óssea. A bursite, uma inflamação na bolsa, pode ser resultante do uso excessivo, inflamação ou infecção. Pacientes com RA apresentam maior incidência de bursite inflamatória, particularmente durante surtos episódicos da doença. Como resultado final, independentemente da etiologia, ocorre edema da bolsa. Isto provoca alteração da função normal da bolsa, causando dor com a atividade. A dor provoca diminuição da atividade, que pode produzir rigidez articular, assim como rigidez do tecido mole, causando debilidade progressiva e aumentando a imobilidade. Como podemos ver, algo simples como a bursite pode ter efeitos de longo alcance na qualidade de vida do paciente. Deste modo, a identificação e o tratamento rápido da bursite são imperativos para manter o nível de atividade em um paciente com RA ou OA. O tratamento de primeira linha para bursite não infecciosa tipicamente emprega modalidades anti-inflamatórias. Gelo pode ser muito útil no manejo da dor e inflamação da bursite. NSAIDs tópicos podem ser efetivos no manejo da bursite em bolsas de localização mais superficial, como a bolsa subdeltóidea ou do olécrano, em oposição a uma bolsa localizada mais profundamente como a bolsa trocantérica. NSAIDs tópicos também diminuem o risco de toxicidade renal e GI, que deve ser considerado em pacientes em uso de DMARDs para tratamento de RA, assim como na população de paciente com OA tipicamente mais velha. Epicondilite medial e lateral também pode responder a gelo e NSAIDs tópicos. Um ciclo breve de anti-inflamatórios orais pode ser útil, mas como indicado anteriormente, deve-se ter cautela por conta do perfil de efeitos colaterais de NSAIDs orais.

A bursite trocantérica tipicamente é considerada como a etiologia de quase todas as dores laterais na coxa. Contudo, na verdade esta não é uma fonte de dor comum da região lateral do quadril. As causas mais comuns são tendinopatias envolvendo o glúteo médio, mínimo ou fáscia lata tensa (TFL) e a banda iliotibial (ITB). Todas estas são fontes comuns de dor na região lateral do quadril. Nestes cenários, os pacientes sentem dor lateral no quadril, que é agravada ao caminhar e deitar de lado. Também podem se queixar de dor referida, irradiada para o nível do joelho, especialmente na síndrome da ITB. Além destas considerações, existem outros possíveis diferenciais que devem ser considerados, incluindo OA do quadril, dor referida da coluna lombar, dor referida da articulação sacroilíaca (SI) e radiculopatia crônica no nível de L5. Embora uma injeção de corticosteroides com um anestésico local no nível da bolsa trocantérica possa ser útil para descartar uma bursite trocantérica verdadeira, sua utilidade é limitada, uma vez que uma resposta negativa realmente não ajudará a eliminar muitas das causas mais comuns de dor na região lateral do quadril. Além disso, injeções frequentes devem ser evitadas para diminuir o risco de ruptura do tendão do glúteo médio, que pode provocar debilidade profunda e disfunção. A chave para estabelecer o diagnóstico correto está na realização de um exame neuromusculoesquelético completo.

A fisioterapia pode ser útil no tratamento da bursite e epicondilite. Exercícios de amplitude do movimento devem ser encorajados para evitar problemas de rigidez articular e do tecido mole associado. Modalidades como ultrassom podem ser úteis como fonte de calor profundo para aumentar a elasticidade do tecido mole e a complacência, auxiliando nas atividades de amplitude de movimento. Além disso, o calor pode permitir algum grau de modulação da dor, embora nos processos inflamatórios verdadeiros o aquecimento seria relativamente contraindicado e o gelo constituiria a modalidade de escolha. Fonoforese ou iontoforese com esteroides podem ser usadas como um modo de levar esteroides tópicos ao local da inflamação. Isto permite uma aplicação mais focal da medicação anti-inflamatória, em geral corticosteroides, limitando o potencial para efeitos colaterais sistêmicos. Tendinopatias crônicas podem ser tratadas com calor úmido e exercícios de alongamento, com progressão para exercícios de fortalecimento com a inclusão final de exercícios de tipo carga excêntrica para fortalecer a junção miotendínea. Um programa de exercícios supervisionado sob a orientação de um fisioterapeuta pode ser extremamente benéfico nesta população de pacientes.

Síndromes de dor miofascial ou dor muscular localizada representam uma fonte pouco apreciada de dor. Não é raro que sejam observadas em pacientes com OA subjacente ou distúrbios reumatológicos. Muitas vezes os pacientes estão frustrados quando chegam ao consultório de um médico com interesse em medicina musculoesquelética. A etiologia da síndrome de dor miofascial, uma síndrome de dor muscular crônica de tecido mole, ainda precisa ser elucidada. O aspecto característico, um ponto de gatilho miofascial, teoricamente corresponde a uma área de nociceptores sensibilizados no músculo. A síndrome de dor miofascial pode se desenvolver após um trauma agudo ou após exposição a atividades repetitivas a longo prazo. A principal questão relativa ao ponto de gatilho miofascial ou dor miofascial é por que a maioria dos pacientes que realizam atividades repetitivas ou sofrem trauma musculoesquelético mantido não desenvolvem pontos de gatilho miofascial. Que fatores predispõem aproximadamente 10% dos indivíduos envolvidos em traumas, como acidentes automobilísticos (MVAs) a progredir para uma dor muscular crônica? Vários estudos eletrofisiológicos parecem indicar que um aumento anormal da acetilcolina contribui para a hiperexcitabilidade na placa terminal, causando áreas localizadas de maior tensão muscular — e, consequentemente, a banda de tensão. Este aumento da tensão muscular local teoricamente aumenta as demandas metabólicas locais no músculo, criando um estado de isquemia relativa, que pode explicar as queixas de dor profunda em cãibra dos pacientes na musculatura envolvida. O estado de isquemia relativa do músculo supostamente provoca um aumento de liberação de neuropeptídeos nociceptivos, preparando o palco para o desenvolvimento de pontos de gatilho e síndrome de dor miofascial subsequente.

Várias condições podem estar associadas à síndrome de dor miofascial ou podem exacerbar esta condição. Sono inadequado, estresse ou condições dolorosas superpostas como radiculopatia, neuropatia, RA ou OA podem exacerbar o problema. Deste modo, deve-se focalizar a atenção em tentar elucidar os determinantes subjacentes e os problemas associados que possam estar exacerbando a síndrome de dor miofascial. Apneia do sono com despertar frequente e sono inadequado é um contribuinte comum em uma população com sobrepeso e idade mais avançada.

Quando o diagnóstico e os contribuintes subjacentes da síndrome de dor miofascial são identificados, as intervenções de primeira linha tipicamente incluem uma combinação de alongamento dos músculos envolvidos com aplicação de gelo ou calor, o que for mais bem tolerado. O uso de modalidades a longo prazo deve ser evitado para impedir que os pacientes se tornem dependentes da fisioterapia para controlar suas queixas de dor. A dor miofascial é uma síndrome de dor crônica; desse modo, o foco deve estar no desenvolvimento de estratégias de manejo que o paciente possa fazer por conta própria. A progressão para um programa de condicionamento global enfatizando o condicionamento aeróbico e treinamento leve de força é essencial no manejo de queixas de dor muscular crônica. O fortalecimento dos músculos posturais também pode ser útil. Técnicas de relaxamento podem ser usadas como terapia adjunta no manejo da dor miofascial. Acupuntura e massagem podem ser úteis para lidar com pontos de gatilho, uma vez que a aplicação de pressão forte no ponto de gatilho pode causar analgesia por hiperestimulação. A mesma teoria é aplicável à justificativa de injeções no ponto de gatilho com anestésico local ou aplicação de agulhas secas. Em pacientes mais refratários, a ampla classe de neuromoduladores pode ser útil.

As medicações de escolha devem levar em conta o potencial de progressão da dor miofascial para cronicidade. Deste modo, medicações com baixo risco de toxicidade renal, GI ou hepatotoxicidade são preferíveis. Medicações com potencial de abuso devem ser evitadas.

### PONTOS-CHAVE

1. A presença de autoanticorpos na RA é um marcador de gravidade da doença.
2. Não existem critérios diagnósticos verdadeiros para RA.
3. Uma combinação de condicionamento aeróbico e treinamento de força leve pode ser útil no manejo de pacientes com RA e dor associada.
4. A patogênese da OA consiste em uma combinação de desgaste e inflamação.
5. A patologia primária da OA ocorre no nível da cartilagem articular.
6. A patologia inicial primária da RA ocorre no nível da sinóvia.

## BIBLIOGRAFIA

1. Flodin P, Martinsen S, Altawil R, et al. Intrinsic brain connectivity in chronic pain: a resting-state fMRI study in patients with rheumatoid arthritis. *Front Hum Neurosci*. 2016;10:107.
2. Smolen JS, Aletaha D, McInnes IB. Rheumatoid arthritis. *Lancet*. 2016;388(10055):2023-2038.
3. Aletaha D, Neogi T, Silman A, et al. Rheumatoid arthritis classification criteria: an American College of Rheumatology/European League against rheumatism collaborative initiative. *Ann Rheum Dis*. 2010;69:1580-1588.
4. Callahan LF, Pincus T. Education, self-care and outcomes of rheumatics: further challenges to the "biomedical model" paradigm. *Arthritis Care Res*. 1997;10:283-288.
5. McInnes IB, Schett G. The pathogenesis of rheumatoid arthritis. *N Engl J Med*. 2011;365:2205-2219.
6. Gonzalez A, Icen M, Kremers HM, et al. Mortality trends in rheumatoid arthritis: the role of rheumatoid factor. *J Rheumatol*. 2008;35:1009-1014.
7. Mavers M, Ruderman EM, Perlman H. Intracellular signal pathways: potential for therapies. *Curr Rheumatol Rep*. 2009;11:378-385.
8. Choi HK, Hernan MA, Seeger JD, Robins JM, Wolfe F. Methotrexate and mortality in patients with rheumatoid arthritis: a prospective study. *Lancet*. 2002;359:1173-1177.
9. Smolen JS, Breedveld FC, Schiff MH, et al. A simplified disease activity index for rheumatoid arthritis for use in clinical practice. *Rheumatology*. 2003;42:244-257.
10. Smolen JS, Aletaha D, Keystone E. Superior efficacy of combination therapy for rheumatoid arthritis: fact or fiction? *Arthritis Rheum*. 2005;52:2975-2983.
11. Filardo G, Kon E, Longo UG, et al. Non-surgical treatments for the management of early osteoarthritis. *Knee Surg Sports Traumatol Arthrosc*. 2016;24:1775-1785.
12. Bennell KL, Buchbinder R, Hinman RS. Physical therapies in the management of osteoarthritis: current state of the evidence. *Curr Opin Rheumatol*. 2015;27(3):304-311.
13. Hunter DJ. Viscosupplementation for osteoarthritis of the knee. *N Engl J Med*. 2015;372(11):1040-1047.
14. Mushtaq S, Choudhary R, Scanzello CR. Non-surgical treatment of osteoarthritis-related pain in the elderly. *Curr Rev Musculoskelet Med*. 2011;4(3):113-122.
15. Fransen M, McConnell S, Harmer AR, et al. Exercise for osteoarthritis of the knee. *Cochrane Database Syst Rev*. 2015;(1):CD004376.
16. Filardo G, Kon E, Roffi A, et al. Platelet rich plasma intra-articular knee injections show no superiority versus viscosupplementation: a randomized control trial. *Am J Sports Med*. 2015;43(7):1575-1582.
17. Law TY, Nguyen C, Frank RM, Rosas S, McCormick F. Current concepts on the use of corticosteroid injections for knee osteoarthritis. *Phys Sportsmed*. 2015;43(3):269-273.

# CAPÍTULO 29
# DOR NEUROPÁTICA: FUNDAMENTOS
*David Walk* ▪ *Anisha Bhangav*

1. **O que é dor neuropática?**
   Dor é definida como "uma experiência sensorial e emocional desagradável associada a uma lesão tecidual real ou possível ou descrita em termos desta lesão". A dor neuropática é definida como "dor originada como consequência direta de uma lesão ou doença do sistema somatossensorial". Portanto, podemos pensar na dor neuropática como uma experiência sensorial e emocional desagradável associada a uma lesão de tecidos inervados, porém, decorrente de uma disfunção do sistema periférica ou nervoso central. Os descritores (queimação, pontada) geralmente indicam lesão tecidual quando, na verdade, não há nenhuma.

2. **Quais são as vias neuroanatômicas envolvidas na dor?**
   A transmissão fisiológica da dor começa nos nociceptores, que são axônios periféricos cujos terminais transduzem uma lesão tecidual real ou possível. Os nociceptores cutâneos, por exemplo, são pequenos axônios, mielinizados ou não, equipados com receptores de superfície que transformam uma lesão real ou possível na pele em descargas neuronais, consequentemente iniciando uma cascata de informações para o encéfalo em relação à natureza, localização e gravidade da ameaça. Os nociceptores cutâneos são classificados de acordo com o tipo de fibra (A-delta ou C) e o tipo de lesão tecidual ao qual respondem; deste modo, por exemplo, existem os A-mecânicos de calor (AMH), a-mecânicos (AM), C-mecânicos, calor (CMH), C-mecânicos, calor, químico (CMHC) e assim por diante.

   Os nociceptores estão presentes em vários tecidos, incluindo pele, articulações, tecido conjuntivo e vísceras, para sinalizar uma variedade de sinais externos, assim como ameaças internas ao organismo. As informações aferentes são codificadas em descargas nociceptivas; por exemplo, a intensidade do aquecimento cutâneo pode ser proporcional à taxa de descarga do axônio. Os neurônios aferentes primários somáticos nociceptivos fazem sinapse no corno posterior da medula espinal com neurônios aferentes secundários que cruzam a medula espinal e formam o trato corticoespinal, que seguem em direção rostral e estabelecem sinapses com as células talâmicas. Por sua vez, estas se projetam para várias regiões corticais críticas para a experiência da dor.

   Lembre-se de que a dor é "uma experiência sensorial e emocional desagradável". Esta definição reflete a natureza de dor, que pretende alertar e motivar o organismo a alterar sua condição com o objetivo de proteção. As projeções corticais na fisiologia da dor refletem bem este fato. Projeções para o córtex somatossensorial primário permitem a localização da dor, projeções para áreas límbicas como o córtex da ínsula e tonsila permitem a atribuição de uma valência negativa (sensação desagradável) e projeções para o córtex frontal pré-motor permitem uma resposta ao estímulo nocivo desencadeante, como retirada e evitação. Várias outras regiões corticais também estão envolvidas em projeções da dor. Portanto, a neuroanatomia da dor permite a atenção, localização e reação imediata em resposta a ameaças externas.

   Além destas vias aferentes, a modulação descendente da dor tem um papel crítico na percepção da dor. As células da substância cinzenta periaquedutal (PAG) e do bulbo rostroventral (RVM) projetam-se para o corno posterior da medula espinal, onde modulam os sinais aferentes de nociceptores primários. Esta modulação descendente influencia a intensidade do sinal aferente dos neurônios do corno posterior. Influências fisiológicas na modulação descendente podem produzir diferenças substanciais na percepção da dor a partir de estímulos nociceptivos periféricos idênticos.

   Por fim, outras vias que interagem ou fazem sinapses com células do sistema somatossensorial primário podem influenciar sua resposta aos estímulos nociceptivos. Estes incluem eferentes simpáticos e glia ativada, que podem influenciar o tráfego nociceptivo por meio de suas interações com células da via nociceptiva primária.

3. **Qual são os mecanismos postulados para a patologia nestas vias que provocam a dor neuropática?**
   Existem evidências experimentais de múltiplos mecanismos de dor neuropática e diferentes mecanismos podem ser relevantes em diferentes condições de dor neuropática. Estes mecanismos

podem incluir sensibilização periférica, sensibilização central, dor por desaferenciação e alterações na modulação descendente da dor.

- A doença de nervos periféricos pode produzir descargas espontâneas e, como resultado, parestesias ou dores agudas penetrantes, por meio de vários mecanismos. Por exemplo, uma redução da capacidade metabólica pode produzir uma dificuldade de manter a bomba de sódio-potássio, provocando despolarização espontânea. Os axônios lesados também podem desenvolver uma capacidade de marca-passo, também produzindo despolarizações espontâneas na ausência de estímulos externos. A estimulação ou despolarização periférica frequente pode resultar em fosforilação de receptores periféricos, aumentando sua sensibilidade, maior translação de receptores e consequentemente densidade de receptores, maior sensibilidade a catecolaminas e ativação de "nociceptores silenciosos" que estão ativos apenas em estados patológicos.
- O aumento das descargas de neurônios aferentes primários pode produzir a sensibilização de neurônios do corno posterior por vários mecanismos. Estes incluem a remoção do bloqueio mediado por magnésio dos receptores N-metil-D-aspartato (NMDA), aumento da expressão dos canais de cálcio e sódio e alternância fenotípica, um mecanismo postulado onde neurônios do corno posterior desenvolvem uma nova capacidade de responder a estímulos nociceptivos. Também existem evidências de que a ativação glial na medula espinal possa sensibilizar neurônios do corno posterior. Como resultado destas alterações plásticas em neurônios aferentes, um determinado estímulo, como o aquecimento da pele até um grau não nocivo, pode produzir uma frequência inadequadamente elevado de descargas que, por sua vez, será interpretada como indicativa da presença de um estímulo nocivo.
- A dor por desaferentação é um mecanismo postulado de dor neuropática no contexto de perda do estímulo aferente para o tálamo ou córtex. Foi demonstrado que, na ausência de um estímulo aferente, os neurônios do tálamo podem desenvolver despolarizações espontâneas. Além disso, existem algumas evidências de que a desaferentação decorrente da amputação possa provocar alterações na representação cortical do membro, que estão associadas à sensação de dor no membro fantasma (PLP). Portanto, existem vários possíveis mecanismos de dor decorrente de perda de estímulos aferentes, porém este é um fenômeno bem reconhecido no contexto de AVC sensorial talâmico ou cortical, lesão da medula espinal, gangliopatia grave ou amputação.
- Por fim, vários paradigmas experimentais demonstraram alterações na modulação da dor condicionada ou modulação descendente da dor em estados de dor neuropática reconhecidos, assim como em outros estados de dor crônica como fibromialgia. O grau em que as vias moduladoras descendentes contribuem para os estados de dor neuropática não é bem compreendido, mas existem boas evidências de que a manipulação farmacológica desta via (principalmente inibição da recaptação de norepinefrina) possa aliviar a dor neuropática.

### 4. Quais são as condições de dor neuropática mais comuns?
As condições de dor neuropática periférica mais comuns são polineuropatia dolorosa simétrica distal, nevralgia pós-herpética (PHN), nevralgia pós-traumática (PTN) e nevralgia do trigêmeo. A dor neuropática também pode ocorrer após agressões ao sistema nervoso central, na maioria das vezes dor pós-AVC e dor por lesão da medula espinal; esta última pode ocorrer no contexto de mielopatia decorrente de trauma, assim como esclerose múltipla (MS) e outras mielopatias inflamatórias. Por fim, a síndrome de dor regional complexa (CRPS) e a dor fantasma são estados específicos que, indiscutivelmente, têm componentes neuropáticos.

Os resumos dos estados de dor neuropática mais comuns são apresentados a seguir (Perguntas 8 a 24). Seu diagnóstico e tratamento são descritos com mais detalhes nos capítulos subsequentes.

### 5. Que características clínicas sugerem que a dor é neuropática?
As seguintes características clínicas são mais úteis para confirmar uma suspeita de que um determinado estado doloroso seja neuropático:

- Talvez a mais notável seja o fato de que a dor neuropática costuma estar associada a sinais e sintomas de perda sensorial, embora a perda sensorial possa ser modesta ou restrita a modalidades de pequenas fibras (percepção térmica e de objetos pontiagudos). Um diagnóstico de dor neuropática deve ser questionado se não houver sinais ou sintomas de perda sensorial.
- A presença de parestesias espontâneas, dor em queimação cutânea espontânea, alodinia ou hiperalgesia confirmam fortemente a conclusão de que a dor é neuropática.
- Os estados acima costumam ser referidos como sintomas e sinais sensoriais negativos (perda sensorial) e positivos (sensações anormais espontâneas ou evocadas por estímulos).
- A dor neuropática costuma ser pior à noite e no repouso. Uma dor que piora com apoio do peso (p. ex., dor no pé ao caminhar, que é aliviada com repouso) tem menor probabilidade de ser neuropática, embora a dor neuropática em repouso possa ser pior após ficar em pé por muito tempo que após um dia sedentário.

- A maioria dos estados de dor neuropática apresenta distribuição anatômica compatível com sua etiologia. Portanto, por exemplo, a dor da PHN deve seguir os dermátomos, a dor da neuropatia pós-traumática deve ocorrer no território cutâneo do nervo afetado e a dor pós-AVC central deve exibir uma distribuição no hemicorpo. Uma exceção notável a esta regra é a gangliopatia sensorial, que não depende da extensão, geralmente é assimétrica e não apresenta necessariamente um padrão definido em dermátomos.

Várias ferramentas discriminativas foram projetadas e validadas para identificar os sintomas da dor neuropática. A presença de parestesias, dor aguda, lancinante, sensação de queimação cutânea espontânea, alodinia ou hiperalgesia com sintomas de perda sensorial estão correlacionadas a uma probabilidade de que a dor seja neuropática.

### 6. Como é realizado o exame de uma pessoa com suspeita de dor neuropática?

O exame de uma pessoa com dor crônica deve começar com um exame físico geral apropriado da área afetada. Portanto, um exame musculoesquelético é importante (inspeção visual e palpação das articulações, teste da amplitude dos movimentos e palpação firme dos tendões e fáscias para condições musculoesqueléticas reconhecidas, como tendinite do extensor ou fascite plantar). Em seguida, o exame da pele e tecidos moles para detectar alterações tróficas, alterações da cor, evidências de insuficiência vascular e edema é importante, especialmente se houver suspeita de CRPS. É importante não negligenciar estes aspectos fundamentais do exame físico geral.

Um exame neuromuscular abrangente, incluindo testes sensoriais, motores e reflexos, é importante se houver suspeita de dor neuropática. O objetivo, em parte, é a avaliação de outros problemas neurológicos: Há evidência de um déficit neurológico e, se houver, qual é a localização?

O exame sensorial deve incluir explicitamente o seguinte:
- *Modalidade de grandes fibras*: Geralmente tato leve e vibração; o teste de sensação de posição tem pouca probabilidade de ser revelador, a não ser que a percepção da vibração esteja muito prejudicada.
- *Modalidade de pequenas fibras*: Em geral, a percepção de alfinetada e temperatura. Apenas uma destas pode ser suficiente e o teste da percepção de alfinetada normalmente é melhor para identificar as margens da área sintomática.

Deve-se prestar atenção particular à presença de perturbações sensoriais diferentes de uma perda sensorial isolada. Estas podem incluir:
- *Alodinia*: Um leve toque na pele com algodão ou a ponta dos dedos pode demonstrar alodinia (uma percepção dolorosa em resposta a um estímulo não nocivo). Isto é particularmente prevalente e grave, por exemplo, na PHN e pode estar presente em PTNs e na neuropatia dolorosa de pequenas fibras.
- *Hiperalgesia*: O teste com um alfinete pode evocar dor excessiva e, muitas vezes, uma pessoa com hiperalgesia afasta-se imediatamente quando alguém se aproxima com alfinete para proteger a região ou recusa o teste de alfinetada. Algumas vezes, na polineuropatia dolorosa simétrica distal, a zona distal de perda sensorial entra em contato com a zona de hiperalgesia que, por sua vez, produz uma sensação normal conforme ocorre movimento na direção proximal.
- *Outras disestesias*: Às vezes, as pessoas com dor neuropática relatam outras respostas anormais e desagradáveis aos estímulos externos ou uma percepção tardia ou demorada após a remoção do estímulo. Uma vez que estas são incompatíveis com as expectativas das respostas fisiológicas normais, e os próprios pacientes às vezes ignoram estas sensações, mas elas podem ser indicadoras de um processo neuropático.
- *Perda sensorial profunda*: Quando ocorre em uma área dolorosa, considerar a possibilidade de dor por desaferenciação. O contexto clínico deve ser informativo neste aspecto.

No caso de uma possível neuropatia pós-traumática, explorar o trajeto do nervo para a presença do sinal de Tinel.

### 7. Que testes confirmatórios são úteis para confirmar a presença de uma condição dolorosa neuropática?

A dor é um diagnóstico clínico, mas nas seguintes condições os testes podem ser úteis para confirmar a presença de uma lesão do sistema somatossensorial e, consequentemente, estabelecer com mais clareza o caso para um diagnóstico de dor neuropática:
- *Polineuropatia simétrica distal dolorosa*: Embora normalmente constitua uma síndrome clínica distinta, em alguns casos a apresentação clínica é menos marcante e a confirmação diagnóstica da presença de uma neuropatia é útil.
  - Estudos de condução nervosa (NCSs) podem demonstrar apenas a presença de uma neuropatia de fibras grandes que, isoladamente, em geral não é dolorosa; contudo, uma vez que tanto fibras grandes quanto pequenas costumam estar afetadas na polineuropatia simétrica distal dolorosa, NCS é um bom exame inicial.

- NCSs, por definição, são essencialmente normais em uma neuropatia de fibras pequenas puras. O teste confirmatório utilizado com mais frequência para a presença de patologia em pequenas fibras mielinizadas e não mielinizadas é a biópsia cutânea para medida da densidade de fibras nervosas epidérmicas (ENF). Em geral, existe uma boa correlação entre a redução da densidade de ENF e outros indicadores clínicos de neuropatia. A redução da densidade de ENF, em combinação com evidências clínicas de uma perda da sensação a objetos pontiagudos ou térmica, foi incluída como critério no "padrão ouro" proposto para o diagnóstico de neuropatia de pequenas fibras. Uma biópsia por punção de 3 mm é usada e vários laboratórios estão disponíveis para processamento e relato dos resultados.
- Testes da função sudomotora às vezes também são usados para confirmar a neuropatia de pequenas fibras, uma vez que a denervação das glândulas sudoríparas cutâneas é comum na neuropatia de pequenas fibras. Estes testes incluem o teste do reflexo axonal sudomotor quantitativo (QSART) e o teste da sudorese termorregulatória (TST).
- Em pacientes com diabetes ou outras condições onde uma leve neuropatia subclínica seja comum, densidade de ENF ou testes de função sudomotora provavelmente serão anormais na maioria dos pacientes e, portanto, são menos úteis para demonstrar a causa da dor.
  - *Neuropatia pós-traumática e outras neuropatias dolorosas focais*: Se houver uma incerteza clínica sobre a presença de uma lesão nervosa, NCS pode ser útil se estiver disponível para o nervo em questão. Em muitos casos, porém, não existe um NCS estabelecido para o nervo em questão. Nestes casos, uma biópsia cutânea para densidade de ENF pode ser útil. Se os valores normais não foram estabelecidos para a região corporal de interesse, biópsias bilaterais podem ser realizadas e uma assimetria substancial na densidade ENF de um lado para o outro pode ser usada como evidência para favorecer uma lesão nervosa.
  - *Estados de dor central*: Na dor pós-AVC e na dor neuropática decorrente de mielopatia ou lesão da medula espinal, exames de imagem quase sempre são realizados na fase aguda da lesão.

O teste sensorial quantitativo (QST) pode ser um adjunto útil para o exame neurológico em estados de dor neuropática postulados. QST é usado para quantificar limiares sensoriais e de dor a estímulos térmicos ou vibratórios. Enquanto o termo seja geralmente aplicado aos testes realizados com equipamento especializado, em um sentido mais amplo eles podem se referir a qualquer quantificação de limiares sensoriais. QST fornece evidências de suporte de um déficit somatossensorial e também pode demonstrar alodinia, hiperalgesia e hiperpatia, que são aspectos clínicos da dor neuropática; contudo, ele não localiza o déficit e nem fornece confirmação patológica ou neurofisiológica de lesão no sistema somatossensorial.

## 8. Como a polineuropatia dolorosa simétrica distal se manifesta clinicamente?
A polineuropatia dolorosa simétrica distal apresenta parestesias ou queimação nos pés em uma distribuição simétrica. Uma vez que é dependente da extensão, os sintomas geralmente começam nos artelhos e progridem em sentido proximal. Uma dor no pé que começa no dorso do pé, calcanhares ou tornozelos tem menor probabilidade de ser neuropática. Os sintomas costumam ser mais graves em repouso e à noite. Embora a dor geralmente seja mais grave após um dia ativo, em geral ela não é precipitada pelo apoio do peso e uma dor que se desenvolve imediatamente após ficar em pé ou andar e melhora imediatamente ao sentar tem maior probabilidade de representar uma dor mecânica no pé que uma dor neuropática. Como indicado anteriormente, perda sensorial geralmente está presente e muitos pacientes percebem isso. Em quase todos os casos, este é um distúrbio indolentemente progressivo, com a dor e os déficits sensoriais progredindo muito lentamente ao longo de alguns anos e geralmente se estabilizando, com pouco agravamento detectável dentro de alguns anos após o início.

## 9. Quais são as etiologias da polineuropatia simétrica distal dolorosa?
- Diabetes é a causa estabelecida com mais frequência. Embora não esteja claro por que a intensidade da dor varia entre pessoas com neuropatia diabética, estão surgindo evidências de alguns fatores genéticos.
- Também há evidências de que o pré-diabetes (um comprometimento da tolerância à glicose ou comprometimento da glicose em jejum) é prevalente entre pessoas não diabéticas com polineuropatia dolorosa simétrica distal, geralmente no contexto de síndrome metabólica ou uma combinação de alteração do metabolismo da glicose, hipertensão, hiperlipidemia e obesidade. Por este motivo, um teste de tolerância oral à glicose em 2 horas e um painel lipídico em jejum costumam ser realizados em indivíduos não diabéticos que apresentam polineuropatia dolorosa. Nestes casos, é possível dizer que existe uma associação entre a síndrome metabólica ou pré--diabetes e a neuropatia, mas uma vez que estes são fatores de risco modificáveis para eventos vasculares, é importante considerar o desenvolvimento da polineuropatia dolorosa inexplicada como oportunidade para testar estas condições.
  - *Infecções*: Na maioria das vezes, hepatite C crônica e HIV.

- *Neurotoxinas*: O álcool talvez seja a neurotoxina mais comum que causa polineuropatia dolorosa. As outras classes importantes correspondem a medicamentos. Entre estes, principalmente estão medicamentos antirretrovirais e vários tratamentos para câncer, incluindo oxaliplatina, cisplatina e taxanos.
- *Distúrbios inflamatórios*: Mais notavelmente a síndrome de Sjögren, que pode causar uma gangliopatia não dependente da extensão ou uma polineuropatia sensorial simétrica distal.
- A causa precisa da polineuropatia dolorosa simétrica distal muitas vezes não é descoberta, apesar das investigações apropriadas.

## 10. Como uma neuropatia de pequenas fibras é diferente da polineuropatia simétrica distal dolorosa?

Neuropatia de pequenas fibras é um termo reservado para a circunstância na qual uma polineuropatia dolorosa simétrica distal esteja em grande parte restrita a pequenos axônios mielinizados e não mielinizados. Geralmente ela é a forma de apresentação da polineuropatia dolorosa, com envolvimento de grandes axônios mielinizados ocorrendo mais tarde. Clinicamente se manifesta com parestesias dolorosas e redução da percepção de objetos pontiagudos distalmente, como já descrito. Uma vez que, por definição, os grandes axônios mielinizados são normais, NCS, percepção de vibração, reflexos e força são normais na neuropatia de pequenas fibras. O diagnóstico clínico da neuropatia de pequenas fibras pode ser confirmado por uma redução demonstrada de axônios cutâneos em uma biópsia de pele. Embora os testes neurofisiológicos de pequenas fibras somáticas não estejam disponíveis, vários testes de função sudomotora podem ser usados para respaldar o diagnóstico clínico.

## 11. O que é eritromelalgia?

Eritromelalgia é uma síndrome muito específica de dor intensa em queimação nos dois pés, que pode ser precipitada de modo reprodutível pelo aquecimento da pele, aliviada pelo resfriamento e associada a eritema e edema notáveis. Todas estas características devem estar presentes para que o diagnóstico seja estabelecido com confiança, uma vez que muitos pacientes com polineuropatia simétrica distal dolorosa observam algumas alterações na intensidade da dor com o aquecimento ou resfriamento da pele, mas não demonstram o eritema dramático, o calor e a sensibilidade à temperatura observados nesta condição.

A eritromelalgia foi descrita na presença de malignidades hematológicas e estados inflamatórios crônicos e, portanto, uma investigação cuidadosa destas duas condições é importante. Nestas circunstâncias, foi relatada resposta excelente ao tratamento com aspirina ou anti-inflamatórios não esteroidais. Quando não respondem a estas medidas simples, a eritromelalgia geralmente é tratada com medicamentos empregados para polineuropatia sensorial dolorosa simétrica distal, mas também pode ser refratária ao tratamento.

A eritromelalgia também ocorre de forma familiar e foi demonstrado que é decorrente de uma mutação do gene SCN9A que codifica o canal de sódio nos nociceptores. A mutação causadora provoca uma redução do limiar de descargas em neurônios afetados, essencialmente provocando um estado de dor neuropática com alodinia térmica e hiperalgesia, onde o aquecimento da pele em uma faixa normalmente inócua é percebido como doloroso. A eritromelalgia familiar é alélica em relação ao distúrbio de dor extrema paroxística, que apresenta dor facial ou retal episódica.

## 12. Quais são os tratamentos com base em evidências da polineuropatia simétrica distal dolorosa e da neuropatia de pequenas fibras?

Quase todos os tratamentos com base em evidências são derivados de estudos realizados em pessoas com neuropatia diabética. Existe uma forte base de evidências para eficácia de agentes tricíclicos (principalmente amitriptilina) pregabalina, gabapentina e SNRIs (principalmente duloxetina). Também existem algumas evidências de eficácia de opioides na dor neuropática, mas estes não são considerados tratamentos de primeira linha para estados de dor neuropática. Muitos outros agentes foram investigados com evidências equivocadas para justificar seu uso.

Entre os agentes tópicos, apenas um, o gel de clonidina a 0,1%, mostrou benefício em pacientes com evidência paraclínica de alguma preservação de função de pequenas fibras.

Por motivos incertos, a infecção por HIV e a quimioterapia são duas etiologias de neuropatia dolorosa que tendem a ser particularmente refratárias ao tratamento. Uma aplicação de 30 minutos de capsaicina de alta potência (8%) demonstrou um benefício estatisticamente expressivo para dor neuropática decorrente de HIV, mas não foi aprovada para esta indicação pela FDA.

## 13. Qual é a história natural da nevralgia pós-herpética?

PHN é, por definição, um estado doloroso persistente e geralmente não desaparece espontaneamente. Uma vez que a dor neuropática é um aspecto comum, mas transitório, do zoster, PHN não pode ser diagnosticada até que a dor persista muito além da cicatrização das lesões agudas de zoster. Em geral, portanto, ela é definida como uma dor que persiste por mais de 3 ou 6 meses após a resolução do zóster. Mesmo assim, PHN pode melhorar lentamente a partir de então, mas geralmente persiste por anos ou indefinidamente e pode representar uma dor neuropática refratária. Além da queimação e parestesias espontâneas comuns a muitos estados dolorosos neuropáticos, PHN está caracteristicamente associada a alodinia e hiperalgesia proeminentes, que muitas vezes podem constituir os aspectos mais incapacitantes da condição.

14. **Quais são os tratamentos baseados em evidências da nevralgia pós-herpética?**
    Existe uma forte base de evidências para o tratamento de PHN com tricíclicos, pregabalina e gabapentina. Ao contrário da polineuropatia simétrica distal, dois agentes tópicos demonstraram benefício nesta condição: Adesivos Lidoderm® (lidocaína em adesivo) e capsaicina de alta potência (8%), que é aplicada uma vez por um provedor médico e pode oferecer melhora da dor de PHN por vários meses.

15. **O que é nevralgia pós-traumática e como ela é diagnosticada?**
    A PTN é caracterizada por perda sensorial pós-traumática, dor e alodinia ou hiperalgesia na distribuição cutânea de um único nervo periférico. A PTN pode se desenvolver após um trauma ou lesão iatrogênica e é uma complicação reconhecida de procedimentos cirúrgicos, incluindo herniorrafia, mastectomia e toracotomia. Os mecanismos provavelmente incluem despolarizações espontâneas em um coto nervoso com sensibilização central secundária e, em alguns casos, dor por desaferentação. Como na polineuropatia sensorial distal dolorosa, a PTN geograficamente restrita às vezes pode ser tratada com farmacoterapia tópica ou sistêmico. Além disso, modalidades interventivas para manejo da dor podem ter utilidade diagnóstica e terapêutica na PTN

16. **Quais são as causas da nevralgia do trigêmeo?**
    Em muitos casos, é possível demonstrar evidência de desmielinização supostamente decorrente da irritação crônica em uma estrutura vascular adjacente na nevralgia do trigêmeo (TGN). TGN também pode ocorrer na esclerose múltipla. Neste contexto, a condição é uma consequência da perda de mielina central, afetando fascículos do nervo trigêmeo no interior da ponte.

17. **Quais são os tratamentos com base em evidências para a nevralgia do trigêmeo?**
    A nevralgia do trigêmeo responde de modo mais constante ao tratamento com carbamazepina, o único agente farmacológico com uma forte base de evidências neste contexto. Oxcarbazepina também demonstrou benefício na TGN. Para pacientes com dor refratária ao tratamento médico, terapias cirúrgicas mostraram benefício.

18. **Quais são as síndromes de dor central mais comuns? Quais são os tratamentos com base em evidências para síndromes de dor central?**
    As síndromes de dor central mais comuns são dor pós-AVC, dor por lesão da medula espinal e a dor mielopática decorrente de MS. As síndromes de dor central em geral se desenvolvem de modo tardio — ou seja, vários meses após o evento clínico desencadeante. A dor pós-AVC, não surpreendentemente, em geral ocorre após um AVC que afeta as vias somatossensoriais (tálamo ou, com menos frequência, o córtex parietal). A dor por lesão da medula espinal pode ter dois componentes: uma dor radicular "no nível" e um estado doloroso central "abaixo do nível", que pode ser relacionado com a interrupção ou disfunção das vias somatossensoriais ascendentes.
    As síndromes de dor central costumam ser refratárias aos tratamentos típicos para dor neuropática periférica. Amitriptilina, pregabalina e lamotrigina demonstraram benefício na dor pós-AVC e pregabalina demonstrou benefício na dor por lesão da medula espinal.

19. **O que é síndrome de dor regional complexa?**
    CRPS é um distúrbio clínico caracterizado por dor espontânea ou induzida por estímulos que é desproporcional ao evento provocador e é acompanhada por perturbações autonômicas, sensoriais e motoras. Existem dois tipos: CRPS 1 e CRPS 2. Por definição, CRPS 1 não está associada à lesão prévia do nervo e representa a terminologia atual para a condição anteriormente referida como distrofia simpática reflexa. CRPS 2 está associada a uma lesão prévia do nervo e representa a terminologia atual para a condição anteriormente referida como causalgia.

20. **A síndrome de dor regional complexa é um estado doloroso neuropático?**
    Os mecanismos propostos para CRPS incluem inflamação neurogênica, alteração do fluxo sanguíneo decorrente de uma atividade simpática eferente, reorganização cortical e autoimunidade. Embora o mecanismo preciso ou o grupo de mecanismos sejam desconhecidos, CRPS compartilha alguns aspectos clínicos e patológicos com estados de dor neuropática. Em particular, indivíduos com CRPS demonstram alodinia e hiperalgesia marcante e a biópsia de pele na CRPS demonstra uma redução da densidade de ENF. Dito isso, a CRPS é uma entidade clínica muito distinta e as alterações tróficas, alterações de temperatura e intensidade da sensibilização cutânea e atitude de proteção fazem com que seja claramente diferente dos outros estados de dor neuropática.

## 21. Como a síndrome de dor regional complexa é diagnosticada?
O diagnóstico de CRPS é clínico. Os critérios diagnósticos de Budapeste para CRPS requerem o seguinte:
- Dor contínua e desproporcional ao evento desencadeante.
- Sintomas em pelo menos três de quatro domínios (sensorial, vasomotor, sudomotor/edema e motor/trófico). Os aspectos específicos de cada domínio são descritos nos critérios.
- Sinais em pelo menos dois de quatro domínios (sensorial, vasomotor, sudomotor/edema e motor/trófico). Os aspectos específicos de cada domínio são descritos nos critérios.
- Nenhum outro diagnóstico que explique melhor os sinais e sintomas.

Embora não exista um teste diagnóstico específico para CRPS, em algumas circunstâncias, investigações como QST, teste autonômico, radiografias, cintilografia óssea e estudos de fluxo por Doppler podem ser realizados para pesquisar achados já descritos em indivíduos com CRPS

## 22. Como a síndrome de dor regional complexa é tratada?
Existe uma base de evidências limitada para o tratamento efetivo de CRPS, em parte porque sua resposta a intervenções é limitada. O principal objetivo do tratamento é a restauração funcional, uma vez que CRPS está associada a uma notável perda de função no membro afetado em decorrência de hiperalgesia grave. Portanto, a base do manejo da CRPS é um programa de terapia multimodal graduado, projetado para superar o ciclo de medo-evitação da pouca utilização e em geral dirigido por terapeutas ocupacionais ou fisioterapeutas familiares com as técnicas relevantes. Várias intervenções comportamentais foram projetadas para complementar este tratamento. Por fim, terapias farmacológicas e interventivas são usadas para reduzir o edema, o tônus simpático ou a perda óssea e aliviar a dor de modo a permitir o prosseguimento das intervenções de reabilitação.

Por conta da necessidade típica de terapia multimodal, CRPS costuma ser tratada em um contexto de manejo de dor multidimensional.

## 23. O que é a dor no membro fantasma?
PLP é uma dor crônica e intensa percebida na localização de regiões do corpo amputadas. Pessoas com PLP também podem relatar a sensação de movimento da parte corporal amputada ou outras sensações de membro fantasma como parestesias ou alterações de temperatura.

## 24. A dor do membro fantasma é um estado de dor neuropática?
Existem evidências de que a reorganização cortical, assim como a sensibilização periférica e central possam contribuir para a PLP. Se for provado que isto é correto, PLP adequar-se-ia aos critérios estabelecidos pela definição de dor neuropática; além disso, uma vez que a PLP é uma dor referida em tecidos que não existem, ela só pode ser uma dor referida ou dor neuropática.

## 25. A dor neuropática requer manejo de dor multidisciplinar?
Muitas pessoas com dor neuropática podem ser tratadas com sucesso por um profissional de atenção primária ou neurologista familiarizado com o diagnóstico e princípios de tratamento relevantes a esta condição. Mesmo assim, muitas vezes é difícil tratar estados de dor neuropática pelos seguintes motivos:
- Muitos tratamentos estabelecidos têm eficácia limitada.
- Muitas intervenções farmacológicas estabelecidas apresentam efeitos adversos limitantes. Isto não é surpreendente, uma vez que medicações projetadas para afetar a neurotransmissão ou os sistemas neuromoduladores inerentemente têm maior probabilidade de causar sintomas indesejáveis mediados centralmente, como dificuldade de concentração, náusea e ganho de peso.
- Como ocorre em muitas pessoas com outras causas de dor crônica, indivíduos com dor neuropática muitas vezes apresentam comorbidades musculoesqueléticas, psicológicas e clínicas que são mais bem manejadas por uma equipe multidisciplinar. Estas podem incluir o seguinte:
  • Musculoesqueléticas: A dor neuropática muitas vezes provoca atitude de guarda, má utilização ou contração muscular excessiva inconsciente, o que provoca dor musculoesquelética e miofascial secundária. Fisioterapeutas com experiência no tratamento de pessoas com dor são capazes de diagnosticar e tratar estas comorbidades.
  • Comportamentais: Dor e sofrimento podem ser aliviados ou exacerbados pelos traços e estados psicológico de uma pessoa. Profissionais de saúde mental com experiência no manejo da dor podem ser instrumentais para fazer a avaliação inicial, fornecer aconselhamento quando indicado e implementar intervenções comportamentais, como terapia cognitiva-comportamental e técnicas de relaxamento que podem aliviar a dor, o sofrimento e incapacidade relacionada com a dor.
  • Médicas e farmacológicas: Ansiedade, transtornos do sono e alterações da função física relacionada com a dor afetam as comorbidades clínicas e a saúde geral. Os medicamentos para

dor apresentam o potencial de efeitos adversos e interações medicamentosas que exigem monitorização.

Conhecer os seguintes princípios aumenta a probabilidade de uma evolução satisfatória no manejo da dor neuropática:

- Identificar as metas e preocupações dos pacientes no início do tratamento. A obtenção do tratamento médico é um processo complexo e, portanto, não ocorre sem motivação. Descubra o que está motivando o paciente; geralmente não é a dor em si, mas o sofrimento decorrente da dor, dúvidas sobre seu diagnóstico ou prognóstico ou preocupações com incapacidade ou perda de papeis de vida. Conhecer as metas e as preocupações do paciente permite que o profissional enfoque adequadamente os esforços. Por exemplo, em indivíduos com polineuropatia simétrica distal dolorosa, uma explicação das possíveis causas e prognósticos da condição muitas vezes é mais importante para o paciente que obter o alívio da dor.
- Estabelecer um diagnóstico correto e preciso. Utilizando os princípios citados anteriormente, determinar do modo mais exato possível se a dor é neuropática e, se for, qual síndrome é representada. Na experiência do autor, diagnósticos imprecisos ou incorretos, como o uso do termo "neuropatia" para englobar todos os sintomas sensoriais ou "CRPS" para englobar todos os eventos inexplicados de dor grave nos membros, são comuns e levam a intervenções diagnósticas e terapêuticas inadequadas.
- Estabelecer metas realistas para o tratamento já no início. Muitas vezes, os indivíduos esperam o alívio completo da dor, quando na verdade o alívio do sofrimento e da incapacidade são metas mais realistas e, na verdade, mais importantes. Neste caso, é prudente discutir isto no início do processo de tratamento.

## PONTOS-CHAVE

1. A dor neuropática é uma categoria distinta de dor crônica decorrente de disfunção do sistema somatossensorial, diferentemente da dor observada como indicador apropriado de lesão de tecidos inervados.
2. Os mecanismos postulados para dor neuropática incluem despolarizações espontâneas de nociceptores disfuncionais, sensibilização periférica, sensibilização central, desaferentação e alterações na modulação descendente da dor. Além das alterações primárias nas vias nociceptivas e moduladoras da dor, a ativação da glia e de eferentes simpáticos pode contribuir para a dor neuropática.
3. A dor neuropática é diagnosticada com base na presença de sintomas e sinais sensoriais neuropáticos positivos e negativos característicos em uma distribuição neuroanatômica apropriada. Quando clinicamente indicado, o diagnóstico pode ser confirmado por estudos fisiológicos ou anatômicos do sistema nervoso como NCS, determinação da densidade de ENF e exames de imagem.
4. Estados dolorosos neuropáticos comuns incluem polineuropatia simétrica distal dolorosa, PHN, PTN, nevralgia do trigêmeo e estados de dor central no contexto de AVC ou mielopatia. CRPS e PLP são outras condições dolorosas crônicas distintas com aspectos neuropáticos.
5. Dependendo da condição em questão, os estados de dor neuropática podem ser tratados com várias formas de intervenção, incluindo farmacoterapia tópica, farmacoterapia sistêmica, tratamentos interventivos e cirúrgicos.
6. A dor neuropática muitas vezes é acompanhada por comorbidades musculoesqueléticas, miofasciais e comportamentais, que contribuem, de modo substancial, para o sofrimento e a incapacidade do paciente. A avaliação e o tratamento destas condições por uma equipe multidisciplinar apropriada aumentam a probabilidade de uma boa evolução.
7. Compreender as metas do tratamento e as preocupações do paciente, estabelecer o diagnóstico correto e preciso e estabelecer metas realistas para o tratamento são essenciais para o sucesso do manejo da dor neuropática.

## BIBLIOGRAFIA

1. Costigan M, Scholz J, Woolf CJ. Neuropathic pain: a maladaptive response of the nervous system to damage. *Annu Rev Neurosci.* 2009;32:1-32.
2. Bennett MI, Attal N, Backonja MM, et al. Using screening tools to identify neuropathic pain. *Pain.* 2007;127:199-203.
3. Treede RD, Jensen TS, Campbell JN, et al. Neuropathic pain: redefinition and a grading system for clinical and research purposes. *Neurology.* 2008;70:1630-1635.
4. Chan AC, Wilder-Smith AC. Small fiber neuropathy: getting bigger! *Muscle Nerve.* 2016;53:671-682.
5. International Association for the Study of Pain. Classification of chronic pain. In: Merskey H, Bogduk N, eds. *IASP Task Force on Taxonomy.* 2nd ed. Seattle: IASP Press; 1994:209-214. http://iasp-pain.org/Taxonomy?navItemNumber=576.

# DOR NEUROPÁTICA: SÍNDROMES ESPECÍFICAS E TRATAMENTO

*Katherin Peperzak ▪ Brett R. Stacey*

1. **O que é dor neuropática?**
   A dor neuropática é a "dor causada por uma lesão ou doença do sistema nervoso somatossensorial". A lesão refere-se a uma anormalidade que é evidenciada por testes diagnósticos (p. ex., imagem, estudos neurofisiológicos, biópsias) ou um trauma conhecido no sistema nervoso. O termo "doença" refere-se a lesões de causa subjacente conhecida, tais como diabetes melito, acidente vascular cerebral, vasculite e assim por diante. A dor neuropática pode ser resultante de um processamento somatossensorial anômalo tanto no sistema nervoso periférico ou central (CNS). Vale destacar que, a dor neuropática é um descritor clínico e não um diagnóstico.[5]

2. **Liste algumas outras definições que eu devo conhecer.**
   A neuropatia é um distúrbio de função por alteração patológica de um nervo. Se estiver presente em um nervo, é denominada "mononeuropatia". Se a neuropatia estiver presente em vários nervos, é denominada "mononeuropatia multiplex", enquanto a forma difusa e bilateral é frequentemente denominada "polineuropatia". A neurite é um caso particular de neuropatia quando os nervos são afetados por inflamação. A neuralgia é utilizada para mencionar qualquer dor na distribuição de um nervo ou nervos.[5]

3. **Quão comum é a dor neuropática e quem a adquire?**
   Estudos epidemiológicos estimam uma prevalência de 7 a 9,8% da população adulta que podem manifestar a dor neuropática e até 20% dos pacientes com dor crônica podem apresentar componentes neuropáticos.

4. **Como a dor neuropática afeta a qualidade de vida?**
   A dor neuropática tem impacto sobre o humor, sono, função e saúde geral. Quanto mais elevadas as taxas de dor neuropática de um paciente na escala de 0 a 10, maior é o impacto negativo da dor em todos esses campos. O humor negativo associado à dor neuropática inclui tanto a ansiedade e a depressão. De forma similar, escores mais elevados estão associados a mais despesas médicas diretas e indiretas e uso mais frequente de medicamentos.

5. **Descreva algumas condições que parecem similares à dor neuropática?**
   A fibromialgia é um distúrbio doloroso caracterizado por dor musculoesquelética ampla e elevada resposta de dor à pressão, muitas vezes acompanhada por fadiga, distúrbios de humor e de cognição. Embora os pacientes possam descrever alguns sintomas, incluindo dormência, formigamento e sensações semelhantes à parestesia, tecnicamente os critérios da International Association for the Study of Pain para dor neuropática não são atendidos, quando nenhum estado de doença ou lesão é visível. De modo semelhante, pacientes com síndrome de dor regional complexa (CRPS) tipo 1 podem se queixar de sintomas semelhantes à neuropatia, incluindo dor em queimação ou alodinia, mas sem lesão, em oposição à CRPS tipo 2, que não inclui um componente de lesão nervosa específica. Ainda que muitos não considerem a CRPS tipo 2, uma síndrome totalmente neuropática.

6. **Quais são os descritores comuns da dor que um paciente poderia dar a você ao descrever sua possível dor neuropática?**
   Os pacientes podem descrever sua dor como queimação, formigamento, choque elétrico ou disparo e frequentemente relatam que a dor é desconhecida ou dor característica diferente da experimentada antes. Muitos termos utilizados para descrever a dor neuropática são consistentes com uma disestesia, que é definida como uma queixa de dor anormal. Os pacientes podem descrever também dormência indesejável ou uma sensação de coceira dolorosa.

7. **Qual história um paciente com dor neuropática pode relatar?**
   Pessoas com dor neuropática podem relatar história de doença, exposição a toxinas ou lesão que pode causar lesão do nervo e, portanto, dor neuropática. Exemplos incluem história de diabetes (possível neuropatia periférica diabética [DPN]), infecção pelo vírus da imunodeficiência humana (HIV) com tratamento (neuropatia associada ao HIV), tratamento com quimioterapia, cirurgia ortopédica ou

da medula espinal com dor persistente após a cirurgia ou outra lesão associada à perda de função motora ou sensorial. Além disso, pacientes com dor neuropática podem apresentar história prévia de outro problema de dor neuropática.

**8. Quais são os achados físicos comuns em pacientes com dor neuropática?**
O exame pode revelar alodinia (dor criada por um estímulo normalmente indolor, tal como um toque ou tração leve), hipoalgesia ou hiperalgesia (percepção relativamente reduzida ou aumentada de um estímulo nocivo, respectivamente), Hipoestesia ou hiperestesia (percepção relativamente reduzida ou aumentada de um estímulo não nocivo, respectivamente) ou hiperpatia (resposta exagerada à dor). Podem ocorrer déficits neurológicos focais, incluindo fraqueza, alterações de reflexo ou fraqueza motora. Em uma extremidade podem surgir alterações autonômicas, como inchaço e instabilidade motora (observadas como mudança de cor, livedo reticular e mudanças de temperatura). Alterações tróficas também podem ser observadas, incluindo mudanças da pele, tecidos subcutâneos, cabelo ou unhas.

**9. O que é dor neuropática central?**
A dor neuropática central é a dor causada por uma lesão do CNS — geralmente do cérebro ou medula espinal. Exemplos incluem a dor após acidente vascular cerebral, dor associada à doença do CNS, tais como esclerose múltipla ou doença de Parkinson, avulsão do plexo ou dor associada à lesão na medula espinal (SCI). A dor pode se desenvolver simultaneamente à lesão inicial ou ao longo do tempo. Enquanto a lesão que começa o processo está localizada no CNS, a entrada periférica pode modificar a dor, tornando-a pior ou melhor.

**10. O que é dor neuropática periférica?**
Na dor neuropática periférica, a lesão inicial está localizada fora do CNS — na periferia. Um exemplo clássico é a neuropatia periférica diabética dolorosa, em que há dano confirmado nos nervos periféricos das mãos ou dos pés. Enquanto o problema inicial está na periferia, a dor neuropática periférica é frequentemente acompanhada por alterações na função e fisiologia do CNS que podem ser mais importantes do que as alterações periféricas na manutenção da dor contínua. Um exemplo interessante é a dor do membro fantasma, em que a lesão inicial (amputação de uma parte do corpo) está evidentemente localizada no CNS, mas a patologia principal da dor permanente está presente muitas vezes em estruturas corticais e subcorticais no cérebro.

**11. Qual é a diferença entre dor neuropática central e periférica?**
Enquanto a dor neuropática central começa com um processo no CNS, o sistema nervoso periférico pode impactar e modificar a dor, visto que os pacientes podem manifestar alodinia e hiperalgesia e perceber que alguns tipos de toque ou estímulo do corpo podem reduzir a dor. De forma similar, enquanto o dano no sistema nervoso fora do CNS é necessário para a dor neuropática periférica, a sensibilização central e as alterações no processamento da dor no CNS são com frequência as razões primárias da dor permanente. De modo geral, as condições de dor neuropática central parecem ser mais difíceis de tratar e existem menos tratamentos estabelecidos como eficazes para essas condições. Além disso, pacientes com dor neuropática central podem apresentar déficits neurológicos mais profundos que acompanham as queixas de dor. Ver Tabela 30.1 para exemplos.

**12. Quais são algumas das ferramentas de avaliação e triagem disponíveis, particularmente, para a dor neuropática?**
Além de determinar um escore de dor numérico para gravidade da dor, existem muitas ferramentas de avaliação da dor neuropática validadas e utilizadas para auxiliar no diagnóstico e avaliar a resposta ao tratamento, incluindo o Neuropathic Pain Questionnaire (NPQ), Pain Detect, o Neuropathic Pain Symptom Inventory (NPSI), IDpain, DN4, a Leeds Assessment of Neuropathic Pain and Signs-LANSS. A história e o exame físico são evidentemente indispensáveis para o diagnóstico.

**13. Descreva algumas ferramentas diagnósticas que podem auxiliar no diagnóstico.**
Estudos eletrodiagnósticos como a eletromiografia (EMG) e estudos de condução nervosa podem algumas vezes ser úteis para confirmar a existência de uma lesão neurológica. Alguns pacientes podem não gostar desses testes, pois precisam ser colocados muitos eletrodos com agulhas finas, muitas vezes em áreas dolorosas. A termografia, o teste sensorial quantitativo (QST) e o teste de reflexo do axônio sudomotor quantitativo (QSART) podem ser úteis em confirmar a desregulação autonômica. A biópsia de pele é utilizada para avaliar a densidade de fibra nervosa intraepidérmica (IENFD) e determinar a gravidade da perda axonal em pacientes com possível neuropatia sensorial de pequenas fibras. A ressonância magnética funcional (fMRI) é útil na pesquisa relacionada com os mecanismos de dor central, mas é incerto qual, se houver, o papel essa modalidade pode apresentar no diagnóstico ou cuidado clínico de rotina.

## Tabela 30.1. Síndromes Comuns de Dor Neuropática

| CONDIÇÕES DE DOR NEUROPÁTICA CENTRAL | CONDIÇÕES DE DOR NEUROPÁTICA PERIFÉRICA | CONDIÇÕES NEUROPÁTICAS MISTAS |
|---|---|---|
| Mielopatia compressiva (estenose espinal) | Neuropatia periférica diabética dolorosa | Neuralgia pós-herpética |
| Dor pós-acidente vascular cerebral | Neuropatia associada ao HIV | Síndrome de dor regional complexa tipo 2 |
| Lesão da medula espinal pós-traumática | Radiculopatia | — |
| Mielopatia associada ao HIV | Neuropatias compressivas (p. ex., túnel do carpo) | — |
| Mielopatia pós-isquêmica | Lesão de nervo após trauma | — |
| Siringomielia | Pressão ou lesão infiltrativa do nervo (p. ex., crescimento de tumor) | — |
| Dor do membro fantasma | Neuralgia do trigêmeo | — |
| Dor associada à esclerose múltipla | Neuropatia periférica associada à quimioterapia | — |

14. **Quais exames laboratoriais são úteis?**
    O teste laboratorial criterioso será dependente da etiologia suspeita e dos fatores de risco. Os exames laboratoriais que devem ser considerados se uma condição patológica for suspeita, incluem hemograma completo, painel metabólico detalhado, testes de função hepática, glicemia em jejum, hemoglobina A1C, hormônio estimulante da tireoide e nível sérico de vitamina B12. O nível de vitamina D (a deficiência está associada à neuropatia periférica dolorosa) e a taxa de sedimentação de eritrócitos (elevada em várias condições autoimunes, infecciosas e em outros sistemas) também podem ser úteis. Se uma causa específica de neuropatia permanece indefinida, um teste mais aprofundado baseado na história e exame físico, tais como o teste para HIV, anticorpo de Lyme, reagina plasmática rápida (RPR), anticorpo antinuclear ou síndrome paraneoplásica, deve ser considerado.

15. **O que é neuropatia periférica de pequenas fibras?**
    A neuropatia periférica de pequenas fibras (SFPN) é um tipo de neuropatia periférica devido ao dano de pequenas fibras C amielínicas e fibras finas mielínicas A-delta que inervam a pele ou o sistema autônomo. Pode manifestar parestesias, disestesias, dor ou dormência. Outros sintomas incluem alterações na cor da pele e temperatura, sudorese ou a presença de edema. Os sintomas e sinais mais comuns são dependentes da extensão do dano, iniciando na porção distal dos nervos mais longos. Existem muitas causas de neuropatia de pequenas fibras que vão de diabetes (a mais comum) a deficiências nutricionais e causas infecciosas, tais como doença de Lyme, muitas das quais serão descritas posteriormente. Como as grandes fibras são poupadas, os estudos eletrodiagnósticos de rotina não confirmam a presença de SFPN.

16. **Diga-me mais sobre a neuropatia periférica diabética.**
    A DPN manifesta-se com mais frequência como uma polineuropatia simétrica, distal. Geralmente os pés são predominantemente afetados (distribuição em meias) e o envolvimento das mãos aparece mais tarde (distribuição em meias e luvas). A duração e a gravidade da hiperglicemia são os principais fatores de risco, assim como a dislipidemia, hipertensão e tabagismo. Uma pequena fração daqueles com DPN desenvolverá DPN dolorosa e aproximadamente metade deles pode apresentar resolução espontânea em 12 meses. Existem algumas síndromes de DPN agudas dolorosas associadas ao controle glicêmico rápido ou no quadro de perda de peso intencional ou não intencional. Estas condições são potencialmente reversíveis ou podem ter resolução espontânea. De modo geral, o controle glicêmico ideal é o elemento central do tratamento, embora os antidepressivos tricíclicos (TCAs), inibidores de recaptação de serotonina (SNRIs) e anticonvulsivantes possam ser eficazes.[1]

17. **Diga-me sobre a neuropatia associada ao vírus da imunodeficiência humana.**
    A infecção pelo HIV em si está associada a diversas síndromes neuropáticas (30 a 67% dos pacientes), incluindo neuropatias desmielinizantes agudas e crônicas, assim como as axonais, com a polineuropatia distal, simétrica sendo a mais comum. Entre 30 e 67% dos pacientes com HIV desenvolverão uma neuropatia. Acreditava-se anteriormente que a contagem de células CD4 e a

carga viral do HIV eram fatores de risco, mas estudos recentes não fundamentam essa afirmação. O tratamento com medicamentos neurotóxicos, tais como didanosina, estavudina e zalcitabina, era previamente associado à neuropatia, o que fez com que deixassem de ser utilizados.[6]

18. **Como são as neuropatias periféricas induzidas por quimioterapia?**
Os fármacos quimioterápicos são conhecidos principalmente por causar uma neuropatia sensorial em distribuição de "meias e luvas" conhecida como neuropatia periférica induzida por quimioterapia (CIDP). Esse efeito é dose dependente e cumulativo. A cisplatina, oxaliplatina, paclitaxel (podem estar associadas também à neuropatia motora), vincristina e talidomida foram associadas à neurotoxicidade crônica. A neuropatia pode melhorar ao longo do tempo após a interrupção da terapia, embora possa continuar a agravar-se por vários meses antes da melhora. A oxaliplatina e o paclitaxel também podem causar síndromes neurotóxicas agudas, que geralmente melhoram vários dias após cada dose, mas podem apresentar recidivas com doses repetidas. Estudos com antiepilépticos e antidepressivos para o tratamento demonstraram eficácia abaixo do esperado, apesar da utilidade em outras formas de neuropatia, causando uma mudança em direção ao estudo de agentes quimioprotetores como a amifostina ou nimodipina.

19. **Quais são as neuropatias periféricas menos comuns?**
Existem *muitas* outras neuropatias periféricas. O hipotireoidismo pode causar uma polineuropatia sensorial, assim como a mononeuropatia em decorrência da compressão (mais comumente a síndrome do túnel do carpo). A uremia e a insuficiência renal crônica estão associadas à polineuropatia sensorial. A amiloidose está associada à dor, disfunção de pequenas fibras (p. ex., perda de dor e sensibilidade térmica) e neuropatia autonômica. Enquanto isso, pacientes com doença de Fabry com distúrbio de armazenamento de lipídios podem desenvolver polineuropatia dolorosa com disestesias contínuas, com ardência das extremidades distais. A exposição às toxinas como arsênicos e cianidas pode levar também às polineuropatias.

20. **Existem outras neuropatias periféricas?**
Sim — existem muitas. Mais exemplos incluem a neuropatia sensorial hereditária tipo I (um distúrbio autossômico dominante raro), polineuropatia dolorosa associada à síndrome de Guillan-Barré (uma mielinopatia aguda) ou polineuropatia desmielinizante inflamatória crônica (mielinopatia crônica), assim como as neuropatias relacionadas com porfiria e distúrbios autoimunes. As neuropatias sensorimotoras podem se manifestar como parte de uma síndrome paraneoplásica com vários carcinomas, com o carcinoma de pequenas células sendo o mais comum. A "neuropatia idiopática" também deve ser mencionada.

21. **Verdadeiro ou falso. A cirurgia pode levar à dor neuropática persistente.**
Verdadeiro. A cirurgia causa tanto a lesão direta do nervo pelo agravamento durante a cirurgia ou estiramento durante a retração. Em alguns pacientes, a formação de tecido de cicatrização também pode causar a compressão do nervo. O reparo de hérnia inguinal pode conduzir à dor persistente da virilha devido à neuralgia inguinal e/ou ílio-hipogástrica e/ou neuralgia genitofemoral. A cirurgia da medula espinal pode levar à "síndrome lombar dolorosa" ou "síndrome dolorosa pós-laminectomia", que é bem descrita como um fenômeno, particularmente após a laminectomia, que pode envolver componentes neuropáticos ou a lesão do nervo. As cirurgias ortopédicas também podem levar a várias neuralgias periféricas, dependendo da localização e em alguns casos a CRPS, tipo 2.

22. **Como o traumatismo dos nervos é classificado?**
A laceração, estiramento, compressão ou toxicidade medicamentosa podem causar trauma do nervo. A classificação de Seddon avalia a gravidade da lesão do nervo. A neuropraxia (classe I) descreve a interrupção temporária de condução com recuperação espontânea em dias a semanas, enquanto a axonotmeses (classe II) envolve a perda de continuidade de um axônio e mielina, enquanto as estruturas do epineuro e do perineuro estão preservadas. A intervenção cirúrgica às vezes torna-se necessária. Por fim, a neurotmeses (classe III) envolve a ruptura total da fibra nervosa e a intervenção cirúrgica é necessária. A classificação de Sunderland é semelhante, com o primeiro grau e o segundo grau se referindo à neuropraxia e axonotmeses, respectivamente, e o terceiro até o quinto grau sendo divisões adicionais da neurotmeses.

23. **O que é um neuroma?**
O neuroma representa o crescimento anormal de tecido neural que pode ser derivado dos nervos, a bainha de mielina ou outra estrutura nervosa. O crescimento geralmente é localizado e benigno; menos comumente é maligno. Os neuromas podem se formar no final de um nervo seccionado, ao longo do curso de um nervo regenerado ou como resultado de doença ou compressão. Independentemente da localização, os neuromas patologicamente parecem similares às fibras nervosas pequenas em regeneração e são propensos à geração de descargas espontâneas, tanto na área do neuroma e no gânglio da raiz dorsal. Essas descargas anômalas podem ser causadas por estimulação mecânica ou por alterações no ambiente local, como isquemia ou distúrbios eletrolíticos e podem estar associadas à dor.

### 24. O que é a plexopatia?

A plexopatia refere-se a um distúrbio de uma rede de nervos causando dor, fraqueza e déficits sensoriais. Isso pode ser decorrente de trauma em uma área (tal como em uma lesão avulsiva), efeito de massa (como resultado de câncer metastático) compressão (como no plexo braquial na síndrome do desfiladeiro torácico). As plexopatias incluem a plexopatia braquial afetando áreas inervadas por C5 a T1, plexopatia lombar afetando áreas inervadas por L1 a L4 e plexopatia sacral afetando áreas inervadas por L5 a S3. Seria esperado que qualquer plexopatia pudesse provocar sintomas neuropáticos na distribuição relacionada. A ressonância magnética (MRI) e/ou eletromiografia/estudo de condução nervosa (EMG/NCS) podem ser úteis no diagnóstico.

### 25. Explique a radiculopatia.

A radiculopatia refere-se à lesão em uma raiz nervosa que pode causar dor, fraqueza ou dormência ao longo do curso do nervo. Isso é frequentemente devido à compressão da raiz nervosa quando sai do forame neural da medula espinal, que pode ser secundária à doença degenerativa do disco, disco herniado, osteoartrite, calcificação dos ligamentos ou espondilolistese, entre outras causas. Menos frequente, a radiculopatia pode ser causada por diabetes, lesões neoplásicas ou processos infecciosos. No exame, além do exame sensorial e motor completo, o teste de Spurling e o teste de elevação da perna reta são frequentemente utilizados para identificar a radiculopatia cervical ou lombar, respectivamente. Os reflexos do tendão profundo da raiz nervosa correspondente também podem ser diminuídos. Como nas plexopatias, a MRI e/ou EMG/NCS podem ser úteis.

### 26. A eritromelalgia parece interessante. O que é?

A eritromelalgia é um diagnóstico "zebra" que ocorre em 1:100.000 pessoas e que também acontece no primeiro distúrbio de dor neuropática crônica associada a uma mutação no canal iônico encontrada, particularmente no canal de $Na_v$ 1,7. Um subgrupo de eritromelalgia tem essa mutação. A eritromelalgia pode ser familial (hereditária, mais provavelmente associada à mutação no $Na_v$ 1,7) ou espontânea. É primariamente um distúrbio de dor vascular periférica no qual os vasos sanguíneos periféricos (geralmente nas extremidades inferiores ou mãos) periodicamente sofrem espasmo, causando rubor da pele e dor grave em queimação por meio de pequenas fibras sensoriais. Os ataques podem ser precipitados com o esforço pelo calor (mesmo brando), pressão, dependente de posição ou estresse. O diagnóstico diferencial inclui a policitemia e a SFPN.

### 27. É bastante informação sobre a neuropatia periférica. Conte-me mais sobre a dor neuropática central.

Como mencionado anteriormente, a dor na desaferentação (incluindo dor fantasma, avulsão do plexo e SCI) é um tipo de dor neuropática central. Pesquisas mostram que a "sensibilização central" tem um papel evidente nas síndromes de desaferentação. A sensibilização central é um processo complexo envolvendo alterações funcionais e estruturais nas vias do CNS envolvidas na nocicepção. Isso é uma área de pesquisa contínua, mas um dos mecanismos envolve a interação de aminoácidos excitatórios como o glutamato com o receptor N-metil-D-aspartato (NMDA), produzindo sensibilização dos neurônios nociceptores no corno dorsal da medula espinal. A dor neuropática central também pode envolver alterações no processamento da dor cortical que pode ser observado com o exame de tomografia por emissão de pósitrons (PET) ou varredura com MRI funcional.

### 28. O que é neuralgia pós-herpética?

A neuralgia pós-herpética (PHN) é considerada uma dor por desaferentação. É definida por dor prolongada após infecção aguda por herpes zóster (HZ), que persiste além das crostas de lesões e desaparecimento de erupção cutânea. Depois da resolução da infecção sistêmica por varicela (que geralmente ocorre na infância), o vírus permanece dormente nos gânglios da raiz dorsal. Por último, o HZ produz inflamação difusa dos nervos periféricos, gânglio da raiz dorsal e em alguns casos, da medula espinal. Muito tempo depois da resolução da infecção aguda, a patologia revela alterações inflamatórias crônicas na periferia, perda neuronal no gânglio da raiz dorsal, uma redução dos axônios e também da mielina nos nervos afetados.

### 29. Qual é a epidemiologia da neuralgia pós-herpética?

A incidência de HZ é de aproximadamente 1,3 a 4,8 casos por 1.000 pessoas ao ano, com incidência mais elevada em idosos e indivíduos imunocomprometidos. De modo geral, 10% daqueles com infecção aguda por HZ continuarão a manifestar dor por mais de 1 mês, com uma frequência crescente com o avanço da idade e gravidade tanto da erupção cutânea quanto da dor aguda pelo zóster. Em um estudo, a prevalência de dor 1 ano depois da erupção foi de 4,2% em pacientes com idade igual ou inferior a 20 anos e 47% naqueles com mais de 70 anos de idade. Com o advento da vacina contra varicela, estudos futuros provavelmente demonstrarão uma redução na incidência de PHN e pelo menos um ensaio clínico determinou que a vacinação repetida durante a fase adulta tardia reduz a incidência de PHN.

### 30. Quais são os aspectos clínicos importantes da neuralgia pós-herpética?
O HZ é caracterizado por erupções nos dermátomos torácicos em mais de 50% dos pacientes. A distribuição no nervo trigêmeo (geralmente V1) é depois a mais comum. Tanto a infecção lombar como a cervical pelo herpes-zóster ocorrem em 10 a 20% dos pacientes. A dor na PHN está na mesma localização no dermátomo como a erupção cutânea original por HZ. A dor ocasionada pela PHN é descrita como uma combinação de dor intensa, ardor superficial e dor paroxística. O prurido é frequentemente relatado. A alodinia ou hiperpatia é comum, mas variável; em alguns pacientes, a sensibilidade ao toque é o componente mais angustiante. Aproximadamente 10% dos pacientes com infecção pelo HZ manifestam dor sem a presença concomitante de lesões cutâneas. A PHN também pode ocorrer na orelha após a síndrome de Ramsay-Hunt, na qual a varicela se espalha a partir do gânglio geniculado.

### 31. Qual é a estratégia de manejo adequado para a infecção aguda pelo zóster?
Estudos de tratamento antiviral, como famciclovir e valaciclovir, demonstraram que o tratamento precoce reduz o tempo de dor associado ao ataque agudo, em essência, diminuindo a incidência de PHN. Os antivirais são recomendados para aqueles com mais de 50 anos ou para aqueles com apresentação inicial mais complicada ou extensa, como comprometimento facial, erupção cutânea grave, dor mal controlada ou em indivíduos imunocomprometidos. Os corticosteroides, tais como a prednisona, e o bloqueio precoce do nervo simpático podem ter efeitos analgésicos valiosos durante o zóster agudo. A administração epidural de anestésicos e esteroides locais pode reduzir tanto a gravidade da dor causada pelo HZ e chance de desenvolver PHN. O uso de amitriptilina de baixa dose durante o herpes zóster pode reduzir a PHN de acordo com alguns estudos. Com o desenvolvimento de PHN, a dor pode ser agressivamente tratada com uma combinação de analgésicos sistêmicos, utilizando a mesma abordagem geral como em outros tipos de dor neuropática, assim como os agentes tópicos como o adesivo de lidocaína.

### 32. O que é a dor central pós-acidente vascular cerebral?
A dor central pós-acidente vascular cerebral (CPSP), também conhecida como dor talâmica, resulta de lesão no tálamo ou lobo parietal por danos isquêmicos ou hemorrágicos. A dor geralmente é disestésica com queimação contínua e pode estar associada a parestesias desconfortáveis. A alodinia é comum e alguns pacientes apresentam hiperpatia profunda, com radiação difusa da dor e dor contínua por um período prolongado após a remoção do estímulo da pele. A dor pode-se manifestar no hemicorpo inteiro ou estar localizada em uma pequena região. Pacientes eventualmente apresentam uma distribuição denominada braquiofacial (região perioral e mão ipsolateral). A CPSP geralmente ocorre meses a anos depois da lesão.

### 33. Verdadeiro ou falso. A dor central crônica é comum em pacientes com esclerose múltipla.
Isso é parcialmente verdadeiro. A dor crônica ocorre em 23 a 80% dos pacientes com esclerose múltipla. A dor central é a mais comum e é mais frequente naqueles com doença de longa duração. A dor muitas vezes é descrita como ardor contínuo e pode estar associada a outras disestesias ou dores lancinantes que flutuam espontaneamente em intensidade ou em resposta à atividade, estresse ou mudança no clima. A dor geralmente está localizada nas na porção distal das pernas ou nos pés, mas pode se manifestar em uma distribuição de dermátomos ou em outra região do tronco ou uma extremidade. A dor pode vir e voltar.

### 34. Descreva a dor central causada por lesão na medula espinal.
O dano na medula espinal por trauma ou lesões desmielinizantes é conhecido por causar dor central. De fato, 10 a 49% dos pacientes podem desenvolver dor crônica após SCI aguda. Existe uma variação significativa na apresentação clínica da dor central causada por SCI. Pacientes podem apresentar disestesias espontâneas ou induzidas com ou sem parestesias associadas, descritas como formigamento, dormência ou compressão. As áreas dolorosas podem ser pequenas ou grandes, unilaterais ou bilaterais e estáveis ou flutuantes em tamanho e localização. Os espasmos flexores ou extensores, que podem ser espontâneos ou precipitados por movimento ou distensão da bexiga ou intestino, podem contribuir significativamente para a dor. A dor pode estar localizada em nível da lesão (também conhecida como dor na zona de transição) ou "nível inferior", principalmente com efeito sobre a porção mais distal do corpo. Alguns pacientes apresentam dor musculoesquelética secundária, incluindo o tronco, ombros ou membros, que frequentemente possui diferentes características e responde a diferentes tratamentos em relação à dor neuropática por SCI.

### 35. O que é conhecido sobre os mecanismos de dor no membro fantasma?
A dor fantasma pode ocorrer após amputação de qualquer parte do corpo, quer se trate de amputação pós-cirúrgica ou traumática do membro ou após mastectomia ou extração dentária. A fisiopatologia específica que causa a dor fantasma não é conhecida. Algumas pesquisas sugerem que a "retração" da representação cortical somatossensorial de um membro amputado correlaciona-se

ao desenvolvimento de dor. Outras pesquisas sugerem que a dor fantasma é uma "memória" somatossensorial que envolve interações complexas das redes no cérebro. Sabemos que a dor fantasma é rara em amputados congênitos ou crianças que perdem um membro antes dos 6 anos de idade, sugerindo algum grau de maturação do CNS necessário ao desenvolvimento de dor. Alterações no processamento da dor cortical acompanham a dor no membro fantasma e podem ser observadas com a análise de imagem por MRI funcional ou PET.

### 36. Todo paciente com amputação manifesta a dor fantasma?

As pesquisas relatam incidência de dor fantasma em 25 a 98% dos amputados. Alguns estudos epidemiológicos sugerem que cerca de metade dos pacientes com dor fantasma continuarão a apresentar dor por no mínimo 1 a 2 anos, enquanto outros indicam que uma grande parte apresentará resolução da dor no período de 1 ano. A experiência de dor no membro antes da amputação pode predispor ao desenvolvimento de dor fantasma. Outros sugerem fatores predisponentes, incluindo idade avançada, amputações proximais, lesões nos membros superiores, amputações súbitas e distúrbios psicológicos pré-existentes. A maioria dos pacientes desenvolve dor fantasma e sensações logo após a lesão do nervo e amputação, mas os sintomas podem se desenvolver em qualquer tempo.

### 37. Qual é a diferença entre dor fantasma e sensação fantasma?

A dor fantasma é um elemento entre muitas sensações fantasmas. A dor é considerada uma sensação exteroceptiva, uma descrição que também é aplicada para a percepção de toque, temperatura, pressão e prurido, entre outros. A sensação cinestésica envolve a percepção de postura, extensão, assim como de movimentos espontâneos ou voluntários. Algumas sensações cinestésicas fantasmas incluem posturas incomuns, encurtamento de um membro ("telescopando") ou distorção do tamanho de partes do corpo (geralmente redução em regiões proximais e expansão de regiões distais). Todas essas sensações tendem a ser mais intensas imediatamente após a amputação e, gradualmente, desaparecem em intensidade.

### 38. Qual é a diferença entre dor fantasma e dor no coto?

A dor fantasma é gerada pelo CNS, enquanto a dor no coto (também conhecida como dor do membro residual) origina-se do sistema nervoso periférico, provavelmente relacionada com uma prótese mal-adaptada, formação de tecido de cicatrização, ruptura da pele ou tecido, isquemia ou desenvolvimento de um neuroma na extremidade de um nervo cortado. Pacientes descrevem a dor no coto como dolorosa, compressiva, latejante e lancinante, localizada no coto distal. A dor no coto pode não se manifestar por vários meses após a amputação. Um paciente pode sofrer tanto de dor no membro fantasma e dor no coto. Pacientes com dor grave no coto podem ter maiores chances de desenvolver dor sintomática no membro fantasma.

### 39. Quais tratamentos não farmacológicos e intervencionistas devem ser considerados na dor neuropática?

De modo geral, o tratamento da dor neuropática deve incluir uma combinação de estratégias farmacológicas e não farmacológicas. Ver a Tabela 30.2 para uma abordagem geral do tratamento. A fisioterapia com ênfase no equilíbrio e treinamento de marcha é particularmente importante nas neuropatias distais, simétricas, assim como nas radiculopatias. A imagem motora graduada e a terapia do espelho têm a vantagem da neuroplasticidade e podem ser úteis naqueles com dor do membro fantasma, dor pós-acidente vascular cerebral ou CRPS, visto que os pacientes aprendem a se "mover" ou "estender" os membros fantasmas para fora das posições dolorosas e modificam a percepção de sua extremidade afetada. A estimulação elétrica transcutânea (TENS) pode ser aplicada também em áreas dolorosas, pois a estimulação das fibras periféricas sensoriais C-beta demonstrou suprimir o processamento nociceptivo por fibras A-delta.

### 40. Descreva algumas técnicas específicas de exercício que podem ser úteis.

A ioga e o Tai Chi, uma arte oriental que envolve o relaxamento lento e deliberado e técnicas de equilíbrio, estão se tornando cada vez mais populares no tratamento da dor neuropática. A ioga é estudada, principalmente, na esclerose múltipla e demonstrou ser benéfica no nível de fadiga e outros sintomas de MS. Estudos sobre Tai Chi na neuropatia periférica demonstraram melhora no equilíbrio, sensação e saúde geral em comparação com a caminhada apenas ou treinamento de baixo impacto com peso.

### 41. Quais medicamentos estão disponíveis para o tratamento da dor neuropática?

Antiepilépticos, antidepressivos e opioides demonstraram eficácia no tratamento da dor neuropática. Várias sociedades profissionais e grupos acadêmicos publicaram recomendações para os diferentes tipos de distúrbios neuropáticos baseados na literatura. Por exemplo, a American Academy of Neurology recomenda a pregabalina como primeira linha de tratamento para DPN, com duloxetina, antidepressivos tricíclicos e gabapentina sendo os agentes de segunda linha e os opioides em terceiro.

## 30 DOR NEUROPÁTICA: SÍNDROMES ESPECÍFICAS E TRATAMENTO

**Tabela 30.2.** Abordagem em Dez Etapas para o Tratamento de Dor Neuropática

1. Estabelecer o diagnóstico e a causa de dor neuropática.
2. Quando possível, tratar a causa subjacente ou consultar um especialista apropriado (p. ex., médico de cuidado primário para manejo de diabetes, cirurgião para liberação do túnel do carpo).
3. Identificar as comorbidades e as interações medicamentosas que podem afetar a escolha do tratamento (p. ex., a insuficiência renal pode exigir dosagem reduzida de gabapentina).
4. Iniciar a terapia com um ou mais dos seguintes medicamentos:
   - TCA (nortriptlina, amitriptilina, desipramina)
   - Antiepilépticos (gabapentina, pregabalina, carbamazepina)
   - Inibidores de recaptação de serotonina (duloxetina, venlafaxina)
   - Agentes tópicos, tais como géis ou adesivos de lidocaína ou capsaicina
   - Analgésicos opioides (tramadol, tapentadol metadona, oxicodona, morfina etc.), em pacientes selecionados com início agudo ou neuropatias associadas ao câncer)
5. Considerar as abordagens intervencionistas, como injeções epidurais de esteroides ou bloqueios do nervo periférico com anestésico e/ou esteroide local dependendo da fonte.
6. Considerar as estratégias não farmacológicas apropriadas:
   - Fisioterapia e terapia ocupacional
   - Unidade de estimulação elétrica transcutânea
   - Ioga, Tai-chi e outros exercícios de equilíbrio e treinamento de marcha
   - Terapias especializadas, como terapia do espelho na dor do membro fantasma
   - Abordagens psicológicas da dor: terapia comportamental cognitiva, atenção plena, aceitação
7. Avaliar a eficácia do tratamento após a dosagem adequada e a duração da medicação experimental alcançada.
8. Se ineficaz, considerar a rotação para medicamentos alternativos de primeira linha ou adição de medicamentos com mecanismos distintos ("polifarmácia racional").
9. Considerar as terapias secundárias ou agentes em investigação, como mexelitina ou memantina.
10. Se a qualidade de vida e a função permanecem inadequadas ou os medicamentos são pouco tolerados, avaliar as opções de tratamento mais invasivas, incluindo estimulação da medula espinal e liberação intratecal de medicamentos.

Infelizmente, dados sugerem que metade dos pacientes terá apenas alívio parcial. Na prática, as rotações dos medicamentos e os ensaios experimentais com os agentes adicionais (polifármcia racional) são muitos comuns para obter alívio satisfatório da dor.[2]

### 42. Quais são os medicamentos aprovados pela *US Food and Drug Administration* para o tratamento da dor neuropática?

A pregabalina, gabapentina, gabapentina gastrorretentiva, gabapentina enacarbil, o adesivo de capsaicina a 8% de uso tópico e o adesivo de lidocaína a 5% são aprovados pela U.S. Food and Drug Administration (FDA) para o tratamento de PHN. A duloxetina, pregabalina e o opioide tapentadol são aprovados pela FDA para DPN dolorosa. A pregabalina é aprovada pela FDA para dor neuropática associada à SCI. A carbamazepina é aprovada pela FDA para a neuralgia do trigêmeo. Muitos outros medicamentos, tais como os TCAs não têm a aprovação para uso pela FDA, mas são comumente sugeridos em diretrizes e utilizados na prática clínica.

### 43. Nomeie alguns dos antiepilépticos comumente utilizados para dor neuropática.

Uma variedade de medicamentos antiepilépticos é útil no tratamento da dor neuropática. Funcionam por vários mecanismos, incluindo efeitos na condução de sódio ou cálcio, aumento nos níveis de ácido gama-aminobutírico (GABA), redução nos níveis de glutamato ou outros mecanismos desconhecidos. A gabapentina é um ligante de canal de cálcio alfa-2 delta e demonstrou reduzir significativamente a dor na DPN e PHN e apresenta um perfil de efeito adverso favorável comparado aos anticonvulsivantes de primeira geração. Existem duas formas de ação mais prolongadas da gabapentina, uma dose diária de gabapentina gastrorretentiva e duas doses diárias do pró-fármaco, pregabalina. A pregabalina é semelhante à gabapentina pela ligação ao mesmo sítio nos canais de cálcio dependentes de voltagem e ambos os medicamentos possuem efeitos adversos semelhantes de vertigem e sedação e necessitam de ajustes de dose na insuficiência renal. Os ensaios controlados revelam que a carbamazepina é eficaz na neuralgia do trigêmeo e na DPN, mas não na PHN ou dor central. A oxcarbazepina e o valproato de sódio também apresentam benefícios na DPN. O topiramato, levetiracetam, fenitoína, lamotrigina e o antiepiléptico mais recente, a lacosamida, entre outros, são considerados no tratamento, embora os dados sejam limitados para confirmação de sua eficácia. A escolha eventual do antiepiléptico deve ser pautada no perfil do efeito adverso e na tentativa e erro.

**44. Quais são os antidepressivos mais úteis na dor neuropática?**
Os antidepressivos tricíclicos (p. ex., amitriptilina, nortriptilina, desipramina, imipramina) são conhecidos pelo benefício analgésico independente do efeito antidepressivo, provavelmente pela inibição da recaptação de noradrenalina e serotonina na raiz dorsal da medula espinal. Acredita-se que doses inferiores àquelas necessárias para o tratamento da depressão são suficientes para o benefício em relação à dor e continuam a ser a primeira linha de tratamento para DPN e PHN. No que diz respeito à toxicidade cardíaca e os efeitos adversos anticolinérgicos, tais como hipotensão ortostática, retenção urinária e boca seca, estas tendem a ser limitantes, embora a nortriptilina possa ter a melhor tolerância. A noradrenalina seletiva e os SNRIs, como duloxetina e venlafaxina, podem ser até mesmo mais bem tolerados, mas podem levar várias semanas para se tornarem eficazes. Para os SNRIs, a dose que trata a dor neuropática é semelhante à dose antidepressiva. A duloxetina demonstrou eficácia prolongada na DPN dolorosa e apresenta evidência sugestiva na neuropatia associada ao HIV e CIDP, mas não é formalmente estudada em outras neuropatias. Entretanto, a venlafaxina também apresenta alguma eficácia na DPN, mas não na PHN.

**45. Os anestésicos locais devem auxiliar também, certo?**
Estudos têm estabelecido que o adesivo com lidocaína a 5% (Lidoderm®) é eficaz em pacientes com PHN. Alguns pacientes com PHN e outras dores neuropáticas podem obter alívio da anestesia cutânea fornecido pela mistura eutética de lidocaína e prilocaína (EMLA) ou, gel ou creme de lidocaína a 5 ou a 10%. Geralmente isso é aplicado em uma camada fina várias vezes ao dia. Os bloqueios temporários com anestésico local, tanto nos nervos periféricos quanto nos nervos simpáticos, também podem ser benéficos em alguns pacientes. A lidocaína intravenosa em uma dose de 3 a 5 mg/kg pode reduzir a dor neuropática a curto prazo e em alguns casos pode haver uma resposta mais prolongada.

**46. Em relação ao bloqueio de canais de sódio, a mexiletina pode ser utilizada na dor neuropática?**
Sim. A mexiletina, um análogo oral da lidocaína intravenosa, apresenta algum benefício modesto na dor neuropática crônica, mas ainda é considerada uma opção de tratamento de segunda ou terceira linha. É um antiarrítmico classe IB utilizado em arritmias ventriculares de risco à vida; deve ser utilizada com precaução em pacientes com defeitos de condução preexistentes e é particularmente contraindicada no bloqueio atrioventricular de segundo ou terceiro grau.

**47. Verdadeiro ou falso. Os opioides representam a primeira linha de tratamento para dor neuropática.**
Falso. Os efeitos psicossociais adversos e complexos dos opioides e a existência de outras terapias mais dirigidas tornam o papel dos opioides mais incerto. Alguns ensaios clínicos duplo-cegos, controlados, randomizados dos opioides demonstraram a eficácia para o tratamento da dor neuropática. Se a terapia com opioides é considerada apropriada, existem agonistas mu-opioides com multimecanismos que podem ser válidos, principalmente, por serem considerados. O tramadol inibe a recaptação de serotonina e noradrenalina e provou ser útil na DPN e na polineuropatia. De forma similar, o tapentadol também inibe a recaptação de noradrenalina. Estudos revelaram benefícios da formulação com liberação estendida na neuropatia dolorosa diabética. A metadona é bem conhecida por seu antagonismo do NMDA e demonstrou ser benéfica em dose diária total de 10 a 20 mg em vários tipos de neuropatia.

**48. A cetamina parece estar em voga. Os antagonistas do receptor de *N*-metil-aspartato são úteis?**
Pacientes que não respondem aos tratamentos discutidos previamente poderiam considerar a cetamina (formulação intranasal), memantina ou dextrometorfan. Apesar de ter as indicações comuns de anestesia, o tratamento da doença de Alzheimer ou a supressão da tosse, respectivamente, cada um desses medicamentos causa algum grau de antagonismo do receptor de NMDA. A cetamina IV também foi estudada na CRPS e na dor do membro fantasma, com resultados inconsistentes. Com base em metanálise atual, nenhuma conclusão definitiva pode ser dada em relação à eficácia dos antagonistas do receptor de NMDA na dor neuropática crônica. Continua sendo uma área de pesquisa, em vista do papel do receptor de NMDA na dor espontânea, alodinia e hiperalgesia.[7]

**49. O que é ziconotide?**
Resumidamente, é uma forma sintética da toxina de caracol marinho. A toxina é conhecida por causar o bloqueio seletivo do canal de cálcio voltagem dependente do tipo N, que leva à inibição da liberação de glutamato, do peptídeo relacionado com o gene da calcitonina e da substância P no cérebro e medula espinal. O medicamento é liberado por uma bomba de infusão intratecal e, portanto, é somente considerado naqueles que apresentaram falha terapêutica com medicamentos

orais. Originalmente, o ziconotide era apenas estudada na dor relacionada com o câncer, mas existem alguns estudos e relatos de casos sobre a sua utilidade na dor neuropática. É conhecido por induzir psicose, assim como causar outros efeitos adversos centrais, tais como sedação e confusão mental.

### 50. A capsaicina também está sendo utilizada?
Sim. A capsaicina é um composto de ocorrência natural que seletivamente leva à depleção dos neurotransmissores peptídicos (tais como a substância P) nos neurônios aferentes primários de pequeno diâmetro e é tóxica para os receptores TRPV1 em pequenos axônios responsáveis pela dor relacionada com a temperatura. O creme de capsaicina é utilizado na PHN e na neuropatia associada ao HIV. Um ensaio clínico característico poderia incluir a aplicação à área afetada 3 a 4 vezes ao dia durante 4 semanas, sendo que posteriormente alguns pacientes podem apresentar resposta significativa. Em decorrência da dor e logísticas envolvidas na dosagem convencional, um adesivo de capsaicina em alta concentração (8%) foi aprovado para tratamento pela FDA em 2009, que apenas requer a aplicação por 1 hora a cada 3 meses, com alívio que dura dias a meses.

### 51. Meu paciente diz que usa maconha para dor neuropática. Isso é legal?
Pode ser. A partir de abril de 2016, 24 estados e o distrito de Columbia aprovaram leis que permitem a maconha para uso médico em uma variedade de indicações, geralmente incluindo a dor crônica ou grave. Uma revisão clínica sobre canabinoides e maconha na dor, recentemente publicada no JAMA, aponta para 6 ensaios clínicos (396 pacientes) sobre dor neuropática e 12 ensaios clínicos (1.600 pacientes) associados à esclerose múltipla, dos quais vários estudos de alta qualidade apresentaram resultados positivos sugerindo a eficácia no tratamento. A American Academy of Neurology também indicou o suporte de alguns produtos da maconha oral para a espasticidade e a dor central associada à esclerose múltipla. Dada a inconsistência entre os produtos derivados da maconha e os métodos de liberação, é difícil realizar recomendações específicas. (Hill KP. Medical marijuana for treatment of chronic pain and other medical and psychiatric problems: a clinical review. *JAMA* 2015;313(24):2474-2483).

### 52. Meu paciente tem interesse no uso de suplementos sem prescrição médica. Quais poderiam ser úteis?
Embora o tratamento com antiepilépticos e antidepressivos tenha bons resultados, esses medicamentos podem também causar efeitos adversos motivando os pacientes a explorar outras opções. Alguns suplementos que apresentam resultados promissores na dor neuropática incluem o ácido alfa-lipoico, n-acetilcisteína, L-carnitina, selênio e vitamina C. A vitamina C está sendo atualmente estudada de forma extensiva tanto no tratamento e prevenção da neuropatia diabética e outras neuropatias periféricas. Pacientes com deficiências conhecidas de vitamina devem ser tratados em conformidade, com a reposição de vitaminas B (particularmente B1, B6 e B12), vitamina E ou niacina.

### 53. Existe um papel para os procedimentos intervencionistas na dor neuropática?
Sim. Os procedimentos são particularmente apropriados quando os ensaios clínicos com medicamentos orais falharam em fornecer alívio adequado ou os medicamentos causam efeitos adversos indesejáveis ou intoleráveis. Bloqueios do nervo periférico, bloqueios neuroaxiais do nervo, bloqueios simpáticos, estimuladores implantados na medula espinal e cateteres intratecais implantados podem ter alguma função. Infelizmente, a literatura é particularmente limitada quanto aos procedimentos intervencionistas para dor neuropática. Considerando a falta de dados de qualidade e de consenso, nenhuma recomendação expressiva pode ser feita, mas há evidência suficiente para sustentar a consideração de alguns procedimentos específicos para condições de dor neuropática seletiva.

### 54. Quando os bloqueios do nervo periférico são úteis?
Em pacientes com dor neuropática periférica focal, bloqueios diagnósticos do nervo podem ser utilizados para determinar se um nervo particular está envolvido nos sintomas de um paciente. A resposta à injeção pode auxiliar na determinação do candidato para os bloqueios terapêuticos (com esteroides ou uma série de injeções), técnicas neuroablativas ou terapia cirúrgica. Atualmente, não existem recomendações padronizadas evidentes para injetáveis (medicamento e volume) ou vias de tratamento. No entanto, alguns estudos demonstram os esteroides perineurais como sendo úteis no tratamento da dor neuropática secundária ao trauma ou compressão, provavelmente devido ao efeito anti-inflamatório e à ação imunossupressora nos nervos lesionados.

No âmbito da questão, dados limitados sugerem que o uso de anestesia regional em pacientes com dor do membro pré-amputado *pode* ajudar na prevenção da dor no membro fantasma. Não existe um papel claro para esse tratamento após o desenvolvimento de dor crônica fantasma.

### 55. Nomeie algumas indicações para injeções epidurais de esteroides na dor neuropática.
As injeções epidurais de esteroides (ESIs) podem ser úteis no tratamento da dor radicular, assim como da dor associada ao HZ agudo ou PHN. Alguns estudos demonstraram resposta favorável em

pacientes com PHN prolongada a uma série de injeções epidurais com anestésico local e esteroides. A indicação mais comum para ESIs é a dor radicular.[3]

56. **As injeções epidurais são úteis para a dor radicular?**
    Isso poderia ser o tema de um capítulo de 50 páginas com conclusões variáveis, mas de modo geral, as injeções epidurais, particularmente com anestésicos e esteroides locais, são úteis. Uma revisão recente de ensaios clínicos controlados randomizados concluiu uma magnitude de efeito considerado modesto com duração inferior a 3 meses, mais frequentemente quando foi utilizada a abordagem transforaminal (> 70%), em comparação com as técnicas caudal (60%) e interlaminar (50%). Resposta adicional à injeção para dor radicular, particularmente em decorrência de disco herniado, é mais provável ser positiva em comparação com os procedimentos que são realizados para estenose espinal ou dor lombar axial. Em pacientes selecionados, o uso estratégico de injeções epidurais deve ser considerado.

57. **Verdadeiro ou falso. As injeções epidurais podem prevenir a neuralgia pós-herpética.**
    Podem. Múltiplos ensaios clínicos controlados randomizados demonstraram pelo menos alguma redução modesta na dor e alodinia, com uma injeção epidural única de anestésicos e esteroides locais logo após o início da infecção por HZ, mas a prevalência da dor crônica após 6 meses não foi significativamente reduzida. No entanto, os resultados de outro estudo controlado randomizado sugerem que as injeções epidurais repetitivas de anestésico e esteroide com administração local, podem prevenir a PHN, semelhante aos estudos prévios observacionais e de coorte. Também é possível que bloqueios paravertebrais repetitivos com anestésicos e esteroides locais possam ter algum papel, visto que um estudo revelou redução significativa da dor com a injeção aguda, assim como incidência reduzida de neuralgia pós-herpética após 3, 6 e 12 meses da terapia.[4]

58. **Quando os bloqueios simpáticos devem ser considerados para o tratamento da dor neuropática?**
    Bloqueios simpáticos, tais como o bloqueio ganglionar estrelado clássico e o bloqueio simpático lombar (dependendo da região afetada), devem ser considerados quando a CRPS ou o comprometimento simpático na dor é suspeito. A CRPS, tipos 1 e 2, podem ter comprometimento simpático significativo. Além da descrição neuropática característica e alodinia, a instabilidade vasomotora, edema, alterações na região capilar e nas unhas e mudanças de temperatura podem indicar disfunção do sistema simpático. Tradicionalmente, os bloqueios simpáticos têm apresentado suas funções diagnósticas e terapêuticas no manejo da dor mantida pela via simpática, apesar do fato de que há pouca evidência para apoiar o seu papel no diagnóstico.

59. **Descreva algumas técnicas mais invasivas utilizadas no tratamento, como a estimulação da medula espinal.**
    A estimulação da medula espinal (SCS) inclui colocação percutânea de cabos elétricos ou colocação cirúrgica de um cabo em "remo" no espaço epidural posterior. Os cabos são fixados no local e tunelados sob a pele para um pulso gerador implantado subcutaneamente. O dispositivo envia os impulsos elétricos para a medula espinal com diversos mecanismos possíveis de alívio da dor, incluindo alterações na faixa dinâmica ampla de função neuronal, facilitação de inibição, alterações em vários neurotransmissores e ativação da coluna dorsal para alterar o processamento nociceptor na medula espinal e cérebro. Os dispositivos são programáveis com muitos parâmetros sob controle do paciente. Um ensaio de pré-implantação temporária de SCS geralmente é realizado antes da implantação do sistema permanente. A tecnologia está evoluindo rapidamente com novas formas de onda e programação, melhorias no *hardware* e novas indicações. A SCS tem evidência para eficácia na dor radicular, síndrome da dor pós-laminectomia, neuropatia periférica e CRPS. Na síndrome da dor pós-laminectomia, a SCS parece ser mais eficaz do que uma nova operação ou manejo médico tradicional.

60. **Como é a liberação de medicamentos por via intratecal?**
    As bombas intratecais podem ser utilizadas para a liberação de medicamentos diretamente para o espaço intratecal com acesso imediato à medula espinal e pela circulação cerebrospinal para o cérebro. Geralmente os opioides ou uma combinação de opioides e de anestésicos locais são colocados em um reservatório programável localizado na parede abdominal inferior, onde se conecta ao cateter ancorado no espaço intratecal. O baclofen é, algumas vezes, utilizado para espasticidade, a clonidina pode ser utilizada como um adjuvante e a ziconotida é uma opção não opioide. Esse método de liberação é muito mais eficiente do que a via oral, permitindo que aproximadamente 1/300 (trecentésima) da quantidade de morfina seja administrada e reduzindo os efeitos adversos associados. Tem sido utilizado em diversos tipos de queixas de dor, incluindo a síndrome da dor pós-laminectomia, esclerose múltipla e CRPS, assim como condições não neuropáticas como câncer e pancreatite crônica. A redução da dor a longo prazo frequentemente é modesta.

## 61. Algum procedimento é *mais* invasivo do que isso? O que se sabe sobre a lesão na zona de entrada da raiz dorsal e a estimulação cerebral profunda?

A lesão na zona de entrada da raiz dorsal (DREZ) envolve um neurocirurgião que expõe o canal espinal por meio de uma laminectomia e insere uma pequena sonda com o auxílio de um microscópio para destruir as células da raiz dorsal da medula espinal por ablação com radiofrequência. O procedimento tem apresentado resultados promissores no tratamento da avulsão do plexo braquial ou sacral e SCI, mas não foi observado ser útil na dor do membro fantasma. Riscos incluem a lesão não intencional na medula espinal, que poderia causar fraqueza a longo prazo ou alterações de sensibilidade. A estimulação cerebral profunda (DBS) é utilizada na epilepsia, síndrome de Tourette e distúrbios psiquiátricos, assim como na dor crônica. Envolve a colocação de eletrodos nos núcleos talâmicos mediais e laterais posteriores ventrais ou substância cinzenta periventricular. Resultados a longo prazo são variáveis, embora possam ser eficazes para a dor neuropática e dor do membro fantasma em pacientes bem selecionados.

## 62. *Uou*. Eu não estou pronto para enviar meu paciente ao cirurgião ainda. Ou eu devo?

É importante tratar a causa subjacente se houver um alvo específico para o tratamento. Obviamente, a lesão na DREZ e a DBS são medidas drásticas, mas os cirurgiões podem ter um papel mais inicial nessas condições, assim como em síndromes neuropáticas específicas. A liberação do túnel do carpo é um exemplo claro de como a cirurgia pode ser indicada em uma neuropatia periférica compressiva específica (nervo mediano). De forma similar, a cirurgia da medula espinal pode se tornar indicada na estenose central grave ou radiculopatia em decorrência de estenose significativa do forame neural, particularmente se um déficit neurológico surgir. A cirurgia da medula espinal deve ser considerada com muito cuidado se a única indicação do paciente é a dor, visto que os resultados são variáveis.

## 63. Existem novas opções de tratamento em fase de preparação?

A estimulação magnética transcraniana (TMS) é uma opção intrigante que utiliza um campo magnético para alterar a atividade cerebral, como uma alternativa não invasiva à DBS cirúrgica. A TMS foi aprovada pela FDA em 2008 para o tratamento de depressão grave e está sendo agora explorada para uso na dor crônica, intratável. Tornou-se evidente que a TMS repetitiva (rTMS) pode ser necessária para o tratamento satisfatório, embora o número ideal e o intervalo entre as sessões seja incerto, como é a duração do efeito sobre a neuroplasticidade.

### Agradecimentos

Agradeço aos Drs. Russell K. Portenoy, MD; Ricardo Cruciani, MD, PhD; e Charles Argoff pelo fornecimento da base na qual este capítulo foi desenvolvido, como os autores de "Dor Neuropática" na edição anterior de Segredos da Dor.

### PONTOS-CHAVE

1. A dor neuropática é um descritor clínico de dor causada por lesão ou doença do sistema nervoso somatossensorial.
2. Os mecanismos periféricos e do CNS podem ser responsáveis por condições de dor neuropática.
3. Identificar, o mais especificamente possível, a etiologia da síndrome da dor neuropática pode levar ao tratamento mais eficaz.
4. Inúmeras terapias, incluindo as farmacológicas, intervencionistas e fisiátricas, estão disponíveis para o tratamento de dor neuropática.

### REFERÊNCIAS

1. Dworkin RH, O'Connor AB, Audette J, et al. Recommendations for the pharmacologic management of neuropathic pain: an overview and literature update. *Mayo Clin Proc.* 2010;85(3 suppl):S2-S14.
2. Backonja M. Neuropathic pain therapy: from bench to bedside. *Semin Neurol.* 2012;32:264-268.
3. Cohen SP, Bicket MC, Jamison D, Wilkinson I, Rathmell JP. Epidural steroids: a comprehensive, evidence-based review. *Reg Anesth Pain Med.* 2013;38:175-200.
4. Ji G, Niu J, Shi Y, et al. The effectiveness of repetitive paravertebral injections with local anesthetics and steroids for the prevention of postherpetic neuralgia in patients with acute herpes zoster. *Anesth Analg.* 2009;109:1651-1655.
5. International Association for the Study of Pain (IASP). Taxonomy. http://www.iasp-pain.org/Taxonomy. Updated on 22 May 2012. Accessed 4 March 2017.
6. Bhatia N, Chow F. Neurologic complications in treated HIV-1 infection. *Curr Neurol Neurosci Rep.* 2016;16:62.
7. Collins S, Sigtermans MJ, Dahan A, Zuurmond WW, Perez RS. NMDA receptor antagonists for the treatment of neuropathic pain. *Pain Med.* 2010;11(11):1726-1742.

# CAPÍTULO 31
# DEPRESSÃO E ANSIEDADE NA DOR CRÔNICA
*Sarah Narayan • Alycia Reppel • Andrew Dubin*

## INTRODUÇÃO

Nos últimos anos, a natureza biopsicossocial da dor crônica tornou-se mais amplamente reconhecida, com o aumento das tentativas para compreender as interações complexas entre aspectos fisiológicos e psicossociais da dor crônica. Em particular, tem-se observado a presença da depressão e ansiedade em muitas pessoas com dor crônica; em alguns casos, essas doenças psicológicas estão presentes antes do início da dor e, em outros, desenvolvem-se após o início da dor. A depressão é o diagnóstico psicológico comórbido mais comum associado à dor crônica, mas a ansiedade também é comum e pode contribuir para a fixação dos sintomas.

1. **O que é DSM-5? Quais são as diferenças entre o DSM-5 e o DSM-4, visto que ambos se referem à dor crônica?**
O *Manual Diagnóstico e Estatístico de Transtornos Mentais*, 5ª Edição (DSM-5) é a atualização de 2013 da ferramenta diagnóstica e classificação da American Psychiatric Association. As classificações do DSM-5 são utilizadas para determinar os diagnósticos psiquiátricos, recomendações para o tratamento e compensação nos Estados Unidos. Existem muitas diferenças entre o DSM-4 e DSM-5. O DSM-5 não emprega um sistema multiaxial como o DSM-4 e em vez disso, é dividido em três seções. A Seção I é a seção introdutória. A Seção II compreende os critérios e códigos do diagnóstico e a Seção III engloba as medidas e modelos emergentes.

Algumas mudanças se referem ao campo da medicina da dor, especialmente aquelas relacionadas com os transtornos somatoformes, que são, atualmente, denominados transtornos de sintomas somáticos e transtornos relacionados. Pacientes que manifestam dor crônica podem ser agora diagnosticados com distúrbio dos sintomas somáticos com dor predominante, fatores psicológicos que afetam outras condições clínicas ou com um transtorno de adaptação. "Fatores psicológicos que afetam outras condições clínicas" é um novo diagnóstico. Essas alterações são baseadas, em grande parte, no movimento além da ênfase nos sintomas clinicamente inexplicáveis, ao enfoque no modo pelo qual os pacientes apresentam e interpretam seus sintomas sintomáticos, em vez de unicamente os sintomas por si só.

Os transtornos mentais, como o transtorno depressivo maior e transtornos de ansiedade podem inicialmente se manifestar com sintomas primariamente somáticos (p. ex., dor). Esses distúrbios podem ser totalmente responsáveis pelos sintomas ou podem ser concomitantes com sintomas que apresentam uma etiologia orgânica identificável. Pacientes podem desenvolver transtorno depressivo maior, disritmia ou transtorno de ansiedade antes do desenvolvimento de dor crônica. Em outros, essas doenças psiquiátricas surgem como consequência da dor crônica. Neste caso, um diagnóstico de "transtorno depressivo causado por outra condição clínica" ou "transtorno de ansiedade provocado por outra condição clínica" pode ser realizado.

Os transtornos de sintomas somáticos e transtornos relacionados possuem múltiplos fatores determinantes: vulnerabilidade genética e biológica, experiências traumáticas precoces, presença de comportamentos adquiridos e normas sociais e culturais que desvalorizam e estigmatizam o sofrimento psicológico *versus* sofrimento físico. Este grupo de distúrbios é caracterizado pelo foco evidente de questões somáticas e a tendência para inicialmente manifestar, sobretudo, condições de assistência médica em vez de saúde mental. Fatores psicológicos que afetam outras condições representam uma entidade comum no mundo da dor crônica; a presença de um ou mais fatores comportamentais ou psicológicos clinicamente significativos que de forma adversa afetam a condições médica. Embora um indivíduo possa não apresentar diagnósticos psiquiátricos oficiais, fatores psicológicos podem prejudicar sua capacidade para recuperar-se apropriadamente de um período de dor aguda, assim como encorajar sua transição para o estado de dor crônica.

## 2. Quais são os critérios diagnósticos do DSM-5 para o transtorno depressivo maior?

A. Cinco (ou mais) dos seguintes sintomas estão presentes durante o mesmo período de 2 semanas e representam uma alteração do funcionamento anterior; pelo menos um dos sintomas corresponde tanto ao (1) humor depressivo ou (2) perda de interesse ou prazer.
   1. Humor depressivo na maior parte do dia, quase todos os dias, como indicado pelo relato tanto subjetivo (p. ex., tristeza, vazio, desesperança) ou observação feita por outros (p. ex., parece choroso)
   2. Interesse ou prazer acentuadamente reduzido em todas ou quase todas as atividades na maior parte do dia, praticamente todos os dias (como indicado tanto pelo relato subjetivo ou observação)
   3. Perda significativa de peso quando não está em dieta ou ganho de peso (p. ex., uma alteração superior a 5% do peso corporal em um mês) ou redução ou aumento do apetite quase todos os dias
   4. Insônia ou hipersonia praticamente todos os dias
   5. Agitação ou retardo psicomotor quase todos os dias (observado por outros, não apenas sentimentos subjetivos de inquietação ou desaceleração)
   6. Fadiga ou perda de energia quase todos os dias
   7. Sentimentos de inutilidade ou culpa excessiva ou inapropriada (que podem ser ilusórios) quase todos os dias (não somente a autoabordagem ou culpa por estar doente)
   8. Capacidade reduzida para pensar ou concentrar-se ou indecisão, praticamente todos os dias (tanto por relato subjetivo ou quando observado por outros)
   9. Pensamentos recorrentes de morte (não apenas medo de morrer), ideia suicida recorrente sem um plano específico ou tentativa de suicídio ou plano específico para cometer o suicídio
B. Os sintomas causam angústia clinicamente significativa ou comprometimento em áreas sociais, ocupacionais ou outras áreas importantes de funcionamento.
C. O episódio não é atribuído aos efeitos psicológicos de uma substância ou à outra condição médica.
D. A ocorrência do episódio depressivo maior não é mais bem explicado pelo transtorno esquizoafetivo, esquizofrenia, distúrbio esquizofreniforme, distúrbio ilusório ou outro espectro de esquizofrenia não especificado ou especificado, além de outros distúrbios psicóticos.
E. Nunca houve um episódio maníaco ou episódio hipomaníaco.

## 3. Quais são os critérios diagnósticos de DSM-5 para transtorno depressivo causado por outra condição clínica?

A. Um período evidente e persistente de humor depressivo ou interesse ou prazer acentuadamente diminuído em todas ou quase todas as atividades que predominam no quadro clínico.
B. Há evidência de que o distúrbio é consequência fisiopatológica direta de outra condição médica, a partir da história, exame físico ou de achados laboratoriais.
C. O distúrbio não é mais bem explicada por outro transtorno mental (p. ex., transtorno de adaptação, com humor depressivo, em que o fator de estresse é uma condição clínica séria).
D. O distúrbio não ocorre exclusivamente durante o período de um delírio.
   O distúrbio causa angústia clinicamente significativa ou prejuízo em áreas sociais, ocupacionais ou outras áreas importantes de funcionamento.

## 4. Quais são os critérios diagnósticos de DSM-5 para o distúrbio de sintomas somáticos?

A. Um ou mais sintomas somáticos que são angustiantes ou resultam em rompimento significativo da vida diária
B. Pensamentos excessivos, sentimentos ou comportamentos relacionados com os sintomas somáticos ou problemas de saúde associados, como manifestados no mínimo por um dos seguintes fatores:
   1. Pensamentos desproporcional e persistente sobre a gravidade dos sintomas
   2. Nível persistentemente elevado de ansiedade em relação à saúde ou aos sintomas
   3. Tempo e energia excessiva destinados a esses sintomas ou problemas de saúde
C. Embora qualquer sintoma somático possa não ser continuamente presente, a condição sintomática é persistente (geralmente mais de 6 meses).
   Se os sintomas somáticos envolvem, predominantemente, a dor, o especificador "com dor predominante" é acrescido. A gravidade (leve, moderada ou grave) também é especificada. Se os sintomas são graves e há comprometimento acentuado com duração superior a 6 meses, o especificador "persistente" é adicionado.
   Existem múltiplos aspectos associados que podem estar presentes em conjunto com o transtorno de sintoma somático. Pode haver atenção aumentada com foco nos sintomas somáticos, atribuição de sensações corporais normais à doença física (às vezes com catastrofização), preocupação com a doença e medo de que qualquer atividade física possa causar danos ao corpo. O indivíduo

pode repetidamente avaliar a presença de anormalidade no seu corpo, procurar auxílio médico e a reafirmação repetidas vezes, além de evitar atividades físicas. O transtorno de sintomas somáticos está associado aos transtornos depressivos e, portanto, existe risco aumentado de suicídio. Não é claro se o distúrbio de sintoma somático tem uma associação independente ao risco de suicídio.

O distúrbio de sintomas somáticos provavelmente é prevalente em mulheres *versus* homens. É mais comum naqueles com nível de educação inferior e menor condição socioeconômica, aqueles que estão desempregados, assim como aqueles que tenham passado por uma vida traumática recente e/ou uma história passada de abuso sexual. Os indivíduos frequentemente apresentam diagnósticos mediais e/ou psiquiátricos concomitantes. O traço de personalidade do neuroticismo está associado a grande número de sintomas somáticos. O distúrbio está associado ao comprometimento marcante da condição de saúde.

5. **Quais são os critérios diagnósticos de DSM-5 para fatores psicológicos que afetam outras condições?**
   A. Um sintoma ou condição clínica (outra além do transtorno mental) está presente.
   B. Fatores psicológicos ou comportamentais que afetam de modo adverso a condição clínica em uma das seguintes formas:
      1. Os fatores influenciaram a evolução da condição clínica como demonstrada por uma associação temporal próxima entre os fatores psicológicos e o desenvolvimento ou exacerbação da ou recuperação tardia da condição clínica.
      2. Os fatores interferem no tratamento da condição clínica (p. ex., baixa adesão).
      3. Os fatores constituem os riscos adicionais de saúde bem estabelecidos para o indivíduo.
      4. Os fatores influenciam a fisiopatologia subjacente, precipitando ou exacerbando os sintomas ou que necessitam de atenção médica.
   C. Os fatores psicológicos e comportamentais no critério B não são bem explicados por outro transtorno mental *(p. ex., transtorno do pânico, transtorno depressivo maior, distúrbio de estresse pós-traumático)*.
   A gravidade (leve, moderada, grave ou extrema) é especificada.
   Os fatores psicológicos ou comportamentais incluem angústia psicológica, padrões de interação interpessoal, estilos de enfrentamento e comportamentos de saúde mal-adaptativos. As condições clínicas afetadas incluem aquelas com fisiopatologia evidente, mas também incluem síndromes funcionais, como enxaqueca e fibromialgia, além de sintomas clínicos como fadiga e dor crônica.

6. **Quais são os critérios diagnósticos de DSM-5 para transtorno de ansiedade generalizada?**
   A. Ansiedade excessiva e preocupação (expectativa apreensiva), ocorrendo não mais do que um período mínimo de 6 meses, em relação a vários eventos ou atividades (como desempenho no trabalho ou escola).
   B. O indivíduo considera difícil controlar a preocupação.
   C. A ansiedade e a preocupação estão associadas a três (ou mais) dos seis sintomas descritos a seguir (com pelo menos alguns sintomas presentes por não mais do que um período mínimo de 6 meses):
      1. Inquietação ou sentimento de tensão ou no limite.
      2. Estar facilmente em fadiga.
      3. Dificuldade de concentração ou esquecimento.
      4. Irritabilidade.
      5. Tensão muscular.
      6. Distúrbio do sono (dificuldade em cair no sono ou permanecer dormindo ou inquietação, sono insatisfatório).
   D. A ansiedade, preocupação ou sintomas físicos causam desconforto clinicamente significativo ou comprometimento nas áreas sociais, ocupacionais ou outras áreas importantes de funcionamento.
   E. A perturbação não é atribuída aos efeitos fisiológicos de uma substância (p. ex., abuso de substâncias, medicação) ou outra condição clínica (p. ex., hipertireoidismo).
   F. A perturbação não é mais bem explicada por outro distúrbio mental.

7. **Quais são os critérios diagnósticos de DSM-5 para transtorno de ansiedade causado por outra condição clínica?**
   A. Ataques de pânico ou ansiedade são predominantes no quadro clínico.
   B. Há evidência do histórico, exame físico ou achados laboratoriais de que o distúrbio é a consequência direta de outra condição médica.
   C. O distúrbio não é mais bem explicado por outro transtorno mental.
   D. O distúrbio não ocorre, exclusivamente, durante a evolução de um delírio.
   E. O distúrbio causa angústia clinicamente significativa ou comprometimento em áreas sociais, ocupacionais ou outras áreas importantes de funcionamento.

### 8. Qual é a prevalência de depressão no quadro de dor crônica?

A prevalência de depressão em pessoas com dor crônica varia de 31 a 100% entre as fontes. A variabilidade entre os estudos provavelmente é resultante de vários fatores, incluindo duração variável de tempo utilizada para o conceito de definições variáveis de depressão crônica, além de questionários e listas de verificação distintas.

A prevalência de depressão em pacientes com dor crônica parece ser consistentemente mais elevada do que a prevalência na população geral. Um grande levantamento realizado em Michigan observou que a prevalência de dor crônica em decorrência de qualquer causa foi de 21,9% e aproximadamente 35% dos participantes com dor crônica apresentaram depressão comórbida.

Em um grande estudo epidemiológico, a prevalência de depressão em indivíduos com condições de dor crônica foi de 11,3% *versus* 5,3% nos indivíduos sem dor crônica. Os dados sugerem que existem aproximadamente duas vezes mais transtornos de dor com maior prevalência em mulheres do que em homens. Também, mulheres sofrem tanto de condições depressivas e de dor crônica aproximadamente duas vezes mais em relação à prevalência em homens.

### 9. Qual é a prevalência de ansiedade no quadro de dor crônica?

A exata prevalência do transtorno de ansiedade na dor crônica é incerta, em decorrência da falta de estudos que especialmente investigam essa condição. No entanto, é amplamente reconhecido que não é incomum para pacientes com dor crônica ficarem ansiosos e preocupados. Quando pacientes com dor crônica apresentam um diagnóstico de transtorno de ansiedade, raramente é o único diagnóstico psiquiátrico; frequentemente há diagnóstico de depressão comórbida ou disritmia. É importante notar que, frequentemente, a ansiedade pode ser reduzida ou mesmo erradicada quando o tratamento é direcionado no transtorno do humor.

Em pacientes com dor crônica, é importante não ignorar o diagnóstico potencial de transtorno do pânico, visto que podem estar presentes queixas de cefaleia crônica, dor abdominal crônica e/ou dor torácica crônica. O transtorno do pânico é mais comum em mulheres do que em homens e geralmente o início ocorre antes da quarta década de vida. Muitas vezes os pacientes têm medo de uma doença não diagnosticada de risco à vida e, portanto, com frequência manifestam primeiramente no quadro clínico.

### 10. Qual é a relação entre ansiedade e depressão e dor crônica?

A relação causa e efeito entre dor crônica e depressão e ansiedade pode estar presente. No entanto, a relação exata ainda não foi definida e continua sendo um tópico de debate entre os médicos e pesquisadores. Um estudo longitudinal de 4 anos realizado na Holanda observou que parece haver uma sincronia de alteração na ansiedade, depressão e dor ao longo do tempo. No entanto, mesmo após remissão da ansiedade e depressão, os indivíduos relataram graus mais elevados de dor. Foi concluído que até uma história de depressão e ansiedade coloca os indivíduos em risco mais elevado de dor crônica.

Parece ser uma associação entre dor crônica e depressão em diferentes grupos étnicos. No entanto, os resultados variam entre os grupos étnicos e existem diferenças no comportamento de busca pela saúde entre os grupos e isso dificulta a coleta de dados. Também existem diferenças em decorrência de barreiras culturais considerando a expressão de preocupação sobre o humor e dor, estratégias de enfrentamento e barreiras de linguagem. Esses aspectos precisam ser levados em consideração e direcionados quando tratar a dor crônica e a depressão em grupos minoritários.

Foi observado que a associação entre obesidade e dor nas costas é mais acentuada em pessoas que apresentam distúrbio emocional. Esta associação ainda está presente após considerar a prevalência de distúrbios emocionais naqueles que estão obesos. A obesidade, depressão e ansiedade são bem reconhecidas como condições inflamatórias e níveis mais elevados de citocinas pró-inflamatórias foram demonstrados ter uma relação com a progressão para a dor crônica. Portanto, uma hipótese que considera essa relação é que as pessoas com transtorno emocional podem ser sensibilizadas a experimentarem a dor e isso pode ser acentuado pela presença do estado inflamatório associado a aumento de tecido adiposo. Isso sugere que a orientação sobre a perda de peso pode ser particularmente importante para aqueles pacientes que são obesos e apresentam depressão comórbida e/ou ansiedade.

A depressão e a ansiedade são mais comuns em pacientes com cefaleias crônicas do que com cefaleias episódicas e têm impacto significativo na qualidade de vida de pacientes com cefaleias episódicas e também cefaleias crônicas. A depressão e a ansiedade apresentam impacto significativo na condição de emprego, salário, sucesso na carreira e estes pacientes se sentem menos compreendidos de modo geral, de acordo com um estudo austríaco. A ansiedade persistente na fase inicial da dor cervical aguda e depressão no ponto basal foram observadas como sendo fatores de risco para baixa recuperação autorrelatada e podem contribuir para a transição da dor cervical aguda para a crônica. Portanto, esses fatores devem ser abordados precocemente na evolução da doença.

Uma teoria mais recente que considera a relação entre transtornos de humor e dor crônica é que as emoções se encontram na interface entre processos físicos e psicológicos. Dessa forma, especula-se que os déficits de processamento emocional tenham importante papel no desenvolvimento da dor lombar crônica (CLBP). Os resultados de um estudo que investigou se os pacientes com dor lombar crônica processam suas emoções de forma diferente em comparação com indivíduos assintomáticos sugere que o processamento emocional disfuncional está na verdade associado à dor lombar crônica. No entanto, uma relação causal ainda não foi estabelecida. Um modelo hipotético é o modelo de prevenção do medo-ansiedade, que propõe que a ansiedade relacionada com a dor e a sensibilidade com a ansiedade são fatores importantes no desenvolvimento e manutenção da dor musculoesquelética crônica.

Foram feitas tentativas para identificar as síndromes que poderiam unificar a presença de várias comorbidades, incluindo ansiedade, distúrbios do humor e dor crônica. Por exemplo, tal síndrome proposta é denominada síndrome ansiedade-flacidez-dor-imune-humor (ALPIM). Um estudo demonstrou relações significativas entre um conjunto de comorbidades que inclui um distúrbio central de ansiedade, frouxidão articular, síndromes de dor crônica, distúrbios imunológicos e transtornos de humor. Deste modo, especula-se que pode ocorrer uma predisposição genética para o desenvolvimento de ALPIM.

Os pesquisadores têm procurado elucidar a base biológica da relação entre dor crônica e distúrbios psicológicos. Um estudo utilizando modelo em ratos de dor neuropática mostra que a dor neuropática crônica leva a disfunções comportamentais afetivas relacionadas com ansiedade clássica e sintomas de depressão. Essas alterações são acompanhadas por comprometimento noradrenérgico semelhante ao descrito para os transtornos depressivos. Uma teoria que considera a base neurobiológica da ansiedade e dor crônica propõe que a ansiedade é mediada pela potencialização pré-sináptica de longa duração no córtex cingulado anterior, que é uma região importante para a percepção de dor e que a potencialização pós-sináptica de longa duração tem papel na sensibilização comportamental para a dor crônica.

**11. Como a depressão é diagnosticada no quadro de dor crônica?**

O diagnóstico de depressão no quadro de dor crônica é desafiador em razão da presença de sintomas que se sobrepõem. Por causa disso, é sugerido que os questionários, como o Inventário de Depressão de Beck, podem ter menos utilidade na condição de dor crônica. Um método que foi proposto melhorar a facilidade e a especificidade do diagnóstico é analisar separadamente os sintomas somáticos e emocionais cognitivos. Entretanto, a associação entre essas categorias e variáveis distintas, como incapacitação e intensidade da dor crônica ainda precisa ser elucidada.

É importante notar que um humor deprimido não equivale sempre a um diagnóstico de depressão maior; contudo, também é importante compreender que a presença de dor crônica não exclui um diagnóstico de depressão maior. Frequentemente, pacientes com sintomas de depressão atribuirão todos aqueles sintomas a sua dor crônica. Um número considerável de pacientes com dor crônica apoia a anedonia, a incapacidade para apreciar as atividades ou manifestar prazer, mesmo quando não apresentam dor ou um aumento na dor durante as atividades. Na mesma linha, o sono de má qualidade e a baixa concentração também são atribuídos com frequência à dor, quando não são efeitos fisiológicos diretos da dor em si, devem ser considerados sintomas de depressão.

Independentemente da presença ou ausência de um diagnóstico psiquiátrico específico, um diagnóstico diferencial incluindo transtorno bipolar, distúrbio psíquico e transtorno de humor induzido por substâncias deve ser considerado. Um profissional psiquiatra ou psicólogo com especialização em dor deve ser envolvido com o intuito de fornecer a assistência mais completa voltada para tratar a dor crônica.

**12. O que é o modelo de estresse e enfrentamento?**

Inicialmente apresentado por Lázaro, o modelo de estresse e de enfrentamento explica uma possível rede de interações entre processos psicológicos e dor. A base deste modelo é o a crença de que o enfrentamento começa com as avaliações de uma situação estressante. Na dor crônica, a avaliação envolve a caracterização das ameaças que a dor acarreta e a identificação de estratégias de enfrentamento que abordam essas ameaças. Essas avaliações refletem as crenças do indivíduo sobre sua condição. Essas convicções podem estar associadas ao enfrentamento positivo ou negativo. A crença de que alguém podem controlar a sua própria dor está associada à melhor adaptação à dor do que a crença de que ninguém pode controlar a sua dor. A convicção de que é possível recuperar-se da dor também é positivamente associada à capacidade de enfrentamento.

Os pacientes muitas vezes manifestam reações emocionais intensas à avaliação cognitiva e por sua vez, a cognição pode influenciar essas emoções. Grande parte dessas reações emocionais pode ser caracterizada como ansiedade, depressão ou raiva. Essas emoções podem levar às estratégias de enfrentamento mal-adaptativas, que podem conduzir à dor aumentada e/ou prolongada. Portanto, muitas estratégias de tratamento são focadas na interrupção desse ciclo de autoperpetuação.

### 13. O que é catastrofização da dor?
A catastrofização da dor é uma percepção negativamente distorcida da dor como trágica, horrível e insuportável. É fortemente associada à depressão e à dor. A análise de imagem da ressonância magnética funcional (fMRI) demonstra que a catastrofização da dor é independentemente associada ao aumento de atividade em áreas relacionadas com antecipação da dor, atenção à dor e aspectos emocionais da dor e controle motor.

Um estudo que investigou a relação entre catastrofização, depressão e dor crônica observou que os elementos de catastrofização, particularmente a magnificação e a falta de esperança, parcialmente fazem a mediação da relação entre a intensidade de dor e o humor depressivo em pacientes adultos idosos com dor crônica. Também demonstraram que esses elementos fazem a mediação completa da relação entre intensidade de dor e humor depressivo em pacientes com idade igual ou superior a 80 anos. Isso apoia o modelo de mediação cognitivo-comportamental e tem implicações para o tratamento de dor persistente em indivíduos idosos, principalmente a "idade mais avançada" que pode particularmente se beneficiar dos esforços para reduzir a catastrofização.

A catastrofização está associada aos piores resultados. Um estudo escandinavo, que investigou a relação entre ansiedade social, catastrofização e autoeficácia no retorno ao trabalho em pacientes com dor crônica, observou que a ansiedade social e a catastrofização da dor estão positivamente correlacionadas entre si e negativamente com a capacidade de percepção para comunicar as necessidades relacionadas com dor. A ansiedade social foi observada ser um preditor significativo da capacidade de um indivíduo para relatar as necessidades relacionadas com dor no ambiente de trabalho. A gravidade da dor não foi observada estar associada à confiança do indivíduo em comunicar as necessidades relacionadas com dor. Concluiu-se que a ansiedade e os medos associados às situações sociais associadas à dor no trabalho podem ter impacto significativo no processo de retorno ao trabalho e na reabilitação na dor crônica.

### 14. Como a depressão no quadro de dor crônica tem impacto nos custos médicos?
Pacientes com transtorno depressivo maior (MDD) e dor crônica incapacitante comórbida apresentam maiores custos em serviços médicos quando comparados aos pacientes com depressão e dor crônica não incapacitante, com o transtorno depressivo maior e a dor crônica incapacitante avaliados isoladamente, além de pacientes sem depressão ou mesmo dor crônica. Parece que o aumento do custo é cumulativo em vez de multiplicativo.

### 15. Qual é a relação entre dor crônica e suicídio?
A dor crônica está associada a maior risco de pensamentos suicidas e suicídio entre todas as faixas etárias. A relação entre dor e pensamentos e comportamentos suicidas é complexa.

Uma recente metanálise concluiu que:
- Indivíduos com dor física foram mais propensos a terem desejo de morrer durante a vida, tanto ideação suicida atual e ao longo da vida, planos suicidas e tentativas de suicídio, além de morte por suicídio.
- Há uma alta heterogeneidade entre os estudos, como resultado de diferenças nas características de dor, tipo de dor, intensidade e duração, assim como diferenças nos métodos de avaliação da dor, desfechos de suicídios analisados, desenhos de estudo, amostras controles, idade da população, localização geográfica da população, número de transtornos físicos e a presença de distúrbios psiquiátricos comórbidos.
- E decorrência dessa heterogeneidade, investigação adicional é necessária considerando as condições específicas de dor e suicídio, assim como dor crônica *versus* aguda e fatores de risco para o suicídio em pacientes com dor crônica.

### Quais são as estratégias de tratamento para dor crônica com depressão e/ou ansiedade comórbidas?
A redução do estresse baseada em atenção plena (MBSR) é um programa de treinamento estruturado que tem como objetivo fornecer estratégias de enfrentamento adaptativo, atenção centrada e habilidades de reestruturação cognitiva para populações com angústia ou sofrimento. Esses programas demonstraram ter resultados positivos em pacientes com dor crônica, principalmente dor lombar crônica. É sugerido que um programa de MBSR mais curto de 4 semanas (ao contrário do programa tradicional de 8 semanas) pode ser uma intervenção complementar eficaz para pacientes com dor lombar. No entanto, parece existir uma relação dose resposta entre a dor, depressão, ansiedade e MBSR; portanto, a evolução por um período mínimo de 8 semanas fornece uma base mais sólida e provavelmente leva a alterações cognitivas e emocionais positivas mais duradouras. Na fMRI, pacientes que passaram pelos cursos de MBSR abreviados e completos apresentaram aumento

da atividade hemodinâmica no lobo frontal, que é considerado estar associado aos ganhos em consciência de seu estado emocional.

A intensidade da dor é correlacionada à intensidade dos sintomas psicológicos, incluindo depressão, ansiedade e preocupação. As estratégias ativas de enfrentamento da dor, como esforço para a função apesar da dor e da própria distração da dor são estratégias adaptativas. As estratégias passivas que envolvem a abstinência ou perda de controle são estratégias mal-adaptativas que estão relacionadas com dor e depressão mais intensas.

Os métodos cognitivo-comportamentais (CBT) de tratamento da dor nos domínios de experiência da dor, enfrentamento cognitivo e apreciação são eficazes na redução da dor. Os regimes de tratamento cognitivo comportamental multifacetado necessitam de estudos adicionais – mais especificamente, precisam ser comparados ao placebo. Recentemente, os CBTs baseados na internet são propostos como a estratégia de tratamento potencialmente custo efetivo ou tempo efetivo. É importante considerar as comorbidades ao desenvolver o plano CBT. Por exemplo, demonstrou-se que crianças com dor crônica e ansiedade têm maiores chances de iniciar e completar a CBT do que aquelas que manifestam dor crônica sem ansiedade, mas ainda apresentam resultados piores. Uma estratégia proposta para essa abordagem é identificar esses indivíduos com ansiedade antes da CBT e iniciar as intervenções comportamentais adaptadas.

As expectativas de manejo antes de um evento que pode ser desconfortável ou doloroso (dando informação, considerando os aspectos do procedimento e os objetivos, assim como a informação sobre as sensações específicas que o paciente pode apresentar durante o evento) podem alterar a avaliação cognitiva do paciente a um evento, que pode resultar em duração e intensidade subjetivas mais curtas em relação à dor. A combinação da provisão dessa informação preparatória com informação/treinamento considerando as habilidades de enfrentamento e redução do estresse e reações de ansiedade parece ser mais eficaz do que a informação preparatória realizada individualmente.

O treinamento de inoculação do estresse é uma intervenção CBT que possui três fases. Leva em consideração a natureza multidimensional das diferenças entre as reações do indivíduo à dor e fornece diversas opções de habilidades de enfrentamento. Existe uma fase educacional, uma fase de ensaio e uma fase de aplicação. A eficácia desse método é incerta.

A ioga demonstrou ser um componente complementar eficaz dos programas de manejo da dor crônica, principalmente em indivíduos com ansiedade, depressão e dor lombar crônica.

### PONTOS-CHAVE

1. O DSM-5 emprega um formato que difere do DSM-4. Os pacientes com dor crônica podem compreender a categoria diagnóstica de "transtornos de sintomas somáticos e transtornos relacionados".
2. A relação entre depressão, ansiedade e dor crônica é incerta. A depressão e a ansiedade são mais frequentes na população com dor crônica do que na população sem dor crônica.
3. Realizar o diagnóstico definitivo de depressão no quadro de dor crônica é complicado pela sobreposição de sintomas. Um diagnóstico formal não precisa ser feito antes da participação de um profissional psiquiatra e/ou psicólogo na assistência ao paciente.
4. A dor crônica está associada a maior risco de pensamentos suicidas e suicídio entre as faixas etárias.
5. A relação entre processos psicológicos, emoções e dor é complexa. A catastrofização da dor é uma percepção negativamente distorcida de dor como trágica, horrível e insuportável. É fortemente associada à depressão e à dor.

### BIBLIOGRAFIA

1. American Psychiatric Association. *Diagnostic and Statistical Manual of Mental Disorders: DSM-5*. 5th ed. Washington, DC: American Psychiatric Association; 2013.
2. Miller L, Cano A. Comorbid chronic pain and depression: who is at risk? *J Pain*. 2009;10:616-627.
3. Nicholl BI, Smith DJ, Cullen B, et al. Ethnic differences in the association between depression and chronic pain: cross sectional results from UK Biobank. *BMC Fam Pract*. 2015;16:128.
4. Chou L, Brady SR, Urquhart DM, et al. The association between obesity and low back pain and disability is affected by mood disorders: a population-based cross-sectional study of men. *Medicine (Baltimore)*. 2016;95(15):e3367.
5. Zebenholzer K, Lechner A, Broessner G, et al. Impact of depression and anxiety on burden and management of episodic and chronic headaches—a cross-sectional multicentre study in eight Austrian headache centres. *J Headache Pain*. 2016;17:15.
6. Knaster P, Estlander AM, Karlsson H, Kaprio J, Kalso E. Diagnosing depression in chronic pain patients: DSM-IV major depressive disorder vs. Beck depression inventory (BDI). *PLoS ONE*. 2016;11(3):e0151982.

7. Wirth B, Humphreys BK, Peterson C. Importance of psychological factors for the recovery from a first episode of acute non-specific neck pain—a Longitudinal Observational Study. *Chiropr Man Therap.* 2016;24:9.
8. Arnow BA, Blasey CM, Lee J, et al. Relationships among depression, chronic pain, chronic disabling pain, and medical costs. *Psychiatr Serv.* 2009;60(3):344-350.
9. Braden BB, Pipe TB, Smith R, et al. Brain and behavior changes associated with an abbreviated 4-week mindfulness-based stress reduction course in back pain patients. *Brain Behav.* 2016;6(3):e00443.
10. Gorczyca R, Filip R, Walczak E. Psychological aspects of pain. *Ann Agric Environ Med.* 2013;1:23-27.
11. Esteves JE, Wheatley L, Mayall C, Abbey H. Emotional processing and its relationship to chronic low back pain: results from a case-control study. *Man Ther.* 2013;18(6):541-546.
12. Munce SE, Stewart DE. Gender differences in depression and chronic pain conditions in a national epidemiologic survey. *Psychosomatics.* 2007;48(5):394-399.
13. van Tilburg MA, Spence NJ, Whitehead WE, Bangdiwala S, Goldston DB. Chronic pain in adolescents is associated with suicidal thoughts and behaviors. *J Pain.* 2011;12(10):1032-1039.
14. Calati R, Laglaoui Bakhiyi C, Artero S, Ilgen M, Courtet P. The impact of physical pain on suicidal thoughts and behaviors: meta-analyses. *J Psychiatr Res.* 2015;71:16-32.
15. Alba-Delgado C, Llorca-Torralba M, Horrillo I, et al. Chronic pain leads to concomitant noradrenergic impairment and mood disorders. *Biol Psychiatry.* 2013;73(1):54-62.
16. Howe CQ, Robinson JP, Sullivan MD. Psychiatric and psychological perspectives on chronic pain. *Phys Med Rehabil Clin N Am.* 2015;26(2):283-300.
17. Zhuo M. Neural mechanisms underlying anxiety—chronic pain interactions. *Trends Neurosci.* 2016;39(3):136-145.
18. Coplan J, Singh D, Gopinath S, Mathew SJ, Bulbena A. A novel anxiety and affective spectrum disorder of mind and body—the ALPIM (anxiety-laxity-pain-immune-mood) syndrome: a preliminary report. *J Neuropsychiatry Clin Neurosci.* 2015;27(2):93-103.
19. Thomtén J, Boersma K, Flink I, Tillfors M. Social anxiety, pain catastrophizing and return-to-work self-efficacy in chronic pain: a cross-sectional study. *Scand J Pain.* 2016;11:98-103.
20. Carleton RN, Abrams MP, Asmundson GJ, Antony MM, McCabe RE. Pain-related anxiety and anxiety sensitivity across anxiety and depressive disorders. *J Anxiety Disord.* 2009;23(6):791-798.
21. Gerrits MM, van Marwijk HW, van Oppen P, van der Horst H, Penninx BW. Longitudinal association between pain, and depression and anxiety over four years. *J Psychosom Res.* 2015;78(1):64-70.
22. Cunningham NR, Jagpal A, Tran ST, et al. Anxiety adversely impacts response to cognitive behavioral therapy in children with chronic pain. *J Pediatr.* 2016;17(1):227-233.
23. Macea DD, Gajos K, Daglia Calil YA, Fregni F. The efficacy of web-based cognitive behavioral interventions for chronic pain: a systematic review and meta-analysis. *J Pain.* 2010;11(10):917-929.
24. Tekur P, Nagarathna R, Chametcha S, Hankey A, Nagendra HR. A comprehensive yoga programs improves pain, anxiety and depression in chronic low back pain patients more than exercise: an RCT. *Complement Ther Med.* 2012;20(3):107-118.

# DISTÚRBIOS DE PERSONALIDADE NA DOR CRÔNICA

*Michael R. Clark* ▪ *Michael A. Bushey*

### 1. O que é distúrbio de personalidade?
O Diagnostic and Statistical Manual of Mental Disorders, Fifth Edition (DSM-5), define um distúrbio de personalidade como "um padrão permanente de experiência e comportamento interno que desvia acentuadamente das expectativas da cultura do indivíduo, é generalizado e inflexível, surge na adolescência ou no início da idade adulta, é estável com o tempo e leva à angústia ou prejuízo mental."

### 2. Existem tipos de distúrbios de personalidade?
O DSM-5 reconhece 10 distúrbios de personalidades distintos, que são distribuídos em grupos. As personalidades do Grupo A são os tipos "peculiares", incluindo paranoico (desconfiado), esquizoide (distante) e esquizotípico (excêntrico). Os distúrbios de personalidade do Grupo B são considerados tipos "dramáticos" e incluem o antissocial (desprendimento pelos outros), narcisista (arrogante), limítrofe (emocionalmente instável) e histriônico (busca por atenção). Os distúrbios de personalidade do Grupo C são tipos "ansiosos" e incluem dependentes (submissos e pegajosos), evitantes (sensação de inadequação) e obsessivo-compulsivos (perfeccionistas). O DSM também reconhece a mudança de personalidade resultante de uma condição médica ou distúrbio de personalidade indeterminado/outra especificação para incluir pacientes com disfunção significativa de personalidade que não atenda a critérios específicos para outros diagnósticos. Em decorrência das falhas consideráveis na análise de confiabilidade entre observadores e com pacientes que frequentemente preenchem os critérios para mais de um distúrbio de personalidade, o DSM-5 introduz um segundo sistema que define a disfunção de personalidade baseada em traços em vez de diagnósticos categóricos.

### 3. Alguns distúrbios de personalidade predispõem os pacientes à dor crônica?
Enquanto a dor crônica afeta pacientes de todos os tipos de personalidade, pacientes que preenchem os critérios para os distúrbios de personalidade do Grupo C estão principalmente em risco. Esses pacientes tendem a apresentar acentuada esquiva prejudicial e baixo autodirecionamento, que demonstraram ser super-representados em pacientes com dor crônica. Esses traços predispõem uma pessoa a envolver-se em comportamentos de medo-evitação, que estão associados ao início da incapacidade associada à dor crônica. Esses pacientes tendem a ser intensivamente ansiosos, o que pode promover também a fuga de experiências negativas, conduzindo à subutilização de terapias de reabilitação, atrofia muscular e falta de condicionamento global.

### 4. As personalidades são influenciadas pela dor crônica?
A patologia com traços de personalidade, principalmente nos domínios de ansiedade, autoeficácia e somatização, demonstrou melhora com o tratamento da dor crônica. Com a melhora dos sintomas do paciente, a vulnerabilidade da composição de suas características é menos provável de ser induzida. Por outro lado, a emergência de dor crônica pode levar ao desenvolvimento de reações mal-adaptativas que são manifestações de vulnerabilidades de traço de personalidade sob estresse em pacientes que não as exibiram previamente.

### 5. Alguns distúrbios de personalidade predispõem ao desenvolvimento de problemas relacionados com o uso de substâncias?
Pacientes com os tipos do Grupo B são particularmente vulneráveis aos efeitos positivamente reforçados produzidos pela ingestão de medicamentos que fornecem efeitos psicoativos positivos imediatos (euforia). Isso é particularmente verdadeiro em relação aos opiáceos e benzodiazepínicos. Esses pacientes não toleram as emoções negativas intensas produzidas pela dor e, portanto, são sensibilizados pelo reforço negativo do alívio da dor. Como resultado, mesmo quando as consequências negativas do abuso de substâncias começam a aparecer, esses pacientes têm dificuldade para interromper o seu uso por causa dos reforços poderosos já estabelecidos.

### 6. Se um paciente é "problemático", isso significa que apresenta distúrbio de personalidade?
Pacientes "problemáticos" geralmente são classificados em três categorias: exigentes, incompatíveis, abusivos. Em cada caso, a dificuldade pode estar associada a um distúrbio de personalidade

subjacente ou pode ser ocasionada por outra causa secundária. Em cada situação, o distúrbio de personalidade deve ser considerado com apenas uma possibilidade nos diagnósticos diferenciais.

### 7. Como tratar o paciente problemático?

| Tipo de Paciente | Características | Objetivo do Tratamento | Estratégia Terapêutica |
|---|---|---|---|
| Exigente | Não aceita "não" como resposta | Tornar o paciente de cliente para paciente | Estabelecer expectativas (indução de papel) e levar adiante as consequências |
| Incompatível | É incapaz ou pouco disposto a cumprir o tratamento | Compreender por que eles "não podem" ou "não vão" cumprir | Abordar a causa-raiz, que pode ser qualquer coisa de depressão não tratada (não pode) ao desvio com drogas (não vão) |
| Abusivo | Angústia intensa, sintomas inexplicáveis, várias falhas em tratamentos anteriores | Reconhecer e validar a angústia | Identificar e tratar a causa da angústia subjacente |

### 8. Os pacientes com distúrbio de personalidade manifestam sensibilidade alterada à dor?

Essa relação é com muita frequência estudada em pacientes com distúrbio de personalidade limítrofe. Estudos anteriores conduzidos em unidades de saúde mental sugeriram que os pacientes com distúrbio de personalidade limítrofe têm insensibilidade à dor. No entanto, estudos mais recentes de pacientes em unidades de cuidados primários sugerem que os pacientes com escalas elevadas de personalidade limítrofe tendem a apresentar maior sensibilidade à dor e exibem níveis superiores de catastrofização da dor. Um estudo recente sugere que essa discrepância pode estar ligada a comportamentos de autoflagelação, com pacientes envolvidos em tal comportamento relatando níveis inferiores de dor aguda em um teste pressórico ao frio comparados aos pacientes com distúrbio de personalidade limítrofe que não estão envolvidos em tal comportamento de autoflagelação.

### 9. Com que frequência os distúrbios de personalidade são observados em pacientes com dor crônica?

Uma revisão recente de oito estudos de prevalência sugere que a frequência do distúrbio de personalidade limítrofe em pacientes apresentados a uma clínica de dor é de aproximadamente 30%, o que é significativamente maior do que a porcentagem estimada de 2 a 6% relatada na população geral.

### 10. Os objetivos do tratamento são diferentes para pacientes com dor e que manifestam o distúrbio de personalidade limítrofe?

Os objetivos do tratamento do distúrbio de personalidade limítrofe estabelecem um paralelo com os objetivos do tratamento da dor crônica. Em ambos os casos, os pacientes estão trabalhando para melhorar sua função e desenvolver habilidades para auxiliar na tolerância em relação à aflição. Os objetivos da terapia são baseados na mudança de comportamento diante das condições emocionais intensas e angustiantes. A terapia comportamental dialética é o tratamento mais amplamente reconhecido para o distúrbio de personalidade limítrofe. Este tratamento é feito com base na validação de emoções intensas e experiências negativas, enquanto ajuda o paciente a escolher comportamentos mais saudáveis, apesar desses sentimentos.

### 11. Há algum papel do medicamento no tratamento do distúrbio de personalidade limítrofe?

Por causa da alta prevalência de transtornos comórbidos de humor em pacientes com distúrbio de personalidade limítrofe, o tratamento de distúrbios de humor subjacentes com antidepressivos apropriados ou estabilizadores de humor pode fornecer benefício significativo. Os medicamentos podem auxiliar a atenuar a reatividade emocional profunda, diminuir seus comportamentos impulsivos e permitir alívio suficiente desses pacientes à angústia para se envolverem na psicoterapia com resultados produtivos.

### 12. Qual é o prognóstico de distúrbio de personalidade limítrofe?

Enquanto a personalidade ou caráter é considerado consolidar-se no início da fase adulta como resultado da experiência de vida, os distúrbios de personalidade são paradigmas independentes com base em traços extremos de personalidade que incorporam inúmeras respostas comportamentais mal-adaptativas. Entretanto, um estudo com acompanhamento de 10 anos demonstrou que 88% dos pacientes com distúrbio de personalidade limítrofe entraram em remissão, e nesse tempo não atenderam mais aos critérios do distúrbio em questão.

**13. Existe "maneira correta" para interagir com os pacientes que apresentam o distúrbio de personalidade limítrofe?**
Pacientes com distúrbio de personalidade limítrofe são sensíveis à atenção emocional dada a eles por outros, principalmente por profissionais de cuidados à saúde. Oferecer elogios para apoiá-los positivamente mesmo em pequenos progressos, ao mesmo tempo que ignora os comportamentos mal-adaptativos é a técnica mais útil. O enfrentamento deve ser reservado a ações mais inapropriadas. Nessas circunstâncias, ênfase deve ser dada nos benefícios potenciais imediatos a serem obtidos ou os resultados negativos evitados, se o paciente está envolvido em comportamentos alternativos.

**14. Quais práticas devem ser prevenidas no tratamento de pacientes com distúrbio de personalidade limítrofe?**
Pacientes com distúrbio de personalidade limítrofe são mais propensos do que os controles em relatar o uso de opiáceos com prescrição médica. A prescrição de opiáceos e benzodiazepínicos fornece desafios únicos em pacientes com esse distúrbio. Tais medicamentos fornecem uma oportunidade para escapar, em vez de lidar com sensações desagradáveis. Esses medicamentos produzem um reforço positivo robusto que é difícil de extinguir. Como consequência, as estratégias de pouco enfrentamento são recompensadas. A repreensão desses pacientes também deve ser evitada, pois isso dá atenção aos comportamentos negativos e pode na verdade resultar no seu fortalecimento.

**15. Qual a frequência de tentativas e conclusão do suicídio em pacientes com distúrbio de personalidade limítrofe?**
Uma importante consideração ao tratar pacientes com distúrbios de personalidade limítrofe é associada às elevadas taxas de tentativas e de conclusão do suicídio. As taxas de tentativa de suicídio chegam a 70% neste grupo, com 5 a 10% tendo suicídios concluídos. Pacientes encaminhados ao tratamento da dor e que apresentam o distúrbio de personalidade limítrofe comórbido devem ser prescritos para medicamentos potencialmente letais com certa precaução, considerando o potencial para qualquer medicamento prescrito ser ingerido intencionalmente com o propósito de cometer autoflagelação ou suicídio. De modo geral, é importante examinar o potencial para o suicídio em pacientes de alto risco e prescrever quantidades menores de medicamentos mais frequentemente do que o fornecimento mensal usual ou mesmo em um período de 90 dias.

**16. Existem orientações específicas para o tratamento de pacientes com distúrbio de personalidade limítrofe?**
A indução de função é fundamental no tratamento de pacientes com distúrbios de personalidade. Deve haver instruções bem claras em relação às maneiras apropriadas para utilizar o exame clínico e as expectativas quanto à adesão à consulta e ao acompanhamento das prescrições recomendadas para o tratamento. Consequências de não seguir as regras devem ser faladas de forma clara e intensificada. Apesar da dificuldade que esses pacientes podem ter em atingir os objetivos, é importante que o médico não diminua as expectativas do paciente, visto que isso levará ao agravamento da função e dos resultados.

**17. Quando é apropriado desistir de um paciente problemático?**
Como descrito previamente, as expectativas para o tratamento devem ser claramente delineadas. Geralmente é preferível que o profissional médico não desista do paciente, a menos que expressamente dispensado pelo paciente, o que pode ser resultante do médico não atender às necessidades do paciente. Deverá esclarecer que o paciente está rejeitando o auxílio médico e que a porta permanecerá aberta, com o paciente disposto à adesão, no futuro, para recomendações de tratamento e ação como um paciente em vez de um consumidor.

---

### PONTOS-CHAVE

1. Os distúrbios de personalidade não causam dor crônica, mas afetarão a maneira que determinado paciente se apresenta e responde ao tratamento.
2. Cerca de 30% dos pacientes encaminhados à clínica de dor preenchem os critérios de distúrbio de personalidade limítrofe.
3. O distúrbio de personalidade limítrofe e a dor crônica possuem objetivos de tratamento semelhantes: trabalhar para melhorar a função e o desenvolvimento de habilidades para auxiliar na tolerância ao desconforto.
4. Pacientes com distúrbios de personalidade do Grupo C são altamente suscetíveis ao desenvolvimento de dor com comportamentos de esquiva.
5. Pacientes com distúrbio de personalidade limítrofe são vulneráveis às recompensas imediatas fornecidas pelos opiáceos e benzodiazepínicos, que aumentam o risco de abuso de medicamentos.

**BIBLIOGRAFIA**

1. American Psychiatric Association. *Diagnostic and Statistical Manual of Mental Disorders.* 5th ed. Arlington, VA: American Psychiatric Publishing; 2013.
2. Carpenter RW, Trull TJ. The pain paradox: borderline personality disorder features, self-harm history, and the experience of pain. *Personal Disord.* 2015;6(2):141-151.
3. Clark M. The madwoman in the attic: pain and borderline personality disorder. *PainWeek.* 2014;2(Q3):22-29.
4. Frankenburg FR, Fitzmaurice GM, Zanarini MC. The use of prescription opioid medication by patients with borderline personality disorder and axis II comparison subjects: a 10-year follow-up study. *J Clin Psychiatry.* 2014;75(4):357-361.
5. Links PS, Ross J, Gunderson JG. Promoting good psychiatric management for patients with borderline personality disorder. *J Clin Psychol.* 2015;71(8):753-763.
6. Wasan AD, Sullivan MD, Clark MR. Psychiatric illness, depression, anxiety, and somatoform pain syndromes. In: Fishman SM, Ballantyne JC, Rathmell JP, eds. *Bonica's Management of Pain.* 4th ed. Baltimore, MD: Lippincott Williams & Wilkins; 2009.

# ABUSO DE SUBSTÂNCIAS NA DOR CRÔNICA

CAPÍTULO 33

Eric Gruenthal ▪ Julie G. Pilitsis

1. **Como é definido o manejo da dor crônica neste capítulo?**
   Aqui nós definimos a dor crônica como a dor que dura pelo menos 90 dias. O manejo da dor crônica é definido como o uso de medicamentos ou intervenções com o objetivo de aliviar a dor. O enfoque deste capítulo é o uso de opioides no manejo da dor crônica e a possível consequência da toxicodependência.

2. **O que é dependência química?**
   O Diagnostic and Statistical Manual of Mental Disorders, Fifth Edition (DSM-5), de 2013, define a dependência química (transtorno de uso de substâncias) como um distúrbio multifacetado, incluindo sintomas comportamentais, cognitivos e fisiológicos. As características são as seguintes:
   1. Ingestão de substâncias em grandes quantidades ou por um período mais longo do que foi originalmente pretendido.
   2. Um desejo persistente para reduzir ou regular o uso de substâncias e várias tentativas malsucedidas para diminuir ou interromper o uso.
   3. Gastar muito tempo para obter a substância, utilizar a substância ou recuperar-se de seus efeitos
   4. Desejo manifestado por vontade intensa ou necessidade da substância.
   5. Incapacidade de cumprir obrigações principais de função no trabalho, escola ou casa.
   6. Problemas interpessoais ou sociais recorrentes ou persistentes causados ou exacerbados pelos efeitos da substância.
   7. Atividades sociais, ocupacionais ou recreacionais importantes podem ser abandonadas.
   8. O uso recorrente de substâncias em situações nas quais é fisicamente perigoso.
   9. Uso contínuo apesar do conhecimento da manifestação de um problema psicológico ou físico persistente ou recorrente.
   10. Tolerância sinalizada pela necessidade de uma dose significativamente aumentada da substância para alcançar o efeito desejado.
   11. Suspensão com o declínio das concentrações sanguíneas ou teciduais de uma substância.
   
   O transtorno leve para uso de substâncias é definido como 2 ou 3 desses sintomas, moderado como 4 a 5 sintomas, e grave como 6 ou mais sintomas.

3. **Liste as cinco principais características da dependência química.**
   O "ABCDE" é fornecido pela American Society of Addiction Medicine da seguinte forma:
   A. Incapacidade para **A**bster-se
   B. Prejuízo do controle comportamental (**B**ehavioral)
   C. Desejo (**C**raving)
   D. **D**iminuição do reconhecimento de problemas com os comportamentos e relações com os outros
   E. Resposta **E**mocional Disfuncional

4. **O que é dependência física?**
   A dependência física resulta do uso repetido de uma substância. O corpo se acostuma com a substância e a síndrome de abstinência pode ocorrer quando a substância é diminuída, interrompida ou um antagonista é utilizado.

5. **Quais são os sintomas de intoxicação com opioides?**
   A intoxicação com opioides é caracterizada por manifestações comportamentais, tais como comprometimento da memória, sonolência, euforia, confusão, delírio e apatia, além de manifestações físicas, incluindo falta de coordenação, náusea, vômito, constrição pupilar, fala arrastada, bradicardia e desconforto respiratório.

6. **Quais são os sintomas de síndrome de abstinência de opioides?**
   A abstinência de opioides é caracterizada por manifestações comportamentais, como inquietação, ansiedade, insônia e pouca energia, além de manifestações físicas, como dores musculares, náusea ou vômito, lacrimejamento, corrimento nasal, sudorese, dilatação da pupila e bocejo persistente.

7. **O que é tolerância ao opioide e como está relacionada com a dependência química?**
   No contexto do tratamento da dor com opioides, a tolerância é a necessidade de doses mais elevadas com o intuito de aliviar a dor. Pacientes que utilizam opioides para o tratamento da dor podem apresentar tolerância sem dependência.

8. **Quando é apropriada a prescrição de opioides para o manejo da dor crônica?**
   Duas grandes classes de dor crônica são normalmente definidas: a dor relacionada com o câncer e dor relacionada com doenças não cancerígenas. Há uma concordância geral de que para a dor relacionada com o câncer, os opioides podem ser uma opção apropriada.
   Para a dor crônica associada à doença não cancerígena, porém, os pacientes frequentemente demonstram pouca alteração em seus escores de dor relatados durante a evolução do tratamento a longo prazo. De fato, há alguma evidência de que os opioides podem ser mais prejudiciais do que bons e podem reduzir os esforços ao exercício para recuperar a função e reduzir a dor. Isso é particularmente verdadeiro para a dor musculoesquelética: após uma rodada inicial de opioides para possibilitar a reabilitação, as orientações sugerem a interrupção do tratamento com opioides. Um estudo plurianual de pacientes na pós-menopausa com dor crônica demonstrou que aquelas pacientes que receberam opioides foram menos propensas a apresentarem melhora em relação à dor do que aquelas que não foram tratadas com esses medicamentos. De modo similar, os opioides são contraindicados para cefaleias, que podem, na realidade, piorar o tratamento. No entanto, se a atividade normal não é um objetivo plausível, como em idosos ou quando outras formas de manejo da dor fracassaram, os opioides podem ser uma boa escolha para o manejo da dor crônica.

9. **A dependência química é comum e os pacientes são vulneráveis à dependência de analgésicos opioides utilizados para síndromes de dor crônica?**
   A relação entre taxas elevadas de prescrição de opioides para dor crônica e dependência de opioides é bem conhecida. Em uma metanálise recente, Vowles *et al.*, em 2015, observaram que o uso indevido (definido como subutilização, uso excessivo, uso errático ou desordenado, além do uso com álcool e substâncias ilegais) ocorre em aproximadamente 25% dos pacientes e a dependência ocorre em cerca de 10% dos pacientes tratados com opioides para dor crônica. Além disso, o compartilhamento e o roubo de prescrições é uma prática comum que tem contribuído para a epidemia de dependência de opioides.

10. **Quais são os fatores de risco para a dependência química no tratamento do manejo da dor com opioides?**
    Os fatores de risco incluem:
    - Fatores genéticos e ambientais, incluindo abuso sexual.
    - História familiar e pessoal de toxicodependência.
    - Condições psiquiátricas como ansiedade e transtornos do controle do impulso.
    - Idade entre 16 e 45.

    O uso de ferramentas de avaliação de risco para uso de opioides, que investigue esses e outros fatores, pode auxiliar os médicos a identificar pacientes que estão em maior risco. Ver os *websites* no final deste capítulo para obter esses recursos.

11. **Como o panorama tem mudado a responsabilidade médica a respeito da dependência química e manejo da dor nos últimos 6 anos?**
    A saúde pública e o ambiente político dos médicos em relação à toxicodependência, opioides e manejo da dor mudaram substancialmente desde a última edição deste livro. Até 2012 o uso abusivo de medicamentos foi a principal causa de mortes por lesão (mais do que os acidentes de carro) de indivíduos entre 25 e 64 anos de idade nos Estados Unidos e quase 500.000 atendimentos de emergência anualmente foram relacionados com os opioides, quase o dobro do número de relatado no início dos anos 2000. Em 2014, tanto o US Department of Health and Human Services e o Centers for Disease Control definiram as mortes resultantes da prescrição de opioides como uma epidemia.
    De acordo como as pesquisas nacionais, os médicos são em grande parte culpados pelo público geral relacionado com o desvio e uso inadequado de opioides em decorrência do tratamento excessivo e prolongado com esses medicamentos para o manejo de dor crônica.
    Como consequência, muitos estados estão adotando novas leis para regular os hábitos de prescrição dos médicos. Em março de 2016, o governo federal emitiu as primeiras diretrizes nacionais sobre este tópico. Nessas diretrizes, enquanto é reconhecido que os cirurgiões são frequentemente os primeiros a prescreverem os opioides para reduzir a dor durante a recuperação inicial, é postulado que o médico de cuidados primários geralmente realize o tratamento do paciente com opioides.

A conscientização da mudança no panorama do manejo da dor é essencial para manter as melhores práticas e minimizar o risco de processos judiciais.

12. **Quais são as diretrizes mais recentes para os médicos a fim de minimizar o risco de dependência dos opioides no manejo da dor crônica?**
    De acordo com as Diretrizes de Prescrição dos Opioides do Centers for Disease Control (CDC) (Março de 2016):
    - A terapia não farmacológica e não opioide é preferível para a dor crônica.
    - Estabelecer os objetivos do tratamento com os pacientes antes do início da terapia com opioides.
    - Ao iniciar a terapia, utilizar os opioides de liberação imediata em vez dos opioides de liberação prolongada.
    - Iniciar o tratamento com a dose menos eficaz e evitar mais de 90 mg de equivalente de morfina por dia.
    - Reavaliar os benefícios e prejuízos no período de 1 a 4 semanas da terapia inicial ou escalonada.
    - Considerar a disponibilização de naloxona para pacientes de alto risco, como aqueles com histórico de abuso de medicamentos, história de transtorno de uso de substâncias, doses maiores do que 50 mg de equivalente de morfina ao dia ou uso concomitante de benzodiazepínicos, que devem ser evitados.
    - Uso de um programa estadual de monitorização de prescrição de medicamentos (PDMP).
    - Uso de teste de triagem de medicamentos em amostras de urina inicialmente e pelo menos uma vez ao ano.

13. **Quais são as formulações mais recentes de opioides que são desenvolvidas para diminuir a toxicodependência?**
    Existem novas formulações de opioides com o objetivo de reduzir o risco de dependência química. Visto que a rápida "adrenalina" que amplifica o risco de dependência está associada às vias intranasais, inalatórias ou intravenosas de uso do opioide, as novas formulações que impedem a trituração do medicamento podem ser úteis. Além disso, algumas formulações incluem uma substância que é irritante se inalada, injetada ou mastigada, enquanto outras agora incluem um antagonista, como a naloxona, que é inativada apenas se o medicamento é engolido. Essas formulações auxiliam a reduzir, mas não diminuir completamente o risco de dependência.

14. **Quais são algumas das opções não opioides, mais recentes para o manejo ambulatorial da dor crônica?**
    Como a falta geral de benefício do tratamento a longo prazo com opioides para dor crônica e o risco de dependência química são documentados, as novas diretrizes do CDC declaram que as intervenções não opioides, incluindo fisioterapia, perda de peso, terapia comportamental cognitiva, intervenções para melhorar o sono, medicamentos anti-inflamatórios não esteroidais (NSAIDs) para a dor lombar, neuromodulação e antidepressivos para dor neuropática são preferíveis para a dor crônica não relacionada com o câncer ou assistência ao paciente em fase terminal.

15. **Qual é a utilidade dos termos médicos escritos em pacientes com suspeita de abuso de opioides?**
    Quando os opioides são o tratamento de escolha, o contrato de manejo de dor que estabelece os parâmetros de tratamento pode ser útil. De modo geral, esses contratos incluem acordos de que as prescrições não podem ser renovadas antecipadamente (mesmo se perdidas ou roubadas) e que as novas receitas médicas exigirão um exame físico ou pelo menos uma visita ao consultório. Os contratos detalham que quaisquer medicamentos prescritos por outros médicos devem ser relatados ao médico que receitou o opioide. Acordos para a realização do teste de análise de medicamentos em amostra aleatória da urina e para não compartilhamento ou venda de medicamentos devem ser considerados.

16. **Quais ações, por parte do paciente, devem alertar você para a possibilidade de comportamento de "procura pelo medicamento"?**
    Os comportamentos de procura do medicamento incluem as queixas de níveis acentuadamente elevados de dor, cefaleias recorrentes, dor de dente ou lombar, solicitação do narcótico pelo nome e pedidos antecipados de novas receitas ou para reposições de medicamentos perdidos. Outros comportamentos suspeitos incluem a hesitação para produzir registros médicos anteriores, fazendo um pedido direto de medicamentos sem uma solicitação concomitante de avaliação do problema que causa a dor e a procura por consultas com vários profissionais.

17. **O que deve ser feito se a toxicodependência for suspeita?**
    Se a dependência química é suspeita, o uso de opioides de longa ação e outras novas formulações mencionadas previamente, que são mais difíceis de chegarem ao vício, podem ser a melhor opção. A redução do número de comprimidos prescritos ou a diminuição do intervalo entre as novas prescrições e o envolvimento de membros da família na guarda e distribuição dos medicamentos

podem ser aconselháveis. A solicitação dos exames com amostras aleatórias de urina e a contagem dos comprimidos podem revelar uma dependência química permanente.

Compreender que alguma dependência psicológica ou química de opioides é quase inevitável quando a terapia a longo prazo com opioides é utilizada e os sintomas associados à abstinência serão resultado da interrupção ou diminuição na dosagem. Seus pacientes podem necessitar de assistência para a orientação medicamentosa ou outros recursos ao realizar a transição de sua medicação.

### 18. Como um profissional pode ativamente prevenir o desvio de medicamentos?

É importante documentar todos os achados e planos de tratamento individualizados para cada paciente, incluindo qualquer suspeita de dependência e desvio medicamentoso. Sua melhor defesa contra o desvio de medicamentos é limitar a duração do tratamento e os intervalos entre as novas prescrições. Outras ferramentas que podem ajudar a incluir o uso de:

- PDMPs estaduais, que podem ser investigadas antes da prescrição médica.
- Se utilizados, os blocos de prescrição que não são facilmente copiados.
- Anotar a dose e o número das novas receitas médicas, incluindo "zero", se nenhuma receita foi permitida

### 19. Quão comum são as sanções médicas dos órgãos reguladores?

Por causa das preocupações em relação à dependência de medicamentos prescritos, a Drug Enforcement Agency (DEA) duplicou suas Equipes Táticas de Desvio de 37 em março de 2011 a 66 em março de 2014. A revisão médica estadual e a junta de licenciamento e de promotores estão investigando os médicos em uma taxa crescente para a prescrição de substâncias controladas. O Federal U.S. Department of Justice listou 28 ações de registro para médicos e profissionais de enfermagem em 2015. Em 15 casos, o certificado da DEA foi revogado. Em mais 7 casos, a nova solicitação de um certificado da DEA foi negada após a adoção de uma curta ação de revogação.

## WEBSITES

Para aprender mais sobre sinais e riscos de dependência química de opioides associados ao manejo da dor e as sanções médicas para desvio dos medicamentos, visitar:

Actions Against Pain Physicians: www.aapsonline.org
American Academy of Pain Management: www.aapainmanage.org
American Academy of Pain Medicine: www.painmed.org
American Pain Society: www.americanpainsociety.org
American Society of Addiction Medicine: www.asam.org
PROP | Physicians for Responsible Opioid Prescribing: www.supportprop.org

Além disso, o seguinte *website* oferece informações sobre descarte legal de medicamentos, assim como as sanções médicas: www.deadiversion.usdoj.gov.

### PONTOS-CHAVE

1. O US Department of Health and Human Services e o Center for Disease Control referiram-se às mortes resultantes do uso de opioides prescritos como uma epidemia e os médicos estão sendo responsabilizados pelo governo e pelo público geral.
2. As melhores estimativas são que o uso indevido ocorre em quase 25% dos pacientes e a dependência química ocorre em aproximadamente 10% dos pacientes tratados com opioides para dor crônica.
3. O tratamento a longo prazo com opioides não é a primeira linha de tratamento da dor crônica.

## BIBLIOGRAFIA

1. Alam A, Juurlink DN. The prescription opioid epidemic: an overview for anesthesiologists. *Can J Anaesth*. 2016;63(1):61-68.
2. American Psychiatric Association. *Diagnostic and Statistical Manual of Mental Disorders (DSM-5)*. 5th ed. Washington, DC: American Psychiatric Association; 2013.
3. Ballantyne JC. Opioid therapy in chronic pain. *Phys Med Rehabil Clin N Am*. 2015;26(2):201-218.
4. Barry CL, Kennedy-Hendricks A, Gollust SE, et al. Understanding Americans' views on opioid pain reliever abuse. *Addiction*. 2016;111(1):85-93.
5. Bruera E, Paice JA. Cancer pain management: safe and effective use of opioids. *Am Soc Clin Oncol Educ Book 2015 Edition*. 2015;e593-e599.
6. Buchman DZ, Ho A, Illes J. You present like a drug addict: patient and clinician perspectives on trust and trustworthiness in chronic pain management. *Pain Med*. 2016;17(8):1394-1406.
7. Cheatle MD. Facing the challenge of pain management and opioid misuse, abuse and opioid-related fatalities. *Expert Rev Clin Pharmacol*. 2016;9(6):751-754.

8. Cheatle MD. Prescription opioid misuse, abuse, morbidity, and mortality: balancing effective pain management and safety. *Pain Med*. 2015;16(suppl 1):S3-S8.
9. Conrardy M, Lank P, Cameron KA, et al. Emergency department patient perspectives on the risk of addiction to prescription opioids. *Pain Med*. 2015;17(1):114-121.
10. Frieden TR, Houry D. Reducing the risks of relief—the CDC opioid-prescribing guideline. *N Engl J Med*. 2016;374(16):1501-1504.
11. Gould HJ, Paul D. Critical appraisal of extended-release hydrocodone for chronic pain: patient considerations. *Ther Clin Risk Manag*. 2015;11:1635-1640.
12. Kanner R. Addiction and pain management. In: Dubin A, Pilitsis J, Argoff CE, Mcleane G, eds. *Pain Management Secrets*. 3rd ed. Philadelphia: Mosby/Elsevier; 2009:1-9.
13. Hoffman J. Patients in pain, and a doctor who must limit drugs. New York Times. March 16, 2016.
14. Lasser KE, Shanahan C, Parker V, et al. A multicomponent intervention to improve primary care provider adherence to chronic opioid therapy guidelines and reduce opioid misuse: a cluster randomized controlled trial protocol. *J Subst Abuse Treat*. 2016;60:101-109.
15. Leonardi C, Vellucci R, Mammucari M, Fanelli G. Opioid risk addiction in the management of chronic pain in primary care: the addition risk questionnaire. *Eur Rev Med Pharmacol Sci*. 2015;24:4898-4905.
16. Sacco LN. Drug enforcement in the United States: history, policy and trends. October 2, 2014. Congressional Research Service Report; www.crs.gov. Accessed 15 July 2016.
17. Vowles KE, McEntee ML, Julness PS, et al. Rates of opioid misuse, abuse, and addiction in chronic pain: a systematic review and data synthesis. *Pain*. 2015;156(4):569-576.

## VI. POPULAÇÕES ESPECIAIS DE PACIENTES

# DOR EM CRIANÇAS
*Renee C.B. Manworren*

CAPÍTULO 34

### 1. Quais tipos de dor as crianças manifestam?
Como os adultos, as crianças manifestam dor aguda por lesão, doença e procedimentos médicos invasivos. Os neonatos são submetidos de 1 a 10+ procedimentos dolorosos durante a primeira semana de hospitalização. As crianças recebem 49 doses de 14 vacinas até o 6º ano de vida; e mais de 6 milhões de crianças por ano são submetidas a alguma cirurgia. Também desenvolvem dor recorrente, persistente e crônica. Diferentemente da dor causada por doença ou trauma, a dor em si, em vez da doença de base, torna-se um problema. A dor crônica na infância está associada a uma perda média de 3,43 anos de vida ajustados pela qualidade. A prevalência de dor crônica é estimada em 11 a 38% em crianças. As dores mais comuns são as cefaleias (10 a 30% das crianças e o motivo de 1-2% das visitas pediátricas), dores de estômago (7 a 25% e o motivo para 2 a 4% das visitas pediátricas) e dor musculoesquelética (acima de 50% das crianças). As síndromes de dor funcional são um grupo pouco definido, complexo, menos comum de condições crônicas pediátricas caracterizadas por dor, sofrimento e incapacidade com etiologia da doença ou causa biomecânica incerta. É importante para os pais e filhos compreender que não há única fonte de dano tecidual que causa a síndrome de dor funcional, recorrente, persistente, crônica na criança (Fig. 34.1).

### 2. Como as experiências de dor em crianças diferem daquelas observadas em adultos?
Há evidência de que as crianças manifestam dor diferentemente dos adultos. Os valores do teste sensorial quantitativo normativo (QST) demonstram que crianças menores (< 8 anos de idade) são menos sensíveis aos estímulos térmicos e mecânicos e mais sensíveis aos estímulos dolorosos do que crianças mais velhas (> 9 anos de idade). Valores de referência para QST diferem entre crianças e adultos. A pesquisa também demonstra que os estímulos nocivos recebidos durante o período neonatal vulnerável de plasticidade neuronal podem desencadear alterações epigenômicas imprevisíveis que afetam o cérebro a longo prazo, neurodesenvolvimento e reatividade à dor na idade adulta. Muitas crianças prematuras expostas à dor e estresse por procedimentos neonatais repetitivos podem apresentar alterações em sua microestrutura e função cerebral, sistemas de estresse, desenvolvimento neuronal e comportamentos sensíveis ao estresse. No entanto, apesar do envolvimento de regiões cerebrais durante a imagem funcional do cérebro, não existe evidência para maior prevalência de síndromes dolorosas em crianças nascidas prematuras e expostas aos eventos dolorosos precoces repetidos quando comparados em crianças e adultos nascidos a termo e saudáveis.

### 3. O que é plasticidade?
A plasticidade refere-se à capacidade para responder diferentemente ou alterar em resposta ao dano tecidual. A neuroplasticidade causada por exposição precoce ou repetida à dor pode resultar em uma reorganização mal-adaptativa do sistema nervoso periférico e central. Os estímulos nocivos incluindo inflamação podem causar entrada nociceptora elevada e induzem resposta neuroplástica causando mudanças físicas em neurônios individuais, como os neurônios se comunicam uns com os outros e o nível cortical e cerebral total (remapeamento). As percepções de dor em crianças dependem das interações neuronais complexas que incluem tanto a transmissão de dor ascendente e modulação e supressão de dor descendente. As crianças são mais vulneráveis à dor considerando as exposições frequentes, capacidade cognitiva e de desenvolvimento variável para avaliar o significado da dor manifestada e falta de autonomia para buscar as intervenções de prevenção e tratamento da dor.

### 4. Quais mitos têm complicado nosso manejo da dor em crianças?
As pesquisas indicam avanços no conhecimento em relação à dor em crianças e os mitos, como "crianças possuem sistemas nervosos imaturos e não sentem dor", foram eliminados. No entanto, comportamentos relativos à dor em crianças não mudaram. Por exemplo, apesar do conhecimento documentado que as crianças com desenvolvimento apropriado entre 3 a 4 anos de idade podem relatar a intensidade da dor de forma acurada, os profissionais de assistência à saúde e pais são mais

## Fatores envolvidos na dor em menina de 10 anos de idade com cefaleias recorrentes

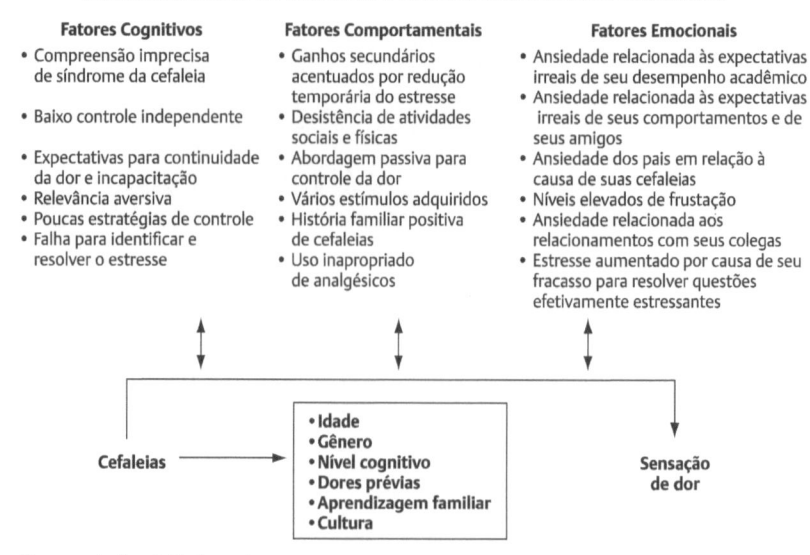

**Fatores Cognitivos**
- Compreensão imprecisa de síndrome da cefaleia
- Baixo controle independente
- Expectativas para continuidade da dor e incapacitação
- Relevância aversiva
- Poucas estratégias de controle
- Falha para identificar e resolver o estresse

**Fatores Comportamentais**
- Ganhos secundários acentuados por redução temporária do estresse
- Desistência de atividades sociais e físicas
- Abordagem passiva para controle da dor
- Vários estímulos adquiridos
- História familiar positiva de cefaleias
- Uso inapropriado de analgésicos

**Fatores Emocionais**
- Ansiedade relacionada às expectativas irreais de seu desempenho acadêmico
- Ansiedade relacionada às expectativas irreais de seus comportamentos e de seus amigos
- Ansiedade dos pais em relação à causa de suas cefaleias
- Níveis elevados de frustação
- Ansiedade relacionada aos relacionamentos com seus colegas
- Estresse aumentado por causa de seu fracasso para resolver questões efetivamente estressantes

Cefaleias → 
- Idade
- Gênero
- Nível cognitivo
- Dores prévias
- Aprendizagem familiar
- Cultura

→ Sensação de dor

**Recomendações de Tratamento:**
1. Auxiliar a criança na identificação e resolução de situações estressantes.
2. Ensinar a criança a enfrentar de maneira mais eficaz as frustrações cotidianas.
3. Ensinar os pais e os filhos sobre sistemas de dor, síndromes de dor recorrente e estímulos para cefaleia verdadeira vs. adquirida.
4. Reduzir os ganhos secundários associados à dor na criança, fornecendo respostas consistentes e não mal-adaptativas para suas queixas de dor.
5. Ensinar para a criança métodos não farmacológicos de controle da dor, incluindo relaxamento muscular por retroalimentação e exercício antiestresse.

**Figura 34.1.** Fatores envolvidos na dor em menina de 10 anos de idade com cefaleias recorrentes.

prováveis de acreditarem e prestarem atenção aos comportamentos quando os comportamentos são inconsistentes com os autorrelatos de dor das crianças. Os relatos das crianças não são considerados. Os efeitos adversos de dor são descontados, enquanto aqueles relacionados com os tratamentos de dor são superestimados. Portanto, comportamentos inapropriados e preocupações considerando a dor perpetuam o pouco reconhecimento e o subtratamento de dor das crianças.

As crianças geralmente são consideradas resistentes, mas as crianças podem-se tornar significativamente incapacitadas por dor recorrente, persistente e crônica. Quando os comportamentos protetores apropriados para doença aguda ou dor por trauma persistem, pode levar à progressiva perda de função. Crianças e pais precisam compreender que na presença de incapacidade evidente, o diagnóstico de dor e incapacidade devem ser abordados. Os pais precisam de assistência para compreender que o tratamento de dor crônica é diferente do observado para a dor resultante da doença ou trauma. Os opioides são raramente utilizados para tratar a dor crônica, persistente e recorrente em crianças; e o retorno gradual à atividade é encorajado apesar da dor. A dor crônica afeta a família toda e o sofrimento emocional, função física comprometida, independência reduzida e prognóstico incerto devem ser abordados em conjunto com a família. As crianças e os pais das crianças com dor crônica necessitam de terapia mais especializada para retornar à escola e atividades físicas e sociais.

**5. Como você avalia as experiências de dor em bebês?**
As ferramentas de avaliação válida e confiável para bebês e crianças pré-alfabetizadas são na verdade medidas indiretas de dor (Tabela 34.1). Visto que essas ferramentas dependem de comportamentos observados e medidas fisiológicas, eles não medem a intensidade de dor, mas sim quantificar as respostas à angústia relacionada com dor. Os escores obtidos por essas ferramentas são influenciados por fatores contextuais, tais como idade gestacional e estabilidade fisiológica. Portanto, as ferramentas de avaliação da dor em bebês e crianças pré-alfabetizadas são na maioria confiáveis para a dor em procedimentos médicos, em vez de avaliações da dor crônica contínuas. Essas ferramentas

**Tabela 34.1.** Ferramentas para Avaliação da Dor em Lactentes e Crianças na Fase Pré-Verbal

| FERRAMENTA E REFERÊNCIA (ANO) | FAIXA ETÁRIA | TIPO DE DOR | PARÂMETROS |
|---|---|---|---|
| Escala de Dor Pós-Operatória de Crianças e Lactentes<br>*Bringuier et al. (2009); Buttner and Finke (2000)* | Nascimento até os 5 anos | Aguda, pós-operatória | Escores de 0 a 10:<br>• Choro<br>• Facial<br>• Postura motora da perna/agitação<br>• Postura do tronco |
| Escala de Comportamento de *Jong et al. (2010); van Dijk et al. (2000, 2005)* | Neonatos até 3 anos | Aguda, unidade de cuidado intensivo pós-operatória | Utilizada para avaliar a angústia, sedação e dor.<br>Escores de 8 a 40:<br>• Estado de alerta<br>• Pressão arterial<br>• Calma<br>• Tensão facial<br>• Frequência cardíaca<br>• Tônus muscular<br>• Movimento físico<br>• Desconforto respiratório<br>Também válida sem parâmetros fisiológicos. |
| Choro, requer oxigênio, sinais vitais aumentados, expressão e sonolência<br>*Ahn and Jun (2007); Krechel and Bildner (1995)* | Neonatos | Aguda, procedimento em unidade de cuidado intensivo, pós-operatória | Escores de 0 a 10:<br>• Choro<br>• Requer oxigênio — oxigenação<br>• Sinais vitais aumentados, Expressão<br>• Sonolência |
| Escala de Angústia para Recém-Nascidos Ventilados<br>*Sparshott (1996)* | Ventilados, neonatos e lactentes | Aguda, procedimento em unidade de cuidado intensivo | Soma de quatro parâmetros fisiológicos:<br>• Pressão arterial<br>• Frequência cardíaca<br>• Saturação de oxigênio<br>• Temperatura diferencial<br>E três parâmetros comportamentais:<br>• Movimentos do corpo<br>• Expressões faciais |
| Ferramenta Observacional de Faces, Pernas, Atividade, Choro e Consolabilidade<br>*Ahn and Jun (2007); Manworren and Hynan (2003); Merkel et al. (1997); Voepel-Lewis et al. (2002, 2010); Willis et al. (2003)* | 0-3 anos, até 7 anos de idade em unidade de cuidados pós-anestesia | Aguda, procedimento, pós-operatória, com a doença | Escores de 0 a 10:<br>• Faces<br>• Pernas<br>• Atividade<br>• Choro<br>• Consolabilidade |
| Escala de Dor no Neonato<br>*Lawrence et al. (1993)* | Prematuro e lactentes a termo | | Escores de 0 a 7:<br>• Padrão de respiração<br>• Choro<br>• Expressão facial<br>• Movimento de braços e/ou pernas<br>• Estado de despertar |

*(Continua)*

| Tabela 34.1. *(Cont.)* Ferramentas para Avaliação da Dor em Lactentes e Crianças na Fase Pré-Verbal ||||
|---|---|---|---|
| **FERRAMENTA E REFERÊNCIA (ANO)** | **FAIXA ETÁRIA** | **TIPO DE DOR** | **PARÂMETROS** |
| Escala de Dor, Agitação e Sedação no Neonato Hummel et al. (2008); Hummel et al. (2010) | Neonatos prematuros 23-40 semanas de gestação | Procedimento e pós-operatório durante ventilação mecânica em unidade de cuidado intensivo | Utilizados para avaliar a sedação e dor. Escores de –2 a +2 para cada parâmetro:<br>- Comportamento<br>- Choro<br>- Tônus na extremidade<br>- Expressão facial<br>- Sinais vitais<br>No contexto da idade gestacional. |
| Perfil de Dor no Prematuro e Perfil de Dor no Prematuro — Revisado Ahn and Jun (2007); Gibbins et al. (PIPP-R, 2014); Stevens et al. (1996); Stevens et al. (2010) | Neonatos prematuros e a termo | Procedimento e pós-operatório em unidade de cuidado intensivo | Escores de 0 a 21:<br>- Sobrancelha volumosa<br>- Contração ocular<br>- Frequência cardíaca<br>- Sulco nasolabial<br>- Saturação de oxigênio no contexto da idade gestacional e estado comportamental. |

de avaliação da dor comportamental validadas devem ser sempre consideradas como medidas aproximadas de dor para serem interpretadas com base no dano tecidual esperado ou potencial.

Como as crianças ganham controle sobre a capacidade de expressar a si mesmas verbalmente e controlar seus comportamentos, as ferramentas comportamentais tornam-se inapropriadas para avaliar a dor. Crianças pequenas podem relatar a presença e localização da dor, adotando palavras aprendidas para expressar a dor e a localização da dor pelos pais e cuidadores. Com o desenvolvimento das habilidades verbais mais complexas e compreensão cognitiva das crianças, elas também desenvolvem um vocabulário mais diversificado sobre a dor.

### 6. Como avaliar as experiências de dor em crianças?

O autorrelato é o padrão-ouro para avaliar a dor em crianças. Entre 3 e 4 anos de idade, as crianças pode diferenciar a intensidade da dor com adaptações ilustradas de escala de notação numérica (NRS) e escala analógica visual (VAS; Tabela 34.2). A maioria das crianças de 7 a 8 anos de idade pode compreender a classificação da ordem e gravidade da dor na escala de 0 a 10 ou 0 a 5, com valor inicial arbitrário igual a 0 representando "ausência de dor" e 5 ou 10 representando a "pior dor possível". Portanto, como adultos, a maioria das crianças em idade escolar pode utilizar a NRS e a VAS para relatar e quantificar a intensidade da dor. Crianças de 6 a 16 anos de idade, porém, relatam uma preferência para uso de escalas de face em relação à NRS. Nenhuma escala única de intensidade de dor é válida, confiável e apropriada para grupos etários pediátricos ou tipos de dor.

A intensidade de dor é o componente mais comum de dor avaliada com crianças e adultos, mas uma avaliação de dor mais abrangente é frequentemente necessária. Ferramentas de autorrelato pediátrico de qualidade da dor, fatores padrões, desencadeadores, agravantes e atenuantes, e como a dor interfere na vida diária foram desenvolvidas e validadas para crianças e adolescentes com dor aguda e crônica. Poucas ferramentas multidimensionais de autorrelato de avaliação da dor foram desenvolvidas e validadas para analisar crianças com dor crônica (Tabela 34.3). O Patient-Reported Outcomes Measurement Information System (PROMIS) compreende medidas válidas centradas na pessoa para (1) avaliação de sintomas e funções em todas as condições crônicas de saúde, (2) aumento da comunicação entre os profissionais de assistência à saúde e pacientes, e (3) avaliação e monitorização da saúde física, social e emocional. As medidas de autorrelato PROMIS estão disponíveis para crianças de 8 a 17 anos de idade e as medidas aproximadas dos pais estão disponíveis para crianças de 5 a 17 anos de idade. A interferência da dor, angústia emocional, fadiga, atividade física, função física, impacto da força, experiências de estresse físico, experiências de estresses psicológico, relações familiares, relações com colegas, saúde global e satisfação de vida são medidas PROMIS apropriadas para obtenção de uma avaliação mais detalhada em crianças com dor crônica.

**Tabela 34.2.** Adaptações Pictóricas Válidas e Confiáveis da Escala de Notação Numérica e Escala Analógica Visual para Avaliação da Dor em Crianças

| FERRAMENTA E REFERÊNCIA (ANO) | FAIXA ETÁRIA | TIPO DE DOR | COMENTÁRIOS |
|---|---|---|---|
| Escala de Faces da Dor — Revisada<br>Bieri et al. (1990); Hicks et al. (2001) | 4-12 anos | Aguda, relacionada com a doença, pós-operatória, por procedimento | Extremamente viável. Âncoras neutras. Recomendada por PediIMMPACT. |
| Oucher<br>Beyer and Aradine (1986) | 3+ | Aguda, relacionada com doença, pós-operatória, procedimento | Disponível com fotografias de diferentes raças/etnicidade para facilitar a competência cultural. |
| Escala de FACES da Dor de Wong-Baker<br>Wong and Baker (1988) | 3+ | Aguda, relacionada com doença, pós-operatória, procedimento | Validada com os pontos-âncora de 0 a 5 e 0 a 10. As faces-âncora são o sorriso e o choro, que podem ser medidas confusas de intensidade e afeto. |

**Tabela 34.3.** Ferramentas Válidas e Confiáveis de Avaliação Multidimensional da Dor Crônica com Autorrelato da Dor em Crianças

| FERRAMENTA E REFERÊNCIA (ANO) | FAIXA ETÁRIA | TIPO DE DOR | COMENTÁRIOS |
|---|---|---|---|
| Ferramenta de Dor Pediátrica e em Adolescente<br>Jacob et al. (2014); Savedra et al. (1989) | 8+ | Aguda, crônica, relacionada com a doença, pós-operatória, procedimento | Validada para analisar a intensidade da dor, padrão ou momento, localização e qualidade. Disponível em inglês e espanhol. |
| Questionário de Dor de Bath em Adolescentes<br>Eccleston et al. (2005) | 11-18 | Crônica | Validada para analisar o impacto da dor crônica. |
| Ferramenta de Avaliação da Dor Pediátrica<br>Abu-Saad et al. (1990) | 5+ | Aguda, crônica, relacionada com a doença, pós-operatória | Validada para analisar a intensidade da dor e qualidade da dor ao circular as palavras nos domínios sensoriais, afetivos, avaliativos e temporais de dor. |
| Questionário de Dor Pediátrica<br>Varni and Thompson (1985) | 5+ | Crônica, relacionada com a doença | Validada para analisar a intensidade da dor, qualidades sensoriais, avaliativas e afetivas de dor.<br>Disponível em sete idiomas. |

**7. Como avaliar as experiências de dor em crianças com deficiências intelectuais?**
Crianças com deficiências intelectuais são as mais afetadas pela dor por causa da necessidade de procedimentos médicos frequentes e sua incapacidade para comunicar a dor com as ferramentas simples de autorrelato. Uma hierarquia de técnicas de avaliação da dor é recomendada. A primeira etapa nessa hierarquia é ainda buscar obter um autorrelato de dor quando possível. A segunda etapa na hierarquia é utilizar uma ferramenta de avaliação da dor que foi validada para uso em crianças com deficiências intelectuais (Tabela 34.4). Essas ferramentas de avaliação da dor também são medidas indiretas de dor. Essas ferramentas observacionais de avaliação da dor não são validadas para quantificar a intensidade de dor, mas quantificam a intensidade de angústia relacionada com dor e reatividade à dor. Apesar de serem ferramentas validadas de avaliação da dor, estas ferramentas

**Tabela 34.4.** Ferramentas para Avaliação de Pacientes Pediátricos sem Comunicação Verbal Apresentando Deficiências Intelectuais

| FERRAMENTA E REFERÊNCIA (ANO) | FAIXA ETÁRIA | TIPO DE DOR | PARÂMETROS |
|---|---|---|---|
| Ferramenta Observacional Revisada de Faces, Pernas, Atividade, Choro e Consolabilidade<br>*Malviya et al. (2006); Voepel-Lewis et al. (2002, 2003, 2005)* | 4-19 anos com deficiências intelectuais leves a graves | Aguda, pós-operatória | Observações e escores são semelhantes à FLACC com descrições dos parâmetros para caracterizar comportamentos de crianças com dor que também apresentam deficiências intelectuais. Permite a adição de comportamentos individuais de dor no paciente. |
| Escala de Notação Numérica Individualizada<br>*Solodiuk and Curley (2003); Solodiuk et al. (2010)* | 6-18 anos de idade com deficiências intelectuais graves em unidades de cuidados intensivos | Pós-operatória | Avaliação personalizada para analisar a dor em crianças sem capacidade de comunicação verbal e com deficiência intelectual com base no conhecimento dos pais em relação à criança. Os pais descrevem e depois classificam a sequência de comportamentos e indicadores comuns de dor. |
| Lista de Verificação da Dor em Crianças sem Comunicação Verbal (em unidade de cuidado crítico)<br>*Breau (2003); Breau et al. (2000, 2001, 2002, 2004); Breau and Camfield (2011); Burkitt et al. (2011); Lotan et al. (2009)* | 3-18 anos com deficiências intelectuais em ambiente hospitalar, reabilitação, domiciliar ou residencial | Crônica, pós-operatória | Cuidadores de crianças com prejuízos cognitivos graves que registraram as observações dessas crianças. São 8 parâmetros com escores de 0-3 cada um (vocal, social, facial, atividade, corpo/membros, fisiológicos). |

comportamentais são medidas aproximadas de dor que devem ser interpretadas com base no dano tecidual real ou potencial e dor previamente manifestada ou esperada a partir de procedimentos e condições semelhantes. Essas ferramentas devem ser interpretadas pelos pais ou responsáveis familiarizados com as verbalizações e comportamentos da criança. O relatório aproximado e as questões relativas à dor correspondem à terceira etapa da hierarquia para avaliação de dor. A quarta e última etapa é buscar um exame com o analgésico.

**8. Como avaliar as experiências de dor em crianças com transtornos do espectro autista?**

Como mencionado previamente, os profissionais de saúde e os pais têm maiores chances de acreditar e prestar atenção nos comportamentos das crianças quando são consistentes com comportamentos esperados relacionados com a dor. As crianças com transtornos do espectro autista (ASD) não demonstram consistentemente as interações socialmente esperadas e comportamentos não verbais que facilitam a comunicação interpessoal. No entanto, a maioria dos indivíduos com ASD são capazes de descrever e localizar sua dor, mas necessitam de uma variedade de abordagens. Grande parte é capaz de relatar a intensidade da dor, mas preferem não dar ênfase à dor. A linguagem para comunicar a dor deve ser simples e familiar. O envolvimento dos pais é essencial; ambos auxiliam a interpretar as necessidades da criança e fornecem um apoio confiável.

**9. Quais ferramentas de avaliação da dor devem ser incorporadas na prática clínica de rotina?**

A dor é a razão mais comum para os indivíduos buscarem os serviços de saúde, assim, todos os pacientes devem ser examinados para dor em cada consulta médica. Se a dor é o foco da consulta, uma investigação detalhada da dor, histórico médico e exame físico são necessários para estabelecer o diagnóstico clínico. A avaliação da dor é um componente essencial para o diagnóstico e tratamento da dor em crianças. Sempre perguntar a uma criança diretamente sobre a experiência de dor. Obter informação objetiva sobre o padrão de dor, intensidade e qualidade da dor em crianças para facilitar o diagnóstico e o plano de tratamento. Poucas questões estruturadas e ferramentas de avaliação da dor válidas e confiáveis podem ser facilmente incorporadas nas consultas regulares nos serviços de saúde.

Anotações na forma de diário sobre a ocorrência de dor representam uma maneira para monitorar as experiências de dor em crianças e fornecerem mais informações para o diagnóstico clínico e planejamento do tratamento. As anotações manuais, eletrônicas e em tempo real foram desenvolvidas para crianças com dor crônica e recorrente. As informações eletrônicas sobre a dor ficam prontamente disponíveis, mas a disponibilidade não deve ser confundida com qualidade. Os profissionais de saúde devem avaliar os *e-diaries* e aplicativos de dor quanto a confiabilidade, validade e eficácia de forma cuidadosa como nas outras ferramentas de avaliação ou tratamento da dor antes de recomendá-los para os pacientes.

10. **Existe um tratamento algoritmo básico para controlar a dor em crianças?**
Existem disparidades substanciais no tratamento da dor com terapias inadequadas ou insuficientes comuns em crianças. Um fator que contribui significativamente para o tratamento insuficiente é a falta de aprovação e orientação da US Food and Drug Administration (FDA) para prescrição de medicamentos analgésicos para crianças. Outro fator é a escassez de evidências concretas para a eficácia de tratamentos não farmacológicos de dor pediátrica. Apesar desses fatores, o algoritmo de tratamento básico para controlar a dor em crianças é semelhante ao do tratamento de qualquer indivíduo com dor, ou seja, iniciar com avaliação detalhada. Analisar as características sensoriais primárias de dor, incluindo localização da dor, intensidade, duração, tempo, padrão, qualidade e componentes agravantes e atenuantes. Também investigar a extensão pela qual os fatores cognitivos, comportamentais e emocionais podem influenciar a experiência de dor. Obter um histórico médico completo, história de dor e exame físico. Completar qualquer teste diagnóstico necessário. Em seguida, desenvolver um diagnóstico diferencial e um plano de tratamento multimodal (incluir analgésicos, intervenções cognitivas, físicas e comportamentais) para abordar todas as dimensões da experiência de dor. Acompanhar as crianças e os pais para promover a adesão aos planos de tratamento primeiramente explicando e analisando as causas potenciais da dor e quaisquer fatores relacionados. Finalmente, avaliar regularmente a eficácia do plano de tratamento e revisar o plano quando necessário.

11. **Quais são as orientações básicas para seleção e administração de analgésicos para crianças com dor?**
Seleção de analgésicos para crianças com dor deve ser parte de um plano de tratamento multimodal. Consistente com os princípios de analgesia, considerar os seis direitos de administração de medicamentos: (1) paciente correto, (2) medicamento correto, (3) via correta, (4) dose correta, (5) tempo correto e (6) modo correto.

Primeiramente, paciente correto — é um analgésico também recomendado para tratar a dor em crianças? A grande maioria dos pequenos cortes e abrasões é bem tolerada com um beijo dos pais e um curativo. Anestésicos locais também estão disponíveis em antibióticos tópicos sem prescrição médica. O paciente apresenta qualquer comorbidade que poderia prevenir o uso de determinados analgésicos, tais como a contraindicação do uso de acetaminofeno (paracetamol) em pacientes com insuficiência hepática ou ibuprofeno sem prescrição para pacientes com distúrbios hemorrágicos? Agentes analgésicos devem ser baseados nas circunstâncias de cada criança. Nenhum analgésico levará ao alívio da dor de forma confiável para todas as crianças que apresentam uma condição médica semelhante ou uma localização, qualidade ou intensidade de dor similar.

Segundo, medicamento correto — a escolha dos analgésicos deve ser baseada no diagnóstico, mecanismos de dor e os mecanismos de ação do analgésico. Portanto, os medicamentos anti-inflamatórios não esteroidais (NSAIDs) são preferíveis para dor inflamatória. Como anteriormente mencionado, a maioria dos analgésicos não é aprovada pela FDA para administração em crianças. No entanto, poucos são contraindicados para crianças. Desse modo, o tratamento da dor em crianças com analgésicos frequentemente requer que o prescritor traduza o conhecimento obtido do uso adulto do medicamento para determinar as ações dos medicamentos, dose, duração da analgesia e efeitos adversos quando utilizados em crianças. Os prescritores são forçados a tomar as decisões de assistência ao paciente baseadas na experiência profissional com o analgésico e as diretrizes e recomendações de dosagem sem rotulagem.

Terceiro, via correta — considerar a localização da dor e a farmacocinética e dinâmica do analgésico. Por exemplo, um anestésico tópico é muito mais apropriado para a prevenção de dor por um procedimento com agulha do que um opioide forte seria para tratar a dor após o procedimento. Também considerar o padrão da dor. Para a dor grave de início súbito, a ação rápida da via parenteral pode ser preferível. No entanto, a via intramuscular (IM) deve ser evitada quando possível. A via IM é dolorosa, perigosa e resulta em absorção irregular do medicamento. Os analgésicos administrados pela via oral tendem a apresentar uma duração mais longa de analgesia e podem ser menos caras. A via oral é considerada a via preferível para administração do analgésico. Esta via, porém, pode não ser apropriada, se a criança não pode tolerar medicamentos enterais, se a dose apropriada não está disponível em uma formulação oral, se a criança não pode engolir comprimidos ou a criança pode não preferir essa via se o analgésico líquido tem um sabor particularmente desagradável!

Quarto, dose correta — doses analgésicas são baseadas em evidência empírica e a extrapolação de doses adultas para os tamanhos das crianças. A dose analgésica inicial é baseada no peso da criança até a dose inicial normal de um adulto. Profissionais de saúde podem utilizar o peso corpóreo atual, peso corpóreo ajustado ou peso corpóreo ideal para calcular a dose — desde que não existe um padrão aceito para cálculos de dose baseada no peso. A dose de medicamentos não opioides, como o acetaminofeno e NSAIDs, é padronizada pela idade e pelo peso, enquanto doses opioides precisam ser tituladas para determinar a dose ideal segura a ser utilizada para aliviar a dor de cada criança individual. Os escores predeterminados de intensidade da dor para diferentes tratamentos ou diferentes doses analgésicas são inadequados. Não há qualquer pesquisa associando a dose respiratória aos escores de intensidade específicas da dor. Essa prática coloca as crianças em risco de sedação excessiva, depressão respiratória e dor tratada inadequadamente. A dosagem analgésica pode variar pela via. Considerar o poder relativo dos analgésicos administrados em diferentes rotas.

Quinto, tempo correto — os analgésicos podem ser dados antes do evento doloroso para prevenir a dor, tratamento da dor de forma intermitente para rápida ou base infundida ou contínua para manter o alívio da dor. Os analgésicos devem ser administrados em um esquema programado consistente com a duração da ação para a dor previsível ou contínua.

Sexto, modo correto — tratamento da dor deve ser sempre multimodal. A dor poderia ser prevenida, evitando-se estímulos ou utilizando estratégias com medicamentos preventivos, tais como anestésicos tópicos para procedimentos com agulhas? A analgesia controlada pelo paciente (PCA) e os analgésicos epidurais são apropriados ao paciente pediátrico?

**12. Existem considerações especiais de dosagem para neonatos e bebês?**
Sim. A farmacocinética e a farmacodinâmica entre neonatos, crianças prematuras e crianças a termo precisam de atenção especial dos 6 aos 12 meses de idade. De modo geral, medicações são recomendadas para um período mais curto de terapia. O intervalo de dosagem (tempo entre as doses) pode ser mais curto ou mais longo dependendo de como o medicamento é metabolizado. Os opioides devem ser dosados 1/4 a 1/3 da dose inicial recomendada com base no peso para crianças. As doses subsequentes devem ser tituladas com base em avaliação adicional da eficácia e monitorização de efeitos adversos.

**13. A analgesia controlada pelo paciente pode ser utilizada por crianças?**
Sim. A PCA permite que crianças administrem pequenas doses intermitentes de analgésicos quando necessário. A PCA é imediata, econômica, ajusta-se em relação à variabilidade nas necessidades analgésicas em crianças e remove a barreira de julgamento e viés da avaliação. As pesquisas indicam que crianças utilizam menos opioides quando liberados com um dispositivo PCA do que quando doses intermitentes são administradas por enfermeiras para a dor. A PCA é utilizada em crianças por mais de 30 anos e tem um elevado grau de segurança. A maioria das crianças com mais de 6 anos de idade pode de modo adequado utilizar a PCA. Examinar a criança quanto a sua capacidade para ativar o dispositivo, fornecer o autorrelato da dor, compreender a necessidade para ativar o dispositivo antes que a dor seja grave e relatar a dor pouco controlada, apesar de uma PCA. Membros da família também devem ser examinados para assegurar que não ativem o dispositivo quando as crianças estão dormindo, visto que isso anula a segurança inerente da PCA. Infusões contínuas ou infusões de base não são recomendadas com uma PCA para crianças sem tratamento prévio com opioides, embora haja discussão entre os profissionais de saúde pediátrica que rotineiramente empregam a PCA para tratar a dor na criança, particularmente aqueles que utilizam em crianças com menos de 6 anos de idade. Em decorrência do risco de sedação excessiva e depressão respiratória, a monitorização é recomendada.

**14. As técnicas regionais podem ser utilizadas para crianças?**
As técnicas regionais de administração de anestésicos locais e outros anestésicos são uma parte integral do manejo da dor no pós-operatório. Por exemplo, uma dose única caudal pode prevenir a necessidade dos analgésicos ambulatoriais após reparo da hérnia, cateteres com anestésicos locais podem prevenir a necessidade de analgesia epidural e facilitar a transição domiciliar após procedimentos pós-operatórios principais e os bloqueios de Bier podem facilitar a redução da fratura. A única contraindicação absoluta para a colocação do cateter é a incapacidade para colocar o cateter — por exemplo, em crianças com mielomeningocele. Analgesias epidurais ou espinais são recomendadas para o manejo de dor pós-operatória em pacientes submetidos a procedimentos nas extremidades

inferiores, quadril, tórax e abdome. Os cateteres podem ser colocados caudalmente e podem ser avançados com a orientação pelo ultrassom para alcançar a analgesia em nível torácico (p. ex., para recém-nascidos que precisam de cirurgia cardíaca). Não existem limites absolutos para a duração do tempo em que o cateter pode permanecer no espaço epidural, mas se a duração mais prolongada é esperada, o cateter deve ser tunelado. Os cateteres devem ser imediatamente avaliados e a remoção considerada, se a criança se torna séptica (por causa do risco de infecção com contaminação do cateter), é um grande risco de sangramento (em decorrência de hematoma epidural, exibe um novo bloqueio motor (potencial hematoma epidural) ou o cateter não é mais funcional ou necessário. As crianças que recebem técnicas anestésicas regionais devem ser monitoradas para esses efeitos adversos e essas técnicas devem ser utilizadas apenas em condições onde os profissionais de saúde têm treinamento adequado para essas técnicas, reconhecem precocemente os efeitos adversos e são preparados para tratar rapidamente os efeitos adversos por causa da anestesia regional.

15. **Como os pais sabem que os medicamentos para dor (prescrição e venda livre) são seguros e eficazes para as crianças?**

    Os pais devem ser aconselhados de que a maioria dos medicamentos não foi avaliada especificamente e aprovada para uso em crianças. Infelizmente, o compartilhamento de analgésicos prescritos e o desvio de opioides aumentaram ao ponto de serem considerados uma epidemia nacional. Para a segurança das crianças, todos os medicamentos de venda livre (OTC) e com prescrição médica devem ser controlados e protegidos. Os analgésicos e outros medicamentos podem ser fatais, se ingeridos de maneira distinta da prescrita ou por alguém que não foi a que recebeu a prescrição médica. Portanto, os analgésicos devem ser mantidos recipientes ou armários de estocagem fechados. Os mesmos medicamentos devem ser descartados assim que possível quando não forem mais indicados para o motivo da prescrição. Em outras palavras, crianças e pais não devem pensar em compartilhar os analgésicos ou armazenar os analgésicos para uso futuro, mesmo se precisarem antecipadamente do medicamento novamente para dor similar durante o ano.

16. **Como os pais sabem quais terapias complementares e alternativas para dor são seguras para crianças?**

    Os medicamentos complementares e alternativos (CAM) e terapias complementares e alternativas (CAT) são populares e geralmente considerados seguros. Apesar de pouca evidência de eficácia, as taxas de prevalência para uso geral de CAM em crianças variam de 10 a quase 90% para uso ao longo da vida, e pouco menos de 8 a quase 50% para uso atual. Óleo de peixe, alho, camomila e lactobacilos são os CAM mais comumente utilizados, mas seu uso é raramente relatado para profissionais de saúde tratando crianças. Entre as crianças observadas em um centro de dor crônica pediátrica, os usuários de CAM tenderam a manifestar intensidade de dor mais elevada e maior incapacidade funcional. A CAT com frequência utilizada para crianças com dor crônica são também aquelas muitas vezes recomendadas por profissionais de saúde, incluindo análise de imagem guiada, terapia ocupacional, biorretroalimentação, ioga, hipnose, estimulação elétrica transcutânea nervosa (TENS), massagem e acupuntura (Tabela 34.5). Os pais devem ser aconselhados do uso potencialmente perigoso de CAM (erva de São João, *ginseng*) e o benefício de técnicas biocomportamentais, que estão associadas às habilidades de enfrentamento adaptativo.

17. **E a maconha — é seguro utilizá-la para tratar a dor em crianças?**

    Não. O uso de maconha altera o desenvolvimento neuronal, com a maioria das alterações documentadas no lobo frontal. O uso da maconha no início da adolescência há muito foi conhecido como um

**Tabela 34.5.** Terapias Complementares e Alternativas para Dor em Crianças

| COGNITIVA | COMPORTAMENTAL | FÍSICA |
|---|---|---|
| Informação | Modificação comportamental | Acupuntura |
| Escolhas e controle | Biorretroalimentação | Massagem |
| Distração e atenção | Exercício | Fisioterapia |
| Imagem guiada | Terapia de relaxamento | Estimulação sensorial |
| Hipnose | Ioga | Estimulação térmica |
| Psicoterapia | Modificação da resposta dos pais | TENS (estimulação elétrica transcutânea nervosa) |

fator de risco significativo para dependência subsequente. Com a legalização aumentada de maconha para uso médico e recreativo, o número de envenenamentos com essa droga tem aumentada a cada ano. As faixas etárias mais comuns envenenadas foram ≤ 5 anos e dos 13 aos 19 anos de idade. Sintomas incluíram sonolência/letargia (43%), taquicardia (31%), agitação/irritabilidade (14%) e confusão (14%). Enquanto grande parte dos efeitos clínicos é mínima, o suporte ventilatório é necessário e as mortes relatadas.

18. **Como as terapias cognitivas são utilizadas para tratar a dor na prática clínica pediátrica?**
    As terapias cognitivas são um importante componente dos planos de tratamento multimodais quando direcionadas às convicções, expectativas e capacidades de enfrentamento da criança. As terapias cognitivas incluem abordagens da educação básica com desenvolvimento apropriado para a psicoterapia mais formal. Uma intervenção cognitiva básica é fornecer às crianças a informação adequada para a idade sobre a dor e ensiná-las a como utilizar simples estratégias para enfrentar a dor e o medo e ansiedade relacionadas com a dor. Quando as crianças recebem informação precisa sobre o que podem sentir, podem melhorar sua compreensão, aumentar seu controle, reduzir sua angústia e diminuir a dor. A distração e a atenção focada, assim como a análise de imagem guiada, são estratégias que os profissionais de saúde e os pais podem ensinar às crianças para utilizar rotineiramente elas manifestam dor. A atenção focada, também conhecida como hipnose, é um processo muito ativo que pode reduzir as respostas neuronais induzidas pela dor e dano tecidual.

19. **Qual é o papel da terapia comportamental no manejo da dor em crianças?**
    As terapias comportamentais são conduzidas para mudar os comportamentos das crianças ou os comportamentos dos adultos que respondem à dor dos filhos. O objetivo terapêutico é reduzir os comportamentos que podem aumentar a dor, angústia e incapacidade das crianças, de modo a aumentar os comportamentos que podem reduzir a dor, ansiedade e angústia. O objetivo é auxiliar as crianças a reduzirem seu estresse, aumentar o manejo independente da dor, assim como da participação em eventos escolares e sociais para o retorno à participação completa e apreciação das atividades diárias.

20. **Quais crianças devem ser referidas aos especialistas de manejo pediátrico da dor?**
    Crianças com dor crônica, recorrente ou persistente têm benefício pelas equipes interdisciplinares implementando planos de tratamento da dor multimodais. Infelizmente a maioria das grandes cidades da América ainda não apresenta equipes especializadas de manejo pediátrico da dor disponíveis para abordar as necessidades dessa população vulnerável. A certificação do conselho em manejo pediátrico da dor não existe e os especialistas de manejo pediátrico da dor são tão variados quanto os pacientes tratados. Apesar da falta de especialistas apropriados para aceitarem o encaminhamento do paciente, a maioria das equipes de especialidades de manejo da dor pediátrica nos principais hospitais pediátricos consultará os profissionais de saúde para que possam desenvolver um plano de tratamento da dor em crianças e melhor atender às necessidades dessas crianças e seus familiares.

### PONTOS-CHAVE

1. Como os adultos, as crianças manifestam dor crônica, recorrente, persistente ou aguda, mas as crianças não são pequenos adultos. A dor em crianças é mais provável de ser desconhecida, subtratada e inadequadamente aliviada.
2. A dor deve ser avaliada com ferramentas válidas, confiáveis e com desenvolvimento apropriado. Alto grau de suspeita da dor por dano tecidual potencial ou real é necessário.
3. A dor em crianças é tratada com muitos dos mesmos medicamentos e terapias utilizadas para tratar a dor em adultos, mas esses tratamentos raramente são aprovados para uso em crianças por causa de não terem sido testados sistematicamente em crianças.

### BIBLIOGRAFIA

1. Basch MC, Chow ET, Logan DE, Schechter NL, Simons LE. Perspectives on the clinical significance of functional pain syndromes in children. *J Pain Res*. 2015;8:675-686. doi:10.2147/JPR.S55586.
2. Blankenburg M, Boekens H, Hechler T, et al. Reference values for quantitative sensory testing in children and adolescents: developmental and gender differences of somatosensory perception. *Pain*. 2010;149(1):76-88.
3. Cao D, Srisuma S, Bronstein AC, Hoyte CO. Characterization of edible marijuana product exposures reported to United States poison centers. *Clin Toxicol*. 2016;15:1-7.
4. Chou R, Gordon DB, de Leon-Casasola OA, et al. Management of postoperative pain: a clinical practice guideline from the American Pain Society, the American Society of Regional Anesthesia and Pain

Medicine, and the American Society of Anesthesiologists' Committee on Regional Anesthesia, Executive Committee, and Administrative Council. *J Pain*. 2016;17(2):131-157.
5. Connelly M, Neville K. Comparative prospective evaluation of the responsiveness of single-item pediatric pain-intensity self-report scales and their uniqueness from negative affect in a hospital setting. *J Pain*. 2010;11(12):1451-1460.
6. Courtois E, Droutman S, Magny JF, et al. Epidemiology and neonatal pain management of heelsticks in intensive care units: EPIPPAIN 2, a prospective observational study. *Int J Nurs Stud*. 2016;59:79-88. doi:10.1016/j. ijnurstu.2016.03.014. [Epub 2016 Mar 30].
7. Craig BM, Hartman JD, Owens MA, Brown DS. Prevalence and losses in quality-adjusted life years of child health conditions: a burden of disease analysis. *Matern Child Health J*. 2016;20(4):862-869. doi:10.1007/s10995-015-1874-z.
8. Dell ML, Campo JV. Somatoform disorders in children and adolescents. *Psychiatr Clin North Am*. 2011;34(3):643-660.
9. Ely E, Chen-Lim ML, Carpenter KM 2nd, Wallhauser E, Friedlaender E. Pain assessment of children with autism spectrum disorders. *J Dev Behav Pediatr*. 2016;37(1):53-61. doi:10.1097/DBP.0000000000000240.
10. Fowler-Kerry S, Lander JR. Assessment of sex differences in children's and adolescents' self-reported pain from venipuncture. *J Pediatr Psychol*. 1991;16(6):783-793.
11. Grunau RE. Neonatal pain in very preterm infants: long-term effects on brain, neurodevelopment and pain reactivity. *Rambam Maimonides Med J*. 2013;4(4):e0025. doi:10.5041/RMMJ.10132. eCollection 2013.
12. Hatfield LA. Neonatal pain: what's age got to do with it? *Surg Neurol Int*. 2014;5(suppl 13):S479-S489. doi:10.4103/2152-7806.144630. eCollection 2014.
13. Herr K, Coyne PJ, Manworren RCB, McCaffery M, Merkel S. Pain assessment in the patients unable to self-report: position statement update. *Pain Manag Nurs*. 2011;12(4):230.
14. Italia S, Wolfenstetter SB, Teuner CM. Patterns of complementary and alternative medicine (CAM) use in children: a systematic review. *Eur J Pediatr*. 2014;173(11):1413-1428. doi:10.1007/s00431-014-2300-z.
15. Jacobs E, Stinson J, Duran J, et al. Usability testing of a smartphone for accessing a web-based e-diary for self-monitoring of pain and symptoms in sickle cell disease. *J Pediatr Hematol Oncol*. 2012;34(5):326-335.
16. King S, Chambers C, Huguet A, et al. The epidemiology of chronic pain in children and adolescents revisited: a systematic review. *Pain*. 2011;152:2729-2738.
17. Manworren RC. Pediatric nursing knowledge and attitude survey regarding pain. *Pediatr Nurs*. 2014;40(1):50.
18. Miró J, Castarlenas E, Huguet A. Evidence for the use of a numerical rating scale to assess the intensity of pediatric pain. *Eur J Pain*. 2009;13(10):1089-1095.
19. Noll M, Candotti CT, Rosa BN, Loss JF. Back pain prevalence and associated factors in children and adolescents: an epidemiological population study. *Rev Saude Publica*. 2016;50:pii: S0034-89102016000100219. doi:10.1590/S1518-8787.2016050006175.
20. Northwestern University. PROMIS® (Patient-Reported Outcomes Measurement Information System), National Institutes of Health grant U2C CA186878 01; 2016. http://www.healthmeasures.net/resource-center/about-us.
21. Pagé MG, Katz J, Stinson J, et al. Validation of the numerical rating scale for pain intensity and unpleasantness in pediatric acute postoperative pain: sensitivity to change over time. *J Pain*. 2012;13(4):359-369.
22. Pasero C, Quinlan-Colwell A, Rae D, Broglio K, Drew D. American Society for Pain Management nursing position statement: prescribing and administering opioid doses based solely on pain intensity. *Pain Manag Nurs*. 2016;17(3):170-180.
23. Seifert F, Maihöfner C. Functional and structural imaging of pain-induced neuroplasticity. *Curr Opin Anaesthesiol*. 2011;24:515-523.
24. Sieberg CB, Simons LE, Edelstein MR, et al. Pain prevalence and trajectories following pediatric spinal fusion surgery. *J Pain*. 2013;14(12):1694-1702. doi:10.1016/j.jpain.2013.09.005.
25. Stanley M, Pollard D. Relationship between knowledge, attitudes, and self-efficacy of nurses in the management of pediatric pain. *Pediatr Nurs*. 2013;39(4):165-171.
26. Stinson J, Yamada J, Kavanagh T, Gill N, Stevens B. Systematic review of the psychometric properties and feasibility of self-report pain measures for use in clinical trials in children and adolescents. *Pain*. 2006;125(1-2):143-157.
27. Taylor DM, Dhir R, Craig SS, et al. Complementary and alternative medicine use among paediatric emergency department patients. *J Paediatr Child Health*. 2015;51(9):895-900. doi:10.1111/jpc.12898. [Epub 2015].
28. Tomlinson D, von Baeyer CL, Stinson JN, Sung L. A systematic review of faces scales for the self-report of pain intensity in children. *Pediatrics*. 2010;126(5):e1168-e1198.
29. von Baeyer CL, Spagrud LJ, McCormick JC, et al. Three new datasets supporting use of the Numerical Rating Scale (NRS-11) for children's self-reports of pain intensity. *Pain*. 2009;143(3):223-227.

# DOR NO PACIENTE IDOSO
*Salim Hayek* ▪ *Nidhi Sondhi*

1. **Quem é o "paciente idoso"?**
   De modo geral, considera-se o adulto idoso, o indivíduo com idade igual ou superior a 65 anos e esta faixa etária é, atualmente, o grupo de crescimento mais rápido no mundo. Até 2030, esta faixa etária é estimada representar aproximadamente 20% da população total e até 2040, estima-se uma população mundial de idosos de 1,3 bilhões.

2. **Por que há uma necessidade crescente de manejo da dor nesta população?**
   Tradicionalmente, a dor era considerada uma consequência inevitável do envelhecimento; contudo, este processo de pensamento foi alterado. Atualmente, a dor na população idosa permanece muitas vezes sem diagnóstico e subtratada – 50% dos pacientes idosos na comunidade e 80% de residentes em casas de repouso relatam dor crônica diária.

   Além disso, a dor crônica não diagnosticada no idoso tem impactos sociais e financeiros significativos. Isso é causado porque a dor crônica é considerada uma síndrome multidimensional com consequências físicas, psicológicas e sociais. A falta de diagnóstico e tratamento leva ao comprometimento das atividades cotidianas (ADLs), diminuição na marcha, quedas, desnutrição, aumento no risco de debilidade e mudanças cognitivas/de humor.

3. **Quais são os desafios/barreiras para o manejo eficaz da dor no paciente idoso?**
   O tratamento eficaz da dor na população idosa é multifatorial e existem barreiras/desafios em muitos níveis, que se estendem dos pacientes em si, profissionais de saúde até o sistema de assistência à saúde.

   *Barreiras Relacionadas com os Pacientes:* Muitos pacientes idosos têm o conceito errôneo de que a dor é incurável e é uma parte normal do envelhecimento e, portanto, não buscam tratamento. Além disso, alguns indivíduos idosos, cuja dor pode causar limitações significativas que evitam o tratamento, secundárias ao receio de que sua independência possa ser tirada deles ou que os medicamentos prescritos causarão efeitos adversos ou dependência. Para outros, comorbidades como depressão ou demência, dificuldades sensoriais, incluindo perda de visão e audição, além de comprometimento da memória, podem tornar a adesão e o manejo eficazes grandes desafios.

   *Barreiras Relacionadas com os Profissionais de Saúde:* A falta de conhecimento, treinamento e educação adequada na avaliação, diagnósticos e medicamentos para dor utilizados em indivíduos idosos pode limitar muitos profissionais de saúde de fornecer um cuidado ideal aos indivíduos idosos com dor crônica. Muitos profissionais de saúde têm dificuldade para avaliar os pacientes, considerando os fatores listados previamente, enquanto outros, sem treinamento no manejo do medicamento para o idoso, podem ter receito da polifarmácia, *overdose*, reações adversas e manejo da necessidade para o escalonamento da dose. O fracasso para compreender as alterações fisiológicas que ocorrem em idosos, predispondo-os ao risco aumentado de reações adversas aos medicamentos e em dosagens menores é o principal motivo para apreensão entre os profissionais de saúde para lidarem com idosos que sofrem de dor crônica.

   *Barreiras do Sistema:* Por fim, os fatores sistêmicos também afetam a assistência e o tratamento em idosos. Muitos pacientes idosos têm acesso limitado ao tratamento secundário ao seguro de saúde, custo de medicamentos e intervenções, além do transporte aos consultórios médicos.

4. **Qual é a fisiopatologia da dor no paciente idoso?**
   Embora a fisiopatologia da dor no paciente idoso continue sendo estudada, existem algumas alterações fisiológicas conhecidas tanto na sinalização e percepção da dor, que influenciam a dor na população idosa.

   Primeiramente, existem modificações estruturais e funcionais nos nervos periféricos que estão relacionadas com a idade. Muitos estudos na população idosa demonstraram uma diminuição no número de fibras mielínicas e amielínicas, assim como aumento no número de fibras lesionadas, ambas capazes de alterar a condução da dor. Além disso, há uma redução na substância P e no peptídeo relacionado com o gene da calcitonina (CGRP) e uma diminuição na taxa de transporte de CGRP pelos axônios neuronais. A substância P e o CGRP são neurotransmissores de fibras aferentes primárias nociceptoras e esses achados sugerem a deterioração dos neurônios sensoriais aferentes associada à idade.

No sistema nervoso central, existem alterações degenerativas em neurônios sensoriais no corno dorsal da medula espinal. Essas alterações incluem a involução axonal, desmielinização, diminuição de CGRP, substância P e somatostatina, além de aumento da perda de neurônios noradrenérgicos e serotonérgicos, as quais são observadas causarem alteração no processamento e função da dor em vias modulatórias descendentes. Essas modificações relacionadas com a idade também prejudicam os sistemas inibitórios de dor do sistema nervoso. Existem dois sistemas inibitórios endógenos, dependentes e não dependentes de opioides, ambos demonstrando deterioração associada à idade em muitos estudos. Sugere-se que a eficiência dos sistemas de dor endógena possa causar aumento na gravidade da dor em razão da estimulação nociva.

**5. Como o limiar de dor é alterado com a idade?**
De modo geral, vários estudos analisados por metanálise demonstraram que o limiar de dor geralmente aumenta com a idade. Em estudos sobre o efeito da dor específica ao estímulo, de como afeta o limiar de dor em idosos, observou-se um aumento no limiar de dor com a idade para estímulos não nocivos; porém, houve uma redução no limiar para dor do tipo pressão, mas sem alteração na dor térmica.

**6. Quais são as alterações fisiológicas que ocorrem no paciente idoso?**
Ver a Tabela 35.1.

**7. Quais são as alterações farmacocinéticas e farmacodinâmicas que ocorrem no paciente idoso?**
As alterações farmacocinéticas são aquelas que afetam a absorção, distribuição, ligação proteica, metabolismo e biodisponibilidade, assim como a eliminação de um medicamento. As modificações farmacodinâmicas estão relacionadas com alterações nas interações entre fármaco e receptor. Ver a Tabela 35.2.

**8. Como os eventos adversos relacionados com os medicamentos podem ser prevenidos?**
A população idosa é altamente vulnerável aos problemas relacionados com medicamentos, manifestados em eventos adversos incluindo quedas, depressão, confusão, constipação e fraturas no quadril. Estudos sugerem incidência de 6 a 30% de eventos adversos aos medicamentos (ADEs) em idosos. Esses ADEs são indesejáveis, prejudiciais e em muitos casos podem ser evitados adotando-se alguns princípios básicos realizados durante a prescrição de medicamentos para os idosos.

A polifarmácia permanece como um fator de risco significativo para eventos adversos aos medicamentos, principalmente na população idosa em virtude da presença de múltiplas comorbidades. Por esse motivo, é aconselhado que o número de profissionais que prescrevem medicamentos seja limitado. Além disso, ao iniciar um novo medicamento, é melhor começar com apenas um por vez e utilizar a rota de administração do fármaco considerada menos invasiva, iniciando-se em uma baixa dose que é lentamente titulada para dar o efeito. Para a titulação de medicamentos e/ou troca do medicamento, intervalos de tempo adequados devem ser estabelecidos para prevenir os eventos adversos aos medicamentos ou a superdosagem. Conhecer a meia-vida de um fármaco pode permitir que o profissional faça ajustes de forma confiável enquanto minimiza o risco de dano.

Antes de iniciar a administração de um novo medicamento ao paciente, é essencial determinar a qualidade da dor sofrida pelo paciente (p. ex., nociceptora vs. neuropática vs. mista) para escolher o medicamento mais adequado para aquele tipo de dor.

**9. Quais ferramentas estão disponíveis para dar assistência aos prescritores no tratamento da população idosa?**
Para auxiliar os profissionais a minimizarem o risco de desfechos negativos relacionados com o uso de medicamentos, várias ferramentas de triagem, assim como uma lista de medicamentos com potencial conhecido para maior risco do que benefício em idosos foram desenvolvidas.

O Screening Tool of Older People's Potentially Inappropriate Prescriptions (STOPP) e o Screening Tool to Alert Doctor to Right Treatments (START) consistem em 114 critérios com base em evidências (80 STOPP e 34 START) que são classificados pelo sistema fisiológico e auxiliam os prescritores na prevenção da prescrição e polifarmácia inapropriadas.

O American Geriatrics Society Beers Criteria, recentemente atualizados em 2015, fornecem tabelas de referência com base em evidências aos prescritores. A Tabela 35-1 lista os medicamentos que são potencialmente inapropriadas para uso em adultos idosos, independente de condições médicas específicas. A Tabela 35-2 considera os diagnósticos específicos e lista algumas condições clínicas comuns e medicamentos que podem ser potencialmente inapropriados em decorrência das interações entre medicamentos e doença. Na atualização de 2015, duas tabelas adicionais foram adicionadas, uma com interações medicamentosas comuns observadas em idosos e outra com medicamentos que necessitam de ajustes da dose baseados na função renal/depuração de creatinina.

**Tabela 35.1.** Alterações Fisiológicas Com o Envelhecimento e Seus Efeitos

| | ALTERAÇÕES | EFEITO | EFEITO NO USO DO MEDICAMENTO |
|---|---|---|---|
| Geral | Gordura corporal aumentada<br>Água corporal total reduzida<br>Massa muscular reduzida | $V_d$ aumentada para medicamentos lipofílicos<br>$V_d$ reduzida para medicamentos hidrofílicos | *Lipofílico:*<br>Início tardio de ação<br>Meia-vida prolongada<br>*Hidrofílico:*<br>Níveis plasmáticos aumentados<br>Frequência maior de ASEs |
| Cardiovascular | Índice cardíaco reduzido | Pico rápido e alto de medicamentos | Risco de toxicidade aumentado |
| Gastrintestinal | Secreções alteradas<br>Esvaziamento gástrico reduzido<br>Secreção do ácido gástrico reduzida<br>Fluxo sanguíneo esplâncnico reduzido<br>Capacidade absortiva reduzida | Tempo de trânsito aumentado<br>Absorção reduzida de medicamentos | Biodisponibilidade oral alterada |
| Fígado | Fluxo sanguíneo reduzido no fígado<br>Massa hepática reduzida<br>Síntese de proteínas reduzida<br>Função de enzima hepática reduzida | Albumina sérica reduzida<br>Metabolismo de primeira passagem reduzido<br>Depuração reduzida no fígado | Biodisponibilidade aumentada de medicamentos com extenso metabolismo de primeira passagem<br>Biodisponibilidade reduzida de pró-fármaco que necessitam de ativação pelo fígado<br>Risco de toxicidade aumentada<br>Depuração reduzida de razão de extração elevada |
| Renal | GFR reduzida<br>Fluxo sanguíneo renal reduzido<br>Tamanho reduzido | Depuração renal reduzida | Ajuste da dose |
| Sistema nervoso | Fluxo sanguíneo cerebral reduzido<br>Neurotransmissores reduzidos<br>Atrofia neuronal<br>Densidade do receptor/afinidade alterada | Redução do controle inibitório da dor descendente<br>Processamento alterado da dor | Resposta alterada à dor<br>Dor aumentada com estímulos nocivos<br>Resposta alterada aos medicamentos no CNS/PNS |

ASEs, Efeitos adversos; CNS, sistema nervoso central; GFR, taxa de filtração glomerular; PNS, sistema nervoso periférico; $V_d$, volume de distribuição.
Rastogi R, Meek BD. Management of chronic pain in elderly, frail patients: finding a suitable, personalized method of control. *Clin Interv Aging*. 2013:37, Internet.

**Tabela 35.2.** Alterações Farmacocinéticas e Farmacodinâmicas Com o Envelhecimento e Seus Efeitos

| | ALTERAÇÕES | EFEITO | EFEITO NO USO DO MEDICAMENTO |
|---|---|---|---|
| Absorção | Esvaziamento gástrico reduzido<br>Secreção do ácido gástrico reduzida<br>Fluxo sanguíneo esplâncnico reduzido<br>Capacidade absortiva do intestino delgado reduzida | Absorção reduzida do medicamento | Absorção do medicamento oral alterada |
| Distribuição | Água total do corpo reduzida<br>Massa muscular magra reduzida<br>Gordura corporal aumentada | $V_d$ aumentado para medicamentos lipofílicos<br>$V_d$ reduzido para medicamentos hidrofílicos | *Lipofílico:*<br>Início tardio de ação<br>Meia-vida prolongada<br>*Hidrofílico:*<br>Aumento dos níveis plasmáticos<br>Maior frequência de ASEs |
| Ligação de proteínas | Massa hepática reduzida<br>Síntese de proteínas reduzida | Níveis reduzidos de albumina | Disponibilidade aumentada de fármacos livres<br>Interação medicamentosa aumentada |
| Metabolismo/ biodisponibilidade | Massa hepática reduzida<br>Fluxo sanguíneo hepático reduzido<br>Redução de função da enzima hepática e CYTP450 | Metabolismo de primeira passagem reduzido | Biodisponibilidade aumentada de medicamentos com extenso metabolismo de primeira passagem<br>Biodisponibilidade reduzida do pró-fármaco necessitando de ativação pelo fígado<br>Risco de toxicidade aumentada |
| Eliminação | *Fígado:*<br>Fluxo sanguíneo reduzido no fígado<br>*Rins:*<br>GFR reduzida<br>Fluxo sanguíneo renal reduzido<br>Tamanho reduzido | *Fígado:*<br>Depuração hepática reduzida<br>*Rins:*<br>Depuração renal reduzida | *Fígado:*<br>Depuração reduzida de medicamentos com razão de extração elevada<br>*Rins:*<br>Ajuste da dose |
| Farmacodinâmica | Densidade do receptor reduzida<br>Afinidade do receptor aumentada | Sensibilidade alterada aos medicamentos no CNS/PNS | Sensibilidade aumentada aos medicamentos de ação central<br>Sensibilidade reduzida aos medicamentos adrenérgicos/colinérgicos específicos para o receptor<br>Interação aumentada entre medicamentos e medicamento-doença |

ASEs, Efeitos adversos; CNS, sistema nervoso central; CYTP450, citocromo P450; GFR, taxa de filtração glomerular; PNS, sistema nervoso periférico; Vd, volume de distribuição.

**10. Quais métodos podem ser utilizados para avaliar a dor na população idosa?**
Inúmeros instrumentos de avaliação da dor são utilizados em toda a medicina. Muitos dos instrumentos comumente empregados são unidimensionais e medem apenas a intensidade da dor. Exemplos desses métodos incluem a escala analógica visual (VAS) e o Escala de Faces da Dor de *Wong-Baker*, que fornecem a análise visual com uma sequência de faces com níveis variáveis de desconforto, de uma face feliz a uma face de choro que um paciente pode se reconhecer. De maneira alternativa, existe um termômetro de dor, com variações que incluem fatores visuais, como escalas de cor graduais do azul ao vermelho ou amarelo ao vermelho, com o vermelho identificando a dor grave.

Embora esses instrumentos possam ser úteis, a dor é uma sensação multidimensional com componentes sensoriais e emocionais que impactam ainda mais as capacidades psicológicas e funcionais do paciente, principalmente na população idosa. Portanto, é mais valioso realizar uma investigação completa da dor na qual as escalas unidimensionais são utilizadas em conjunto com instrumentos multidimensionais, conhecidos como Escalas de Descritores Verbais (VDS) para medir a sensação de dor. O Questionário de Dor de McGill (MPQ) é uma dessas escalas multidimensionais que utiliza os descritores subjetivos de palavras, assim como uma escala de intensidade de dor de cinco pontos para avaliar os componentes sensoriais, afetivos e avaliativos de dor. Além disso, existe o Inventário Multidimensional de Dor de West Haven-Yale (WHYMPI), que é dividido em três partes. A primeira parte mede a sensação de dor crônica, incluindo interferência de dor percebida, preocupação conjugal, angústia, controle da vida e gravidade. A segunda parte avalia as percepções do paciente em relação ao grau em que os cônjuges exibem comportamentos negativos em resposta à dor e a terceira parte avalia o autorrelato do paciente em relação a sua capacidade para realizar atividades diárias.

**11. Quais métodos podem ser empregados para avaliar a dor no idoso com prejuízo cognitivo?**
O uso de escalas VAS e VDS pode ser limitado em um paciente com demência ou comprometimento cognitivo, colocando essa população de idosos em um risco ainda maior de subdiagnóstico e subtratamento. Em um estudo com pacientes idosos apresentando demência, 84% não estavam recebendo medicação para dor, apesar dos diagnósticos provavelmente induzirem a dor.

No indivíduo com prejuízo cognitivo, a observação de vocalizações ou alterações na função/padrões de comportamento pode fornecer uma visão direcionada à dor subjacente. A Hierarquia de Avaliação da Dor é uma ferramenta que pode fornecer um quadro para avaliação, diagnóstico e tratamento no indivíduo com prejuízo cognitivo. Começa com o autorrelato naqueles com demência leve a moderada, progride para considerar as etiologias de dor e a busca das potenciais causas de dor, observando comportamentos, considerando os relatos aproximados por cuidadores e pela família, e por último, o ensaio de analgésicos com acompanhamento rigoroso nos resultados.

## MODALIDADES NÃO FARMACOLÓGICAS

**12. Quais modalidades não farmacológicas podem ser utilizadas para o controle da dor?**
Considerando a natureza multifatorial da dor, as modalidades não farmacológicas são frequentemente utilizadas para os componentes psicológicos e funcionais da sensação de dor. O treino de relaxamento e biorretroalimentação são dois métodos que ensinam um paciente a ter um senso maior de conscientização de sua dor, com o objetivo de utilizar técnicas que permitem manipular sua resposta psicológica, emocional e física. O treinamento comportamental é uma técnica semelhante que é centrada na eliminação da dor, reforçando comportamentos como falar sobre a dor e com o objetivo de redirecionar a atenção para comportamentos não relacionados com a dor. A terapia comportamental cognitiva (CBT) ensina os pacientes como mudar os pensamentos negativos e comportamentos que previnem o enfrentamento em comportamentos que permitem o controle maior de sua dor. Estudos demonstraram resultados variados para essas estratégias de enfrentamento da dor no idoso; contudo, quando empregadas em uma abordagem multidisciplinar, esses métodos foram benéficos em ajudar a reduzir a intensidade da dor e a ingestão de medicamentos.

A fisioterapia e a terapia ocupacional são modalidades importantes para a prevenção da fragilidade, assim como a manutenção de independência e função. Os objetivos da terapia incluem a estabilização da condição primária, prevenindo lesões secundárias, mudando a percepção de dor, avaliando e tratando os déficits funcionais e estimulando as modificações em torno das deficiências existentes. A fisioterapia permite a avaliação da mobilidade, força, resistência e amplitude de movimento, enquanto que a terapia ocupacional avalia as atividades de vida diária, segurança e habilidades diárias independentes.

## NÃO OPIOIDES

**13. Quais agentes farmacológicos não opioides estão disponíveis para a população idosa?**
O acetaminofeno (paracetamol) e os medicamentos anti-inflamatórios não esteroidais (NSAIDs) são os medicamentos não opioides para dor mais comumente prescritos. O acetaminofeno potencializa

os efeitos dos opioides e é, portanto, um coanalgésico útil; porém, tem um efeito teto e dessa forma, o escalonamento da dose é limitado. É metabolizado pelo fígado e excretado pelos rins e, portanto, deve-se ter cautela em casos de função hepática/renal alterada. A dose máxima recomendada para idosos é de 2.000 mg por dia. De modo geral, o acetaminofeno é considerado um medicamento seguro com eficácia demonstrada e deve ser utilizado como a primeira linha de tratamento, assim como o medicamento de uso contínuo, se não contraindicado.

Os NSAIDs, por outro lado, são considerados de alto risco para efeitos adversos cardíacos, gastrintestinais e renais, interações doença-medicamentos e interações medicamentosas no idoso, devendo assim ser evitados no manejo de longo prazo. Os efeitos incluem risco aumentado para hemorragia e úlceras GI dose- e tempo-dependentes, vasoconstrição renal, além de aumento de reabsorção de sódio tubular, contribuindo para a hipertensão, retenção líquida, insuficiência renal, infarto do miocárdio e insuficiência cardíaca. Se os NSAIDs forem utilizados, as formulações tópicas são preferíveis; contudo, se os NSAIDs sistêmicos são utilizados, um inibidor de bomba de prótons é sugerido para proteção gastrintestinal.

## ADJUVANTES

**14. Quais são os adjuvantes farmacológicos e quais são utilizados no tratamento da dor crônica?**
Os adjuvantes farmacológicos são medicamentos utilizados como analgésicos que foram originalmente desenvolvidos para outras indicações. São comumente utilizados em conjunto com os analgésicos para dor crônica e refratária. Frequentemente, os antiepilépticos, antidepressivos, corticosteroides, anestésicos locais e relaxantes musculares são utilizados no tratamento da dor.

Os antiepilépticos comumente utilizados incluem a gabapentina, pregabalina e topiramato, visto que foram considerados analgésicos eficazes no manejo da dor neuropática. A titulação das doses desses medicamentos no idoso deve ser lenta, visto que a sedação e o prejuízo cognitivo são efeitos adversos conhecidos. O ajuste da dose também é necessário em pacientes com disfunção renal.

Os antidepressivos que são comumente utilizados como analgésicos, incluem aqueles na categoria dos antidepressivos tricíclicos (TCAs) ou inibidores de recaptação de noradrenalina e serotonina (SNRIs). Os TCAs incluem a nortriptilina e amitriptilina. Na população idosa, porém, deve-se tomar precaução em razão dos efeitos adversos que incluem disritmias cardíacas, prejuízo cognitivo e efeitos anticolinérgicos, como hipotensão, retenção urinária e sedação. Por outro lado, os SNRIs, como a duloxetina, são eficazes na dor neuropática e mais bem tolerados do que os TCAs.

Os anestésicos locais muitas vezes são utilizados na forma de adesivos tópicos e são, portanto, fáceis de usar e também apresentam baixo risco de toxicidade e interações medicamentosas. Os relaxantes musculares, em geral, têm eficácia muito limitada, se houver, como analgésicos na dor crônica.

## OPIOIDES

**15. Quais agentes farmacológicos opioides estão disponíveis?**
Pacientes com dor moderada a grave ou dor relacionada com o comprometimento funcional não controlado com não opioides devem ser considerados para a terapia com opioides. Geralmente os opioides mais leves e de curta ação são considerados antes do uso de opioides mais fortes. Estes geralmente compreendem a oxicodona, hidrocodona e tramadol. O tramadol, um agonista opioide fraco e inibidor de captação de monoaminas, é considerado um medicamento mais seguro com menos efeitos respiratórios e gastrintestinais. Deve-se tomar cuidado em pacientes com história de convulsões, já que o tramadol reduz o limiar de convulsões e também é útil em pacientes que utilizam medicamentos serotonérgicos em decorrência de problema da síndrome da serotonina.

Os opioides mais fortes como a morfina, oximorfina, fentanila, hidroximorfona e metadona podem ser indicados em casos onde os opioides menos potentes falham em fornecer alívio adequado da dor. Muitos desses opioides mais fortes são apresentados em formulações de liberação imediata e prolongada.

**16. Quais são as considerações em relação ao uso de opioides em pacientes com disfunção hepática e renal?**
Com a disfunção hepática e renal sendo as comorbidades mais comuns no idoso, é essencial levar em consideração a gravidade da disfunção ao prescrever os opioides. O metabolismo da hidromorfona, oxicodona e metadona é dependente da função do fígado e, portanto, devem ser evitados em pacientes com comprometimento hepático significativo. A fentanila é, desse modo, o opioide de escolha em caso de disfunção hepática.

A morfina sofre metabolismo hepático e é decomposto em dois metabólitos: morfina-6-glucoronida (M6G) e morfina-3-glucoronida (M3G). Esses metabólitos passam pela circulação êntero-hepática e são então excretados pela bile/fezes e urina. A M3G tem efeitos neuroexcitatórios e, assim, apresenta efeitos deletérios secundários à acumulação em pacientes com insuficiência renal, com potencial para induzir convulsões. A M6G, por outro lado, é um potente analgésico opioide.

17. **As preocupações com o uso de opioides diferem no idoso?**
    De modo geral, a tolerância com os opioides é menos provável de definir em idosos, quando comparados com indivíduos mais jovens. Sendo assim, não é raro observar indivíduos idosos com dor crônica em doses estáveis de opioides por anos. Enquanto os indivíduos idosos com dor crônica frequentemente mencionam receio de dependência por recusarem os opioides, o risco de dependência ou vício parece ser menor do que na população geral. Fatores de risco para dependência ou vício incluem história de abuso de substâncias pessoal anterior ou na família ou alcoolismo, assim como alguns transtornos psicológicos e de personalidade. Enquanto evidências sustentam o uso de analgésicos opioides na dor aguda e no cuidado em fase terminal, evidências limitadas apoiam o uso de opioides na dor crônica não oncológica. De modo geral, o uso de opioides no manejo da dor crônica no idoso deve ser realizado com as mesmas precauções como no uso com a população geral.

18. **Como os opioides devem ser titulados no idoso?**
    Em decorrência dos efeitos adversos acentuados associados aos opioides, os pacientes devem ser monitorados de perto e frequentemente para estudos de eficácia e efeitos adversos. Os opioides devem ser iniciados em doses baixas e titulados lentamente, considerando a função renal e hepática.
    Ao iniciar o uso de um opioide, é recomendado começar com a liberação imediata do opioide na dose efetiva mais baixa com titulação lenta, quando necessária. Como uma generalização, recomenda-se iniciar em uma dose 25 a 50% menor do que a dose que seria dada a um paciente mais jovem. Na titulação dos opioides, as orientações práticas sugerem dosagens crescentes de até 25 a 50% naqueles com dor leve a moderada e de até 50 a 100% em indivíduos com dor moderada a grave. Uma vez obtida a analgesia eficaz, a dose de opioide com liberação imediata pode ser convertida a formulações de liberação prolongada, se apropriada.
    No caso de rotação de opioides e de conversão de um opioide para outro, o novo opioide deve ser iniciado em 50 a 67% da dose de opioide total atual.

19. **Como os efeitos adversos dos opioides devem ser tratados?**
    Os efeitos adversos comuns dos opioides incluem constipação, náusea/vômito, sedação, vertigem, prejuízo cognitivo e depressão respiratória. Esses efeitos adversos podem ser exagerados na população idosa e portanto, o monitoramento atento e o manejo precoce são exigidos pelo prescritor. O manejo pode ser na forma de controle sintomático do medicamento, rotação de opioides/mudança do opioide utilizado, alterando a dose ou alterando a rota de administração (transdérmica vs. oral).
    No caso de constipação, o efeito adverso mais comum, recomenda-se a profilaxia com um amolecedor de fezes ou laxante. A náusea induzida por opioides pode ser tratada, de forma eficaz, com agentes antieméticos que têm como alvo a zona de gatilho quimiorreceptora, como o droperidol e a proclorperazina, antagonistas de serotonina como a ondansetrona, agentes de motilidade gástrica, como a metoclopramida, além de anti-histamínicos/anticolinérgicos para reduzir a sensibilidade vestibular. A sedação, prejuízo cognitivo e depressão respiratória geralmente exigem uma redução da dosagem do opioide. É importante evitar a combinação dos opioides e benzodiazepínicos, considerando os efeitos sinérgicos da depressão respiratória. Outros sedativos do sistema nervoso central podem ter efeitos similares quando combinados com os opioides e devem ser evitados.

## MODALIDADES DE INTERVENÇÃO

20. **Quais modalidades de intervenção estão disponíveis para controle da dor no paciente idoso?**
    Em casos onde as intervenções farmacológicas e não farmacológicas podem ser limitadas em atingir a analgesia adequada, as modalidades de intervenção que atuam sobre as vias de dor podem ser benéficas. Existem estudos limitados sobre a eficácia dos procedimentos intervencionistas, particularmente na população idosa; contudo, acredita-se que uma combinação de medicamentos e procedimentos intervencionistas auxilie na redução geral de ingestão de medicamentos e diminuição do risco de efeitos adversos.
    Várias intervenções são utilizadas, tanto por métodos químicos ou elétricos, para destruir ou mesmo alterar os sinais de dor. Esses incluem os bloqueios nervosos, neurólise química, crioneurólise, ablação por radiofrequência e intervenções neuroaxiais, como administração epidural e intratecal do medicamento e estimulação da medula espinal.
    Injeções epidurais de esteroides são úteis para o tratamento de estenose espinal, doença degenerativa e dor no nervo ciático. Os estudos ainda são limitados, mas, em geral, uma combinação de injeções epidurais de esteroides, medicamentos e fisioterapia oferece ao paciente uma boa chance de reduzir a dor e aumentar a função.

A estimulação da medula espinal (SCS) e a administração intratecal de medicamentos (IDD) são outras opções. Embora não tenham sido realizados estudos específicos na população idosa, em particular, os trabalhos que incluíram pacientes acima de 65 anos, apoiam o uso de IDD e SCS em pacientes com dor crônica não controlada por medicação.

### PONTOS-CHAVE

1. O adulto idoso tem idade igual ou superior a 65 anos e esta faixa etária é o que apresenta crescimento mais rápido no mundo.
2. Paciente, profissional de saúde e barreiras sistêmicas são elementos importantes no manejo da dor nesta população.
3. A compreensão das alterações fisiológicas e farmacocinéticas/farmacodinâmicas que ocorrem em idosos é essencial no manejo ideal e prevenção de eventos medicamentosos adversos.
4. Uma abordagem multidisciplinar incluindo modalidades não farmacológicas, não opioides, adjuvantes, opioides e modalidades intervencionistas é mais apropriada para melhorar o controle da dor, reduzir a ingestão de medicamentos, diminuir o risco de efeitos adversos e aumentar a função.

### BIBLIOGRAFIA

1. "American geriatrics society 2015 updated beers criteria for potentially inappropriate medication use in older adults". *J Am Geriatr Soc*. 2015;63(11):2227-2246, Web.
2. Argoff CE, Cranmer KW. The pharmacological management of chronic pain in long-term care settings: balancing efficacy and safety. *Consult Pharm*. 2003:4-18, Print.
3. Chau DL, et al. Opiates and elderly: use and side effects. *Clin Interv Aging*. 2008;3:273-278, Web.
4. Gagliese L, Melzack R. Chronic pain in elderly people. *Pain*. 1997;70(1):3-14, Web.
5. Gibson SJ, Farrell M. A review of age differences in the neurophysiology of nociception and the perceptual experience of pain. *Clin J Pain*. 2004;20(4):227-239, Web.
6. "Guidance on the management of pain in older people". *Age Ageing*. 2013;42(suppl 1):i1-i57, Web.
7. Herr K, et al. Pain assessment in the patient unable to self-report: position statement with clinical practice recommendations. *Pain Manag Nurs*. 2011;12(4):230-250, Web.
8. Kaye AD, Baluch A, Scott JT. Pain management in the elderly population: a review. *Ochsner J*. 2010;10(3):179-187, Print.
9. Mangoni AA, Jackson SHD. Age-related changes in pharmacokinetics and pharmacodynamics: basic principles and practical applications. *Br J Clin Pharmacol*. 2003;57(1):6-14, Web.
10. O'Mahony D, et al. STOPP/START criteria for potentially inappropriate prescribing in older people: version 2. *Age Ageing*. 2014;44(2):213-218, Web.
11. "Pharmacological management of persistent pain in older persons". *J Am Geriatr Soc*. 2009;57(8):1331-1346, Web.
12. Rastogi R, Meek BD. Management of chronic pain in elderly, frail patients: finding a suitable, personalized method of control. *Clin Interv Aging*. 2013:37, Web.

## VII. MANEJO FARMACOLÓGICO

# ANALGÉSICOS TÓPICOS
*Claire Collison* ▪ *Charles E. Argoff*

CAPÍTULO 36

## VISÃO GERAL

**1. Qual é a história dos medicamentos tópicos como analgésicos?**

Por séculos, os analgésicos tópicos foram utilizados para tratar várias condições clínicas e a dor. Um dos livros mais famosos na história da medicina, o *Cânone da Medicina de Avicena*, originalmente publicado em 1025, fornece ampla lista de substâncias para tratar a cefaleia. A maioria dessas substâncias incluía os analgésicos de uso tópico derivados de plantas, animais e minerais. Existem formulações tópicas de produtos derivados de plantas criadas séculos atrás que ainda são utilizadas hoje, incluindo a cânfora, capsaicina e mentol. Medicamentos tópicos para dor tinham papel fundamental em aliviar as síndromes dolorosas e continuarão com essa função enquanto aprendemos mais sobre os mecanismos subjacentes e usos.

**2. Como um medicamento tópico é diferente de um medicamento transdérmico?**

Os medicamentos tópicos (topicêuticos) e transdérmicos são aplicados localmente na pele. No entanto, uma vez que as preparações transdérmicas são absorvidas pela pele, a corrente sanguínea distribui o medicamento em todo o corpo para um efeito sistêmico. Para ser eficaz, o analgésico transdérmico requer uma concentração analgésica sistêmica. Os fármacos transdérmicos fornecem o mesmo efeito, como se o mesmo componente ativo fosse ingerido pela via oral. Esses tipos de adesivos podem ser colocados em qualquer área da pele (de acordo com as instruções do produto), visto que os medicamentos serão liberados pela corrente sanguínea para uma área-alvo no corpo. Um exemplo é o adesivo Durogesic® (*Janssen Pharmaceutica*, Titusville, New Jersey).

Em comparação, o adesivo tópico produz efeitos mais localizados. Uma vez que o medicamento penetra na pele, leva seu efeito aos tecidos (músculos, ligamentos, tendões, nervos) que estão situados diretamente abaixo da área onde foi aplicada na pele. Esses medicamentos não atingem a circulação sanguínea, dessa forma, não resultam em qualquer concentração sistêmica significativa do analgésico. No entanto, os medicamentos tópicos devem ser utilizados de acordo com as instruções da embalagem, pois a aplicação excessiva por longos períodos sobre uma grande área pode promover penetração aumentada do medicamento, levando ao acúmulo na corrente sanguínea, o que pode causar efeitos adversos. Os adesivos tópicos incluem, mas não são limitados ao creme *spa* Bengay® (Pfizer, New York). Adesivo Lidoderm® (*Endo Pharmaceuticals*, Chadds Ford, Pensilvânia) e creme EMLA® (2,5% de lidocaína e 2,5% de prilocaína) (AstraZeneca, Wilmington, Delaware).

Os agentes tópicos que são liberados diretamente nos tecidos-alvo sob a pele são vantajosos em relação aos medicamentos de dor sistêmica por vários motivos. Uma razão é que há menor risco de efeitos adversos indesejáveis no corpo. Por exemplo, os agentes anti-inflamatórios não esteroidais (NSAIDs) tópicos para controle da dor, como osteoartrite e doenças reumáticas, foram demonstrados ser eficazes e previnem os efeitos adversos gastrointestinais de NSAIDs orais, como úlceras pépticas e hemorragia. Visto que os agentes tópicos não resultam em concentrações corporais (sistêmicas) ou levam às interações medicamentosas, esses fármacos podem ser utilizados de forma segura em um plano de tratamento para dor existente sem preocupação. Pacientes com condições crônicas de dor podem estar recebendo outras terapias farmacológicas para outras comorbidades, de forma que a capacidade para adicionar um medicamento de uso tópico ao regime existente é clinicamente útil.

**3. Quais são as várias formulações tópicas disponíveis para o tratamento da dor?**

Os medicamentos de uso tópico para dor podem ser administrados tanto por prescrição quanto sem (p. ex., medicamentos de venda livre [OTC]). As preparações tópicas para dor com receita médica são administradas na forma de adesivo ou creme. Por exemplo, o adesivo de lidocaína tem material adesivo contendo o princípio ativo aplicado em um suporte com feltro de poliéster que é coberto com uma película removível, retirada antes da aplicação na pele. Os medicamentos tópicos com prescrição na atualidade, incluem o adesivo Lidoderm®, creme EMLA®, o adesivo de capsaicina a 8%, adesivo e solução em gel com diclofenaco de sódio, além da doxepina na formulação em creme. As formulações de uso tópico OTC atuais incluem os cremes de lidocaína, cremes de benzocaína, cremes com mentol, géis e adesivos, assim como produtos compostos que podem combinar mentol, cânfora, salicilato e capsaicina.

4. **Quais são as vantagens e desvantagens do uso de medicamentos tópicos?**
Os medicamentos tópicos oferecem poucos efeitos adversos sistêmicos e interações medicamentosas. Apresentam a vantagem clínica em que podem ser acrescidos à lista atual de medicamentos do paciente para dor ou outras condições. Há evidência ampla demonstrando sua eficácia e segurança no tratamento de uma variedade de condições como dor neuropática e síndromes de dor crônica que podem, de outro modo, ser refratárias aos tratamentos tradicionais anteriores. Os benefícios aos pacientes são evidentes; geralmente são fáceis e não causam dor durante a aplicação na pele e possuem efeito relativamente rápido. Os possíveis efeitos adversos dos analgésicos tópicos que podem incluir eritema ou erupção cutânea frequentemente são mínimos ou autolimitados. Os anestésicos tópicos são alternativas úteis para pacientes que têm medo de agulhas ou que são incapazes de tomar comprimidos ou cápsulas orais. Alguns adesivos de pele podem ser moldados para cobrir a área dolorosa.

As desvantagens dos medicamentos de uso tópico variam com a formulação da dosagem específica empregada. Algumas vezes as pomadas, cremes e loções podem corar o vestuário. Atenção cuidadosa deve ser dada às crianças que podem remover o medicamento e, acidentalmente, comê-lo ou colocá-lo nas orelhas ou olhos. Algumas formulações necessitam de medida ou são dosadas de acordo com o peso (p. ex., para uso em crianças). Os adesivos cutâneos podem levar às reações localizadas, tornando a área da pele pálida, pruriginosa, vermelha ou inflamada. A aderência de longa duração na pele é difícil, se a pele é oleosa ou peluda. Pacientes podem não ser capazes de tomar banho ou nadar enquanto utilizam o adesivo na pele. Um tipo de adesivo cutâneo recentemente disponível, a Synera®, contém elemento de aquecimento para melhorar a liberação do medicamento que pode causar queimaduras térmicas, se a porção superior for removida. Outro adesivo cutâneo necessita de um dispositivo que cria uma corrente elétrica leve que corre pelo adesivo e pele para aumentar a permeabilidade e absorção do medicamento na pele. Esse fármaco, contudo, deve ser aplicado apenas por um profissional de assistência à saúde no consultório, clínica ou hospital.

## MEDICAMENTOS PARA DOR SEM PRESCRIÇÃO MÉDICA
5. **Quais analgésicos tópicos estão disponíveis atualmente nos Estados Unidos sem a necessidade de prescrição? Como estão sendo utilizados?**
Existem quatro grandes categorias de medicamentos tópicos sem prescrição (OTC) utilizados para tratar a dor.
   1. Anestésicos locais, como lidocaína (p. ex., ELA-Max®), atuam pela inibição do canal de sódio em nervos periféricos nociceptores, bloqueando assim o sinal de transporte ao cérebro para produção da sensação de dor.
   2. Contrairritantes, medicamentos contendo mentol ou cânfora (p. ex., creme *spa* Bengay®), são utilizados para tratar condições como osteoartrite ou lesões, incluindo distensões ou entorses pelo bloqueio do sinal doloroso ao atingir o cérebro. Particularmente, o mentol ativa o membro M tipo 8 do receptor do potencial transitório de canais catiônicos (TRPM8), um canal iônico em neurônios sensoriais periféricos sensíveis ao frio, que tem papel no controle da dor.
   3. Medicamentos anti-inflamatórios, como o metilsalicilato (p. ex., Myoflex® ou Aspercreme®), são hidrolisados nos tecidos em ácido salicílico, que apresenta ações anti-inflamatórias. Pela redução da inflamação na área afetada, esses compostos reduzem a irritação contínua de nervos locais, bloqueando os sinais de dor ao alcançar o cérebro.
   4. A capsaicina, o principal componente em um grupo relativamente novo de analgésicos tópicos OTC, origina-se da pimenta malagueta e pode ser encontrada em produtos como Zostrix® e Capzasin-HP®. A capsaicina liga-se seletivamente ao membro 1 da subfamília vaniloide de potencial transitório encontrado em neurônios sensoriais. Inicialmente, a capsaicina excita o nervo com a manifestação de aumento inicial na dor. Em seguida, o medicamento libera a substância química requerida pelo nervo para a transmissão da dor, a sensação geralmente diminui em alguns minutos após a aplicação. Portanto, esses medicamentos específicos contendo capsaicina devem ser cuidadosamente aplicados e os pacientes devem lavar as mãos vigorosamente após aplicação para evitar espalhar o medicamento e uma sensação de queimação em outras áreas do corpo.

Por fim, algumas preparações analgésicas OTC de uso tópico podem conter várias combinações dos compostos mencionados previamente com o intuito de melhorar a eficácia clínica pela combinação de medicamentos com diferentes mecanismos.

6. **Quais são exemplos específicos de analgésicos sem prescrição médica?**
A Tabela 36.1 lista exemplos de analgésicos OTC e inclui informações sobre seus princípios ativos, uso apropriado e efeitos adversos.

**Tabela 36.1.** Analgésicos Tópicos sem Prescrição (Venda Livre) Disponíveis

| EXEMPLO DE PRODUTOS (FABRICANTE) | PRINCÍPIO ATIVO | USO | INFORMAÇÃO PARA USO ADEQUADO | EFEITOS ADVERSOS COMUNS | DICAS ADICIONAIS DE USO |
|---|---|---|---|---|---|
| **Produtos Contendo Anestésico Local** | | | | | |
| ELA-Max® (Ferndale) Xylocaine® (Astra) Solarcaine® (Schering-Plough) DermaFlex® (Zila) Nupercainal® (Ciba) Lanacane® (Combe) Hurricaine® (Beutlich) | Lidocaína a 4% em creme tópico Lidocaína a 0,5–2,5% em géis, cremes, pomadas, dependendo do produto. Muitos produtos genéricos da lidocaína também disponíveis Dibucaína a 0,5–1% Benzocaína a 5–20% em géis, pomadas, cremes, loções e *sprays*. Muitos produtos genéricos da benzocaína também disponíveis. | Alívio da dor local causada por pequenos cortes e queimaduras, abrasões, queimadura do sol, picadas de inseto, picadas de agulha para coleta de sangue e inserção de agulha nas veias | Aplicar nas áreas afetadas não mais do que 3 ou 4 vezes ao dia Aplicar apenas na pele intacta Para uso externo somente | Irritação, vermelhidão, prurido, erupção cutânea | Não recomendado para uso em membranas mucosas Não deve ser utilizado em pacientes com < 2 anos de idade sem a consulta do médico Evitar o contato com olhos, boca ou nariz e dentro das orelhas Curativos recomendados para crianças para prevenir a ingestão acidental Não utilizar em grandes quantidades sobre a pele com ferida ou áreas com bolhas; não usar por mais de 3 ou 4 vezes ao dia |
| **Produtos Contendo Mentol ou Cânfora** | | | | | |
| Creme Spa Bengay® (Pfizer) Therapeutic Mineral Ice Gel® (Bristol-Myers) | Mentol a 1,25–16% em cremes, géis, adesivos | Alívio da dor muscular, neuralgia, reumatismo, artrite, entorses e condições similares | Aplicar nas áreas afetadas não mais do que 3 ou 4 vezes ao dia Aplicar apenas na pele intacta Apenas para uso externo | Irritação, erupção cutânea, queimadura, urticária, edema | Não recomendado para uso em membranas mucosas Evitar o contato com os olhos, boca ou nariz e dentro das orelhas |

*(Continua)*

**Tabela 36.1.** (Cont.) Analgésicos Tópicos sem Prescrição (Venda Livre) Disponíveis

| EXEMPLO DE PRODUTOS (FABRICANTE) | PRINCÍPIO ATIVO | USO | INFORMAÇÃO PARA USO ADEQUADO | EFEITOS ADVERSOS COMUNS | DICAS ADICIONAIS DE USO |
|---|---|---|---|---|---|
| **Produtos Contendo Capsaicina** | | | | | |
| Capzasin-HP® & Capzasin-P® (Thompson Medical) Zostrix®, Zostrix-HP® (GenDerm) | Capsaicina a 0,025–0,075% em cremes, géis, loções | Alívio temporário da dor causada por artrite reumatoide, osteoartrite e alívio de neuralgias, como dor após infecção por herpes-zóster ou neuropatia diabética | Aplicar nas áreas afetadas não mais do que 3 ou 4 vezes ao dia. Aplicar somente na pele intacta. Para uso externo somente | Queimadura, vermelhidão, urticária, tosse | Não é usado em membranas mucosas. Evitar o contato com os olhos. Lavar as mãos imediatamente após a aplicação. Utilizar com precaução ao manusear lentes de contato após aplicação. Não colocar curativo muito apertado |
| **Produtos Contendo Salicilato** | | | | | |
| Myoflex® (Fisons) Sportscreme® (Chattern) Infrarub® (Whitehall) Aspercreme® (Chattern) Bengay® (Pfizer) | Muitos produtos disponíveis, com metilsalicilato variando de 83-55% em cremes, géis, pomadas e loções | Alívio da dor muscular, neuralgia, reumatismo, artrite, entorses e condições semelhantes | Aplicar em áreas afetadas não mais do que 3 ou 4 vezes ao dia. Aplicar somente na pele intacta. Para uso externo apenas | Se aplicado em áreas extensas, pode causar zumbido, náusea ou vômito | Não recomendado para uso em membranas mucosas. Evitar o contato com olhos, boca ou nariz e dentro das orelhas |
| **Produtos Combinados** | | | | | |
| Flexall Ultra Plus Gel® (Chattern) Icy Hot Chill Stick® (Chattern) Banalg Lotion (Forest) | Muitos produtos diferentes que combinam mentol ou cânfora com salicilato ou capsaicina em cremes, géis, líquidos ou adesivos | Alívio da dor muscular, neuralgia, reumatismo, artrite, entorses e condições semelhantes | Aplicar em áreas afetadas não mais do que 3 ou 4 vezes ao dia. Aplicar apenas na pele intacta. Para uso externo apenas | Ver informação acima para cada um dos vários efeitos adversos dos princípios. Não recomendado para uso em membranas mucosas | Evitar contato com olhos, boca ou nariz e dentro das orelhas |

## ANALGÉSICOS COM PRESCRIÇÃO MÉDICA

**7. Quais são os analgésicos tópicos mais comumente prescritos nos Estados Unidos? Como eles são usados?**

Há um interesse crescente no desenvolvimento de medicamentos tópicos para o tratamento de várias condições de dor nos últimos 5 anos. Exemplos de analgésicos tópicos com prescrição médica disponíveis nos Estados Unidos podem ser encontrados na Tabela 36.2, que inclui informações relativas ao uso, instruções para uso e efeitos adversos.

Uma subcategoria de analgésicos tópicos com prescrição inclui o adesivo Lidoderm® e o creme EMLA®. Em 1999, o adesivo Lidoderm® (lidocaína 5%; *Endo Pharmaceuticals*, Chadds Ford, Pensilvânia) foi aprovado pela Food and Drug Administration para tratar a dor causada por nervos lesionados após infecção por herpes-zóster. Vários ensaios controlados randomizados demonstram que o adesivo com lidocaína a 5% é significativamente eficaz e seguro em reduzir a dor em pacientes com neuralgia pós-herpética e alodinia, assim como em pacientes com síndromes de dor neuropática periférica. Além de tratar a neuralgia pós-herpética e a alodinia, a lidocaína revelou ser terapeuticamente útil para aliviar a dor associada à neuropatia diabética, síndrome do túnel do carpo e a dor pós-mastectomia, assim como as condições não associadas a nervos, como dores articulares e na região lombar, dores miofasciais, osteoartrite e lesões desportivas.

O Lidoderm® é aplicado como um adesivo com feltro de poliéster, branco, 10 por 14 cm, que contém um adesivo com lidocaína a 5% (700 mg) e uma película removível de plástico, clara, que é retirada antes da aplicação do adesivo na área mais dolorosa da pele intacta (p. ex., sem bolhas ou úlceras cutâneas abertas). Uma das vantagens é que os adesivos tópicos de lidocaína podem ser utilizados como a primeira linha de tratamento e podem ser aderidos também às terapias atuais para síndromes de dor neuropática periférica. O adesivo também pode atuar como barreira para pacientes que manifestam área da pele dolorosa extrassensível ao toque.

O mecanismo de ação é reduzir o processamento periférico de dor dos nervos lesionados ou afetados para o processamento central, ou cérebro. Como os nervos sensoriais periféricos lesionados são extremamente sensíveis aos efeitos de bloqueio da lidocaína, a absorção do medicamento na corrente sanguínea não é necessária para seu efeito. Essa formulação tópica libera uma quantidade de lidocaína suficiente para bloquear os sinais de dor nos tecidos locais, mas não suficiente para causar dormência completa da área.

O creme EMLA (*AstraZeneca Pharmaceuticals*, Wilmington, Delaware) é um creme ou um sistema de disco adesivo tópico que contém mistura de lidocaína e procaína. Ao contrário do adesivo de lidocaína a 5%, que produz apenas efeitos analgésicos, o creme EMLA® produz tanto analgesia e anestesia, de forma que pode ser utilizado em adultos e crianças para fornecer alívio da dor em decorrência de um procedimento doloroso. Este creme pode fornecer anestesia transitória para procedimentos como punção arterial ou venosa, colocação de cateteres intravenosos, punção lombar, pequenas cirurgias superficiais (p. ex., circuncisão, remoção de verrugas genitais), procedimentos dermatológicos (p. ex., biópsias, tratamentos a *laser*) e cuidados de feridas. O mecanismo de ação é que a mistura de lidocaína e procaína inibe os sinais nervosos com o percurso até o cérebro. Para proporcionar anestesia em pequenos procedimentos na derme, o creme EMLA® é colocado sobre a superfície da pele por no mínimo 1 hora. Para grandes procedimentos na derme, o creme é aplicado na área afetada e, então, envolto em um curativo oclusivo por 1,5 a 2 horas antes do procedimento. O EMLA® também vem na forma de adesivo transdérmico de uso único; o disco contém o medicamento e é colocado sobre a área da pele (10 cm$^2$) a ser anestesiada e um anel de curativo mantém o adesivo no lugar. Existem várias desvantagens do creme EMLA®. A pesquisa sobre o EMLA® em relação ao controle da dor apresenta achados variados e alguns estudos mostram que o creme é menos eficaz para o alívio da neuralgia pós-herpética. Além disso, o creme EMLA® requer aplicações repetidas, 2 ou 3 vezes ao dia, enquanto o adesivo de lidocaína é aplicado uma vez ao dia.

## DESENVOLVIMENTOS FUTUROS

**8. Quais são os novos analgésicos tópicos disponíveis e quais analgésicos tópicos estão em desenvolvimento atualmente e podem-se tornar disponíveis nos Estados Unidos nos próximos anos?**

Recentemente, várias formulações de produtos NSAIDs tópicos estão disponíveis nos Estados Unidos para condições musculoesqueléticas agudas e crônicas. Esses medicamentos anti-inflamatórios reduzem a inflamação (p. ex., edema), aliviando, desse modo, a dor. Pesquisas recentes demonstram que os NSAIDs tópicos fornecem mais alívio da dor musculoesquelética crônica do que outros tratamentos que utilizam a lidocaína, capsaicina e rubefacientes. Esses NSAIDS tópicos incluem cremes/adesivos/géis contendo diclofenaco, géis/gotas/sabonetes com cetorolaco, creme contendo ibuprofeno, gel de cetoprofeno e pomadas/*sprays*/géis contendo indometacina. O American College

**Tabela 36.2.** Analgésicos Tópicos com Prescrição Médica Disponíveis

| - | FORMULAÇÃO | USO | INFORMAÇÃO PARA USO ADEQUADO | EFEITOS ADVERSOS COMUNS | DICAS ADICIONAIS PARA USO |
|---|---|---|---|---|---|
| Adesivo Lidoderm® (adesivo de lidocaína a 5%) Endo Pharmaceuticals® (Chadds Ford, Pensilvânia) | Lidocaína a 5% em adesivo com feltro de poliéster, não trançado | Alívio da dor persistindo após infecção por herpes-zóster | Aplicar até três adesivos (após remoção da película protetora) no sítio da dor por 12 h em um período de 24 h Aplicar somente em pele intacta, seca Cortar o adesivo, se necessário, para ajustar à área de pele dolorosa | Vermelhidão leve ou edema de pele em área de aplicação do adesivo; geralmente é eliminado após a remoção do adesivo | Evitar o contato com olhos Dobrar o adesivo e descartar no lixo; manter distante de crianças e animais de estimação Armazenar em envelopes até o uso para que os adesivos não sequem Não aplicar em conjunto com outros cremes, pomadas, loções ou almofadas de aquecimento |
| – | Lidocaína 70 mg e tetracaína 70 mg em um adesivo contendo elemento para aquecimento | Alívio da dor local causada pela inserção de agulha nas veias, picadas de agulha para coletas de sangue ou procedimentos cutâneos das camadas superiores da pele (p. ex., biópsia da pele onde o tecido é removido para exame adicional) | Para inserção de agulha ou punção venosa, aplicar um adesivo por 20-30 min antes do procedimento Aplicar apenas na pele intacta | Vermelhidão leve, edema, palidez da pele ou sensação anormal na área de aplicação do adesivo; geralmente eliminado após remoção do adesivo Remover o adesivo se houver sensação de irritação ou queimação com a aplicação do adesivo | Não cortar o adesivo ou remover a parte superior — o adesivo pode aquecer a temperaturas que podem causar queimaduras Não bloquear os buracos na parte superior do adesivo — o adesivo pode não aquecer apropriadamente Dobrar o adesivo e descartar no lixo; manter distante de crianças e animais de estimação |

| | | | | |
|---|---|---|---|---|
| LidoSite Topical System® (adesivo iontoforético tópico com lidocaína HCl/adrenalina 10%/0,1% e o LidoSite Controller® B. Braun® (Bethlehem, Pensilvânia) | Lidocaína a 10% e adrenalina a 0,1% em um reservatório circular, adesivo de uso único; o lado do tratamento e o retornar ao reservatório do outro lado completam o circuito elétrico | Alívio de dor local causada por inserção da agulha nas veias, picadas de agulha para coleta de sangue, *lasers* utilizados para queimar as lesões cutâneas nas camadas superiores da pele | Um adesivo deve ser aplicado por um profissional de assistência à saúde em um serviço de saúde por 10 min. Aplicar sobre a pele intacta | Corrente elétrica pode causar irritação cutânea, sensação de queimação ou queimaduras. Pele sob o adesivo pode apresentar clareamento da pele de curta duração ou vermelhidão, erupção cutânea ou sensações de dor/queimação | Para uso em pacientes com idade igual ou superior a 5 anos. Usar corrente elétrica para auxiliar a passagem do medicamento na pele; não utilizar em indivíduos com dispositivos eletricamente sensíveis (p. ex., marca-passo). Contém um sulfito (metabissulfito de sódio) que pode levar a reações alérgicas de graus variáveis. Não testado para uso em membranas mucosas |
| Creme EMLA® (lidocaína a 2,5% e procaína a 2,5%) (AstraZeneca, Wilmington, Del.) | Lidocaína a 2,5% e procaína a 2,5% em creme (pode usar com curativo de pele Tegaderm®) | Para uso em pele normal intacta para alívio da dor local ou em membranas mucosas genitais para pequena cirurgia envolvendo as camadas cutâneas superiores e como um pré-tratamento para procedimentos mais extensos com dormência da pele. Utilizado em adultos para picadas de agulha para coleta de sangue; em crianças, para picadas de agulha para coleta de sangue; em recém-nascidos, antes da circuncisão | Aplicar uma camada espessa de creme e uso de curativo para cobrir o creme. Quantidade de creme necessária, tamanho da área de aplicação e duração do tempo de aplicação variam, dependendo do tipo de procedimento e da idade do paciente (p. ex., adulto, criança, recém-nascido) | Palidez na pele, vermelhidão, queimação, alterações na sensação térmica, edema, prurido e erupção cutânea na área de aplicação do adesivo | Curativos são recomendados para manter o creme no local e para proteger o vestuário. Evitar contato com os olhos. Tenha cuidado ao aplicar o creme sobre áreas extensas ou ao deixar sobre a pele por mais de 2 h. Pacientes com doença hepática grave, idosos, debilitados, gravemente enfermos podem ser mais sensíveis a efeitos da lidocaína/procaína em todo o corpo |

of Rheumatology recomenda NSAIDs tópicos para a osteoartrite das mãos e pés de pacientes com mais de 75 anos de idade ou com risco gastrointestinal. Visto que os NSAIDs tópicos não causam efeitos adversos gastrointestinais e outros sistêmicos observados com os NSAIDs orais, são úteis em pacientes com osteoartrite que não podem tolerar os NSAIDs orais. Além disso, os NSAIDs tópicos podem ser utilizados para distensões, entorses e contusões.

Existem, também, novas formulações de outra classe de medicamentos denominada antagonistas N-metil-D-aspartato (NMDA) que podem ser capazes de auxiliar no tratamento de alguns distúrbios de dor neuropática. Enquanto a cetamina, um antagonista NMDA, é eficaz para tratar a dor neuropática, as pesquisas demonstram que pode ter um papel futuro na terapia de condições que incluem dor inflamatória e dor nociceptora. Um estudo sobre os usos de amitriptilina e cetamina (AmiKet® 4%/2%) sustenta o desenvolvimento futuro desse medicamento para o tratamento de neuralgia pós-herpética e em outras condições neuropáticas. A combinação de AmiKet® com uma formulação oral está sendo estudada nos casos de analgesia aumentada na dor neuropática.

Existem novas formulações de anestésico local sendo desenvolvidas para tratar as cefaleias e neuromas, além de recentes estudos que estão abrindo novos caminhos da pesquisa em analgésicos tópicos para esses tipos de dor.

**9. Qual é o papel dos agentes tópicos combinados não aprovados pela Food and Drug Administration?**
Os agentes tópicos combinados são preparados por farmacêuticos e estão sendo utilizados com maior frequência para tratar condições que incluem a neuralgia pós-herpética, dor articular, artrite, fibromialgia e outras condições de dor. Enquanto existe alguma evidência de que essas formulações combinadas sejam eficazes, poucos estudos pré-clínicos ou realizados em humanos evidenciaram a eficácia real desses medicamentos nas formulações tópicas/transdérmica. Os quatro medicamentos analgésicos combinados mais comuns, formulados em combinação como cremes ou géis tópicos a 5%, são o baclofen, ciclobenzaprina, gabapentina e amitriptilina. Um estudo demonstrou que uma combinação de baclofen e amitriptilina de uso tópico com cetamina pode aliviar a dor com a neuropatia induzida por quimioterapia. A pesquisa sobre agentes tópicos combinados é complexa; outro estudo duplo-cego, controlado por placebo e randomizado observou que uma combinação de amitriptilina e cetamina não forneceu alívio da dor em pacientes com dor neuropática. Uma revisão sistemática da pesquisa recente sobre agentes tópicos combinados sugere que a maioria das formulações de medicamentos inibe a dor localmente, sendo que estudos futuros são necessários para determinar se esses medicamentos também apresentam ação sistêmica ou efeitos periféricos localizados.

### PONTOS-CHAVE

1. Os analgésicos tópicos exercem seu efeito por um mecanismo local e não apresentam qualquer atividade sistêmica, ao contrário dos agentes transdérmicos, que necessitam de concentração sistêmica do analgésico.
2. As vantagens dos analgésicos tópicos incluem os fatores a seguir: risco mínimo de efeitos adversos sistêmicos, interações medicamentosas reduzidas, alívio de ação rápida e uma opção de tratamento analgésica simples para pacientes que já estão em uso de vários outros medicamentos e que não podem engolir comprimidos e/ou têm medo de agulhas.
3. As desvantagens dos analgésicos tópicos incluem: risco de exposição acidental dos olhos e irritação subsequente, restrição de atividades durante o uso do agente tópico (p. ex., banho ou natação) e várias reações cutâneas indesejáveis observadas com mais frequência com a capsaicina.
4. O desenvolvimento futuro de analgésicos tópicos nos Estados Unidos inclui os NSAIDs tópicos, antagonistas do receptor NMDA e novas formulações de agentes tópicos para tratar condições que incluem cefaleia e neuroma.

### BIBLIOGRAFIA

1. Gorji A, Khaleghi Ghadiri M. History of headache in medieval Persian medicine. *Lancet Neurol*. 2002;1(8):510-515.
2. Heyneman CA, Lawless-Liday C, Wall GC. Oral versus topical NSAIDs in rheumatic diseases: a comparison. *Drugs*. 2000;60(3):555-574.
3. Galer BS, Rowbotham MC, Perander J, Friedman E. Topical lidocaine patch relieves postherpetic neuralgia more effectively than a vehicle topical patch: results of an enriched enrollment study. *Pain*. 1999;80(3):533-538.
4. Meier T, Wasner G, Faust M, et al. Efficacy of lidocaine patch 5% in the treatment of focal peripheral neuropathic pain syndromes: a randomized, double-blind, placebo-controlled study. *Pain*. 2003;106(1-2):151-158.

5. Argoff CE. Topical agents for the treatment of chronic pain. *Curr Pain Headache Rep*. 2006;10(1):11-19.
6. Galer BS, Gammaitoni A. Use of topiceuticals (topically applied, peripherally acting drugs) in the treatment of chronic pain. *Curr Drug Ther*. 2006;1:273-282.
7. Galer BS, Gammaitoni A, Alvaraz N. Pain, Scientific American Medicine, Chapter 10, Section XIV. WebMD; 2001.
8. Stanos SP. Topical agents for the management of musculoskeletal pain. *J Pain Symptom Manage*. 2007;33(3):342-355.
9. Sawynok J, Zinger C. Topical amitriptyline and ketamine for post-herpetic neuralgia and other forms of neuropathic pain. *Expert Opin Pharmacother*. 2016;14(4):601-609.
10. Asbill S, Sweitzer SM, Spigener S, Romero-Sandoval A. Compounded pain formulations: what is the evidence? *Int J Pharm Compd*. 2014;18(4):278-286.
11. Derry S, Conaghan P, Da Silva JA, Wiffen PJ, Moore RA. Topical NSAIDs for chronic musculoskeletal pain in adults. *Cochrane Database Syst Rev*. 2016;(4):Cd007400.

# CAPÍTULO 37
# MEDICAMENTOS ANTI-INFLAMATÓRIOS NÃO ESTEROIDAIS E ACETAMINOFENO

*Robert A. Duarte* ▪ *Charles E. Argoff* ▪ *Andrew Dubin*

1. **Liste as indicações para o tratamento com aspirina, acetaminofeno (paracetamol) e medicamentos anti-inflamatórios não esteroidais.**
   Aspirina, acetaminofeno e outros medicamentos anti-inflamatórios não esteroidais (NSAIDs) geralmente são considerados os fármacos de escolha para dor leve a moderada. Representam o primeiro passo na escala analgésica proposta pela Organização Mundial da Saúde. Esses agentes apresentam baixo potencial de dependência química e são utilizados, principalmente, em síndromes de dor sintomática nociceptora (p. ex., artrite). Entretanto, apresentam um efeito teto, diferentemente dos analgésicos opioides puros, como a hidromorfona e a morfina. O efeito teto refere-se à dose após a qual quantidades adicionais de um analgésico não fornecem mais analgesia adicional.

2. **Descreva o mecanismo de ação dos medicamentos anti-inflamatórios não esteroidais.**
   O efeito anti-inflamatório de agentes anti-inflamatórios não esteroidais é decorrente, principalmente, da inibição da enzima ciclo-oxigenase (COX), que é necessária à síntese de prostaglandinas e tromboxanos. Existem duas isoformas de COX: COX1, que é expressa, constitutivamente, na maioria dos tecidos e é considerada protetora da mucosa gástrica e das plaquetas; e a COX2, que é expressa, constitutivamente, no cérebro e nos rins, mas pode ser induzida em sítios de inflamação. Os NSAIDs tradicionais são inibidores não seletivos de COX1 e COX2, enquanto o celecoxibe é um inibidor seletivo de COX2.

3. **Quais são as principais diferenças farmacocinéticas entre os medicamentos anti-inflamatórios não esteroidais?**
   Todos os NSAIDs possuem características semelhantes de absorção. De modo geral, são rapidamente absorvidos após administração oral e retal. São altamente ligados a proteínas e metabolizados, primariamente, no fígado. No entanto, as durações de ação variam marcantemente. Alguns fármacos, como o ibuprofeno, necessitam de dosagem a cada 4 a 6 horas, enquanto o piroxicam pode ser administrado uma vez ao dia. Os inibidores de COX2 mais recentes também requerem apenas uma ou duas dosagens diárias. Os NSAIDs compreendem amplo grupo de medicamentos. Os salicilatos têm uma longa história no manejo tanto da artrite reumatoide como da osteoartrite. Os derivados do ácido propiônico incluindo ibuprofeno, flurbiprofeno, naproxeno e cetoprofeno, mas não limitados a eles, também foram utilizados por vários anos. Os derivados do ácido acético, como sulindac, indometacina e tolmetina também podem ser utilizados. A falha terapêutica a uma classe de NSAID não significa que esses medicamentos sejam ineficazes. A mudança de classe terapêutica de um derivado do ácido acético para um derivado de ácido propiônico, ou vice-versa, pode, às vezes, comprovar eficácia.

4. **Liste os efeitos adversos mais comuns associados aos medicamentos anti-inflamatórios não esteroidais tradicionais.**
   Irritação gastrointestinal (GI), náusea e comprometimento da agregação plaquetária são os efeitos adversos mais comuns associados aos NSAIDs tradicionais. Esses efeitos adversos podem levar à dispepsia, úlceras GI e sangramento. Alguns dos salicilatos não acetilados (p. ex., trissalicilato de magnésio e colina) não inibem a função plaquetária. Outros efeitos adversos conhecidos incluem edema periférico e pressão sanguínea elevada. Risco de toxicidade renal é ainda mais aumentado em pacientes com diabetes e hipertensão subjacente. Os inibidores de COX podem estar associados a riscos GI menores comparados aos NSAIDs clássicos, mas foi demonstrado apenas em estudos a curto prazo. Não existem estudos bem controlados demonstrando que isso se aplica ao uso a longo prazo. O risco de toxicidade renal não parece ser diferente. Inibidores de COX apresentam a mesma advertência de tarja preta como os NSAIDs. Tal cautela deve ser a palavra de atenção com o uso de longa duração dos NSAIDs, incluindo os inibidores de COX.

5. **Descreva a apresentação clínica de *overdose* de acetaminofeno.**
   Sintomas de *overdose* de acetaminofeno incluem dor abdominal difusa durante a primeira semana, seguida por sinais de insuficiência hepática. O acetaminofeno, em doses de 400 mg/kg, pode ser fatal.

6. **Quais são os riscos da combinação entre medicamentos anti-inflamatórios não esteroidais e acetaminofeno?**
   O risco de nefropatia analgésica parece aumentar quando diferentes NSAIDs são utilizados em conjunto ou em combinação com o acetaminofeno. Esse efeito geralmente é observado com o uso prolongado. A lesão primária é a necrose papilar com nefrite intersticial secundária.

7. **Qual é o risco de nefrotoxicidade com medicamentos anti-inflamatórios não esteroidais?**
   A aspirina e os NSAIDs em doses terapêuticas geralmente não causam doença renal em pacientes com função renal normal. No entanto, problemas como a síndrome nefrótica, nefrite intersticial aguda e insuficiência renal aguda são observados quando a aspirina e outros medicamentos não esteroidais são administrados em pacientes com função renal anormal. Isso pode ocorrer como resultado da inibição da produção renal de prostaglandina por NSAIDs e os coxibes. Insuficiência cardíaca congestiva, cirrose hepática, doença do colágeno vascular, depleção de volume intravascular e doença cardíaca aterosclerótica são fatores determinantes conhecidos que podem aumentar o risco de insuficiência renal.

8. **Quais grupos de medicamentos anti-inflamatórios não esteroidais estão disponíveis nos Estados Unidos?**
   - Inibidores tradicionais ou não seletivos de COX1 e COX2.
   - Salicilato (salsalato, diflunisal e trissalicilato de magnésio e colina).
   - Ácido propiônico (ibuprofeno, cetoprofeno, naproxeno, fenoprofeno).
   - Indol (indometacina, sulindac, tolmetina).
   - Fenamato (ácido mefenâmico, meclofenamato).
   - Misto (piroxicam, cetorolaco, diclofenaco).
   - Inibidores seletivos de COX2.
   - Celecoxibe (Celebrex®).

9. **Qual é o agente considerado o fármaco de escolha para o controle da dor?**
   Não existe evidência conclusiva sustentando a escolha de um NSAID em relação a outro para analgesia. A frequência de dosagem, custo e padrão de efeito adverso devem ser considerados ao decidir o uso de um agente NSAID específico para o controle da dor. Após uma revisão da eficácia geral dos NSAIDs e seu risco potencial para doença cardiovascular, o Painel de Artrite da US Food and Drug Administration (FDA) atualmente sugere o Naprosyn® ou recomendam o Celebrex® se existirem fatores de risco que comprometam o uso de Naprosyn®, como os agentes preferenciais para o tratamento de dor artrítica.

10. **Descreva um ensaio adequado de medicamentos anti-inflamatórios não esteroidais para controle da dor.**
    Um analgésico não deve ser considerado uma falha terapêutica a menos que tenha sido feito um teste adequado. Para a dor relacionada com a doença não cancerígena, 2 semanas de tratamento com dose máxima programada constitui um ensaio adequado. Para a dor relacionada com o câncer, a duração de 1 semana de dosagem contínua é considerada suficiente. No entanto, o cetorolaco não é recomendado por mais de 5 dias de duração do tratamento, por causa do risco de comprometimento GI grave e outros efeitos adversos.

11. **Se um medicamento anti-inflamatório não esteroidal falha para proporcionar alívio suficiente da dor, como o médico deve proceder?**
    Se um ensaio adequado de uma classe de NSAID não causa analgesia, o médico deve mudar para uma classe alternativa de NSAID. Por exemplo, se um agente do grupo salicilato é considerado ineficaz, recomenda-se a mudança para um grupo propiônico ou indol. Por outro lado, quando um grupo de NSAID é eficaz, mas produz efeitos adversos intoleráveis, o médico deve, primeiramente, pesquisar por outro agente na mesma classe antes de mudar para outro grupo de NSAIDs.

12. **Liste os fatores de risco potenciais para a toxicidade gastrointestinal associada ao medicamento anti-inflamatório não esteroidal tradicional.**
    - Idade avançada.
    - Administração concomitante de corticosteroides.
    - História de úlcera péptica ou complicações GI anteriores por NSAIDs.

13. **Qual é o papel das terapias protetoras em associação à administração de medicamentos anti-inflamatórios não esteroidais tradicionais?**
    Até o momento, somente o misoprostol provou reduzir o risco de toxicidade GI grave. O misoprostol diminui a incidência de lesões endoscopicamente detectáveis. No entanto, nenhuma evidência confirmou que o misoprostol diminui o risco de complicações das lesões quando elas ocorrem. Os agentes protetores podem ser indicados em pacientes com mais de 60 anos de idade e pacientes com predisposição a problemas GI.

14. **Os inibidores seletivos de COX2 apresentam menor risco de toxicidade gastrointestinal quando comparados aos medicamentos anti-inflamatórios não esteroidais tradicionais?**
    Sim. Os inibidores de COX2 foram associados à menor incidência de úlceras sintomáticas em comparação com os NSAIDs tradicionais nas doses-padrão. A diminuição na toxicidade GI superior foi mais evidente entre pacientes que não ingeriram aspirina concomitantemente.

15. **Quais são as principais distinções entre os mecanismos de ação da aspirina, acetaminofeno, medicamentos anti-inflamatórios não esteroidais e os inibidores de COX2 (coxibes)?**
    A aspirina é um inibidor irreversível das enzimas COX. O mecanismo exato de ação do acetaminofeno não é conhecido. No entanto, é um inibidor fraco não seletivo tanto das enzimas COX1 quanto COX2. Os NSAIDs inibem a atividade de ambas as enzimas COX1 e COX2. Os coxibes seletivamente inibem a enzima COX2.

16. **Qual(is) inibidor(es) de COX2 está(ão) atualmente disponível(eis) nos Estados Unidos?**
    Originalmente, haviam três inibidores seletivos de COX2 nos Estados Unidos. Atualmente, o celecoxibe é o único coxibe seletivo oral disponível nos Estados Unidos aprovado para osteoartrite e artrite reumatoide. A FDA removeu o rofecoxibe do mercado dos EUA por causa da evidência crescente de risco aumentado para doença cardiovascular. Vale destacar que o valdecoxibe foi removido pela FDA, principalmente, por causa do alto risco de lesões cutâneas (p. ex., síndrome de Stevens-Johnson) atribuídas a esse medicamento.

17. **Quais são as precauções documentadas com o celecoxibe?**
    O celecoxibe é contraindicado para pacientes que apresentam reação alérgica aos medicamentos sulfonamidas. Este agente não é recomendado para pacientes com insuficiência hepática grave ou doença renal avançada. Em estudos pós-comercialização, pacientes que receberam celecoxibe simultaneamente com a varfarina manifestaram eventos hemorrágicos em associação a aumento no tempo de protrombina. Portanto, se a terapia com o celecoxibe é iniciada ou alterada, a razão normalizada internacional (INR) deve ser monitorizada, principalmente, nos primeiros dias. Além disso, o médico deve estar ciente da interação potencial com o lítio e inibidores de citocromo P450, quando os pacientes estão tomando celecoxibe.

18. **Discuta alguns problemas cardiovasculares associados aos inibidores seletivos de COX2.**
    NSAIDs e coxibes não fornecem os mesmos efeitos protetores, como a aspirina de baixa dose. Os coxibes (inibidores seletivos de COX2) diminuem a produção de prostaciclina vascular (PGI2) e podem afetar o balanço entre eicosanoides protrombóticos e antitrombóticos. No entanto, os estudos disponíveis podem sugerir apenas que existe um aumento potencial nos eventos cardiovasculares comparados aos NSAIDs tradicionais. Em pacientes que estão tomando um agente coxibe, a recomendação é manter a aspirina diária de baixa dose em pacientes que estejam em risco significativo de evento cardiovascular. No entanto, o uso de ácido acetilsalicílico (ASA) de baixa dose não anula, de modo consistente, o risco cardiovascular potencial dos inibidores de COX2.

19. **Liste os potenciais efeitos adversos no sistema nervoso central associados aos medicamentos anti-inflamatórios não esteroidais.**
    Todos os NSAIDs têm o potencial para produzir efeitos adversos no sistema nervoso central, incluindo sedação, tontura e cefaleias. As cefaleias ocorrem em aproximadamente 10% dos pacientes que tomam indometacina. Geralmente os efeitos adversos são leves e transitórios.

20. **Quais são os medicamentos anti-inflamatórios não esteroidais de administração parenteral disponíveis nos Estados Unidos?**
    O cetorolaco e o diclofenaco são os únicos NSAIDs parenterais disponíveis nos Estados Unidos. Doses de 30 mg de cetorolaco parenteral é equivalente a 12 mg de morfina parenteral. No entanto, os riscos de hemorragia limitam seu uso por não mais que 5 dias. Contraindicações para o uso de cetorolaco e diclofenaco incluem história ou risco atual de hemorragia GI, risco de insuficiência renal, homeostase comprometida, hipersensibilidade à aspirina ou a outros NSAIDs, trabalho de parto, parto e amamentação. Existem ensaios em andamento das formas parenterais de inibidores de COX-2.

## PONTOS-CHAVE

1. Múltiplos NSAIDs, incluindo agentes não seletivos e um agente seletivo, estão comercialmente disponíveis. Ao contrário dos analgésicos opioides, esses medicamentos parecem ter um efeito teto.
2. O risco de efeitos nefrotóxicos parece ser aumentado quando diferentes NSAIDs são utilizados em combinação um com outro ou com o acetaminofeno.
3. Se um ensaio adequado de um tipo de NSAID não resulta em alívio adequado da dor, o médico deve considerar a mudança do paciente para um tipo diferente de NSAID.
4. O médico deve prescrever esses medicamentos com cautela, principalmente em vista do potencial para efeitos adversos cardiovasculares, GI e renais.

## BIBLIOGRAFIA

1. Bombardier C, Laine L, Reicin A, et al. Comparison of upper gastrointestinal toxicity of Rofecoxib and Naproxen in patients with rheumatoid arthritis. *N Engl J Med.* 2000;343:1520-1528.
2. Crofford LJ. Rational use of analgesic and anti-inflammatory drugs. *N Engl J Med.* 2000;345(25):1844-1846.
3. Giovanni G, Giovanni P. Do NSAIDs and COX 2 inhibitors have different renal effects? *J Nephrol.* 2002;15(5):480-488.
4. Macario A, Lipman AG. Ketorolac in the era of cyclo-oxygenase 2 selective nonsteroidal anti-inflammatory drugs: a systemic review of efficacy, side effects, and regulatory issues. *Pain Med.* 2001;2(4):336-351.
5. Mukherjee D, Nissan SE, Topol EJ. Risk of cardiovascular events associated with selective COX 2 inhibitors. *JAMA.* 2001;286:954-959.
6. Nikles CJ, Yelland M, Del Mar C, Wilkinson D. The role of paracetamol in chronic pain: an evidence-based approach. *Am J Ther.* 2005;12(1):80-91.
7. Olsen NJ. Tailoring arthritis therapy in the wake of the NSAID crisis. *N Engl J Med.* 2005;352:2578-2580.
8. Scheiman JM, Fendick AM. Practical approaches to minimizing gastrointestinal and cardiovascular safety concerns with COX 2 inhibitors. *Arthritis Res Ther.* 2005;7(suppl 4):523-529.
9. Silverstein FE, Faich G, Goldstein GL. Gastrointestinal toxicity with celecoxib vs. nonsteroidal anti-inflammatory drugs for osteoarthritis and rheumatoid arthritis, the class study. *JAMA.* 2000;284(10):1247-1255.

# CAPÍTULO 38
# OPIOIDES ANALGÉSICOS
*Jeffrey Fudin* ▪ *Jacqueline H. Cleary* ▪ *Steven Sparkes*

1. **Qual é o efeito adverso mais comum dos opioides?**
   O efeito adverso mais comum dos opioides é a constipação induzida por opioides (OIC). A taxa de constipação com o uso crônico de opioides para dor não oncológica pode ser superior a 90% e permanece uma questão mesmo com o uso regular intermitente. A prevalência é, sem dúvida elevada, pois a OIC é o único efeito adverso do opioide que não melhora ao longo do tempo com o desenvolvimento de tolerância. Além disso, como se desenvolve a tolerância, as doses de opioides são frequentemente escalonadas, o que serve para aumentar ainda mais a OIC.

2. **A constipação induzida por opioides é tratada imediatamente na maioria dos pacientes que utilizam laxantes sem prescrição médica (OTC)?**
   Em muitos pacientes, a OIC pode ser tratada com os laxantes estimulantes OTC, com ou sem laxantes emolientes (amolecedor de fezes). A OIC é causada quando os agonistas opioides combinam-se com e ativam receptores *mu*-opioides presentes na mucosa gástrica. Isso resulta em peristalse reduzida, diminuição da reabsorção de fluidos, aumento da absorção de fluidos e redução do tônus do esfíncter retal. Portanto, os emolientes, como o docusato, que não promovem peristalse, geralmente não serão eficazes como agentes únicos — em termos leigos, "mingau sem esforço". Portanto, um laxante estimulante será o agente OTC com mais chances de tratar a OIC com sucesso.
   A OIC não se resolve em até 54% dos pacientes tratados com agentes OTC. O antagonista do receptor de *mu*-opioide de ação periférica (PAMORA) fornece alívio direcionado que farmacologicamente é específico à patologia da OIC. Esses medicamentos bloqueiam os receptores *mu* intestinais dos agonistas *mu*, mas não atravessam o sistema nervoso central (CNS) e, portanto, não diminuem a partir dos efeitos analgésicos dos opioides. O primeiro PAMORA aprovado para OIC nos Estados Unidos foi a metilnaltrexona (Relistor®) em 2008, destinada a pacientes de cuidado paliativo; contudo, em 2014, o naloxegol (Movantik®) foi aprovado para OIC no paciente não oncológico, necessitando de terapia crônica com opioide.

3. **O que é um narcótico?**
   A palavra "narcótico" refere-se a um agente capaz de induzir sono, que inclui os opioides. Com o tempo o termo "narcótico" tornou-se um termo depreciativo para opioides e outros medicamentos de abuso. A designação das unidades de polícia que lidam com as substâncias ilícitas "divisões de narcóticos" e o nome do grupo de "narcóticos anônimos" ambos têm implicações negativas na palavra. Além disso, a expressão de calão "narco" ou "*nark*" está associada a uma pessoa que relata qualquer comportamento incorreto a uma autoridade, semelhante a "dedo-duro" ou "delator". Portanto, o termo "opioide" é agora preferível. A expressão "opioide" também é mais confiável, visto que o termo "narcótico" pode-se aplicar a muitos agentes além dos opioides.

4. **As papoulas são a única fonte de ocorrência natural dos opiáceos?**
   Historicamente, as papoulas são consideradas a única fonte de ocorrência natural de opiáceos, especificamente o ópio e produtos derivados, a morfina e a codeína. Recentemente, o *kratom* tornou-se uma nova substância de abuso popular. O *kratom* é indígena em áreas do sudeste da Ásia. Embora o US Drug Enforcement Administration (DEA) alerta que o *kratom* não está legalizado para uso médico e apresenta alto potencial de abuso, não é previsto na lei federal e é legal na maioria dos estados. O alcaloide mitraginina é responsável pela atividade do opiáceo natural do *kratom* e como a papoula, o *kratom* é uma fonte natural do opioide. Em baixas doses, o *kratom* bloqueia a recaptação de neuroaminas, incluindo a dopamina, serotonina e noradrenalina, mas com o escalonamento das doses, as propriedades agonistas opiáceas também são observadas.

5. **Qual é a diferença entre um agonista puro, um agonista parcial e um agonista/antagonista?**
   Os agonistas puros são substâncias opioides que se ligam aos receptores *mu*-opioides no corpo. Essa ligação, então, produz endorfinas de ocorrência natural, analgesia, euforia e outras propriedades bem conhecidas. Exemplos de agonistas totais incluem morfina, oxicodona, hidrocodona, fentanil, metadona e vários outros. Os agonistas parciais são os opioides que se ligam aos receptores *mu*-opioides; contudo, produzem endorfina em grau bem menor do que previamente discutido para os

agonistas totais. Quando a dosagem de um agonista parcial é aumentada, a produção de endorfinas não é proporcionalmente elevada. Existe apenas um pequeno aumento e com a saturação do receptor, esses medicamentos começam a tomar propriedades de antagonistas. O termo "agonista parcial" não deve ser interpretado como sendo equivalente a um efeito analgésico parcial — o termo refere-se à farmacologia do receptor.

Um exemplo de agonista parcial é a buprenorfina. Um agonista/antagonista é um produto que pode estimular os receptores opioides em ambas as vias. A buprenorfina pode agir tanto em ambas as vias por motivos previamente discutidos; é um agonista parcial em receptores mu e antagonista em receptores *kappa*. Existem, também, produtos coformulados, como buprenorfina/naloxona (Suboxona®), que contêm tanto um agonista parcial e quanto um antagonista. No entanto, na maioria das doses, a buprenorfina tem afinidade maior ao receptor *mu* quando comparada à naloxona, assim não será deslocada pela naloxona.

## 6. Quais opioides são hepaticamente ativados ou inativados?

Quase todos os opioides são metabolizados no fígado. Alguns são metabolizados para inativar os compostos, alguns para ativar os compostos e outros ambos. Por exemplo, a hidrocodona é metabolizada para a forma mais ativa, a hidromorfona, pelo citocromo 2D6 (CYP2D6) e pelo CYP3A4 para inativar a nor-hidrocodona pelo CYP3A4. A codeína é basicamente inativa como um analgésico até a conversão à morfina pelo CYP2D6. Ao fornecer uma substância distinta que aumenta a produção de algumas enzimas hepáticas (indutoras) ou diminui a produção (inibidores), problemas pode surgir em termos de potencial *overdose* por opioides. Dependendo do fenótipo genético, alguns pacientes apresentam mais ou menos das várias isoenzimas hepáticas. Os únicos opioides que não dependem de enzimas CYP para o metabolismo são morfina, oximorfina, hidromorfona, levorfanol e tapentadol.

## 7. Os opioides de liberação prolongada *sempre* são mais perigosos do que os opioides de liberação imediata?

Não. De fato, se utilizados apropriadamente, os opioides de liberação prolongada podem ser uma opção mais segura de tratamento em relação aos opioides de liberação imediata, mas somente se administrados quando pretendidos. O uso de algumas preparações de opioides de liberação prolongada (ER) podem resultar, na verdade, em dose diária total de opioides menor do que o uso de opioides de curta ação. Portanto, o prescritor deve ser bem informado sobre a preparação específica, sendo prescrita de forma segura e efetiva. Os benefícios potenciais dos opioides de liberação prolongada incluem menos sedação, risco reduzido de queda e menos falha no fim da dose. Apesar desses benefícios conhecidos, o uso de opioides de liberação prolongada também é um fator de risco conhecido para depressão respiratória induzida por opioides (OIRD), se o uso for incorreto ou por dependência química, *mas*, também, mesmo se utilizado apropriadamente. Além disso, apesar de taxas de prescrição relativamente menores, a metadona é responsável por até 30% de mortes por *overdose*, provavelmente em razão da prescrição por fornecedores inexperientes desconhecidos com sua farmacocinética complexa e risco extenso tanto por interações medicamentosas e meia-vida variável resultante da variabilidade interpaciente pelo fenótipo genético. Embora a metadona seja classificada como medicamento de "longa duração" pela US Food and Drug Administration (FDA), de fato, o medicamento tem apenas 6 a 8 horas de atividade analgésica, mas tem meia-vida longa e variável com grande volume de distribuição.

## 8. Como a química medicinal ou a relação da atividade estrutural tem impacto na tolerabilidade aos opioides?

A química medicinal pode, absolutamente, ser utilizada para uma vantagem ao clínico para prever como um paciente pode responder a um opioide específico. Existem cinco classes químicas de opioides: fenantrenos, benzomorfanos, fenilpiperidinas, difenil-heptanos e fenilpropilaminas (Fig. 38.1).

Os fenantrenos desidroxilados semissintéticos, como a hidrocodona, hidromorfona, levorfanol, oxicodona, buprenorfina, butorfanol e outros não possuem o grupo 6-OH contido na molécula de morfina. Isso parece diminuir o efeito adverso, ao contrário do observado com a morfina e a codeína, como prurido e náusea. Mais importante ainda, se um paciente tem alergia verdadeira (que é extremamente rara) a um fenantreno, eles serão alérgicos à classe inteira de fenantreno. Por outro lado, não é possível ser alérgico a um fenantreno desidroxilado e não a outro. Por exemplo, se um paciente afirma ser alérgico à oxicodona, mas não à hidroxicodona, ou vice-versa, de fato isso é impossível e é mais provável ser resultante de uma pseudoalergia. A distinção entre uma pseudoalergia *versus* alergia verdadeira é que a pseudoalergia está relacionada com a liberação de histamina e, desse modo, não apresenta risco de vida, enquanto a alergia verdadeira está associada à atividade de imunoglobinas e poderia ser fatal. Se um paciente é gravemente intolerante a uma classe química de opioides, eles podem tolerar outra. Por exemplo, se um paciente afirma apenas tolerar a meperidina, então a fentanila é o único opioide com pouca ou nenhuma atividade histaminérgica.

| Fenantrenos | Benzomorfanos | Fenilpiperidinas | Difenil-heptanos | Fenilpropilaminas |
|---|---|---|---|---|
| 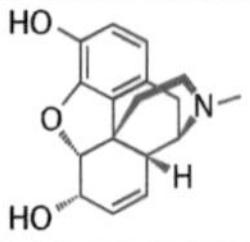 (estrutura) | 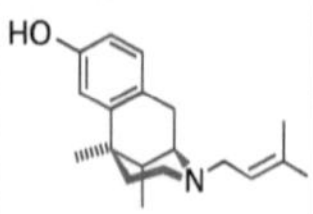 (estrutura) | 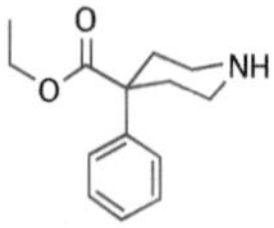 (estrutura) | 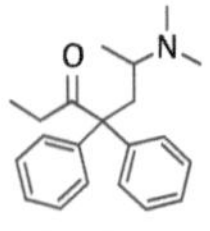 (estrutura) | 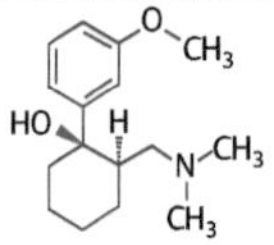 (estrutura) |
| Morfina | Pentazocina | Meperidina | Metadona | Tramadol |
| Buprenorfina* Butorfanol Codeína Dextrometorfano* Heroína (diacetilmorfina) Hidrocodona* Hidromorfona* Levorfanol Metilnaltrexona** Morfina (Ópio, conc) Nalbufina* Naloxona* Naloxegol* Naltrexona** Oxicodona* Oximorfona* | Difenoxilato Loperamida Pentazocina | Alfentanila Fentanila Meperidina Remifentanila Sufentanila | Metadona Propoxifeno | Tapentadol Tramadol |
| Risco de sensibilidade cruzada | | | | |
| Provável | Possível | Baixo risco | Baixo risco | Baixo risco |
| *Agentes sem o grupo 6-OH que incluem a morfina, possivelmente diminuem a tolerabilidade cruzada no grupo fenantreno. **Posição 6 é substituída com um grupo cetona e a tolerabilidade é semelhante à hidroxilação. | | | | |

**Figura 38.1.** Classes químicas de opioides. (Reimpressa e revisada com permissão de *Dr. Jeffrey Fudin. From Gudin, J, Fudin J, Nalamachu S. Levorphanol use: past, present and future.* Postgrad Med. 2016;128(1):46–53.)

9. **Existem opioides de liberação prolongada que podem ser dissolvidos sem causar dano.**
   Até recentemente, não existiam produtos opioides de liberação prolongada que eram seguros para triturar. De fato, havia uma tarja preta com alerta de precaução contra a dissolução ou fragmentação de todas as unidades de dosagem ER ou de longa ação (LA), com a exceção de um produto a partir da data de publicação. Uma nova tecnologia de microesfera em cápsula conhecida como conteúdo em pó à base de cera em cada cápsula para ser dispersada em alimentos moles ou bebidas ou limpos em tubos de alimentação. A trituração ou qualquer manipulação mecânica não afeta a forma de dosagem ou causa a liberação rápida do produto. A tecnologia DETERx® também é um impedimento de abuso em indivíduos que deliberadamente tentam contornar a liberação prolongada pela dissolução dos conteúdos para efeitos de euforia a partir do rompimento do sistema de dosagem. Mesmo com a inalação, a tecnologia DETERx® não permite a rápida biodisponibilidade de cápsulas abertas. A oxicodona ER já está disponível como a Xtampza® e uma forma de dosagem similar de hidrocodona está a caminho.

10. **Os opioides são úteis no tratamento da dor neuropática?**
    Existem quatro opioides únicos que são considerados como tendo eficácia aumentada para síndrome de dor neuropática. Incluem a metadona, levorfanol, tramadol e tapentadol. Cada medicamento exibe atividade agonista opioide; contudo, cada um deles também inibe a recaptação de noradrenalina de forma similar a alguns antidepressivos, que é útil para tratar a dor neuropática. A noradrenalina demonstrou eficácia no tratamento da dor neuropática. A metadona e o levorfanol, adicionalmente, inibem os receptores N-metil-D-aspartato (NMDA). Os antagonistas NMDA puros, como a cetamina, podem melhorar a dor neuropática e, consequentemente, medicamentos como a metadona e o levorfanol são considerados com benefícios semelhantes. Os opioides com diversos mecanismos

de ação devem ser efetivamente considerados no tratamento da dor neuropática depois de terapias não opioides terem sido esgotadas e/ou como parte de um regime polifarmacêutico racional e após avaliar cuidadosamente as interações medicamentosas. Além disso, os estudos relatam o uso de oxicodona de liberação prolongada para o tratamento de dor neuropática.

11. **Qualquer opioide é contraindicado para pacientes sem tratamento prévio com opioides?**
A fentanila é absolutamente contraindicada em pacientes sem tratamento prévio com opioides em ambiente ambulatorial. Pode ser utilizada em um ambiente controlado para pacientes que foram atendidos para procedimentos ambulatoriais, em que o acesso intravenoso (IV) e a intubação estão disponíveis. Fentanila é 100 vezes mais potente do que a morfina e mesmo o adesivo transdérmico com a menor dose de 12 μg/hora pode resultar em OIRD. A fentanila é apenas indicada para uso em pacientes que são tolerantes aos opioides e apresentam dor crônica. Existem também várias formulações novas administradas por via bucal, sublingual, transmucosa e nasal aprovadas pela FDA para pacientes oncológicos tratados de forma inadequada por regimes de manutenção com opioides em dose mais elevada. Estes medicamentos são altamente regulados pela *Transmucosal Immediate Release Fentanyl Risk Evaluation and Mitigation Strategy Program*. Isso auxilia na prevenção do uso desses produtos naqueles com alto risco para abuso ou uso incorreto e para pacientes que não são suficientemente tolerantes aos opioides. Também deve auxiliar na redução das chances de troca inadequada entre esses produtos fornecidos pela via transmucosa. Com relação aos opioides de liberação prolongada, todas as doses de fentanila e hidromorfona transdérmica devem ser apenas prescritas para pacientes tolerantes aos opioides (com uso prévio). A FDA define alguém como tolerante ao opioide, se ele ou ela ingeriu 60 mg de morfina oral diariamente (dose total) ou uma quantidade equianalgésica de outro opioide por 1 semana ou mais.

12. **O tapentadol é um tramadol com melhor efeito?**
O tapentadol é um agonista *mu*-opioide que também bloqueia a recaptação de noradrenalina, sendo o último particularmente útil para o tratamento de dor neuropática. Além disso, o tramadol bloqueia a recaptação de serotonina; consequentemente, é variedade de inibidor de recaptação de noradrenalina serotonina (SNRI). O tramadol é metabolizado pelo CYP 2D6 via O-desmetilação para o composto analgésico ativo O-desmetiltramadol (M1). O tramadol também sofre N-desmetilação via CYP 3A4 e 2B6. O M1 é mais potente do que seu composto tramadol original; contudo, o M1 tem difícil penetração no sistema nervoso central. Comparativamente, o tapentadol não requer uma enzima CYP para ativação analgésica. O tramadol requer ajusta de dosagem renal e hepática, mas não há dados renais atualmente publicados para o tapentadol; porém, o metabólito renal foi demonstrado ser inativo em ensaios pré-clínicos. A afinidade de ligação *mu*-opioide do tramadol ao receptor é 6.000 vezes menor do que da morfina comparada ao tapentadol, cuja afinidade de ligação no mesmo receptor é 18 vezes menor do que da morfina.

13. **A naloxona reverte a buprenorfina?**
A buprenorfina tem uma afinidade de ligação muito maior para o receptor *mu*-opioide comparada à naloxona. A buprenorfina tem uma meia-vida de eliminação mais longa do que a naloxona. A meia-vida da buprenorfina é de 24 a 42 horas, dependendo do paciente. Comparativamente, a meia-vida da naloxona é de apenas 2 a 12 horas. Portanto, a buprenorfina liga-se ao receptor *mu* mais longo que também permanece no sítio do receptor 4 a 12 vezes mais tempo do que a naxolona. Dessa forma, a reversão de buprenorfina pela naloxona não seria eficaz, principalmente em doses moderadas a altas de buprenorfina. A boa notícia é que, quanto maior a dose de buprenorfina, maiores são as propriedades do antagonista para se tornarem como previamente discutido.

14. **Quais produtos da buprenorfina são aprovados pela FDA especialmente como um analgésico?**
O Butrans® é uma formulação de adesivo transdérmico e Belbuca® é uma formulação bucal aplicada duas vezes ao dia. O Butrans® e Belbuca® são aprovados pela FDA para o manejo de "dor crônica que necessita de tratamento de longa duração com opioides, 24 horas por dia, não controlada adequadamente por opções alternativas". O Buprenex® é a formulação intramuscular (IM) ou IV do buprofeno aprovado para alívio de dor moderada a grave. Vale ressaltar que o Buprenex® é uma opção viável perioperatória para pacientes tratados com buprenorfina em ambiente ambulatorial em condição crônica, desde que a buprenorfina bloqueará o efeito de outros opioides.

15. **O Suboxone® e a metadona podem ser legalmente prescritos para dor e neste caso, considera-se não aprovados?**
A metadona leva duas indicações aprovadas pela FDA: (1) dor crônica e (2) detoxificação. A detoxificação hospitalar inicial de opioides por um fornecedor treinado licenciado com metadona e cuidado de apoio é apropriado. O fornecedor de manutenção da metadona deve ter credenciamento especial e treinamento quando exigido pelos governos estaduais e federais. A metadona pode ser prescrita para propósitos de manejo da dor; contudo, qualquer prescrição ambulatorial para dor deve indicar

"para dor" na prescrição a fim de evitar qualquer erro de comunicação ou mal-entendidos. A continuidade do uso de manutenção da metadona de um fornecedor externo é adequada quando o paciente está no hospital por outra condição.

Pacientes com histórico de distúrbio com abuso de opioides podem, legalmente, receber a metadona por prescrição para fins analgésicos, se escrito e monitorado de modo apropriado. O fornecedor deve utilizar as estratégias de redução de riscos discutidas neste capítulo para auxiliar a reduzir o risco de abuso e/ou uso incorreto. O Suboxone® requer o registro dos fornecedores com um número específico na DEA para prescrever o medicamento para o tratamento de abuso de substâncias. Essa certificação exigida obtida pelos conselhos médicos, impede os profissionais não registrados da prescrição de Subuxone® para qualquer outra indicação.

Particularmente de acordo com o CFR 21 § 1308.13(e)(2)(i), todas as substâncias controladas (incluindo todos os produtos da buprenorfina) podem ser apenas "prescritas, administradas ou distribuídas para propósito médico legal por um profissional registrado na DEA que atue no curso habitual da prática profissional e, caso contrário, em conformidade com o *Controlled Substances Act* (CSA) e regulamentos da DEA". O requisito de registro geral aplicável para todos os profissionais (registro 2 1 U.S.C. § 823(t)) aplica-se a um profissional que prescreve a buprenorfina para o tratamento legal de dor no curso habitual da prática profissional. Nenhum registro DEA adicional é necessário para tal propósito.

O Subutex® é um comprimido sublingual de entidade única da buprenorfina aprovada pela FDA para distúrbio de abuso de opioides. O Bunavail® e o Zubsolv® são outros produtos disponíveis semelhantes ao Suboxone®.

Mais especificamente, se um produto da buprenorfina é prescrito para manutenção ou detoxificação, o profissional prescritor deve obter um número de identificação que a DEA emite ao profissional com o 21 CFR § 1301.28(d). Diferentemente do Suboxone®, Bunavail®, Zubsolv® e Subutex®, tanto a Belbuca® como o Butrans, e mesmo o Buprenex injetável (todos os três são especificamente aprovados pela FDA para analgesia), não necessitam mais do que uma licença da DEA e, certamente, todos consistentes com a rotulagem da FDA quando prescrito para manejo da dor. Para manutenção e detoxificação, contudo, a certificação requer que a prescrição do médico "detém uma certificação de subespecialidade do conselho além da psiquiatria do *American Board of Medical Specialties* ou uma certificação de subespecialidade do conselho em Medicina de Toxicodependência da *American Osteopathic Association* OU uma certificação de conselho de subespecialidade da *American Society of Addiction Medicine*, além da capacidade para fornecer ou referir-se a pacientes para serviços auxiliares necessários e concordam em tratar não mais do que o novo limite de 275 pacientes em qualquer tempo da prática individual ou em grupo."

**16. A metadona é considerada um opioide de liberação prolongada?**
A metadona não é considerada um opioide de liberação prolongada; contudo, sua meia-vida longa no soro pode, às vezes, levar a ser rotulada dessa forma. A metadona tem uma meia-vida sérica longa e variável (24 a 36 horas, tempos discrepantes acima de 60 a 150 horas). O início da ação da metadona é de 30 minutos a 2 horas e em razão da meia-vida sérica longa, a metadona pode aumentar lentamente no tecido do paciente. As propriedades farmacocinéticas e farmacodinâmicas únicas da metadona normalmente necessitam de múltiplas doses diárias (geralmente 3 a 4 doses ao dia). Embora o início analgésico seja semelhante à maioria dos opioides, a duração da analgesia não é (p. ex., 6 a 12 horas).

**17. Existe um esquema validado e aceito para determinar a dose equivalente diária de morfina?**
Não. O conceito de morfina equivalente foi empregado por causa da dose diária de vários opioides poder não refletir suas potências clínicas. No entanto, a dose diária de um opioide não exibe, necessariamente, os mesmos efeitos da dose diária de outro opioide. Essa distinção, então, cria um problema clínico quando o uso de opioide ou transição para outro opioide está sendo avaliado. O conceito de equivalentes de morfina diária foi criado a fim de transmudar entre os opioides; contudo, em decorrência das variações em calculadores de equivalência e várias fontes com diferentes estimativas de potência equivalente, esses calculadores são deficientes. Não há consideração em razão da variabilidade interpaciente e atribuições que diferem entre os opioides. Outros fatores a serem considerados são a farmacogenética, disfunção de órgãos, controle geral da dor, tolerância a medicamentos, interações medicamentosas, interações medicamento-alimento, idade do paciente e área de superfície corpórea. Estudos de dosagem única, opinião de especialistas e observações são, amplamente, a fonte da qual os comprimidos equianalgésicos são derivados.

**18. Quais opioides têm o potencial de prolongar o intervalo QTc?**
A metadona e a buprenorfina apresentam o potencial para prolongar o intervalo QTc.

### 19. O tramadol e outros opioides podem ser utilizados em combinação com inibidores seletivos de recaptação de serotonina?

O tramadol, como os inibidores seletivos de recaptação da serotonina (SSRIs), inibe a recaptação de serotonina. Portanto, o tramadol apresenta risco para síndrome da serotonina. Ao contrário do tramadol, que inibe a recaptação tanto de noradrenalina quanto de serotonina, o tapentadol tem interação limitada com as proteínas transportadoras de serotonina e efeito mínimo na recaptação de serotonina. Um composto sem atividade serotonérgica não possui risco de contribuir para a síndrome da serotonina. Portanto, o risco da síndrome da serotonina é drasticamente reduzido e quase inexistente com o uso de tapentadol. É importante salientar que a metadona também inibe a recaptação de serotonina e, assim, na verdade, possui pelo menos algum risco elevado de síndrome da serotonina quando combinada com SSRIs. Todavia, o tramadol e a metadona podem ser utilizados em combinação com SSRIs ou SNRIs; porém, atenção deve ser dada aos agentes serotonérgicos adicionais. As dosagens menores possíveis devem ser empregadas e o paciente e profissionais da saúde devem ser aconselhados sobre potenciais sinais de síndrome da serotonina: hiperatividade neuromuscular, hiperatividade autonômica, estado mental alterado e convulsões.

### 20. Qual opioide deve ser evitado em mães que estão amamentando seus bebês?

A codeína é uma pró-droga metabolizada extensivamente em morfina. O composto codeína original e seu metabólito morfina são prontamente excretados no leite materno. A depressão respiratória e a morte ocorrem em crianças que receberam codeína e morfina pelo leite materno, mas em particular de mães que são fenótipos metabolizadores ultrarrápidos de CYP 2D6.

### 21. Quais opioides devem ser evitados no quadro de insuficiência renal?

A morfina deve ser evitada, principalmente, no quadro de insuficiência renal. Isso porque 75% da morfina é metabolizada em morfina-3-glucuronida, que é inativa, de modo que não age no receptor *mu*; contudo, pode ser neurotóxica. Efeitos neurotóxicos, como a mioclonia, foram documentados. Também preocupante é a morfina-6-glucuronida, que é um agonista *mu* mais potente do que a morfina original. A eliminação da morfina e seus metabólitos é, primariamente, por excreção renal e, portanto, as questões da neurotoxicidade com a M3G e a *overdose* com M6G são de interesse nessa população específica. A meperidina também tem um metabólito neurotóxico, a normeperidina, que é conhecida por causar convulsões e é importante ressaltar que a normeperidina também é excretada por via renal. Por essas razões, a morfina e a meperidina devem ser sempre evitadas em pacientes com insuficiência renal, particularmente pacientes em diálise e geriátricos. Na prática clínica, a meperidina raramente é utilizada para dor, independentemente da função renal, visto que opções muito mais seguras estão prontamente disponíveis.

### 22. Qual opioide é contraindicado no período de 14 dias de uso de um inibidor de monoamino-oxidase (MAOI)?

O tapentadol é contraindicado no período de 14 dias de uso de um MAOI. Embora a utilização de MAOIs para depressão seja incomum, o antibiótico linezolida tem atividade MAOI. A síndrome de serotonina é uma razão para essa preocupação. No entanto, a maior questão com a combinação é a atividade aditiva da noradrenalina que levou aos efeitos cardiovasculares adversos. O tapentadol tem atividade serotonérgica mínima e, assim, a síndrome da serotonina é apenas uma preocupação teórica com o seu uso. A meperidina também é contraindicada no período de 14 dias de um MAOI, apesar de seu uso ser raro e a cronicidade ser inexistente um resultado das questões com o metabólito normeperidina mencionado anteriormente. Notar que o tramadol e a metadona não devem ser utilizados também nas 2 semanas de uso de um MAOI, por causa do bloqueio de recaptação da noradrenalina.

### 23. Qual opioide tem efeito teto de acúmulo de $CO_2$?

Em decorrência da farmacologia particular (agonista mu parcial, como discutido na Pergunta 5), a buprenorfina fornece analgesia em doses terapêuticas, mas também sugere um "efeito teto" na depressão respiratória. Com o aumento da dose de medicação, a atividade que a buprenorfina exibe como um agonista parcial em fase platô independentemente dos aumentos subsequentes. Os opioides bloqueiam a alça de retroalimentação de dióxido de carbono que é utilizada para estimular o tronco encefálico ao aumento na taxa respiratória. Quanto maior a dose, maior o efeito de um opioide na alça de retroalimentação e maior o risco de depressão respiratória. A buprenorfina, por causa de seu "efeito teto" no receptor opioide, tem probabilidade muito menor de depressão respiratória. O risco é, porém, ainda elevado na presença de benzodiazepínicos e outras substâncias sedativas.

### 24. Qual opioide OTC tem a mesma afinidade de ligação ao opioide como o tramadol?

O dextrometorfan, que é um ingrediente disponível em múltiplas preparações para tosse.

## 25. Qual é o papel do receptor NMDA? Quais opioides bloqueiam os receptores NMDA?

A metadona, o levorfanol e a cetamina são três opioides que bloqueiam o receptor NMDA. O papel do receptor NMDA é causar a sensibilização do neurônio e respostas aumentadas após a ativação do glutamato. Essa sensibilização é o que pode levar à dor espontânea e alodinia a longo prazo. Quando o receptor NDMA é bloqueado a partir do receptor glutamato ao longo do tempo, o processo de ativação prolongada do glutamato é interrompido, causando menos sensibilização neuronal.

## 26. A hiperalgesia é algo real?

A hiperalgesia é um fenômeno em que os pacientes tratados com opioides para dor ou usuários de drogas utilizando opiáceos para euforia paradoxalmente se tornam mais sensíveis a determinados estímulos nociceptores. Geralmente ocorre em altas doses, então, pode ser mais comum em usuários de drogas que utilizam doses excessivas em relação aos pacientes tratados de forma legal com doses mínimas eficazes. Isso é considerado ser decorrente de alterações em sistemas neurobiológicos que ocorrem com o tempo em doses elevadas de opioides. Modelos animais e humanos apresentam melhoras na dor com redução gradativa de doses elevadas de opioides, indicando efeito hiperalgésico. O fenômeno previsto de hiperalgesia é questionado entre os cientistas e há evidência limitada para confirmar a hiperalgesia. Muitos acreditam nessa hipótese, contudo não existe clara evidência de alta qualidade para apoiar essa hipótese.

## 27. Descreva a "rotação de opioides". Qual é o racional por trás disso e o que se entende por redução de dose para tolerância cruzada?

A rotação de opioides é um conceito que tira a vantagem do fato de que existe tolerância cruzada incompleta entre os opioides. A mudança periódica entre os opioides pode beneficiar pacientes que respondem, inadequadamente, a altas doses de opioides em decorrência da tolerância, que são previstos apresentar "hiperalgesia", ou que sofrem por efeitos adversos por doses mais elevadas. A tolerância cruzada pode ser incompleta entre quaisquer opioides, mas é mais incompleta entre classes químicas distintas (como discutido previamente, existem quatro classes principais de opioides).

## 28. Quais ferramentas estão disponíveis para a estratificação de risco dos pacientes antes de iniciar a terapia com opioides?

Várias ferramentas de triagem estão disponíveis para auxiliar os fornecedores a avaliar o risco de um paciente antes de iniciar a terapia com opioides ou determinar o uso incorreto/abusivo de um medicamento opioide. Alguns incluem o *Opioid Risk Tool* (ORT), *Diagnosis Intractability Risk Efficacy* (DIRE) *Escore, Prescription Drug Use Questionnaire* (PDUQ), e a *Screener and Opioid Assessment for Patients With Pain — Revised* (SOAPP-R), enquanto exemplos de ferramentas de uso incorreto dos opioides incluem o *Addiction Behaviors Checklist* (ABC), *Current Opioid Misuse Measure* (COMM), and a *Pain Assessment and Documentation Tool* (PADT). Recomenda-se que pelo menos uma ferramenta seja utilizada antes do início da terapia crônica com opioides. Além disso, Zedler *et al.* desenvolveram o escore de *risk index for overdose or serious opioid-induced respiratory depression* (RIOSORD), uma ferramenta de estratificação de risco que foi validada em uma população de veteranos de quase 2 milhões de pacientes para determinar a probabilidade de uma *overdose* de pacientes diagnosticados com grave depressão respiratória induzida por opioides pela naloxona domiciliar. Um escore civil de delineamento similar também está disponível. Os exames de detecção de substâncias na urina, monitorização de substâncias no soro, monitorização estadual de medicamentos com prescrição e contagens de comprimidos que são ferramentas úteis, também, para auxiliar na redução do risco de abuso e uso incorreto enquanto o paciente está recebendo ativamente a terapia com opioides.

## 29. Quais fatores contribuem para o risco do paciente para depressão respiratória induzida por opioides?

A análise de RIOSORD que é mencionada na questão anterior é útil na avaliação do risco de OIRD. O escore de RIOSORD tem a finalidade de determinar a probabilidade de uma *overdose* com grave depressão respiratória induzida por opioides. Cada variável contribui para determinada porcentagem para o escore e cada escore RIOSORD correlaciona-se com uma probabilidade prevista média de uma *overdose* de opiáceos ou grave depressão respiratória induzida por opioides.

Os fatores de escore RIOSORD civis incluem história de distúrbio por abuso de substâncias, diagnóstico de transtorno bipolar ou esquizofrenia, acidente vascular cerebral ou doença cerebrovascular, insuficiência cardíaca, doença renal crônica, doença pancreática não maligna, doença pulmonar crônica, cefaleia crônica, fentanila, morfina, metadona, hidromorfona, formulação ER/LA de opioides, benzodiazepínicos, antidepressivos ou equivalência de morfina diária 100 mg/dia.

Fatores do escore de RIOSORD em veteranos incluem dependência de opioides, hepatite crônica ou cirrose, diagnóstico de transtorno bipolar ou esquizofrenia, doença renal crônica, doença pulmonar crônica, apneia do sono, lesão traumática ativa (excluindo queimaduras), equivalentes de morfina por dia, visita ED nos últimos 6 meses, admissão hospitalar nos últimos 6 meses.

30. **Alguns testes de medicamentos na urina são mais acurados do que outros? Qual é o risco de não confirmar o exame de medicamentos por análise imunoenzimática?**
Existem dois tipos de testes de medicamentos na urina utilizados na prática clínica. Geralmente um médico iniciará com o teste de imunoensaio, visto que são mais rápidos e menos caros *versus* outros tipos, espectrometria de massas gasosa ou cromatografia líquida. No entanto, os testes imunoensaios estão sujeitos a resultados falsos positivos e negativos, e são considerados testes "presuntivos". Alguns exemplos de falsos positivos com imunoensaios são a quetiapina com resultados positivos para metadona, venlafaxina causando positividade para fenciclidina (PCP), omeprazol causando um *cannabis* positivo, bupropiona com anfetamina positiva e sertralina causando um falso positivo para benzodiazepínicos. Muitos outros falsos positivos são possíveis. Os fornecedores inexperientes com os testes para medicamentos na urina têm descartado precipitadamente ou descontinuado a terapia com opioides em pacientes legítimos. Por esse motivo, a avaliação cuidadosa e o exame definitivo pela cromatografia são essenciais em alguns casos, principalmente se houver resultado questionável ou inesperado do teste.

31. **Qual é o único teste imunoensaio que não está sujeito a falso-positivos?**
Falso-positivos com o teste de imunoensaio para cocaína são quase inexistentes. Isso ocorre em decorrência de esse teste ser realizado para o metabólito benzoilecgonina, não para agentes da cocaína, como lidocaína e benzocaína.

32. **O que se entende por "linha de corte" em um teste de substâncias na urina?**
Um nível mínimo ou "linha de corte" para a detecção é a quantidade mínima de substância (geralmente expresso em ng/mL) que deve estar presente na urina para o teste presuntivo positivo. Dependendo do agente específico e do teste, doses menores de um agente prescrito nem sempre podem resultar em um teste positivo. Entretanto, um fornecedor normalmente pode pedir ao laboratório para quantificar o teste que dará nível quantificado exato na amostra, apesar do nível na "linha de corte".

33. **Quais opioides nunca devem ter resultado negativo no imunoensaio para detecção de opiáceos e quais opioides podem resultar em um teste negativo, dependendo da dose?**
Os dois opiáceos de ocorrência natural, a morfina e a codeína, devem sempre testar positivos no imunoensaio para detecção de opiáceos. Os opioides sintéticos e semissintéticos, incluindo a hidrocodona, oxicodona e seus metabólitos mais oximorfona e hidromorfona frequentemente resultarão em teste negativo, dependendo da dose. No entanto, doses menores podem resultar em um teste positivo e doses maiores podem resultar em um teste negativo, dependendo de fatores como concentração de urina ou condição de hidratação.

### Agradecimentos
Todos os autores informaram que o seu envolvimento com este artigo não foi preparado como parte de suas funções governamentais oficiais.

### PONTOS-CHAVE

1. É essencial compreender o metabolismo dos opioides para que seja capaz de identificar potenciais interações medicamentosas, interações entre medicamentos e alimentos, além de diferenças farmacogenéticas populacionais que podem afetar a segurança e a eficácia dos medicamentos opioides.
2. Os medicamentos opioides que, em particular, afetam a noradrenalina podem ser úteis no tratamento da dor neuropática.
3. A buprenorfina exibe um perfil farmacológico único que pode ser oferecido ao tratamento de abuso de substâncias ou no tratamento de dor no quadro de vício anterior.
4. Não existe ferramenta validada que seja amplamente aceita para converter um opioide a uma equivalência de morfina diária. O julgamento clínico e os fatores específicos do paciente devem ser sempre considerados, também, na conversão de um paciente de um opioide para outro.
5. As ferramentas de estratificação devem ser utilizadas antes de iniciar as terapias com opioides para auxiliar na determinação do uso incorreto e risco de abuso, comportamentos de dependência, assim como os riscos de OIRD.

## BIBLIOGRAFIA

1. Anantharamu T, Sharma S, Gupta AK, et al. Naloxegol: first oral peripherally acting mu opioid receptor antagonists for opioid-induced constipation. *J Pharmacol Pharmacother*. 2015;6(3):188-192.
2. Bennett GJ. Update on the neurophysiology of pain transmission and modulation: focus on the NMDA-receptor. *J Pain Symptom Manage*. 2000;19(suppl 1):S2-S6.
3. Boyer E, Shannon M. The serotonin syndrome. *N Engl J Med*. 2005;352:1112-1120.
4. Eisenberg E, Suzan E, Pud D. Opioid-induced hyperalgesia (OIH): a real clinical problem or just an experimental phenomenon? *J Pain Symptom Manage*. 2015;49(3):632-636.
5. Fine PG, Portenoy RK. Establishing "best practices" for opioid rotation: conclusions of an expert panel. *J Pain Symptom Manage*. 2009;38(3):418-425.
6. Fleming AB, Carlson DR, Varanasi RK, et al. Evaluation of an extended-release, abuse-deterrent, microsphere-incapsule analgesic for the management of patients with Chronic Pain with Dysphagia (CPD). *Pain Pract*. 2016;16(3):334-344.
7. Fudin J, Cleary JP, Schatman ME. The MEDD myth: the impact of pseudoscience on pain research and prescribing-guideline development. *J Pain Res*. 2016;9:153-156.
8. Fudin J, Levasseur DJ, Passik SD, Kirsh KL, Coleman J. Chronic pain management with opioids in patients with past or current substance abuse problems. *J Pharm Pract*. 2003;16(4):291-308.
9. Moaleji-Wafa N, Pangarkar S. Oral Methadone Dosing Recommendations for Treatment of Chronic pain. https://www.pbm.va.gov/PBM/clinicalguidance/clinicalrecommendations/Methadone_Dosing_Recommendations_for_the_Treatment_of_Chronic_Pain_July_2016.pdf. Accessed 10 April 2017.
10. Grissinger M. Inappropriate prescribing of fentanyl patches is still causing alarming safety problems. *Pharm Ther*. 2010;35(12):653-654.
11. Gudin J, Fudin J, Nalamachu S. Levorphanol use: past, present and future. *Postgrad Med*. 2016;128(1):46-53.
12. Hanson J, Ginman C, Hartvig P, et al. Clinical evaluation of oral methadone in treatment of cancer pain. *Acta Anaesthesiol Scand*. 1982;74:124-127.
13. Hartrick CT, Rozek RJ. Tapentadol in pain management: a μ-opioid receptor agonist and noradrenaline reuptake inhibitor. *CNS Drugs*. 2011;25(5):359-370.
14. Hoskin PJ, Hanks GW. Opioid agonist-antagonist drugs in acute and chronic pain states. *Drugs*. 1991;41(3):326-344.
15. Koren G, Caims J, Chitayat D, et al. Pharmacogenetics of morphine poisoning in a breastfed neonate of a codeine-prescribed mother. *Lancet*. 2006;368(9536):704.
16. Kratom. 2013. http://www.deadiversion.usdoj.gov/drug_chem_info/kratom.pdf. Accessed 1 May 2015.
17. Lee M, Silverman SM, Hansen H, Patel VB, Manchikanti L. A comprehensive review of opioid-induced hyperalgesia. *Pain Physician*. 2011;14(2):145-161.
18. Lugo R, Satterfield K, Kern S. Pharmacokinetics of methadone. *J Pain Palliat Care Pharmacother*. 2005;19(4):13-24.
19. Moeller KE, Lee KC, Kissack JC. Urine drug screening: practical guide for clinicians. *Mayo Clin Proc*. 2008;83(1):66-76.
20. Panchal SJ, Müller-Schwefe P, Wurzelmann JI. Opioid-induced bowel dysfunction: prevalence, pathophysiology and burden. *Int J Clin Pract*. 2007;61(7):1181-1187.
21. Raffa RB, Buschmann H, Christoph T, et al. Mechanistic and functional differentiation of tapentadol and tramadol. *Expert Opin Pharmacother*. 2012;13(10):1437-1449.
22. Rowbotham MC, Twilling L, Davies PS, et al. Oral opioid therapy for chronic peripheral and central neuropathic pain. *N Engl J Med*. 2003;348:1223-1232.
23. Sawe J, Hansen J, Ginman C, et al. Patient-controlled dose regimen of methadone for chronic cancer pain. *Br Med J (Clin Res Ed)*. 1981;282(6266):771-773.
24. Suboxone (buprenorphine/naloxone) [Canadian product monograph]. United Kingdom: Indivior UK Limited; 2015.
25. Vadivelu N, Timchenko A, Huang Y. Tapentadol ER for treatment of chronic pain, a review. *J Pain Res*. 2011;4:211-218.
26. Vallejo RV, Barkin RL, Wang VC. Pharmacology of opioids in the treatment of chronic pain syndromes. *Pain Physician*. 2011;14:E343-E360.
27. Vranken JH. Mechanisms and treatment of neuropathic pain. *Cent Nerv Syst Agents Med Chem*. 2009;9(1):71-78.
28. Walsh SL, Preston KL, Stitzer ML, Cone EJ, Bigelow GE. Clinical pharmacology of buprenorphine: ceiling effects at high doses. *Clin Pharmacol Ther*. 1994;55:569-580.
29. Zedler B, Saunders W, Joyce A, Vick C, Murrelle L (Venebio Group). Validation of a screening risk index for overdose or serious prescription opioid-induced respiratory depression. http://www.painmed.org/2015posters/posterlb010.pdf. Accessed 10 April 2017.
30. Zedler B, Xie L, Wang L, et al. Risk factors for serious prescription opioid-related toxicity or overdose among Veterans Health Administration patients. *Pain Med*. 2014;15(11):1911-1929.

# O CENÁRIO REGULATÓRIO: OPIOIDES

*Maya A. Babu*

**CAPÍTULO 39**

1. **O que são "opioides", "opiáceos" e "narcóticos"?**
   Os "opiáceos" são agentes derivados do ópio. Agentes opioides ligam-se a receptores opioides (moléculas proteicas localizadas nas membranas de algumas células nervosas) encontrados no sistema nervoso central e trato gastrointestinal. Existem quatro classes de opioides: endorfinas (opioides endógenos naturalmente produzidos no corpo), alcaloides do ópio (como morfina e codeína), opioides semissintéticos (como heroína, oxicodona e buprenorfina) e opioides totalmente sintéticos (como a metadona). O "narcótico" é um termo genérico que pode ser utilizado para se referir aos opiáceos atenuantes da dor.

2. **Para o paciente sem histórico de abuso de substâncias, o início do tratamento com opioides impõe algum risco?**
   Um estudo retrospectivo que avaliou pacientes sem tratamento prévio com opioides durante a alta hospitalar observou que o uso crônico de opioides após 1 ano da alta foi mais comum entre pacientes que receberam opioides durante a alta hospitalar em relação aos indivíduos que não receberam esse medicamento. A administração de opioides na alta hospitalar foi associada a um risco aumentado de uso crônico de opioide de quase cinco vezes e maior número de fornecimentos de prescrição médica subsequentes. Foi recomendado pelos autores do estudo que os médicos informem aos pacientes sobre esse risco antes de prescreverem os opioides na alta hospitalar.

3. **Qual é a legislação federal que governa a prescrição de opioides?**
   O *Controlled Substances Act* (CSA) determina que os profissionais médicos licenciados podem prescrever substâncias controladas para autorizar os propósitos médicos legais de acordo com a prática clínica padrão aceita. O CSA também atribui as substâncias controladas a cinco classes com diferentes penalidades para usos ilegais, com base no potencial de uso incorreto. Substâncias do esquema I apresentam um potencial extremamente elevado de abuso e são consideradas não apresentando benefício clínico e não podendo ser prescritas. As substâncias do esquema II também possuem um potencial muito elevado para dependência, ainda que sejam consideradas terem benefício medicinal em circunstâncias limitadas. Quando o CSA foi desenvolvido, os medicamentos do esquema III foram considerados com menos potencial para a dependência do que os medicamentos do esquema II. As substâncias do esquema IV são aquelas que têm menos potencial para abuso do que as pertencentes ao esquema III. As substâncias do esquema V são aquelas com o menor potencial de abuso entre as substâncias controladas no CSA. O CSA determina que as substâncias controladas devem estar disponíveis para propósitos médicos, pela obtenção por um sistema de quotas que busca equilibrar a necessidade médica desses medicamentos enquanto desestimula a produção excessiva, que poderia levar ao desvio de medicamentos.

4. **O que é o *Controlled Substances Act*?**
   O título I do CSA fornece autoridade e recursos para os esforços de prevenção e tratamento pelos centros de saúde mental na comunidade e alguns hospitais. O título II do CSA atribui as substâncias reguladas em um dos cinco esquemas com base no valor médico, malefício e potencial para abuso e dependência. O esquema I contém drogas proibidas, incluindo heroína, dietilamida do ácido lisérgico (LSD) e maconha, julgadas como tendo elevado potencial abusivo, mas sem uso médico aceito. O esquema II contém substâncias com alto potencial de abuso, mas valor terapêutico reconhecido. Os esquemas III ao V contêm outras substâncias prescritas — quanto maior o número do esquema, mais fácil o acesso pelas novas prescrições por telefone e assim por diante.

5. **O que é a Drug Enforcement Administration?**
   A missão da Drug Enforcement Administration (DEA) é reforçar as leis e regulações de substâncias controladas nos Estados Unidos.

6. **O que é o Food and Drug Administration?**
   A US Food and Drug Administration (FDA) é responsável por proteger a saúde pública ao garantir a segurança, eficácia e seguridade dos medicamentos humanos e veterinários, produtos biológicos, dispositivos médicos, suprimento alimentar de nossa nação, cosméticos e produtos que emitem

radiação. A FDA também é responsável pelo avanço da saúde pública por auxiliar em rápidas inovações que tornam os medicamentos mais eficazes, mais seguros e mais acessíveis, além de auxiliar o público na obtenção de informações confiáveis baseadas em ciências de que precisam utilizar medicamentos e alimentos para manter e melhorar a saúde.

### 7. O que é programa de monitorização de informações da prescrição médica?

De acordo com a *National Alliance for Model State Drug Laws*, um programa de monitorização de informações da prescrição (PDMP) é um banco de dados eletrônico de âmbito estadual que coleta informações sobre substâncias distribuídas no estado. O PDMP é utilizado como ferramenta pelos estados para abordar a dependência, vício e desvio de substâncias com prescrição médica. A partir de março de 2014, 49 estados aprovaram a legislação do PDMP para melhorar a assistência e a segurança ao paciente, além disso, um estado sem o programa (Missouri) também introduziu a legislação para estabelecer o PDMP.

### 8. Como os opioides são regulados nos Estados Unidos?

Os médicos devem ser registrados na DEA para a prescrição de substâncias controladas (ou em casos muitos raros, receber uma dispensa do registro), que é dependente do licenciamento dentro de um estado. O registro deve ser renovado a cada 3 anos e o médico deve ser registrado em cada estado, no qual ele ou ela distribui substâncias controladas. A regulação aplicada pelo CSA também exige que haja uma finalidade médica legal para as prescrições, o profissional deve atuar no curso habitual da prática clínica e apenas um farmacêutico pode preencher a prescrição. Todas as prescrições devem ser assinadas e datadas no dia da prescrição (tornando os blocos de prescrição em branco pré-assinalados ilegais). Existem regulações adicionais para prescrições eletrônicas (prescrições pela internet) para minimizar a chance de fraude ou abuso. Penalidades para violação da lei podem incluir pena de prisão, multa e perda de licenciamento da DEA. Os médicos podem perder seu registro na DEA, se perderem sua licença para praticar a medicina no estado. A própria DEA pode investigar e participar na detenção e acusação dos médicos que violam as leis de substâncias controladas.

### 9. Por que o governo federal regula os opioides (história)?

O primeiro Ato do Congresso ocorreu em 1890, que cobrou impostos sobre a morfina e o ópio. Em 1906, o *Pure Food and Drug Act* foi aprovado, que preveniu a fabricação, venda ou transporte de alimentos, drogas, medicamentos e bebidas alcoólicas adulteradas ou sem marca ou tóxicas ou deletérias. Em 1924 o *Heroin Act* foi aprovado, que tornou a fabricação, importação e posse de heroína ilegais — mesmo para uso medicinal. Em 1970, o *Controlled Substance Act* e o *Controlled Substances Import and Export Act* foram aprovados. Essas leis consolidaram várias leis regulando a fabricação e a distribuição de narcóticos, estimulantes, calmantes, alucinógenos, esteroides anabolizantes e produtos químicos utilizados na produção ilícita de substâncias controladas. O CSA coloca todas as substâncias que são reguladas pela lei federal existente em um dos cinco programas. Essa disposição é baseada no valor medicinal da substância, malefício e potencial para dependência ou vício. O esquema I é reservado para substâncias mais perigosas que não têm uso médico reconhecido, enquanto o esquema V é a classificação utilizada para as substâncias menos prejudiciais. Em 1973, o Drug Enforcement Administration foi criado por uma ordem executiva. Em 1988, o *Anti-Drug Abuse Act* estabeleceu o Office of National Drug Control Policy (ONDCP) no escritório executivo do presidente. Este ato autorizou os fundos para as atividades de execução das leis para uso de substâncias, esforços para prevenção de uso de drogas nas escolas e tratamento de toxicodependência em âmbito federal, estadual e local, com ênfase especial em usuários de drogas injetáveis em alto risco de AIDS.

### 10. Quem denominou a dor como o quinto sinal vital?

Em 1996, a American Pain Society considerou a dor o "quinto sinal vital", a ser medida rotineiramente em pacientes juntamente com os quatro sinais tradicionais: temperatura corpórea, pressão sanguínea, frequência cardíaca e frequência respiratória.

### 11. Como os opioides e as potenciais substâncias de abuso são classificados?

Os medicamentos, substâncias ou produtos químicos do esquema I são definidos como drogas sem uso médico aceito atualmente e com grande potencial de toxicodependência. As substâncias do esquema I são as mais prejudiciais, com dependência psicológica ou física potencialmente grave. Alguns exemplos de substâncias do esquema I são a heroína, LSD, maconha (*cannabis*), 3,4-metilenodioximetanfetamina (*ecstasy*), metaqualona e peiote. Os medicamentos, substâncias ou produtos químicos do esquema II são definidos como drogas com alto potencial para dependência, com o uso levando, potencialmente, à dependência psicológica ou física grave. Alguns exemplos de substâncias do esquema II são a oxicodona, morfina, codeína, anfetaminas, metilfenidato (Corbin CB *et al.*, 2014). Os medicamentos, substâncias ou produtos químicos do esquema III são definidos como drogas com um potencial moderado a baixo para dependência física e psicológica. O potencial abuso de substâncias do esquema III é menor do que as pertencentes ao esquema I e esquema II, porém maior do que o esquema IV. Alguns exemplos de substâncias do esquema III são medicamentos com menos de 90 mg de codeína por unidade (p. ex., Tylenol® com codeína), cetamina e esteroides anabolizantes. Os medicamentos, substâncias ou produtos químicos do esquema IV são definidos como drogas com baixo potencial para uso abusivo e baixo risco de dependência. Alguns exemplos de medicamentos do esquema IV incluem o Xanax®, Soma®, Darvon®, Darvocet®, Valium®, Ativan® e Ambien®. Os medicamentos, substâncias ou produtos químicos do esquema V são definidos pelo menor potencial de abuso do que os pertencentes ao esquema IV e consistem em preparações contendo quantidades limitadas de alguns narcóticos. Os medicamentos do esquema V geralmente são utilizados para efeitos antidiarreicos, antitussígenos ou analgésicos. Alguns exemplos de medicamentos do esquema V são medicamentos com menos de 200 mg de codeína (Robitussin® AC), Lomotil®, Motofen® ou Lyrica®.

**12. Como as leis federais impactaram o comportamento de prescrição de medicamentos?**
A FDA iniciou o programa de *Opioids Risk Evaluation and Mitigation Strategies* para produtos opioides de ação prolongada e espera que o programa dê atenção à educação dos prescritores considerando a seleção, estratificação de risco, monitorização dos pacientes e outros aspectos da prescrição segura de analgésicos opioides. Embora a educação médica específica não seja obrigatória, observa-se a discussão em relação à proposta de legislação para associar a formação obrigatória e a certificação ao número de registro na DEA, que é necessário para prescrever as substâncias controladas.

**13. Como as leis estaduais impactaram o comportamento da prescrição de medicamentos?**
Desde 2007, os estados têm utilizado cada vez sua autoridade para abordar a prescrição inapropriada. Há uma concordância geral que o uso abusivo e a *overdose* de analgésicos com prescrição médica são um problema complexo e precisam de uma solução multidisciplinar. As estratégias estaduais para tratar esse problema complexo incluem o estabelecimento e o fortalecimento de programas de monitorização de medicamentos prescritos, regulando as facilidades de manejo da dor e estabelecendo os limites de dosagem acima dos quais uma consulta com um especialista em dor é necessária.

**14. Quais são os "distribuidores de medicamentos"?**
O "distribuidor de medicamentos" é um termo utilizado, principalmente, por investigadores para descrever um médico, clínica ou farmácia que está prescrevendo ou distribuindo narcóticos potentes de forma inapropriada ou por motivos não clínicos. As clínicas de distribuição de medicamentos podem estar disfarçadas como centros independentes de manejo da dor. Elas tendem a abrir e fechar rapidamente para fugir do cumprimento da lei. Os funcionários da DEA acreditam que a concentração mais alta de distribuidores de pílulas está na Flórida e no Texas. Algumas características dos distribuidores de medicamentos incluem: aceitam apenas dinheiro, nenhum exame físico é solicitado, registros médicos ou exames radiográficos não são necessários, os indivíduos buscam seu próprio medicamento, essas clínicas tratam a dor apenas com comprimidos, os receptores recebem um número definido de medicamentos, a clínica diz a você uma data específica para retornar para obtenção de mais medicamentos e pode haver grande número de pessoas à espera para serem atendidas.

**15. Quais riscos jurídicos os prescritores de opioides enfrentam?**
Os médicos devem estar registrados na DEA para prescrever substâncias controladas, com base na obtenção de licenciamento estadual apropriado. A aplicação da regulação do CSA determina ainda que deve existir um propósito médico legal para as prescrições, o profissional deve atuar em seu curso habitual na prática médica e que apenas um farmacêutico pode preencher uma receita médica. Todas as prescrições devem ser assinadas e datadas no dia da prescrição (o que torna ilegal a pré-assinatura de blocos de receita médica em branco). Existem regulações adicionais para prescrições eletrônicas (prescrições pela internet) para minimizar a chance de fraude ou abuso e os participantes devem notificar à DEA, por escrito, qualquer perda significativa ou furto de uma substância controlada. As penalidades por violação de vários aspectos da lei podem incluir pena de prisão, multas e perda de licenciamento na DEA. Os médicos podem perder o seu registro na DEA, caso percam sua licença para praticar a medicina no estado. A própria DEA pode investigar e participar na detenção e processo de médicos que violam as leis para uso de substâncias controladas.

**16. Qual é a doutrina do efeito duplo?**
A doutrina do efeito duplo proíbe a realização de boas finalidades por meios errados, mas permite ações com efeito duplo, bons e maus, em determinadas condições. Essas condições incluem: o ato realizado não é moralmente inadmissível, o efeito bom não resulta do mau efeito, apenas o bom efeito é pretendido ou existe um motivo proporcional para causar o dano.

**17. Quais certificações são exigidas para prescrever os opioides?**
Os médicos devem estar registrados na DEA para a prescrição de substâncias controladas (ou em casos muito raros, receber uma dispensa do registro), que é estabelecida para a obtenção de

licenciamento estadual apropriado. O registro deve ser renovado a cada 3 anos e o(a) médico(a) deve ser registrado(a) em cada estado em que ele ou ela distribui as substâncias controladas. O cumprimento da regulação do CSA ainda estabelece que deve haver um propósito legítimo para as prescrições médicas, o profissional deve atuar no curso habitual da prática médica e apenas um farmacêutico pode preencher legalmente a prescrição.

**18. Qual é a função dos conselhos médicos estaduais?**
Os conselhos médicos licenciam os médicos, investigam as reclamações, aplicam punições àqueles que violam a lei, conduzem as avaliações médicas e facilitam a reabilitação dos médicos quando apropriada. Os conselhos médicos estaduais também têm papel essencial ao comportamento médico. O modelo de política da Federation of State Medical Boards para orientar os conselhos médicos estaduais na revisão das práticas de manejo da dor pelos médicos recomenda a avaliação clínica apropriada de um paciente, incluindo história e exame físico; um plano de tratamento escrito que claramente estabeleça os objetivos de tratamento; uma discussão sobre os riscos e benefícios da terapia com o paciente, incluindo as responsabilidades do paciente como exame de detecção de substâncias na urina, razões pelas quais a terapia poderia ser descontinuada e limites nas novas prescrições médicas; revisão periódica de eficácia e consideração de outras modalidades terapêuticas; documentação clara em registros médicos; e o cumprimento de leis federais e estaduais aplicáveis.

**19. O que é o *Office of National Drug Control Policy*?**
O ONDCP aconselha o presidente sobre as questões de controle de drogas, coordena as atividades de controle de substâncias e de financiamento associado em todo o governo federal e produz a *National Drug Control Strategy* anual, que resume as medidas administrativas para reduzir o uso ilícito de substâncias, fabricação e tráfico, crime e violência, assim como os efeitos na saúde relacionados com o uso de substâncias.

**20. Com qual frequência os usuários de substâncias com prescrição médica obtêm medicamentos da família ou amigos?**
Em 2011, 52 milhões de pessoas nos Estados Unidos com idade igual ou superior a 12 anos utilizaram medicamentos sem prescrição médica para uso não clínico pelo menos 1 vez na vida, e 6,2 milhões utilizaram medicamentos prescritos para uso não clínico no último mês. De acordo com a pesquisa, 54,2% dos indivíduos que utilizaram medicamentos prescritos sem finalidade médica adquiriram as substâncias pela família e por amigos.

**21. Quais são as novas diretrizes do *Centers for Disease Control and Prevention*?**
Em 15 de março de 2016, o Centers for Disease Control and Prevention divulgou novas diretrizes que utilizam o método de *Grading of Recommendation Assessment, Development and Evaluation*, para clínicos de assistência primária que prescrevem medicamentos opioides para tratar a dor crônica não maligna. As diretrizes são baseadas na revisão sistemática da literatura considerando o risco, benefício e custo-benefício. A literatura sugere que os opioides são moderadamente eficazes para o alívio da dor e uma alta porcentagem de paciente interrompeu a terapia com opioides em decorrência da eficácia insatisfatória e dos efeitos adversos. Eles pretendem facilitar a comunicação entre prescritores e pacientes para assegurar que os opioides sejam a melhor opção disponível de tratamento possível. Essas diretrizes são acompanhadas por ferramentas para médicos para uso durante a implementação da terapia com opioides nestes dados demográficos, incluindo fichas informativas, aplicativos móveis e uma lista de controle para os clínicos.

---

### PONTOS-CHAVE

1. Os opioides são classificados do esquema I ao V de acordo com o uso clínico e seu potencial para toxicodependência. Medicamentos, substâncias ou produtos químicos que pertencem ao esquema I apresentam pouco uso clínico e grande potencial para dependência, em comparação com aqueles que fazem parte do esquema V, que são clinicamente úteis e com potencial mínimo a ausente para a dependência.
2. A regulação do uso de opioides começa tanto em nível estadual e federal pela requisição de avaliação apropriada de pacientes e certificação médica. Existem consequências legais, caso os médicos não cumpram as leis federais e estaduais.
3. Os Estados Unidos já tentaram reduzir as prescrições inapropriadas dos opioides, mas ainda não foram capazes de eliminá-las completamente.

**BIBLIOGRAFIA**
1. The National Alliance of Advocates for Buprenorphine Treatment. *Opiate Education*. 2016.
2. US National Library of Medicine. *Pain Medications—Narcotics*. 2015.
3. Calcaterra SL, Yamashita TE, Min SJ, et al. Opioid prescribing at hospital discharge contributes to chronic opioid use. *J Gen Intern Med*. 2016;31:478
4. *Prescriptions*. 21 CFR Section 1306.04-06. 2013.
5. NIH. *National Institute on Drug Abuse*. http://www.nih.gov/about-nih/what-we-do/nih-almanac/national-institute-drug-abuse-nida. Accessed 20 February 2017.
6. DEA. Drug Enforcement Administration Diversion. 2016.
7. Silvey R. *Missouri PDMP NOW Coalition Applauds Sen. Sater and Rep. Engler for Sponsoring Bills to Combat Prescription Drug Abuse*. MPA; 2013. http://www.thepharmacyblog.com/missouri-pdmp-now-coalition-applauds-sen-sater-and-rep-engler-for-sponsoring-bills-to-combat-prescription-drug-abuse/.
8. DEA Diversion Control Division. Question: what does a practitioner/physician need to obtain before he/she can complete an application for a DEA registration?
9. Practitioner Responsibilities. 21 CFR 1311.102. 2013.
10. Federation of State Medical Boards of the United States, Inc. *Model Policy for the Use of Controlled Substances for the Treatment of Pain*. Washington, DC: The Federation; 2004. http://www.thepharmacyblog.com/missouri-pdmp-now-coalition-applauds-sen-sater-and-rep-engler-for-sponsoring-bills-to-combat-prescription-drug-abuse/.
11. Dowell D, Haegerich TM, Chou R. CDC guideline for prescribing opioids for chronic pain—United States, 2016. *MMWR Recomm Rep*. 2016;65:1-49. doi:10.15585/mmwr.rr6501e1.

# RELAXANTES MUSCULARES, ANTICONVULSIVANTES COMO ANALGÉSICOS; ANTIDEPRESSIVOS COMO ANALGÉSICOS

*Charles E. Argoff* ▪ *Nita Chen*

1. **Qual é o mecanismo de ação dos relaxantes musculares?**
   O verdadeiro mecanismo de ação dos relaxantes musculares usados atualmente é pouco compreendido. Determinadas medicações possuem certos mecanismos de ação associados a elas, mas é incerto se um mecanismo específico é responsável pelo seu efeito clínico. Muitos dos relaxantes musculares disponíveis também têm efeitos sedativos e, portanto, é um tanto difícil determinar se este efeito clínico está relacionado com um resultado direto no músculo ou se é causado por sua característica sedativa.

2. **Como a quinina pode ser usada como relaxante muscular?**
   A quinina aumenta o período refratário muscular de modo que a resposta do músculo à estimulação continuada é reduzida. Esta propriedade pode ser a razão pela qual a quinina pode ser eficaz para o tratamento de cãibras musculares. Clinicamente, a quinina é mais comumente usada para tratar cãibras musculares com uma dose oral de 200 a 300 mg na hora de dormir.

3. **Quais medicações podem ser usadas para tratar a espasticidade?**
   Baclofeno, dantrolene, diazepam e tizanidina são medicamentos que podem ser usados para controlar a espasticidade. Essa espasticidade pode ser dolorosa e está associada a condições congênitas como paralisia cerebral, além de condições adquiridas incluindo esclerose múltipla, lesão na medula espinal e acidentes cerebrovasculares. Não há evidências claras de que um agente seja melhor do que outro para determinada pessoa.

4. **Descreva como baclofeno pode ser usado para tratar a espasticidade.**
   Acredita-se que baclofeno atue sobre os mecanismos pré-sinápticos para estimular a atividade do ácido gama-aminobutírico (GABA), além de reduzir a liberação de vários neurotransmissores. Embora originalmente desenvolvido nos Estados Unidos para espasticidade associada à esclerose múltipla, ele tem sido prescrito para muitas outras condições associadas à espasticidade. Recomendações atualizadas para espasticidade: Oral: Inicial: 5 mg 3 vezes ao dia; pode ser aumentado em 5 mg por dose a cada 3 dias (ou seja, 5 mg 3 vezes ao dia por 3 dias, depois 10 mg 3 vezes ao dia por 3 dias etc.), até que seja atingida resposta satisfatória. A dosagem usual varia de 40 a 80 mg por dia. Não ultrapassar 80 mg por dia (20 mg 4 vezes ao dia). Os efeitos colaterais incluem sonolência, insônia, tontura, fraqueza e confusão.

5. **Descreva como dantroleno pode ser usado para tratar espasticidade.**
   Acredita-se que dantroleno atue, primariamente, sobre o sistema nervoso periférico em vez de centralmente, por meio de um efeito direto na contração muscular. Ensaios clínicos sugeriram seu benefício na redução da espasticidade associada a acidentes cerebrovasculares, lesão na medula espinal, esclerose múltpla e paralisia cerebral. Pode ser hepatotóxico e, portanto, precisa ser monitorado atentamente, especialmente em pacientes idosos. Foi reportado ter causado fraqueza generalizada em alguns pacientes. A terapia é iniciada com 1 comprimido de 25 mg diariamente. Os benefícios devem ser observados dentro de 4 a 6 semanas.

6. **Descreva como o diazepam pode ser usado para tratar espasticidade.**
   Acredita-se que o diazepam potencialize a ação de GABA. Ele foi usado como monoterapia ou em combinação com outros tratamentos para pessoas com lesões na medula espinal ou outras condições associadas à espasticidade. Sonolência, tontura e fraqueza são efeitos adversos do diazepam; como é uma benzodiazepina, deve-se ter cautela especial com respeito aos seus potenciais efeitos

depressores respiratórios e por seu risco potencial aumentado de danos quando combinado com terapia com opioides. As doses devem ser minimizadas e o tratamento a longo prazo evitado, se possível.

7. **Descreva como a tizanidina pode ser usada para tratar a espasticidade.**
   A tizanidina é um agente agonista de alfa 2 que há muitos anos tem sido prescrita para espasticidade, como analgésico e como relaxante muscular. Múltiplos estudos sugeriram seu benefício para espasticidade, dor lombar, fibromialgia, dor neuropática e dor de cabeça. Pode-se considerar a capitalização do seu efeito sedativo pela dosagem, inicialmente, à noite – em geral uma dose inicial de 2 mg na hora de dormir pode ser bem tolerada. Em muitos casos, titular a cada 3 a 5 dias para 4 a 8 mg na hora de dormir pode ser efetivo. Doses diurnas nem sempre são toleradas em razão de seu feito sedativo. Sedação, tontura e boca seca são os três efeitos colaterais mais comuns, e as funções hepáticas devem ser monitoradas periodicamente se usada a longo prazo.

8. **Descreva outros relaxantes musculares que são comumente prescritos.**
   Os medicamentos que são frequentemente prescritos como relaxantes musculares incluem metaxalone, ciclobenzaprina, clorzoxazona, carisoprodol, metocarbamol e orfenadrina. Nenhum destes medicamentos demonstrou ter efeito superior em relação aos outros, e vários deles possuem propriedades distintas que justificam atenção e alerta. Nenhum destes agentes demonstrou ser efetivo para uso crônico, embora, em minha experiência, muitos sejam prescritos a longo prazo.

9. **Descreva preocupações específicas para certos relaxantes musculares.**
   **Ciclobenzaprina:** O prescritor deve estar ciente de que a ciclobenzaprina é, de fato, um composto tricíclico com estrutura quase idêntica à amitriptilina. Entre os compostos tricíclicos, sabe-se que ela tem um dos riscos mais altos para arritmias cardíacas, incluindo aquelas que resultam em consequências fatais. Assim sendo, aconselha-se cautela ao usar este agente, especialmente em pacientes idosos e/ou em combinação com outros medicamentos relevantes.
   **Carisoprodol:** O prescritor deve estar ciente de que carisoprodol é metabolizado para o agente sedativo-hipnótico meprobamato, um medicamento com risco conhecido de abuso. Carisoprodol foi retirado do mercado na Europa em decorrência de preocupações relativas à dependência.
   **Orfenadrina:** Este medicamento tem mecanismo de ação similar à difenidramina e, portanto, pode estar associado a efeitos colaterais sedativos e anticolinérgicos.

10. **Descreva o papel de anticonvulsivantes (AEDs) para o tratamento de dor crônica.**
    Anticonvulsivantes são comumente usados e têm sido amplamente aceitos para o manejo de vários tipos de dor crônica, incluindo dor neuropática, enxaqueca e outros transtornos da cefaleia e fibromialgia, por exemplo. Como classe, acredita-se que estes agentes com vários mecanismos de ação resultam em seu efeito analgésico ao reduzirem as descargas neuronais ectópicas. Como estes agentes são descritos mais detalhadamente em síndromes específicas em outros capítulos, apenas comentários gerais serão feitos neste capítulo. Fenitoína e carbamazepina foram os primeiros anticonvulsivantes a ter demonstrado eficácia analgésica com base em ensaios clínicos controlados. Embora muitos destes ensaios tenham sido conduzidos como monoterapia *versus* placebo, vários ensaios recentes exploraram o papel de certos AEDs em combinação com outros agentes farmacológicos (opioides ou não opioides). O prescritor deve levar em consideração não apenas o mecanismo de ação, o potencial para interações medicamentosas e o perfil de efeitos adversos do AED que está sendo considerado, mas também as evidências para seu uso numa condição de dor crônica específica antes de prescrever.

11. **Descreva o papel da gabapentina e pregabalina para o tratamento de dor crônica.**
    Embora originalmente desenvolvida como terapia adicional para o tratamento de epilepsia, a gabapentina rapidamente se tornou usada *off-label* para o manejo de dor crônica. Sob o ponto de vista analgésico, é aprovada pela FDA somente para neuralgia pós-herpética. No entanto, ela é amplamente descrita *off-label* para muitos outros estados dolorosos crônicos, incluindo neuropatia diabética, síndrome da dor regional complexa, fibromialgia e vários tipos de dor de cabeça. Também sob o ponto de vista analgésico, a pregabalina é aprovada pela FDA para o tratamento de neuralgia pós-herpética, dor neuropática associada à neuropatia diabética, dor associada à lesão na medula espinal e fibromialgia. Acredita-se que gabapentina e pregabalina atuam como ligante de $\alpha 2$-$\delta$ dos canais de cálcio, atenuando hiperexcitabilidade em neurônios excitados. Os efeitos colaterais para cada uma são semelhantes, incluindo sedação, tontura, edema periférico e ganho de peso. Ao contrário da pregabalina, gabapentina demonstra farmacocinética não linear, portanto, quando as doses de gabapentina são aumentadas, a biodisponibilidade da medicação na verdade decresce. A pregabalina, por outro lado, demonstra biodisponibilidade linear. Atualmente há duas formas de gabapentina que foram aprovadas, além da forma original, que foram projetadas para melhorar a biodisponibilidade e reduzir a incidência dos efeitos colaterais da gabapentina. Estes incluem uma forma gastrorretentiva da gabapentina tomada uma vez por dia com o jantar, assim como

gabapentina enacarbil, um pró-fármaco da gabapentina com biodisponibilidade e efeitos adversos mais favoráveis. Cada uma das formas de gabapentina, além da pregabalina, tem baixo potencial para interações medicamentosas farmacocinéticas.

**12. Descreva o papel da carbamazepina e oxcarbazepina para o tratamento de dor crônica.**

A carbamazepina estabeleceu eficácia para o tratamento de neuralgia do trigêmeo, além de neuropatia traumática dolorosa. Seu perfil de efeitos colaterais e o potencial para supressão da medula e efeitos colaterais hepáticos resultaram em, tipicamente ser usada como segunda linha para dor neuropática. Os efeitos colaterais gerais incluem sedação, tontura, desequilíbrio e erupção cutânea, sendo necessária monitorização sanguínea para verificar evidências de supressão da medula, além de efeitos hepáticos.

Oxcarbazepina tem sido oferecida a pacientes que podem-se tornar refratários ao tratamento com carbamazepina para neuralgia do trigêmeo. Embora não aprovada especificamente pela FDA para neuralgia do trigêmeo, a experiência clínica e vários estudos sugeriram que para certos pacientes, a oxcarbazepina pode ser mais eficaz e mais bem tolerada do que a carbamazepina.

**13. Descreva o papel da lamotrigina para o tratamento de dor crônica.**

Embora muito poucos estudos controlados tenham sido conduzidos e/ou demonstrado que lamotrigina pode ser eficaz no tratamento de dor crônica, há algumas evidências que apoiam seu uso como terapia adicional para o tratamento de neuralgia do trigêmeo. Além disso, há algumas evidências que apoiam seu uso em dor central ou dor após acidente vascular cerebral.

**14. Descreva o papel do topiramato para o tratamento de dor crônica.**

O uso de topiramato no tratamento de enxaqueca é descrito em outro lugar neste livro. A experiência clínica, juntamente com alguns estudos publicados e séries de caso, sugere que pode haver um papel para seu uso no tratamento de dor neuropática. Os efeitos colaterais comuns frequentemente impedem seu uso, incluindo parestesias e disfunção cognitiva. Também está associado à perda de peso, o que, para alguns, pode ser um efeito desejado, além de vários efeitos colaterais graves, incluindo perda visual aguda associada a glaucoma e nefrolitíase.

**15. Descreva o papel da lacosamida para o tratamento de dor crônica.**

Lacosamida é um novo modulador dos canais de cálcio. Embora estudos com animais tenham sugerido que este AED pode ser útil para o tratamento de dor neuropática, a FDA não aprovou esta droga para esse fim em humanos quando apresentados os dados do ensaio clínico. No entanto, existem estudos publicados que apoiam seu uso em neuropatia diabética dolorosa, além de fibromialgia. Já utilizei este medicamento com sucesso para pacientes selecionados que não responderam bem a outros AEDs.

**16. Descreva o papel do ácido valproico para o tratamento de dor crônica.**

Similar ao topiramato, o uso do ácido valproico para tratar enxaqueca é descrito em outro lugar, neste livro. Faltam ensaios controlados para dor neuropática.

**17. Descreva o papel de antidepressivos no tratamento de dor crônica.**

Os antidepressivos estão entre as medicações mais comumente prescritas para sintomas crônicos. Mais de 30 estudos duplo-cegos controlados com placebo sugerem a eficácia dos antidepressivos no tratamento de vários tipos de dor crônica. Os antidepressivos podem ser clinicamente efetivos no tratamento para dor crônica por meio de efeito analgésico direto, de seu efeito no tratamento de uma condição psiquiátrica comórbida, pelo tratamento de sintomas relacionados com a dor, como insônia, ou pelo reforço de analgésicos opioides ou não opioides. Certos antidepressivos podem modular a percepção da dor por uma ação nas vias descendentes noradrenérgicas e serotonérgicas e, além disso, certos antidepressivos demonstraram inibição da atividade dos canais de sódio, outro efeito analgésico possível.

**18. Descreva o papel dos antidepressivos tricíclicos no tratamento de dor crônica.**

Muitos antidepressivos tricíclicos, incluindo amitriptilina, imipramina, doxepina, desipramina e nortriptilina, demonstraram, de forma consistente, efeitos analgésicos em doses geralmente inferiores à necessária para tratar depressão. Amitriptilina, doxepina e imipramina tendem a ter uma carga maior de efeitos colaterais do que desipramina e nortriptilina. No entanto, é extremamente importante reconhecer que, *apesar* dos efeitos colaterais reduzidos associados a esses agentes, o benefício *analgésico* não foi comprometido. Isto deve ser considerado ao prescrever estes agentes. Estes têm sido usados para o tratamento de dor neuropática, dor de cabeça crônica, dor lombar crônica, fibromialgia e vários outros estados dolorosos crônicos. Os efeitos colaterais destes agentes incluem efeitos colaterais anticolinérgicos como boca seca, retenção urinária e constipação, além de taquicardia sinusal, visão nublada, confusão, alucinações, disfunção cognitiva, hipotensão ortostática e ganho de peso. Podem ocorrer interações medicamentosas perigosas com inibidores da monoaminoxidase, como com outras medicações cujo uso pode resultar no aumento da serotonina central (agentes inibidores seletivos da recaptação da serotonina [SSRI], por exemplo). O prescritor deve consultar o farmacêutico e outras fontes para questões relacionadas com as interações medicamentosas. Embora amplamente usados, nenhum antidepressivo tricíclico (TCA) está aprovado pelo FDA para o tratamento de dor crônica.

19. **Descreva o papel de inibidores da recaptação de serotonina-norepinefrina (SNRI) antidepressivos no tratamento de dor crônica.**

    Duloxetina talvez seja o agente inibidor da recaptação de serotonina-norepinefrina mais conhecido e usado no tratamento de dor crônica. Esta medicação e outros agentes SNRI possuem um duplo mecanismo de ação (p. ex., inibição da recaptação de norepinefrina além da serotonina). Segundo um ponto de vista analgésico, duloxetina é aprovada pelo FDA para o tratamento de fibromialgia, neuropatia diabética dolorosa e dor musculoesquelética crônica. Náusea e sedação estão entre os efeitos colaterais mais comuns. Outros efeitos colaterais reportados dignos de nota incluem controle da glicose prejudicado, hipertensão e toxicidade hepática rara. A venlafaxina tem duplo mecanismo de ação *somente* em doses mais altas (> 150 mg). Em doses mais baixas, ela é, primariamente, uma droga SSRI, e seu benefício analgésico não é tão grande quanto documentado em ensaios clínicos. Isto é muito importante de considerar, pois muitos pacientes que usam venlafaxina para dor crônica não foram titulados para doses provavelmente efetivas na minha experiência. Os efeitos colaterais mais comuns incluem náusea, sedação, tontura, disfunção sexual, insônia e aumentos na pressão arterial diastólica. Milnaciprano é aprovado pelo FDA para o tratamento de fibromialgia apenas nos Estados Unidos (não depressão).

    Estudos pré-clínicos sugeriram que o bloqueio da recaptação da serotonina central, isoladamente, não foi tão efetivo quanto o bloqueio da recaptação da serotonina central e norepinefrina para fins analgésicos. Estas observações pré-clínicas são válidas para ensaios clínicos humanos. Portanto, embora possa haver ensaios publicados mostrando algum benefício dos agentes SSRI para o tratamento de dor crônica em pacientes individuais que experimentam benefícios, em geral, eles não são tão efetivos para a maioria dos pacientes quanto as medicações descritas anteriormente.

20. **Descreva o papel dos antidepressivos atípicos no tratamento de dor crônica.**

    Bupropiona, trazodona e mirtazapina estão entre os antidepressivos atípicos que mostram benefícios em estudos limitados para apoiar seu uso em dor crônica, principalmente neuropática.

### PONTOS-CHAVE

1. O termo *relaxante muscular* abarca um grande grupo heterogêneo de medicações com várias interações medicamentosas e efeitos colaterais; assim, o prescritor deve ter cuidado ao levar em conta as necessidades específicas do paciente quando prescreve tais medicações para os pacientes.
2. Os AEDs igualmente abrangem um grupo heterogêneo de medicações. O prescritor precisa ter conhecimento das indicações específicas da medicação que está sendo prescrita, além das propriedades farmacocinéticas e farmacodinâmicas específicas do AED que está sendo considerado.
3. Embora comumente referidos como antidepressivos em geral, somente os TCAs e agentes SNRI têm fortes evidências para seu uso em dor crônica. Outras medicações antidepressivas incluindo os SSRIs e os antidepressivos atípicos não se mostraram tão efetivos ou têm dados menos robustos que apoiem seu uso em dor crônica.
4. Dada a prática comum de terapia multidroga para dor crônica, os prescritor deve ter conhecimento das diferenças e semelhanças entre os vários agentes descritos anteriormente, além do uso conjunto daqueles que são menos prováveis de resultar em interações medicamentosa e/ou efeitos colaterais graves.

### BIBLIOGRAFIA

1. Dworkin RH, O'Connor AM, Backonja M, et al. Pharmacologic management of neuropathic pain: evidence based recommendations. *Pain*. 2007;132(3):237-251.
2. Harden RN, Argoff C. A review of three commonly prescribed skeletal muscle relaxants. *J Back Musculoskelet Rehabil*. 2000;15(2):63-66.
3. Onghena P, Van Houdenhove B. Antidepressant-induced analgesia in chronic non-malignant pain: a meta-analysis of 39 placebo-controlled studies. *Pain*. 1991;49:205-219.

# CAPÍTULO 41

# NOVOS ANALGÉSICOS PARA DOR AGUDA E CRÔNICA

*Mark S. Wallace* ▪ *R. Carter W. Jones III*

1. **Que terapias novas e emergentes existem para tratar dor pós-operatória aguda?**
   Os opioides continuam a ser o padrão ouro para tratar dor pós-operatória moderada a intensa. Entretanto, com a atual ênfase em terapias multimodais e não opioides, tem havido uma emergência recente de novas terapias não opioides, incluindo acetaminofeno e bupivacaína encapsulada lipossomal. Além disso, um sistema de comprimidos sublinguais de sulfentanila administrados por meio de um dispositivo controlado pelo paciente está em desenvolvimento clínico. Com a escalada generalizada do abuso de opioides e *overdose* nos Estados Unidos, durante a década passada, tem havido esforços para desenvolver opioides de curta ação, impedindo o abuso para o manejo de dor aguda.

2. **Acetaminofeno intravenoso é melhor do que administração por via oral?**
   O sítio de ação efetor para acetaminofeno está localizado, principalmente, no sistema nervoso central (CNS); portanto, a penetração rápida e consistente no CNS deve melhorar a analgesia. Até 2001, estava disponível apenas a administração oral e retal de acetaminofeno. Desde 2001, um preparo intravenoso (IV) tem sido usado na Europa. Cirurgia frequentemente origina estase gástrica em decorrência de muitos distúrbios sistêmicos que resultarão na má absorção ou absorção errática gastrointestinal do acetaminofeno. A administração intravenosa resulta em uma penetração rápida e consistente no CNS e melhor controle da dor. Acetaminofeno intravenoso também pode ser mais bem adaptado às necessidades específicas do paciente.

3. **Quais são as vantagens de bupivacaína lipossomal sobre bupivacaína regular?**
   A duração da ação da bupivacaína é de aproximadamente 4 a 6 horas. Dor decorrente de cirurgia dura muito além da duração de bupivacaína, tornando-a ineficaz para a maioria dos pacientes com dor pós-operatória. A solução para esta deficiência é fornecer infusão contínua por meio de um cateter; no entanto, cateteres periféricos são difíceis de colocar, requerem alta manutenção de enfermagem e os pacientes, frequentemente, não podem ir para casa com os cateteres colocados. Formular bupivacaína de modo que tenha duração estendida, sem aumentar o pico dos níveis plasmáticos, é uma opção atraente quando comparada a infusões contínuas em pacientes selecionados. A administração lipossomal de bupivacaína estende o tempo de permanência no sítio efetor, resultando em aumento de 7 vezes em $T_{max}$ e 10 vezes a extensão da meia-vida terminal sem aumentar o pico das concentrações plasmáticas. Estudos clínicos comparando bupivacaína lipossomal com bupivacaína padrão tiveram resultados heterogêneos, provavelmente, em decorrência de subpotência.

4. **Em que aspectos a farmacocinética do sistema de comprimidos sublinguais de sulfentanila difere de morfina intravenosa?**
   O sítio de ação efetor para todos os opioides está no CNS, requerendo penetração e farmacocinética (PK) que combinem com as necessidades do paciente. A maioria dos opioides comumente usados tem penetração inconsistente no CNS em razão das diferenças na PK/PD ou perfis farmacocinéticos/farmacodinâmicos incompatíveis. Uma causa importante da incompatibilidade de PK/PD é a inabilidade de certos opioides em penetrar na barreira sangue-cérebro no sítio efetor no CNS, resultando em altos níveis plasmáticos da droga que não representam os efeitos PD. O tempo de trânsito do plasma até o sítio efetor no CNS é denominado meia-vida de equilíbrio plasma: CNS (TT). O TT para drogas lipofílicas, como fentanil ou sulfentanila, é muito rápido, dentro de 6 minutos. O TT para drogas hidrofóbicas, como morfina ou hidromorfona, é muito longo (aproximadamente 2,8 horas para morfina), resultando em incompatibilidade entre PK/PD e efeito analgésico retardado, além de defeitos colaterais retardados, como depressão respiratória. Além disso, há outros fatores que aumentam a incompatibilidade entre PK/PD da morfina, pois ele é um substrato para transportadores de efluxo e tem metabólitos ativos com TT ainda mais longo (morfina-6-glicoronídeo). Um sistema de comprimidos sublinguais de sulfentanila (SSTS; AcelRx Pharmaceuticals, Redwood City, Califórnia) concluiu ensaios de fase III. O SSTS permite a autoadministração de um comprimido sublingual de sulfentanila de 15 μg por meio de um dispositivo portátil pré-programado. Como um dispositivo

analgésico intravenoso controlado pelo paciente, o SSTS tem um bloqueio de 20 minutos antes que a dose seguinte possa ser administrada. Em razão da alta solubilidade lipídica, sulfentanila é rapidamente absorvida pela mucosa, resultando numa absorção intravenosa rápida e confiável. Comparada à sulfentanila intravenosa, a administração sublingual resulta em um $C_{max}$ 10 vezes mais baixo e meia-vida plasmática bastante estendida (tempo de $C_{max}$ a 50% $C_{max}$ = 2,61 horas vs. 0,18 horas). Como sulfentanila tem um TT muito curto e nenhum metabólito ativo, a atividade do sítio efetor é rápida, confiável e com menos efeitos colaterais retardados. Um estudo de fase III mostrou que SSTS era superior à morfina PCA IV no método de avaliação global de pacientes do controle da dor.

5. **Quais são alguns dos novos analgésicos emergentes em preparação para dor crônica?**
Há inúmeros agentes farmacológicos com novos mecanismos tanto no desenvolvimento pré-clínico quanto clínico. Estes agentes estão voltados a mecanismos que modulam a dor em vários níveis do sistema nervoso. A Tabela 41.1 lista os analgésicos emergentes mais promissores.

6. **Como o fator de crescimento nervoso (NGF) está relacionado com a dor e que evidências existem da sua eficácia e segurança?**
O fator de crescimento nervoso (NGF) é um neuropeptídeo primariamente envolvido na regulação do crescimento, manutenção, proliferação e sobrevivência de determinados neurônios-alvo. Ele é importante no começo do desenvolvimento humano e se torna menos importante à medida que envelhecemos. O NGF é regulado para cima, em condições dolorosas, e acredita-se que sua ligação ao receptor A tirosina quinase ativa nociceptores; a inibição reverte a dor em modelos animais. Tanezumab e fulranumab são dois diferentes anticorpos monoclonais de NGF atualmente em ensaios clínicos. Tanezumab tem ensaios positivos em osteoartrite, dor lombar crônica e câncer. Ensaios em neuropatia periférica diabética, neuralgia pós-herpética e pancreatite não mostraram qualquer efeito. Um ensaio de fase III em dor relacionada com o câncer está sendo conduzido, atualmente, fora dos Estados Unidos. Fulranumab teve ensaios negativos em dor lombar e osteoartrite. No entanto, diferenças no delineamento do ensaio podem ter resultados falsos negativos, e seu desenvolvimento ainda está em curso. O principal efeito colateral relatado com esta classe são algumas sensações periféricas anormais. Relatos de necrose avascular nos primeiros ensaios destas drogas resultaram em interrupção do desenvolvimento pela Food and Drug Administration (FDA). Contudo, foi determinado que esses eventos adversos eram dependentes de drogas anti-inflamatórias não esteroidais (NSAID); a interrupção foi revogada e os ensaios clínicos foram retomados.

7. **Como os receptores de angiotensina II tipo 2 modulam a dor, e que evidências clínicas existem da modulação da dor?**
Angiotensina II é um hormônio vasopressor importante no controle da pressão arterial e volume no sistema cardiovascular. Ela liga e estimula, no mínimo, dois tipos de receptores: AT1 e AT2. AT2

| Tabela 41.1. Novos Analgésicos Emergentes para Dor Crônica |
|---|
| Inibidores do NGF |
| PAP |
| Bloqueadores dos Canais de Cálcio tipo T |
| Bloqueadores dos Canais de Cálcio tipo N |
| Antagonistas dos Receptores de Angiotensina II tipo 2 |
| Bloqueadores Seletivos de Canais de Sódio |
| Antagonistas dos Canais TRPV1 |
| Antagonistas de AMPA/Cainato |
| Canabinoides |
| Inibidores da Quinase p38 |
| Antagonistas de CCR2 |
| Antagonistas de KCNQ |
| Antagonistas do Purinorreceptor P2X |

NGF, Fator de crescimento nervoso; PAP, fosfatase ácida prostática; TRPV1, canais de cátion receptores de potencial transitório, subfamília.

é um receptor associado à proteína G que desempenha um papel na função do CNS. Os receptores AT2 são expressos nas fibras nervosas de pequeno diâmetro e células ganglionares da raiz dorsal. A enzima conversora de angiotensina (ACE) converte angiotensina I em angiotensina II. No entanto, estudos sobre inibidores da ACE não conseguiram apresentar efeito na dor. Assim sendo, foram desenvolvidos antagonistas dos receptores AT2 para alívio da dor. Um estudo de fase II em neuralgia pós-herpética randomizou 183 pacientes para placebo ou um antagonista dos receptores AT2 (EMA-401). O estudo atingiu o desfecho primário de redução na intensidade da dor. Desfechos secundários de início, taxa de resposta de 30%/50, McGill e Impressão Global do Paciente da mudança também foram atingidos. A droga era segura e foi bem tolerada.

8. **O que é fosfatase ácida prostática?**
   A adenosina demostrou ativar os receptores de adenosina no sistema nervoso resultando em analgesia. No entanto, a adenosina tem meia-vida muito curta, tornando-a ineficaz para o manejo de dor crônica. Uma lesão no sistema nervoso resulta na liberação de trifosfato de adenosina (ATP) que, sabidamente, induz sensações dolorosas. ATP é rapidamente quebrado em monofosfato de adenosina (AMP), o qual a fosfatase ácida prostática quebra em adenosina. Esta via resulta numa duração muito mais longa da analgesia (até 3 dias em estudos com animais) e demonstrou ser 8 vezes mais efetiva do que morfina.

9. **Como o bloqueio dos canais de sódio reduz a dor?**
   Os canais de sódio dependentes de voltagem são regulados para cima depois de lesão e doença no sistema nervoso, resultando em dor espontânea e provocada. Além disso, mutações de ganho e perda da função em um subtipo de canal de sódio específico, Nav 1.7, foram associadas às síndromes dolorosas, eritromelalgia e insensibilidade congênita à dor, respectivamente. Os bloqueadores dos canais de sódio têm sido usados há décadas para tratar dor neuropática crônica (lidocaína, mexiletina, lamotrigina). Contudo, não tiveram muito sucesso em razão da não seletividade para subtipos de canais de sódio, resultando em efeitos colaterais limitantes da dose. Há interesse crescente em bloqueadores seletivos dos subtipos de canais de sódio específicos para os caminhos da dor. Como estes subtipos não estão presentes no tecido cardíaco ou no CNS, eles são mais bem tolerados e têm mais probabilidade de oferecer melhor analgesia. NAv 1.3, Nav 1.7, Nav 1.8 e Nav 1.9 são canais específicos que foram implicados na sinalização da dor. Os canais mais promissores são os subtipos Nav 1.7 e Nav 1.8. Estão sendo desenvolvidos agentes sistêmicos e intratecais que afetam a função destes subtipos de canais Nav.

10. **Existem outros canais iônicos dependentes de voltagem que são alvos para modulação da dor?**
    Membros da subfamília Q dos canais de potássio dependentes de voltagem são alvos potenciais para manejo da dor. O canal de potássio M é um canal de ativação e desativação lenta que regula a excitabilidade neuronal. Um defeito no gene KCNQ3 resulta em convulsões neonatais; portanto, ativadores do canal M têm o potencial para tratar convulsões e reduzir dor neuropática. Tiagabina ativa o canal M e é um candidato importante.

11. **O que são canais de cátion receptores de potencial transitório, subfamília 1, e que papel desempenham na transmissão da dor?**
    Os canais de cátions receptores de potencial transitório, subfamília 1 (TRPV1), é um receptor de capsaicina e vaniloide 1 que é expresso nas fibras da dor. TRPV1 promove uma sensação de calor escaldante e dor, quando ativado. Também funciona na detecção e regulação da temperatura corporal. O canal é ativado pela capsaicina, causando um influxo de cálcio intracelular. Altos níveis de cálcio intracelular irão sobrecarregar as mitocôndrias, resultando em morte axonal. Um adesivo contendo capsaicina em alta dose (8%) está sendo comercializado atualmente para o tratamento de neuralgia pós-herpética. Uma aplicação de 60 minutos pode resultar em 3 meses de alívio da dor em razão de morte axonal das fibras nervosas periféricas que expressam TRPV1. A eficácia clínica tem sido variada, mas um estudo recente sugeriu que pacientes com hiperalgesia ao frio e a alfinetadas tinham valor preditivo positivo para resposta à aplicação de adesivo de capsaicina em alta dose. Tem havido interesse na administração sistêmica de antagonistas dos canais TRPV1; no entanto, a administração sistêmica resulta em hipertermia e aumento nos limiares de sensação térmica. Um estudo de fase II foi interrompido precocemente em decorrência de sua inutilidade.

12. **Existem novos moduladores dos canais de cálcio em preparação?**
    Existem vários bloqueadores dos canais de cálcio tipo N (ziconotide intratecal) e moduladores (pregabalina e gabapentina) atualmente no mercado. A eficácia clínica tem sido heterogênea, com ensaios clínicos positivos e negativos. Mirogabalina é um novo modulador dos canais de cálcio tipo N. Pregabalina e gabapentina ligam-se à subunidade alfa-2-delta dos canais de cálcio tipo N e reduzem a quantidade de tempo em que o canal está no estado aberto. Isto reduz a quantidade do influxo de cálcio, resultando em menos liberação de neurotransmissores pré-sinápticos

e enfraquecimento da sinalização da dor. Enquanto a pregabalina e a gabapentina são ligantes da subunidade alfa-2-delta não específicos, a mirogabalina é específica para a subunidade alfa--2-delta tipo II. Acredita-se que a subunidade tipo I é responsável pelos efeitos colaterais vistos nos moduladores dos canais de cálcio tipo N. Assim sendo, parece haver menos efeitos colaterais com mirogabalina, resultando na habilidade de atingir doses mais altas e melhora da eficácia. Um estudo recente em neuropatia diabética dolorosa mostrou reduções significativas na dor com doses de 15, 20 e 30 mg *versus* placebo. No mesmo estudo, um comparador ativo (pregabalina 300 mg) não foi efetivo.

Considera-se que os canais de cálcio Ca 3.2 desempenham um papel na sinalização da dor nas extremidades centrais e periféricas de neurônios aferentes primários. Diferente do antagonismo dos subtipos Ca 3.1 e 3.3 tipo T, o subtipo 3.2 não produz qualquer sedação e, provavelmente, é mais bem tolerado. Estudos pré-clínicos demonstraram eficácia em dor induzida por capsaicina, modelos de artrite e modelos de dor neuropática. Entretanto, um estudo recente em um modelo de dor voluntário saudável não conseguiu mostrar qualquer efeito, enquanto um comparador ativo (pregabalina) foi efetivo. Esta discrepância pode ser causada por diferentes localizações da ação entre as duas drogas. Acredita-se que a pregabalina atua, principalmente, no nível do corno dorsal da medula espinal, enquanto os antagonistas dos canais de cálcio tipo T podem agir no nível talâmico. Assim, os antagonistas dos canais de cálcio tipo T podem atuar por meio da modulação do componente afetivo da dor.

13. **Quais são algumas das novas maneiras de modular o ionóforo n-metil-D-aspartato pós-sináptico?**

A liberação pré-sináptica de glutamato se liga ao receptor pós-sináptico de glutamato do ionóforo N-metil-D-aspartato (NMDA), resultando na abertura do canal e influxo de sódio e cálcio. Isto, por sua vez, resulta em despolarização pós-sináptica e transmissão da dor. Tem havido muitos estudos avaliando os efeitos analgésicos de antagonistas de NMDA; no entanto, ocorrem efeitos colaterais limitadores da dose associados a estes agentes. Existem vários outros sítios ligantes dentro do canal ionóforo que irão modular a abertura do canal quando o glutamato se liga, e têm sido feitas tentativas para utilizar estes sítios para reduzir os efeitos colaterais (Fig. 41.1). Um sítio ligante de glicina deve ser ocupado para que o canal se abra. Um ensaio clínico de fase II com um antagonista de glicina para dor neuropática apresentou redução na alodinia evocada, mas nenhum efeito na dor espontânea. Antagonistas de canais não competitivos, como a cetamina, impedem a abertura do canal, mas ainda estão associados a efeitos colaterais. Um sítio ligante de magnésio impedirá a abertura do canal quando ocupado pelo magnésio. O canal AMPA/cainato é ligado ao ionóforo NMDA e, quando ativado, resulta num rápido influxo de sódio, que removerá o bloqueio de magnésio, desta maneira permitindo que o glutamato abra o canal NMDA. Um estudo em voluntários saudáveis mostrou analgesia promissora sem efeitos colaterais de um bloqueador de canais AMPA/cainato.

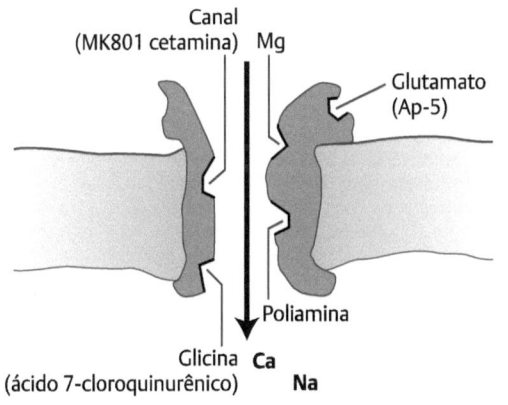

**Figura 41.1. Esquema do ionóforo N-metil-D-aspartato (NMDA).** O glutamato se liga ao receptor de glutamato e abre o canal. Antagonistas de NMDA não competitivos, como cetamina, se ligam aos sítios intracanal e reduzem a abertura. Além disso, há um sítio de ligação do magnésio que desativou o canal. O sítio ligante da glicina deve ser ocupado por glicina para que o canal se abra em resposta ao glutamato.

### 14. Qual é o *status* atual dos canabinoides para tratamento da dor?

Existem dois receptores canabinoides, CB1 e CB2. Os dois receptores são proteína G associada, positivamente, a canais de potássio e, negativamente, a canais de cálcio tipo N e tipo P/Q, resultando em hiperpolarização da membrana pós-sináptica e numa redução pré-sináptica na liberação dos neurotransmissores. Os receptores CB1 estão localizados periférica e centralmente no sistema nervoso. Os receptores CB2 são encontrados, principalmente, nas células inflamatórias, e a ativação tem efeitos anti-inflamatórios potentes. Existem duas famílias de endocanabinoides de ocorrência natural, anandamida e 2-araquidonilglicerol. As duas possuem enzimas degradadoras que, teoricamente, resultariam em níveis mais elevados de endocanabinoides circulantes e analgesia. Um inibidor de anandamida, hidrolase de aminoácidos graxos, foi desenvolvido pelo laboratório Pfizer, mas falhou nos ensaios clínicos. No entanto, outros fabricantes continuam a desenvolver estes inibidores. Canabidiol (CBD) é um agonista dos receptores de canabinoide sem os efeitos psicoativos vistos com tetra-hidrocanabidiol (THC). Em razão da alta solubilidade em lipídios dos canabinoides, tanto a administração transdérmica quanto transmucosa é viável. Extratos medicinais sintéticos e à base de *cannabis* estão sendo desenvolvidos para administração transdérmica e transmucosa. Nabiximols é um *spray* sublingual de uma combinação THC:CBD aprovada no Canadá para tratar dor associada à esclerose múltipla. Ele estava sendo desenvolvido nos Estados Unidos para tratar dor associada a câncer. Um estudo de fase II atingiu o desfecho primário de eficácia para a dose baixa e média, mas não para a dose alta. Um ensaio de fase III não atingiu o desfecho primário, e seu desenvolvimento mais aprofundado está em questão.

Está ocorrendo rápido movimento nos Estados Unidos para a legalização da maconha para fins medicinais. Atualmente, 23 estados e o Distrito de Colúmbia já legalizaram a maconha medicinal, com pelo menos 16 estados tendo cédulas para as próximas eleições. Embora extratos sintéticos e à base de *cannabis* sejam importantes, eles podem não alcançar completamente os efeitos proporcionados pela planta na sua totalidade, na medida em que existem muitos componentes ativos na planta com propriedades medicinais. Este é um forte argumento de muitos defensores da maconha medicinal. Isto recentemente levou a Sociedade Americana de Dor a encomendar o primeiro Livro Branco sobre maconha medicinal, com a expectativa de que forneça aos médicos as diretrizes necessárias para o uso pelos pacientes da maconha medicinal.

### 15. O que são inibidores da quinase p38?

As quinases p38 ativadas por mitógenos são sensíveis a estímulos estressores, como citocinas, resultando em inflamação. A inibição destas quinases é anti-inflamatória. Elas têm utilidade potencial em doença autoimune e estados inflamatórios; entretanto, ensaios clínicos, até o momento, não obtiveram sucesso. A inibição pode resultar em intervalo QTc prolongado e será contraindicada em pacientes em risco para arritmias.

### 16. O que são receptores de quemocina e como eles modulam a dor?

O receptor de quemocina tipo 2 é um receptor de quemocina mediador da quemotaxe. O antagonismo resulta numa infiltração reduzida de monócitos e acredita-se que tenha potencial para doença, como artrite reumatoide e outras doenças autoimunes. Entretanto, recentemente houve um estudo de neuralgia pós-traumática de fase II negativo feito por AstraZeneca, colocando em questão o desenvolvimento mais aprofundado. Embora tenha havido tendências que favoreciam o desfecho primário de eficácia no escore do Inventário de Sintomas de Dor Neuropática, ele não obteve significância.

### 17. Estão sendo desenvolvidos agentes especificamente para dor visceral?

Linaclotide, um inibidor da guanilato ciclase, e lubiprostona, um ativador dos canais de cloreto, demonstrou eficácia analgésica tanto em modelos animais de dor visceral quanto em pacientes com síndrome do intestino irritável com predominância de constipação. Em humanos, a eficácia analgésica destas drogas está intimamente associada aos seus efeitos pró-motilidade. Antagonistas dos receptores de serotonina subtipo 3 (5HT3R), como alosetron, têm efeitos analgésicos viscerais similares; no entanto, foram feitas restrições severas ao seu uso em razão dos efeitos adversos de colite isquêmica. Eluxadoline, um agonista/antagonista nos receptores opioides *mu*, *delta* e *kappa*, recentemente demonstrou ser eficaz para dor e diarreia em pacientes com subtipos predominantes de diarreia IBS. Os antagonistas do purinorreceptor P2X3 estão passando por estudos em animais. Acredita-se que as funções dos receptores de P2X3 como canal iônico dependente de ligante que podem transmitir a ativação de nociceptores evocada por ATP devem estar envolvidas na mediação de dor visceral. O antagonismo resulta em alívio da dor visceral em modelos com ratos.

## PONTOS-CHAVE

1. Existem agentes novos e de novo desenvolvimento para o tratamento de dor aguda e crônica.
2. A maioria dos agentes em preparação para dor crônica são estudos pré-clínicos ou em fase inicial.
3. Existem novos agentes em preparação para uma variedade de mecanismos da dor neuropática e não neuropática.

## BIBLIOGRAFIA

1. Palmer P. Novel pharmaceuticals in the management of postoperative pain. *Expert Rev Clin Pharmacol.* 2015;8(5):511-513.
2. Melson TI, Boyer DL, Minikowitz HS, et al. Sufentanil sublingual tablet system vs. patient-controlled analgesia with morphine for postoperative pain control: a randomized, active-comparator trial. *Pain Pract.* 2014;14:679-688.
3. Watson JJ, Allen SJ, Dawbarn AD. Targeting nerve growth factor in pain. What is the therapeutic potential. *Biodrugs.* 2008;22:349-359.
4. Rice AS, Dworkin RH, McCarthy TD, et al. EMA401, an orally administered highly selective angiotensin II type 2 receptor antagonist, as a novel treatment for postherpetic neuralgia: a randomized, double-blind, placebo-controlled phase 2 clinical trial. *Lancet.* 2014;383:1637-1647.
5. Zylka MJ, Sowa NA, Taylor-Blake B, et al. Prostatic acid phosphatase is an ectonucleotidase and suppresses pain by generating adenosine. *Neuron.* 2008;60:111-122.
6. Allerton C, Fox D. *Pain Therapeutics: Current and Future Treatment Paradigms.* Cambridge: Royal Society of Chemistry; 2013:146-148.
7. Main MJ, Cryan JE, Dupere JR, et al. Modulation of KCNQ2/3 potassium channels by the novel anticonvulsant retigabine. *Mol Pharmacol.* 2000;58:253-262.
8. Wallace M, Pappagallo M. Qutenza: a capsaicin 8% patch for the management of postherpetic neuralgia. *Expert Rev.* 2011;11:15-27.
9. Rowbotham MC, Nothaft W, Duan WR, et al. Oral and cutaneous thermosensory profile of selective TRPV1 inhibition by ABT-102 in a randomized healthy volunteer trial. *Pain.* 2011;152:1192-1200.
10. Vinik A, Rosenstock J, Sharma U, et al. Efficacy and safety of mirogabalin (DS-5565) for the treatment of diabetic peripheral neuropathic pain: a randomized, double-blind, placebo- and active comparator-controlled, adaptive proof-of-concept phase 2 study. *Diabetes Care.* 2014;37:3253-3561.
11. Wallace MS, Duan R, Liu W, Locke C, Nothaft W. A randomized, double-blind, placebo-controlled, crossover study of the T-type calcium channel blocker ABT-639 in an intradermal capsaicin experimental pain model in healthy adults. *Pain Med.* 2015;17:551-560.
12. Wallace MS, Rowbotham MC, Katz N, et al. A randomized, double-blind, placebo-controlled trial of a glycine antagonist in peripheral neuropathic pain. *Neurology.* 2002;59:1694-1700.
13. Wallace MS, Lam V, Schettler J. NGX426, an oral AMPA-kainate antagonist, is effective in human capsaicin-induced pain and hyperalgesia. *Pain Med.* 2012;13:1601-1610.
14. Goldstein DM, Gabriel T. Pathway to the clinic: inhibition of p38 MAP kinase. A review of ten chemotypes selected for development. *Curr Top Med Chem.* 2005;5:1017-1029.
15. Kalliomaki J, Attal N, Jonzon B, et al. A randomized, double-blind, placebo-controlled trial of a chemokine receptor 2 (CCR2) antagonist in posttraumatic neuralgia. *Pain.* 2013;154:761-767.
16. Chizh BA, Illes P. P2X receptors and nociception. *Pharmacol Rev.* 2001;53:553-568.
17. Andresen V, Montori VM, Keller J, et al. Effects of 5-hydroxytryptamine (serotonin) type 3 antagonists on symptom relief and constipation in nonconstipated irritable bowel syndrome: a systematic review and meta-analysis of randomized controlled trials. *Clin Gastroenterol Hepatol.* 2008;6:545-555.
18. Chey WD, Lembo AJ, Lavins BJ, et al. Linaclotide for irritable bowel syndrome with constipation: a 26-week, randomized, double-blind, placebo-controlled trial to evaluate efficacy and safety. *Am J Gastroenterol.* 2012;107:1702-1712.
19. Drossman DA, Chey WD, Johanson JF, et al. Clinical trial: lubiprostone in patients with constipation-associated irritable bowel syndrome-results of two randomized, placebo-controlled studies. *Aliment Pharmacol Ther.* 2009;29:329-341.
20. Lembo AJ, Lacy BE, Zuckerman MJ, et al. Eluxadoline for irritable bowel syndrome with diarrhea. *N Engl J Med.* 2016;374:242-253.
21. Rao S, Lembo AJ, Shiff SJ, et al. A 12-week, randomized, controlled trial with a 4-week randomized withdrawal period to evaluate the efficacy and safety of linaclotide in irritable bowel syndrome with constipation. *Am J Gastroenterol.* 2012;107:1714-1724.

## VIII. MANEJO NÃO FARMACOLÓGICO

# BLOQUEIOS NERVOSOS COMUNS PARA DORES DE CABEÇA E DOR FACIAL

*Sarah Narayan* • *Andrew Dubin*

Os bloqueios nervosos periféricos usarão anestésico local para bloqueio (fornecer supressão da dor) nas fibras nervosas sensoriais e/ou nevos superficiais mistos. Os anestésicos locais da família das amidas (ou seja, lidocaína e bupivacaína) são mais tolerados pelos pacientes e têm meia-vida mais longa. Eles limitam a atividade neural inibindo os canais de sódio e potássio que promovem a despolarização dos nervos. Os anestésicos comuns usados são lidocaína, prilocaína, mepivacaína e bupivacaína. Lidocaína faz efeito em 4 a 8 minutos e dura 1 a 2 horas. Bupivacaína dura um pouco mais, começando seu efeito em 8 a 12 minutos e durando de 4 a 6 horas. A bupivacaína é a mais cardiotóxica. É preciso muito cuidado para prevenir a injeção intravascular. Os efeitos colaterais comuns incluem dor, pequenas hemorragias e alterações de sensibilidade no sítio da injeção. Embora os bloqueios nervosos administrados na cabeça requeiram pequenas quantidades de anestésico local, os raros efeitos colaterais incluem convulsões e arritmia cardíaca. Outras respostas adversas associadas à injeção incluem infecções, injeção direta no nervo periférico e formação de hematoma. Em raras ocasiões é possível injetar esteroides como triancinolona e metilprednisolona. Ao ser injetada medicação esteroide, pode ocorrer perda de cabelo, descoloração da pele e perda de tecido adiposo. Não há benefício comprovado para o uso de esteroides, embora seu uso possa ser benéfico para bloqueios do nervo occipital maior. Os efeitos destas injeções podem ser muito curtos ou durar semanas.

**Quais são os bloqueis nervosos comuns que podem ser usados para dores de cabeça ou dor facial?**
O nervo occipital maior é o ramo medial do ramo primário dorsal que sai da raiz nervosa C2 (segunda cervical). Ele inerva a sensibilidade ao longo da parte posterior do couro cabeludo até o vértice. O nervo está localizado a um terço da extensão da protuberância occipital externa até o processo mastoide. Este nervo pode ser localizado a aproximadamente 2 cm lateral à protuberância occipital externa. A artéria occipital passa ao longo deste nervo.

O nervo occipital menor é derivado das raízes nervosas C2 e C3. Este nervo fornece inervação sensorial para a base do crânio e o aspecto superior posterior do pescoço. Este nervo está localizado a um terço do caminho do processo mastoide até a protuberância occipital maior.

O nervo auriculotemporal origina-se da divisão mandibular do nervo trigêmeo. Ele proporciona sensações ao longo da área temporal e da orelha. Este nervo está localizado anterior ao trago.

Os nervos supratroclear (STN) e supraorbital (SON) se originam da divisão oftálmica do nervo trigêmeo. A injeção no STN envolve injetar 1 a 2 mL de anestésico acima da sobrancelha. O SON está localizado 2 cm lateral ao STN.

O gânglio esfenopalatino abriga corpos do ramo maxilar do nervo trigêmeo, além das fibras simpáticas e parassimpáticas. Este nervo pode ser acessado ao longo da mucosa nasal posterior.

As articulações facetárias C2 a C3 degeneradas e as raízes nervosas C2 ou C3 podem transmitir dor ao longo da distribuição do crânio. Injeções fluoroscópicas na articulação facetária podem proporcionar alívio para a dor mediada pela faceta.

Injeções epidurais transformaminais de esteroides sob orientação fluoroscópica podem proporcionar alívio para dor radicular na cabeça e pescoço.

**Quais são as indicações para os bloqueios nervosos acima?**
Bloqueios do nervo occipital maior (bloqueios do GON) demonstraram ser efetivos no alívio de neuralgia occipital e enxaquecas agudas, aliviando a alodinia associada a ela. Bloqueios do GON têm sido efetivos no manejo de dor aguda naqueles pacientes que sofrem de cefaleia em salvas. Bloqueios do GON provaram ser benéficos para aqueles com cefaleias tensionais.

Os nervos STN e SON são nervos superficiais que podem ser lesionados com trauma craniano anterior. Dor frontal pós-lesão pode sugerir neuralgia. STN e SON são bloqueios nervosos que podem ser realizados para fins diagnósticos e terapêuticos. O bloqueio do SON é um tratamento para neuralgia do SON. A neuralgia do SON é marcada por dor na distribuição do SON e dor ao longo da fenda supraorbital e aliviada com SON.

O bloqueio do nervo occipital menor pode ser benéfico quando injetado num ponto desencadeante em torno desta proximidade do nervo. Injetar 2 a 3 mL de lidocaína ou bupivacaína pode ser benéfico.

O bloqueio do nervo auriculotemporal pode, tipicamente, ser realizado por meio da injeção de 2 a 3 mL de lidocaína ou bupivacaína, proporcionando alívio anestésico da região temporal da cabeça.

O bloqueio do gânglio esfenopalatino é uma forma simples, embora um tanto invasiva, de abordar a anestesia, por meio da aplicação de um cotonete com lidocaína 4% por via intranasal ao longo do aspecto lateral da mucosa nasal. A cabeça do paciente é inclinada para cima, voltada para o lado com desconforto para acessar a localização correta do ponto intranasal. Se efetivo, até mesmo os pacientes podem autoadministrar esta técnica.

O bloqueio do nervo occipital maior é o bloqueio nervoso mais comumente realizado e pode proporcionar várias semanas de melhora com risco infrequente.

As indicações para bloqueios nervosos incluem dor aguda apesar do manejo com medicação padrão para enxaquecas. A teoria por trás do alívio da dor não está baseada unicamente no fato de que a medicação injetada irá anestesiar os nervos afetados. Se fosse esse o caso, os efeitos seriam extremamente a curto prazo. Pode haver influência na transmissão sináptica. Os procedimentos acima parecem ter mais sucesso naqueles pacientes que sofrem de neuralgia occipital, cefaleias em salvas e cefaleias cervicogênicas.

### PONTOS-CHAVE

1. Bloqueios nervosos envolvendo a cabeça demonstraram ser efetivos com o uso de anestésico local, unicamente. O uso de esteroide pode ser benéfico para bloqueios do nervo occipital maior.
2. Os riscos da injeção incluem infecção, trauma direto no nervo e hemorragia.
3. Em ocasiões muito raras, injeção intravascular de anestésico local pode causar convulsões ou arritmia cardíaca.
4. O bloqueio nervoso mais comum realizado na cabeça é o bloqueio do nervo occipital maior para neuralgia occipital.

### BIBLIOGRAFIA

1. Levin M. Nerve blocks in the treatment of headache. *Neurother.* 2010;7:197-203.
2. Blumenfeld A, Ashkenazi A, Napchan U, et al. Expert consensus recommendations for the performance of peripheral nerve blocks for headaches—a narrative review. *Headache.* 2013;53:437-446.

# BLOQUEIOS NERVOSOS: COLUNA
*Sarah Narayan* ▪ *Andrew Dubin*

Bloqueios nervosos podem ser realizados para anestesia regional, mas também executados para fins de manejo da dor. Os sítios comuns para bloqueios nervosos são a coluna cervical e a lombar. Estes procedimentos podem ser realizados na coluna torácica, mas estas injeções são realizadas menos frequentemente, pois lesão nervosa na coluna torácica é menos comum.

Discutiremos os bloqueios nervosos comuns para manejo da dor. As injeções são feitas tanto para diagnóstico quanto para tratamento terapêutico. A maioria das injeções é realizada em regime ambulatorial – na clínica ou em hospital-dia. Alguns bloqueios nervosos, como os epidurais, podem ser realizados às cegas (sem imagem guiada) ou com imagens de CT, embora a maioria das injeções seja realizada sob orientação fluoroscópica, com a utilização de raios X. As injeções não devem ser realizadas naqueles pacientes afetados por infecção ativa. Devem ser tomadas precauções – levando em consideração a possibilidade de evitar a injeção – para aqueles suscetíveis a infecções. Os pacientes não devem receber injeção se estiverem recebendo anticoagulação ativa ou agentes de afinamento do sangue em alta dose. Existem diretrizes específicas da Sociedade Americana de Anestesia Regional e Medicina da Dor (ASRA) e Sociedade Americana de Médicos Intervencionistas da Dor (ASIPP) para a manutenção de tais medicações antes de uma intervenção. Aqueles pacientes com alergia ao corante do contraste não devem receber confirmação com contraste durante a injeção, ou o médico assistente deve evitar a injeção definitivamente. Pacientes grávidas não devem receber injeção com exposição a raios X.

## O que são injeções epidurais?
Este tipo de injeção envolve injetar glicocorticoides no espaço epidural para administrar alívio anti-inflamatório na coluna. O objetivo desta injeção é reduzir os nervos inflamados que contribuem para a dor em condições de radiculopatia, radiculite ou estenose espinal com dor nas costas com claudicação neurogênica. Alguns profissionais irão realizar injeções para dor nas costas inespecífica ou dor discogênica (causando dor localizada nas costas). São poucas as pesquisas que apoiam o uso de injeções epidurais para estenose espinal, dor discogênica ou dor nas costas inespecífica. Uma indicação comum para tratamento com injeção epidural de esteroide é para hérnias discais que causam dor radicular. Alto nível de fosfolipase A2 foi encontrado no material de hérnia discal. Em estudos com animais foi demonstrado que a detecção desta substância está associada à desmielinização das raízes nervosas. A intenção de injetar glicocorticoides, ou "esteroides", no espaço epidural ou transforaminal seria inibir a infamação causando a produção de fosfolipase A2, inibir a transmissão neural das fibras nociceptivas C e reduzir a permeabilidade capilar.

As respostas adversas causadas pela injeção incluem cefaleias posturais, náusea, tontura, hiperglicemia, síncope vasovagal, infecção, hematoma epidural, lesão nervosa e supressão suprarrenal (embora as pesquisas sejam limitadas quanto a esta última resposta adversa). É aconselhável que não mais de três a quatro epidurais sejam realizadas por ano a fim de minimizar a exposição a esteroides.

A injeção epidural pode ser abordada no espaço interlaminar, entre o ligamento amarelo e a dura, ou no espaço intraforaminal posterior à raiz nervosa perto dos neuroforames. Para a abordagem interlaminar, a agulha deve penetrar na pele, gordura, tecido subcutâneo, ligamento supraespinal, ligamento interespinal e ligamento amarelo para chegar à gordura epidural no espaço epidural. Este espaço tem, em média, 5 a 6 mm de profundidade. É preciso estar familiarizado com a anatomia espinal para evitar estruturas vasculares, especialmente quando for usada a abordagem transforaminal. Estas injeções podem ser feitas nos segmentos cervical, torácico e lombar. Um espaço epidural caudal também pode ser abordado pelo hiato sacral.

## O que são injeções na articulação facetária?
Glicocorticoides ou esteroides têm sido injetados na faceta espinal ou articulações zigoapofisárias para artrite espinal relacionada com as articulações. Estas articulações são diartrodiais cobertas por revestimento sinovial, cujo interior ósseo é coberto por cartilagem hialina. Embora haja menos literatura de apoio respaldando a eficácia da injeção nas articulações facetárias, estas intervenções têm sido a prática-padrão em muitas clínicas e instituições intervencionistas da dor para dor artrítica ou mediada pelas articulações. Usando fluoroscopia, a agulha é visualizada e guiada para dentro do espaço articular. Estas

injeções podem ser realizadas para fins diagnósticos, com o uso de um anestésico, ou para fins terapêuticos usando medicações glicocorticoides.

Os bloqueios do ramo nervoso medial visam o ramo medial dos ramos dorsais. Estes ramos mediais inervam as articulações facetárias. As injeções que visam este nervo podem ser realizadas para fins diagnósticos e terapêuticos. Cada articulação é inervada por dois ramos mediais; por exemplo, os ramos mediais L2 e L3 inervam as articulações facetárias L3 a L4, e os ramos mediais L4 e L5 inervam a articulação L5 a S1. Uma abordagem similar de bloqueios do ramo medial ou injeções de esteroides é a ablação por radiofrequência, que é um procedimento que pode proporcionar alívio mais prolongado envolvendo a administração de esteroides.

### O que são injeções na articulação sacroilíaca?
Articulações sacroilíacas são articulações diartrodiais compostas por líquido sinovial. A parede óssea do sacro é composta por cartilagem hialina, embora o lado pélvico seja revestido por fibrocartilagem. Estas injeções são relativamente seguras, desde que a agulha não avance além da parede anterior do sacro para atingir as vísceras. A coleta minuciosa da história e o exame físico auxiliam no diagnóstico de disfunção da articulação SI. A confirmação da origem da dor de um paciente pode ser obtida com uma injeção diagnóstica na articulação sacroilíaca. Geralmente estas injeções são realizadas com a utilização de fluoroscopia para auxiliar na visualização do polo inferior da articulação. Este é, frequentemente, o sítio para uma injeção de esteroide.

### O que são bloqueios nervosos simpáticos?
Bloqueios nervosos simpáticos são frequentemente realizados em pacientes que apresentam dor nos membros relacionada com dor mediada pelo sistema nervoso simpático, um exemplo sendo a síndrome da dor regional complexa tipo I. Estas injeções visam a cadeia simpática. Uma injeção positiva causará aumento na temperatura dos membros em 2°C, um decréscimo na dor e vasodilatação. A alteração simpática lombar é composta pelos quatro primeiros nervos espinais de saída dos segmentos lombares. Os segmentos maiores dos gânglios estão localizados ao logo do nível anterior das vertebras L2 e L3, que são os sítios frequentemente visados para bloqueios nervosos simpáticos lombares. É importante que um bloqueio nervoso efetivo seja seguido de rigoroso programa de terapia para otimizar o retorno funcional na extremidade afetada.

### O que são bloqueios do plexo celíaco?
Este tipo de bloqueio é tipicamente reservado a pacientes com câncer que experimentam dor abdominal. É usada abordagem posterior para infusão do anestésico no plexo celíaco. Os bloqueios são destinados apenas a fins diagnósticos. Um procedimento terapêutico também pode ser realizado com a injeção de vários medicamentos, desde clonidina até esteroides. Os riscos desta injeção incluem lesão nas estruturas de órgãos como os rins, pulmões, intestino, bexiga ou estruturas vasculares.

### O que são bloqueios dos gânglios estrelados?
Bloqueios dos gânglios estrelados são realizados em pacientes que apresentam queixas de dor mediada pelo sistema nervoso simpático; dor nos membros associada à angina refratária; ou neuralgia pós-herpética na cabeça, pescoço e membros superiores. Esta injeção é feita no nível das vértebras C6 e, algumas vezes, C7. Pode haver risco ligeiramente mais alto de pneumotórax ou punção da artéria vertebral no nível C7. Deve ser usada visualização por meio de orientação fluoroscópica. Os pacientes experimentarão síndrome de Horner com bloqueios bem-sucedidos, que é marcada por ptose (*lid lag*), miose (contração da pupila) e anidrose (redução de suor na face unilateral). Também pode ocorrer aumento na temperatura facial e congestão nasal.

### PONTOS-CHAVE

1. Camadas que a agulha precisa penetrar por uma injeção epidural interlaminar: pele, gordura, tecido subcutâneo, ligamento supraespinal, ligamento interespinal e ligamento amarelo para chegar até a gordura epidural.
2. A resposta positiva diretamente após de um bloqueio nervoso simpático inclui aumento na temperatura dos membros em 2°C, um decréscimo na dor e vasodilatação.
3. Há dois ramos nervosos mediais que saem dos ramos dorsais que inervam cada articulação. Por exemplo, os ramos mediais L4 e L5 inervam a articulação (facetária) zigoapofisária L5 a S1.

### BIBLIOGRAFIA
1. Horlocker TT, Wedel DJ, Rowlingson JC, et al. Regional anesthesia in the patient receiving antithrombotic or thrombolytic therapy: American Society of Regional Anesthesia and Pain Medicine Evidence-Based Guidelines (Third Edition). *Reg Anesth Pain Med*. 2010;35(1):64-101.

2. Berkwits L, Davidoff SJ, Buttaci CJ, Furman MB. Lumbar transforaminal epidural steroid injection, supraneural (traditional) approach. In: Furman MB, Lee TS, Berkwits L, eds. *Atlas of Image-Guided Spinal Procedures*. Philadelphia: Elsevier, Saunders; 2012:93-103.
3. Davidoff SJ, Furman MB. Lumbar interlaminar epidural steroid injection, paramedian approach. In: Furman MB, Lee TS, Berkwits L, eds. *Atlas of Image-Guided Spinal Procedures*. Philadelphia: Elsevier, Saunders; 2012:111-117.
4. Lee TS, Furman MB. Lumbar zygapophysial joint intraarticular joint injection, posterior approach. In: Furman MB, Lee TS, Berkwits L, eds. *Atlas of Image-Guided Spinal Procedures*. Philadelphia: Elsevier, Saunders; 2012:119-131.
5. Stone JB, Gilhool JJ, Furman MB. Lumbar sympathetic block. In: Furman MB, Lee TS, Berkwits L, eds. *Atlas of Image-Guided Spinal Procedures*. Philadelphia: Elsevier, Saunders; 2012:149-154.
6. Fox KW, Furman MB. Stellate ganglion block. In: Furman MB, Lee TS, Berkwits L, eds. *Atlas of Image-Guided Spinal Procedures*. Philadelphia: Elsevier, Saunders; 2012:309-314.

# CAPÍTULO 44
# BLOQUEIOS NERVOSOS PERIFÉRICOS
*Andrew Dubin*

Antes que possamos discutir o papel dos bloqueios nervosos periféricos no manejo de síndromes dolorosas, devemos abordar a questão do papel do bloqueio nervoso periférico. Um bloqueio pode ser potencialmente terapêutico, porém, mais frequentemente, pode ser diagnóstico.

Os casos em que os bloqueios nervosos podem ser de utilidade diagnóstica incluem, mas não estão limitados, a elucidação de uma fonte geradora de dor ou, possivelmente, estabelecer se uma perda na amplitude dos movimentos e um aumento associado na dor ou perda da função em um paciente com síndrome do neurônio motor superior (UMN) subjacente é secundária à contratura fixa ou espasticidade.

Os bloqueios nervosos diagnósticos são tipicamente feitos com anestésicos de curta duração, já que o objetivo é avaliar a resposta. Se a resposta for afirmativa e houver uma redução na dor, melhora na função ou na amplitude do movimento, então podemos nos direcionar e considerar um ensaio de intervenção de mais longo prazo.

Considere o caso de dor no dorso lateral do pé, além de dor no arco medial, em um paciente com pós-fratura no tornozelo que foi tratado com redução aberta e fixação interna (ORIF) e fixação de placa na fíbula e tíbia distal. Este paciente pode apresentar queimação, dor tipo formigamento nas áreas anteriormente mencionadas. O exame revelará duas cicatrizes cirúrgicas bem cicatrizadas, e mínimo ou nenhum inchaço no tornozelo. Segundo uma perspectiva ortopédica, o tornozelo está curado e ocorreu um resultado bem-sucedido, apesar das queixas de dor observadas.

O exame revelará melhor que uma percussão na cicatriz no nível do maléolo lateral e anterior ao maléolo medial replica a dor do paciente. A dor localiza-se na distribuição do nervo sural quando cruza por trás do maléolo lateral e transforma-se no nervo sural dorsal, lateralmente, e nervo safeno, medialmente. Em ambos os casos, um bloqueio diagnóstico com anestésico local de curta ação terá valor diagnóstico profundo. Uma resposta marcadamente positiva confirma a fonte geradora e agora guia o tratamento. A ausência de resposta efetiva exclui estes dois nervos como fontes geradoras e permite que foquemos mais em problemas mecânicos estruturais.

Fratura do rádio distal ou fratura de Colles também pode estar associada à síndrome dolorosa. Levando-se em conta que esta é uma fratura do rádio distal, pode-se desenvolver neuropatia nervosa mediana aguda ou síndrome do túnel do carpo secundária ao inchaço. Neste cenário, o teste eletrodiagnóstico (EDX) precoce com estudos da condução nervosa pode elucidar o problema e permitir injeção precoce no túnel do carpo e resolução dos sintomas. Também pode ocorrer lesão no nervo sensitivo radial com estas fraturas em idosos, como resultado direto de uma fratura angulada ou secundária à fixação do gesso em paciente com tecido subcutâneo mínimo e problemas de diabetes subjacente, o que aumenta o risco de neuropatias compressivas. Neste cenário, mais uma vez um bloqueio diagnóstico do nervo sensitivo radial feito distalmente a, aproximadamente, 10 a 14 cm proximal à base do polegar pode fornecer excelentes informações diagnósticas e guiar o tratamento posterior.

UMN, onde o bloqueio nervoso diagnóstico pode ser de utilidade, inclui "contratura" do flexor do dedo e do flexor do pulso após acidente vascular cerebral. Com o advento e popularidade da toxina botulínica no manejo das síndromes do UMN, há uma tendência a perder o foco no problema e não avaliar plenamente a fisiopatologia subjacente. Como tal, a não resposta a injeções de toxina botulínica é descrita como o paciente sendo não respondente, quando, de fato, ele poderia ter sido mais bem atendido com outra forma de intervenção. No caso de punhos cerrados após acidente vascular cerebral, a primeira pergunta que deve ser respondida é se isto é espasticidade ou contratura fixa. É possível fazer uma escalada progressiva das doses de injeção de toxina botulínica nos flexores dos dedos e punho; no entanto, isto é caro, demorado e pode acabar sendo uma experiência singularmente não satisfatória tanto para o paciente quanto para o médico. Uma abordagem mais focada para este problema seria fazer um bloqueio nervoso proximal dos nervos mediano e ulnar com anestésico local. Se após a injeção perineural com anestésico local a mão puder ser aberta passivamente, prosseguir com as injeções de toxina botulínica poderá ser muito útil. Se, no entanto, a mão permanecer cerrada, isto confirma que contratura é a etiologia do problema e, nesse ponto, pode ser contemplado o encaminhamento para cirurgia da mão para consideração de procedimentos de alongamento do tendão após discussão com o paciente e seus cuidadores.

Outra síndrome (UMN) é a síndrome do pé torto equinovaro após acidente vascular cerebral. Neste cenário, os flexores plantares do tornozelo, além dos inversores do tornozelo e os flexores dos dedos

dos pés são hiperativos. Mais uma vez a questão da espasticidade *versus* contratura deve ser respondida. A melhor abordagem para este problema é realizar um bloqueio nervoso diagnóstico da tíbia no nível do espaço poplíteo. Isto pode ser feito sob orientação de imagem por ultrassom ou eletromiografia de agulha – seja qual for a experiência do profissional e a sua preferência. Mais uma vez este bloqueio fornecerá dados muito importantes que ajudarão a determinar os passos seguintes no manejo a longo prazo deste paciente.

Em todos os casos, deve ser feita uma avaliação das complicações potenciais ao serem realizados bloqueios nervosos periféricos. Perceba que há sempre o potencial de que uma injeção em torno de um nervo sensorial ou nervo misto com um grande componente sensorial piore a dor quando passar o efeito do anestésico. Este é um risco pequeno, mas pode acontecer e deve ser explicado ao paciente. Geralmente o aumento na dor é transitório e diminui, voltando à linha de base em dias, mas pode requerer um curso de gabapentanoides ou outros neuromoduladores como curso curto de esteroides orais.

## PONTOS-CHAVE

1. Entender que bloqueios nervosos periféricos podem ser usados para fins diagnósticos e também terapêuticos.
2. Entender a complicação potencial do aumento da dor pós-procedimento e o seu manejo.
3. Entender onde os bloqueios nervosos periféricos se encaixam no arsenal do manejo e avaliação da dor.

## BIBLIOGRAFIA

1. Anderson JG, Bohay DR, Maskill JD, et al. Complications after popliteal block for foot and ankle surgery. *Foot Ankle Int*. 2015;36(10):1138-1143.
2. Fisker AK, Iversen BN, Christensen S, et al. Combined saphenous and sciatic catheters for analgesia after major ankle surgery: a double-blinded randomized controlled trial. *Can J Anaesth*. 2015;62(8):875-882.
3. Lam NC, Petersen TR, Gerstein NS, et al. A randomized clinical trial comparing the effectiveness of ultrasound guidance versus nerve stimulation for lateral popliteal-sciatic nerve blocks in obese patients. *J Ultrasound Med*. 2014;33(6):1057-1063.
4. López AM, Sala-Blanch X, Magaldi M, et al. Ultrasound-guided ankle block for forefoot surgery: the contribution of the saphenous nerve. *Reg Anesth Pain Med*. 2012;37(5):554-557. doi:10.1097/AAP.0b013e3182611483.
5. Sala-Blanch X, López AM, Pomés J, et al. No clinical or electrophysiologic evidence of nerve injury after intraneural injection during sciatic popliteal block. *Anesthesiology*. 2011;115(3):589-595. doi:10.1097/ALN.0b013e3182276d10.

# CAPÍTULO 45

# TERAPIA INTRATECAL

R. Carter W. Jones III ▪ Mark S. Wallace

1. **Por que a administração de drogas por via intratecal é uma opção atraente para o tratamento da dor?**
   O corno dorsal da medula espinal é um sítio importante para controle da dor. A informação nociceptiva do sistema nervoso periférico é transmitida para o sistema nervoso central por neurônios primários aferentes. Estes são neurônios de pequeno diâmetro primariamente mielinizados e não mielinizados com corpos celulares localizados nos gânglios da raiz dorsal (DRG). DRG estende os processos centrais por meio das raízes dorsais até a sinapse nos neurônios nas lâminas superficiais e profundas da trompa dorsal da medula espinal. As vias nociceptivas inibitórias e facilitadoras compostas de neurônios localizados no tronco encefálico enviam axônios que descem pelo neuroeixo até a sinapse e modulam a função dos neurônios da trompa dorsal. Muitos alvos das drogas analgésicas (p. ex., receptores opioides, canais de cálcio dependentes de voltagem, receptores adrenérgicos e receptores do ácido gama-aminobutírico [GABA]) são encontrados em altas concentrações na trompa dorsal da medula espinal. Consequentemente, a administração de drogas analgésicas no espaço intratecal as coloca em grande proximidade com seus sítios-alvo para transmissão e modulação nociceptiva.

2. **Quais são as vantagens de usar administração de droga intratecal comparada à administração de droga sistêmica?**
   São várias as vantagens da administração de droga por via intratecal em relação à administração de medicação sistêmica. A administração de drogas analgésicas (p. ex., opioides) no espaço intratecal elimina o metabolismo de primeira passagem que ocorre com a administração oral e o volume maior de distribuição que ocorre com a administração sistêmica, resultando numa concentração efetiva da droga muito mais alta no sítio de ação. Isto leva a maior potência e melhora no perfil de efeitos colaterais se comparado à administração sistêmica. Além disso, clonidina, bupivacaína e ziconotide são medicações analgésicas potentes comumente administradas por via intratecal, mas são ineficazes ou produzem efeitos colaterais intoleráveis sem analgesia significativa quando dadas por administração sistêmica. Por fim, a administração da droga por via intratecal é obtida pela administração contínua da droga concentrada armazenada numa bomba implantada; portanto, pacientes com dor crônica severa que são tratados com administração intratecal da droga não precisam, necessariamente, depender da autoadministração de medicações de forma frequente e repetitiva.

3. **Quais são algumas desvantagens da administração da droga por via intratecal?**
   A administração de analgésicos por via intratecal é uma técnica invasiva que requer a implantação cirúrgica de um sistema de administração da droga, incluindo um cateter intratecal e um reservatório/bomba com a droga, que pode ser contraindicado em alguns pacientes com base em suas comorbidades médicas. Isto também requer acompanhamento contínuo porque o reservatório da droga, eventualmente, esvaziará e requererá reabastecimento para impedir abstinência da droga, o que pode impedir o uso em pacientes que têm acesso limitado a cuidados médicos. Os custos iniciais da administração da droga por via intratecal são altos se comparados com a administração analgésica oral ou parenteral; no entanto, estudos mostram redução dos custos com o tempo.

4. **Que pacientes são candidatos potenciais à administração de droga intratecal?**
   A administração da droga por via intratecal pode ser considerada em pacientes com dor severa refratária a medicações sistêmicas, aqueles com efeitos colaterais intoleráveis com medicações sistêmicas e aqueles que não respondem a intervenções menos invasivas. Uma ausência de anormalidades psicossociais significativas também é uma consideração importante. Embora a maioria dos profissionais concorde que ela deve ser considerada em pacientes com dor associada ao câncer que cumprem estes critérios, existe mais controvérsia na comunidade médica em geral questionando se é apropriada para pacientes que têm dor crônica não maligna.

5. **Que drogas podem ser dadas por via intratecal para o tratamento da dor?**
   Medicações aprovadas nos Estados Unidos para analgesia intratecal pela Food and Drug Administration (FDA) incluem duas drogas: morfina e ziconotide. Baclofeno é aprovado pelo FDA para terapia intratecal para espasticidade. É prática clínica comum usar outras medicações não aprovadas (p. ex.,

outros opioides e bupivacaína) e misturar diferentes drogas de maneira *off-label*. Teoricamente, uma medicação analgésica solúvel pode ser dada por via intratecal para o tratamento da dor; entretanto, muitas delas podem ser tóxicas ao tecido neural e devem ser evitadas, especialmente em doses mais altas e para a administração crônica (p. ex., cetamina). A Conferência de Consenso sobre polianalgesia publicou diretrizes sobre drogas, doses e combinações consideradas apropriadas para terapia analgésica intratecal que podem servir como guia para os profissionais. Estas drogas recomendadas estão divididas em agentes de primeira linha, segunda linha, terceira linha etc. e combinações com base na experiência clínica com eficácia e segurança.

6. **Qual é o papel de um ensaio com droga por via intratecal na consideração de terapia analgésica intratecal, e como é conduzido um ensaio?**
O conceito de testar um paciente com medicação por via intratecal está baseado na premissa de que uma dose-teste de medicação intratecal permitirá a identificação de pacientes que, provavelmente, responderão a este modo de administração da droga e, portanto, justificam a implantação permanente de um sistema de administração da droga por via intratecal. Há duas formas principais pelas quais ensaios com drogas intratecais são realizados atualmente. Eles podem consistir em: (a) uma única injeção intratecal ou mesmo epidural de uma droga-teste (p. ex., ziconotide) feita em contexto ambulatorial, ou (b) infusão contínua de uma droga-teste por meio de um cateter intratecal percutâneo no contexto hospitalar. Não há consenso sobre qual dos métodos é mais apropriado, todos possuem vantagens e desvantagens. Sobretudo, nenhum reflete, acuradamente, como a droga será administrada por meio de sistemas implantáveis atualmente disponíveis. Além disso, é impossível testar todas as drogas, combinações de drogas e doses das drogas, portanto um ensaio negativo não prediz, necessariamente, ausência de resposta ao tratamento com administração da droga por via intratecal. Por fim, cada método de teste está sujeito a uma resposta placebo que pode produzir um ensaio falso positivo. Há métodos propostos para tentar reduzir este efeito (p. ex., alternar a administração ativa da droga com administração salina de forma cega); entretanto, isto ainda é problemático pelos motivos apresentados anteriormente. A falta de concordância quanto à melhor abordagem para ensaio, as limitações de cada método e a alta probabilidade de sucesso da terapia intratecal em pacientes apropriados levou alguns especialistas a defenderem a seleção cuidadosa dos pacientes e passar diretamente para a implantação do sistema, eliminando por completo o teste da droga. Independentemente do método usado, ele não pode substituir um processo minucioso de seleção dos pacientes com base em um modelo biopsicossocial.

7. **Como determinamos a dose inicial e a concentração da droga quando iniciamos terapia intratecal?**
Os fatores a serem considerados ao iniciar terapia intratecal em um paciente incluem fatores relacionados com o paciente (p. ex., reações a medicações sistêmicas, comorbidade médicas) e fatores associados ao equipamento. Devem ser usados regimes de dosagem conservadora para pacientes com comorbidades múltiplas e/ou severas. Todos os sistemas de administração da droga têm um volume finito e um ritmo de administração; alguns sistemas têm ritmos que podem ser ajustados. O volume do reservatório da droga, o ritmo de administração da droga e a dose da droga são fatores relacionados com o equipamento que devem ser considerados na formulação das drogas a serem administradas por via intratecal ao paciente. Por exemplo, com um volume de 20 mL no reservatório da bomba, um ritmo de administração de 0,5 mL/dia produzirá um intervalo para recarga do reservatório de aproximadamente 40 dias comparado a um ritmo de administração de 1 mL que requererá uma recarga de aproximadamente 20 dias. Ritmos de administração mais altos impactarão negativamente o período de vida dos sistemas intratecais que dependem de modos de administração alimentados por bateria. Idealmente, a droga deve ser administrada a um ritmo entre 0,25 mL/dia a 0,5 mL/dia para maximizar a eficácia, o período de vida do sistema e a conveniência do paciente. Quando é determinada a dose desejada de uma droga (tipicamente medida como dose/dia), é escolhido um ritmo de administração, e estes dois determinarão a concentração da droga a ser formulada para recarga do reservatório da bomba.

8. **Quais são os diferentes modos de administração de drogas por via intratecal?**
Drogas intratecais podem ser administradas em um destes três modos – infusão contínua simples, dosagem "flex" ou infusão contínua mais bolos administrados pelo paciente. A infusão contínua simples é obtida por meio da administração peristáltica ou administração sequencial de pequenos microbolos, dependendo do sistema de administração usado. A dosagem "flex" é possível com o sistema de bomba intratecal Medtronic Synchromed II, e envolve uma taxa básica de administração da droga mais períodos de administração aumentada que são programados para ocorrer com frequência diária. Bolos administrados pelo paciente também são possíveis com o sistema Synchromed II e podem ser programados para administrar uma dose específica da droga com um intervalo especificado e doses máximas por dia.

9. **A localização da ponta do cateter dentro do espaço intratecal ou o modo de administração afeta a eficácia da terapia intratecal?**

   Não há evidências definitivas que apoiem a grande proximidade da ponta do cateter do nível espinhal correspondendo à área dolorosa do paciente ou um método de administração da droga em detrimento de outro. No entanto, estudos de pesquisa e a experiência clínica indicam que a administração por via intratecal não resulta em distribuição da droga por todo o neuroeixo – ao contrário, a droga se concentra em grande proximidade ao ponto de onde ela sai do cateter, particularmente com infusão lenta e contínua. Os fatores que influenciam a propagação intratecal da droga incluem a lipofilicidade da droga, a taxa e volume de administração, o modo de administração (p. ex., contínuo vs. microbolo), anatomia do paciente, níveis de atividade do paciente e posicionamento do paciente. Consequentemente, devem ser feitas tentativas de colocar o cateter no dermátomo apropriado para cada paciente dependendo da localização da dor para maximizar a eficácia da terapia intratecal.

10. **Que efeitos colaterais podem ocorrer com analgésicos intratecais?**

    A administração por via intratecal de medicações analgésicas traz consigo o potencial para todos os efeitos colaterais da administração sistêmica, com alguns riscos adicionais da rota intratecal. Por exemplo, opioides intratecais podem causar prurido, retenção urinária e depressão respiratória, enquanto os anestésicos locais intratecais podem causar fraqueza, entorpecimento, arritmias e convulsões. Estes efeitos colaterais tendem a ocorrer menos frequentemente com administração por via intratecal do que com administração sistêmica causada por doses muito mais baixas que são necessárias para analgesia. Ziconotide, um peptídeo antagonista dos canais de cálcio dependentes de voltagem, está aprovado apenas para uso intratecal. Os efeitos colaterais comuns desta medicação incluem tontura, náusea, estado mental alterado, nistagmo e retenção urinária. Por fim, massas inflamatórias associadas à ponta do cateter ("granuloma") são uma reação incomum, porém potencialmente séria, que pode ocorrer com administração da droga por via intratecal – particularmente opioides.

11. **O que é a massa inflamatória ou granuloma associado à ponta do cateter, e qual é a sua apresentação clínica?**

    Granulomas são uma massa inflamatória que pode se desenvolver na ponta do cateter como resultado da administração da droga por via intratecal. Estão mais comumente associados à infusão contínua de altas concentrações de medicações opioides – particularmente morfina. Os problemas criados pela formação de granulomas são redobrados: eles são altamente vascularizados, resultando na eliminação rápida das medicações administradas e podem formar lesões ocupando o espaço dentro do canal espinal, invadindo estruturas neurais e resultando em déficits neurológicos. Consequentemente, os profissionais devem ter alta suspeição clínica de formação de granuloma se um paciente reportar eficácia diminuída da terapia intratecal, apesar da escalada da terapia e/ou se reportarem novos sintomas e sinais neurológicos.

12. **Como um diagnóstico de granuloma pode ser confirmado, e qual é o tratamento para ele?**

    O método primário para confirmar a presença de um granuloma é imagem por ressonância magnética (MRI) ou mielografia por tomografia computadorizada, focando na área em torno da ponta do cateter que pode revelar massa ou defeito de preenchimento, respectivamente, confirmando o diagnóstico. O tratamento de um granuloma dependerá dos sintomas clínicos do paciente. Para aqueles pacientes que apresentam novos déficits neurológicos atribuíveis ao granuloma, descompressão cirúrgica emergente é justificada. Se no exame não estiverem presentes déficits neurológicos, o cateter intratecal deve ser revisado com urgência. O melhor método para impedir que se formem granulomas é evitar o uso de analgésicos intratecais altamente concentrados, particularmente opioides, além dos limites recomendados. Devem ser realizadas revisões com um cirurgião familiarizado com o manejo de granulomas.

13. **A administração de droga analgésica por via intratecal coloca os pacientes em risco mais alto de eventos adversos sérios do que outros procedimentos intervencionistas da dor?**

    Estudos observacionais recentes sugerem que pacientes que se submetem à implantação permanente de sistemas de administração de droga por via intratecal para o tratamento da dor têm risco significativamente mais alto de mortalidade do que pacientes que recebem outras intervenções invasivas para a sua dor (p. ex., implantação de estimulador da medula espinal). Este risco elevado foi mais evidente nos primeiros dias após a implantação, mas permaneceu elevado em todos os pontos no tempo estudados, incluindo até 1 ano após a implantação. Há muitos fatores que, provavelmente, contribuem para este fenômeno, incluindo comorbidades do paciente, anestésico cirúrgico, início de terapia intratecal, *priming bolus* de droga altamente concentrada e medicações concomitantes. Pacientes de alto risco que estão recebendo terapia intratecal devem ser monitorados de perto para efeitos colaterais sérios, especialmente durante o período inicial pós-implante.

## 14. Que tipos de complicações podem ocorrer com terapia intratecal?

Além dos efeitos colaterais da droga e complicações cirúrgicas, os sistemas de administração da droga por via intratecal são dispositivos complicados que podem falhar de várias maneiras. A própria bomba pode se soltar das suturas e virar dentro da bolsa da bomba, de tal forma que o reservatório não pode ser acessado para ser recarregado. O mecanismo interno da bomba pode corroer com o tempo, resultando em paralisação do motor e cessação da administração da droga. Bombas operadas por bateria, eventualmente, irão se esgotar, necessitando de reposição. O cateter intratecal pode dobrar ou quebrar, mais uma vez resultando na cessação da administração da droga. Podem ocorrer erros decorrentes da mistura das drogas, resultando em overdose. Finalmente, a recarga de bombas intratecais pode resultar em extravasamento da injeção de drogas altamente concentradas nos tecidos subcutâneos da bolsa da bomba, em vez de a própria bomba intratecal resultar em *overdose*.

## 15. Que efeito uma imagem por ressonância magnética tem sobre uma bomba intratecal?

Exceto pelo sistema Codman3000, o intenso campo magnético produzido por um MRI pode ter profundos efeitos sobre os sistemas de administração da droga por via intratecal. Por exemplo, o sistema Medtronic Synchromed II irá, temporariamente, suspender a administração da droga até que o paciente seja removido do campo magnético da MRI, em cujo ponto o sistema reiniciará espontaneamente. Ocasionalmente, isto não ocorre; assim sendo, a bomba deve ser verificada depois de todos os MRIs para assegurar o funcionamento adequado. Por outro lado, o campo magnético de uma MRI resultará numa abertura do mecanismo de restrição do fluxo da bomba Flowonix Prometra, levando a aumento na administração da droga por via intratecal e *overdose* potencial. A nova geração de bomba Flowonix impede esta complicação com uma válvula de fechamento que irá acionar se a válvula de administração permanecer aberta. Se a válvula de fechamento for acionada, a bomba requer reprogramação para ser reiniciada.

### PONTOS-CHAVE

1. As medicações intratecais aprovadas pela FDA nos Estados Unidos para dor incluem morfina e ziconotide.
2. Não há consenso quanto ao método de teste mais apropriado ou acurado, e todos possuem vantagens e desvantagens. Além do mais, um ensaio negativo, necessariamente, não prediz uma resposta negativa ao tratamento para administração da droga por via intratecal, embora inversamente o efeito placebo possa produzir um ensaio falso positivo.
3. Regimes de dosagem conservadora devem ser usados para pacientes com comorbidades múltiplas e/ou severas.
4. Os profissionais devem ter alta suspeição clínica de formação de granuloma se os pacientes relatarem eficácia diminuída da terapia intratecal, especialmente com a escalada da terapia e/ou se reportarem novos sinais e sintomas neurológicos.

## BIBLIOGRAFIA

1. Ahmed SU, Martin NM, Chang Y. Patient selection and trial methods for intraspinal drug delivery for chronic pain: a national survey. *Neuromodulation*. 2005;8:112-120.
2. Brinker T, Stopa E, Morrison J, Klinge P. A new look at cerebrospinal fluid circulation. *Fluids Barriers CNS*. 2014;11:10.
3. Brogan SE, Winter NB, Abiodun A, Safarpour R. A cost utilization analysis of intrathecal therapy for refractory cancer pain: identifying factors associated with cost benefit. *Pain Med*. 2013;14:478-486.
4. Coffey RJ, Owens ML, Broste SK, et al. Mortality associated with implantation and management of intrathecal opioid drug infusion systems to treat noncancer pain. *Anesthesiology*. 2009;111:881-891.
5. Deer TR, Prager J, Levy R, et al. Polyanalgesic Consensus Conference 2012: recommendations for the management of pain by intrathecal (intraspinal) drug delivery: report of an interdisciplinary expert panel. *Neuromodulation*. 2012;15:436-466.
6. Deer TR, Prager J, Levy R, et al. Polyanalgesic Consensus Conference 2012: consensus on diagnosis, detection, and treatment of catheter-tip granulomas (inflammatory masses). *Neuromodulation*. 2012;15:483-495.
7. Deer TR, Smith HS, Cousins M, et al. Consensus guidelines for the selection and implantation of patients with noncancer pain for intrathecal drug delivery. *Pain Physician*. 2010;13:E175-E213.
8. Knight KH, Brand FM, Mchaourab AS, Veneziano G. Implantable intrathecal pumps for chronic pain: highlights and updates. *Croat Med J*. 2007;48:22-34.
9. Kumar K, Hunter G, Demeria DD. Treatment of chronic pain by using intrathecal drug therapy compared with conventional pain therapies: a cost-effectiveness analysis. *J Neurosurg*. 2002;97:803-810.
10. West SJ, Bannister K, Dickenson AH, Bennett DL. Circuitry and plasticity of the dorsal horn—toward a better understanding of neuropathic pain. *Neuroscience*. 2015;300:254-275.

# CAPÍTULO 46
# NEUROESTIMULAÇÃO: CÉREBRO
*Alon Y. Mogilner*

1. **O que é estimulação medular espinal?**
   Estimulação medular espinal (SCS), também conhecida como estimulação do corno dorsal, é uma técnica que pode proporcionar alívio da dor para uma variedade de síndromes de dor crônica, via estimulação elétrica das colunas dorsais da medula espinal. A estimulação é feita por meio de eletrodos implantados permanentemente, colocados no espaço epidural da medula espinal, que são conectados a um gerador de pulsos implantável (IPG) colocado sob a pele, semelhante a um marca-passo cardíaco. Antes da implantação permanente, é realizado um ensaio usando eletrodos externalizados para avaliar a eficácia. Se o ensaio tiver sucesso, o paciente será, então, candidato a um implante permanente de SCS.

2. **Liste os critérios para a escolha de pacientes que podem se beneficiar com estimulação medular espinal para o tratamento da dor.**
   - Dor crônica refratária ao manejo médico convencional.
   - Aqueles pacientes que passam por um ensaio de SCS apresentando mais de 50% de alívio da dor.
   - Pacientes com expectativas realistas de que este dispositivo tratará apenas até 50% da sua dor e não irão se livrar dela.
   - Pacientes com um perfil psicológico sem depressão grave, psicose ou transtornos da personalidade não tratados.

3. **Que condições tradicionalmente respondem à estimulação medular espinal?**
   SCS tem sido usada com sucesso para tratar uma variedade de condições dolorosas neuropáticas, incluindo:
   - Dor radicular em decorrência de síndrome do insucesso da cirurgia da coluna/síndrome pós laminectomia.
     - Embora dor após cirurgia espinal lombar ("síndrome do insucesso da cirurgia da coluna/síndrome pós-laminectomia" [FBSS]) seja uma indicação muito comum para SCS, SCS tradicionalmente tem-se mostrado mais efetiva para dor radicular e menos efetiva para dor axial nas costas.
   - Dor isquêmica causada por doença vascular periférica.
   - Síndrome da dor complexa regional (distrofia simpático-reflexa, causalgia).
   - Angina *pectoris*.
   - Dor causada por lesão nervosa periférica.
   - Dor do membro fantasma.

4. **Qual é o mecanismo de ação da estimulação medular espinal?**
   O mecanismo exato de alívio da dor via SCS permanece pouco claro. Um mecanismo proposto comum é a "teoria do portão de controle". Especificamente, as fibras A$\alpha$/A$\beta$ são ativadas e impedem que os sinais de dor de fibras menores sejam valorizados. Um trabalho recente utilizando formas de ondas de estimulação nova ("estimulação *burst*") sugere que diferentes formas de ondas da SCS podem promover alívio da dor ativando uma via de dor ascendente secundária conhecida como via medial.

5. **O que o paciente sente durante a estimulação medular espinal?**
   Durante SCS tradicional produtora de parestesia, o paciente sente parestesias – uma sensação de formigamento que deve se sobrepor à distribuição da dor. Recentemente, duas novas formas de SCS foram introduzidas: *estimulação de alta frequência* e *estimulação* burst. Estas formas de estimulação não geram parestesias, mas podem proporcionar alívio da dor.

6. **Que tipos de eletrodos e geradores são usados para estimulação medular espinal e onde são colocados os eletrodos?**
   Há dois tipos básicos de eletrodos usados para SCS. Eletrodos percutâneos são eletrodos cilíndricos finos que podem ser colocados por uma agulha epidural como um procedimento cirúrgico menor. Eletrodos em placa são maiores e mais largos, e requerem um procedimento mais invasivo – laminectomia e remoção óssea – para colocação. Embora os eletrodos em placa requeiram um procedimento mais invasivo, eles estão associados a um risco mais baixo de migração do cabo e a exigências de corrente mais baixa. Os geradores também podem ser de células primárias ou recarregáveis. Os

geradores recarregáveis duram mais, porém requerem que o paciente se disponha a fazer a recarga a intervalos fixos e, desta forma, podem não ser apropriados para todos os pacientes.

7. **Onde, na medula, são colocados os eletrodos?**
A localização mais comum para eletrodos de SCS é sobre a metade inferior da medula espinal torácica, aproximadamente T8 a T10. As colocações inferiores podem ser indicadas para dor no terço distal da perna e pé. A colocação cervical é usada para dor nas extremidades superiores. Recentemente foi reportado que a estimulação do gânglio da raiz dorsal é efetiva para o tratamento de regiões focais de dor que podem não ser abrangidas pela SCS tradicional. Quando é usada estimulação do gânglio da raiz nervosa, os alvos usuais estão na região lombar, de L1 a L5.

8. **Quais são algumas complicações da estimulação medular espinal para o tratamento de dor crônica?**
As complicações cirúrgicas mais comuns estão relacionadas com o dispositivo, incluindo infecção no dispositivo, o que geralmente requer a remoção completa do sistema, migração do cabo e rompimento do cabo. Déficit neurológico permanente, como paralisia, é raro, mas uma complicação devastadora da SCS.

9. **O que é estimulação do nervo occipital?**
Estimulação do nervo occipital (ONS) é uma técnica de neuroestimulação que é usada para tratar uma variedade de síndromes dolorosas e cefaleia. Os eletrodos são colocados percutaneamente sobre a distribuição dos nervos occipitais e conectados a um IPG análogo a SCS. Embora atualmente não aprovada pelo FDA, estudos demonstram a eficácia da ONS para neuralgia occipital, enxaqueca e cefaleia em salvas.

10. **Qual é a indicação mais comum para a administração de medicação para dor por meio de bombas implantáveis?**
As bombas intratecais são mais comumente usadas para tratar dor crônica de origem nociceptiva e neuropática em pacientes que não conseguem obter alívio adequado da dor por um regime de medicação oral ocasionado por efeitos colaterais adversos. Elas também são usadas, embora menos comumente, em pacientes com dor associada à malignidade que não conseguem obter alívio adequado da dor com administração de opioide sistêmica por via oral ou rota transdérmica.

11. **O que é a cirurgia da zona de entrada da raiz dorsal?**
A indicação mais comum para a zona de entrada da raiz dorsal (DREZ) é o tratamento da dor associada à avulsão do plexo braquial. Este procedimento consiste em marcar pequenas lesões no corno dorsal ao longo das radículas nervosas relacionadas com avulsões. Pode ser realizada na coluna lombar, menos comumente.

12. **A neuroestimulação pode ser usada para tratar neuralgia trigeminal?**
Embora tenha sido tentada a estimulação do nervo trigêmeo para tratar neuralgia trigeminal (TN) clássica, são poucas as evidências que sugerem a sua eficácia. A estimulação subcutânea de ramos TN como os nervos infraorbitais e supraorbitais é usada para tratar dor neuropática, mas não é efetiva para a dor semelhante a um choque elétrico intermitente associada à TN.

### PONTOS-CHAVE

1. Antes da implantação do estimulador medular espinal permanente, o alívio da dor deve ser demonstrado com um teste externo temporário.
2. Dor neuropática radicular constante tem mais probabilidade de responder à SCS do que dor não radicular relacionada com o movimento.
3. Procedimentos não destrutivos, como neuroestimulação, estão associados a baixo risco e, em muitos casos, podem ser preferíveis aos procedimentos ablativos. No entanto, os procedimentos ablativos seguem sendo uma intervenção apropriada para uma variedade de indicações, incluindo dor associada à malignidade, além de neuralgia trigeminal.

### BIBLIOGRAFIA

1. Belverud S, Mogilner A, Schulder M. Intrathecal pumps. *Neurother.* 2008;5:114-122.
2. Deer TR, Grigsby E, Weiner RL, Wilcosky B, Kramer JM. A prospective study of dorsal root ganglion stimulation for the relief of chronic pain. *Neuromodulation.* 2013;16:67-71, discussion 71-62.
3. Kanpolat Y, Ugur HC, Ayten M, Elhan AH. Computed tomography-guided percutaneous cordotomy for intractable pain in malignancy. *Neurosurgery.* 2009;64(suppl 3):187-193, discussion ons193-184.

4. Kinfe TM, Pintea B, Link C, et al. High frequency (10 kHz) or burst spinal cord stimulation in failed back surgery syndrome patients with predominant back pain: preliminary data from a prospective observational study. *Neuromodulation*. 2016;19:268-275.
5. Konrad P. Dorsal root entry zone lesion, midline myelotomy and anterolateral cordotomy. *Neurosurg Clin N Am*. 2014;25:699-722.
6. Kumar K, Taylor RS, Jacques L, et al. Spinal cord stimulation versus conventional medical management for neuropathic pain: a multicentre randomised controlled trial in patients with failed back surgery syndrome. *Pain*. 2007;132:179-188.
7. Mammis A, Agarwal N, Mogilner AY. Occipital nerve stimulation. *Adv Tech Stand Neurosurg*. 2015;42:23-32.
8. Mammis A, Sinclair GL 3rd, Mogilner AY. Peripheral neuromodulation for headache and craniofacial pain: indications, outcomes, and complications from a single center. *Clin Neurosurg*. 2012;59:114-117.

# ESTIMULAÇÃO MEDULAR ESPINAL NO TRATAMENTO DA DOR

*Vignessh Kumar ▪ Sara Gannon ▪ Julie G. Pilitsis*

CAPÍTULO 47

### 1. O que é estimulação medular espinal?
Estimulação medular espinal (SCS) é uma opção de tratamento cirúrgico para pacientes com dor crônica. Desde a concepção da SCS, em 1971, pesquisas e avanços na tecnologia estabeleceram a estimulação medular espinal como um método efetivo para o tratamento de várias manifestações de dor.

### 2. Quantos pacientes usam estimulação medular espinal?
A maioria dos 50.000 dispositivos de neuromodulação a cada ano são estimuladores medulares espinais. SCS, comprovadamente, trata, de modo efetivo, da dor crônica na maioria dos casos (50% a 70%).

### 3. Que tipos de dor a estimulação medular espinal trata?
SCS é usada para o tratamento de dor crônica que fracassou com terapia multimodal. A dor neuropática tende a ser mais responsiva do que outras formas de dor, e sintomas radiculares tendem a responder melhor do que sintomas axiais. As condições mais comumente tratadas por SCS incluem síndrome de dor complexa regional tipo 1, síndrome da falha da cirurgia na coluna e dor neuropática.

### 4. Quem é candidato à terapia de estimulação medular espinal?
Pacientes que se submetem à terapia SCS tipicamente (a) são afetados por dor crônica que persiste há mais de 6 meses, (b) esgotaram a terapia convencional para a dor e (c) passaram por um período de estimulação de ensaio durante 5 a 7 dias, o que demonstrou eficácia no alívio da dor. Pacientes que se submeteram à terapia SCS realizam uma avaliação psicológica e exame de imagem por ressonância magnética, onde o cabo será colocado antes da implantação da SCS.

### 5. O que envolve uma estimulação teste?
Um estimulador de teste é implantado antes da implantação de um estimulador permanente para assegurar que SCS abrange, adequadamente, a área de dor do paciente. O gerador de pulsos da SCS de ensaio é transportado fora do corpo. Um dispositivo permanente da SCS é implantado somente se a eficácia no alívio da dor for maior do que 50%.

### 6. Como são implantados os dispositivos de estimulação medular espinal?
Os três componentes dos dispositivos da SCS são o gerador de pulsos implantável (IPG), fios de conexão e eletrodos.

O IPG é um gerador com bateria responsável por criar os impulsos elétricos que estimulam a medula espinal. O IPG pode ser controlado por meio de um controle remoto, podendo ser recarregável ou não recarregável. SCS pode ser percutânea ou cabo em pá.

Os eletrodos percutâneos são pás em formato cilíndrico e, assim, exibem distribuição de energia multidirecional, significando que a transmissão de energia dos eletrodos percutâneos é menos efetiva do que os eletrodos em pá. O tamanho e forma dos cabos percutâneos permite a colocação por meio de agulha. Os eletrodos em pá exibem um vetor de distribuição de energia unidirecional, apenas epiduralmente, e são implantados por laminotomia. O tipo de cabo colocado é variável, dependendo do paciente e do implantador.

### 7. Qual é o mecanismo de ação da estimulação medular espinal?
Embora o mecanismo de ação da SCS não tenha sido plenamente compreendido, a teoria do portão de controle da dor de Melzack-Wall oferece uma explicação de como a estimulação da SCS pode reduzir a percepção da dor. A estimulação elétrica das fibras Aβ aferentes atua para regular para baixo o trato de percepção anterolateral da dor, resultando nos efeitos analgésicos característicos da SCS. Uma consequência da estimulação elétrica das fibras Aβ aferentes é a sensação de parestesia, uma sensação de formigamento nos dermátomos estimulados.

Embora a teoria do portão de controle da dor de Melzack-Wall explique os mecanismos analgésicos da SCS, esta teoria não explica completamente o mecanismo de ação da SCS. Especificamente, a estimulação de alta frequência (HFS), um padrão de estimulação caracterizado pela frequência de 1.000 a 10.000 Hz, não induz parestesia característica de SCS tradicional. A perda da sensação de parestesia na HFS indica que a teoria do portão de controle de Melzack-Wall não explica completamente o mecanismo de ação da SCS.

8. **Os impulsos elétricos da estimulação medular espinal têm qualidades como amplitude, frequência e largura do pulso. O que eles significam?**
Amplitude, frequência e largura do pulso são características de toda forma de corrente elétrica. Estes parâmetros podem ser ajustados para melhor otimizar o alívio da dor (Fig. 47.1).

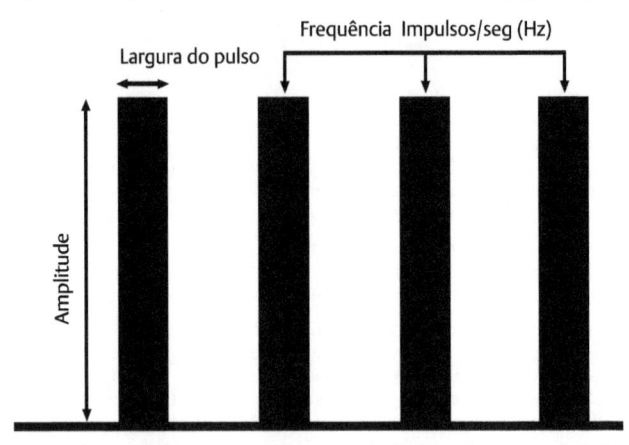

**Figura 47.1.** Dinâmica da corrente da SCS. Os três aspectos da dinâmica da corrente da SCS incluem amplitude, largura do pulso e frequência. Amplitude, largura do pulso e frequência contribuem coletivamente para a intensidade da estimulação. Estes três aspectos da dinâmica da corrente da SCS podem ser personalizados individualmente para se adequarem às necessidades do paciente.

Amplitude refere-se à magnitude da estimulação elétrica e é medida em volts. Frequência refere-se ao número de impulsos por segundo e é medida em hertz. Largura do pulso refere-se à duração do impulso elétrico e é medida em microssegundos. A amplitude, frequência e largura do pulso podem ser aumentadas para aumentar a intensidade da estimulação.

### PONTOS-CHAVE

1. Os candidatos para SCS devem ser pacientes com dor crônica que já experimentaram terapia convencional para dor, mas não experimentaram alívio adequado da dor.
2. Sempre que possível, deve ser demonstrado o alívio da dor com estimulação temporária antes da implantação mais permanente.
3. Cerca de 50 a 70% dos pacientes experimentam alívio a curto prazo com SCS. Aos 2 anos, SCS demonstrou proporcionar alívio superior da dor, melhoria na qualidade de vida e melhoria da capacidade funcional quando comparada com o manejo médico convencional isoladamente. (Aos 2 anos, 93% dos pacientes relataram satisfação com o tratamento com SCS. Aos 2 anos, os pacientes apresentaram melhoras estatisticamente significativas nas medidas da dor e incapacidade por meio da escala visual analógica e índice de incapacidade Oswetry. Aos 2 anos, 47% dos pacientes apresentaram > 50% de melhora em dores nas pernas.)

### BIBLIOGRAFIA

1. Shimoji K, Higashi H, Kano T, Asai S, Morioka T. Electrical management of intractable pain. *Masui*. 1971;20(5):444-447.
2. Kunnumpurath S, Srinivasagopalan R, Vadivelu N. Spinal cord stimulation: principles of past, present and future practice: a review. *J Clin Monit Comput*. 2009;23(5):333-339.
3. Melzack R, Wall PD. Pain mechanisms: a new theory. *Science*. 1965;150(3699):971-979.
4. Benzon H, Rathmell JP, Wu CL, et al. *Practical Management of Pain*. 5th ed. Philadelphia: Elsevier Health Sciences; 2013.
5. Kumar K, North R, Taylor R, et al. Spinal cord stimulation vs. conventional medical management: a prospective, randomized, controlled, multicenter study of patients with failed back surgery syndrome (PROCESS study). *Neuromodulation*. 2005;8(4):213-218.

# PROCEDIMENTOS NEUROABLATIVOS

*Gaddum Duemani Reddy* ▪ *Ashwin Viswanathan*

1. **O que são procedimentos neuroablativos e algumas das condições associadas à dor que são tratadas por procedimentos neuroablativos?**
   Procedimentos neuroablativos são aqueles usados para interromper a transmissão e os caminhos patológicos da dor. As condições associadas à dor que podem ser tratadas com procedimentos neuroablativos incluem dor oncológica, neuralgia trigeminal e espasticidade. Dada a duração destes procedimentos em contraste com medicação ou procedimentos de estimulação, a seleção dos pacientes é essencial.

2. **Quais são alguns tipos de procedimentos neuroablativos para dor oncológica?**
   - **Cordotomia anterolateral –** Este procedimento foca na lesão do trato espinotalâmico lateral na parte anterolateral da medula espinal. É idealmente apropriado para um paciente com dor nociceptiva unilateral relacionada com câncer envolvendo um dermátomo inferior a C5. Cordotomias cervicais altas bilaterais correm o risco de provocar o mal de Ondine, que é caracterizado pela supressão do esforço respiratório espontâneo. Dor neuropática pode ser mais difícil de tratar com cordotomia. As técnicas incluem abordagens percutâneas abertas, fluoroscópicas guiadas e guiadas por CT.
   - **Lesão da zona de entrada da raiz dorsal (DREZ) –** A lesão da DREZ envolve a ablação de neurônios hiperativos no corno dorsal da medula espinal e a porção excitatória do trato de Lissauer. Pacientes ideais têm dor segmental associada a lesões no nervo, raiz ou medula espinal, e os resultados mais bem-sucedidos têm sido no tratamento de avulsões do plexo braquial, onde demonstrou proporcionar alívio em mais de 75% dos pacientes. As técnicas para indução da lesão incluem radiofrequência microcirúrgica, ultrassom ou *laser*.
   - **Mielotomia –** Este procedimento interrompe o caminho da dor visceral posterior ascendente. É idealmente apropriada para pacientes com dor abdominal ou pélvica na linha média, e pode ser realizada por meio de uma técnica cirúrgica aberta ou de forma percutânea. Uma mielotomia comissural que interrompe as fibras cruzadas do trato espinotalâmico pode ser útil para dor bilateral nas pernas ou dor no sacro.
   - **Cingulotomia –** Lesão do giro do cíngulo foi usada no tratamento da dor e também em transtornos psiquiátricos. Os mecanismos exatos para redução da dor são desconhecidos, mas os candidatos ideais têm múltiplos sítios de dor secundários à doença extensamente metastática. Este procedimento pode ser realizado com o uso de termocoagulação por radiofrequência estereotáxica ou terapia térmica intersticial do *laser*.

3. **Quais são alguns tipos de procedimentos ablativos para neuralgia trigeminal e suas complicações associadas?**
   - **Rizotomia com glicerol –** Este procedimento envolve a injeção de glicerol na cisterna trigeminal. O volume injetado é determinado pela divisão do nervo que deve ser afetado. As possíveis complicações para todos os procedimentos percutâneos incluem danos às estruturas circundantes, em particular aos nervos cranianos circundantes ou artéria carótida.
   - **Rizotomia por compressão percutânea com balão (PBC) –** PBC é um procedimento que envolve a insuflação de um balão radiopaco sob orientação fluoroscópica na região proximal da fossa trigeminal. Ao contrário de outros procedimentos ablativos, ela pode ser realizada sob anestesia geral. Em razão de uma resposta depressora do trigêmeo, os pacientes podem-se tornar aguda e gravemente bradicárdicos durante a inflação do balão. Embora este seja um marcador útil de uma compressão inadequada, a equipe de anestesia deve estar preparada para tratar esta bradicardia.
   - **Rizotomia por radiofrequência (RF) –** rizotomia por RF envolve termocoagulação do gânglio trigeminal. Os pacientes permanecem acordados e a estimulação dos segmentos do gânglio é feita antes da ablação para garantir a ablação seletiva das divisões trigeminais visadas. As possíveis complicações deste procedimento incluem insensibilidade corneana, ceratite, anestesia dolorosa e distesias.
   - **Radiocirurgia estereostática (SRS) –** SRS pode ser usada para ter como alvo o gânglio trigeminal. As complicações são similares aos procedimentos percutâneos e incluem disfunção sensorial e risco muito baixo de anestesia dolorosa.

**4. O que é uma rizotomia dorsal, o que ela trata e qual seu mecanismo de ação?**
Rizotomia dorsal é uma técnica ablativa concebida para reduzir a espasticidade, particularmente em crianças com paralisia cerebral. Ela age eliminando o arco reflexo patologicamente hiperativo entre as fibras sensoriais e motoras do mesmo grupo muscular.

**5. Como é realizada uma rizotomia dorsal e quais são as complicações possíveis?**
- Embora o procedimento tenha evoluído durante o último século, a técnica atual, que é conhecida como rizotomia dorsal seletiva, envolve a realização de uma laminectomia sobre o *conus*, isolando as raízes nervosas dorsais/sensoriais de L1 ao sacro, dividindo estas raízes em radículas, registrando respostas da EMG à estimulação tetânica destas radículas, e seccionando as radículas que têm respostas difusas que se estendem além da sua distribuição. Aproximadamente 60 a 70% das raízes nervosas sensoriais são divididas desta maneira. As possíveis complicações de uma rizotomia dorsal moderna incluem disestesias transitórias, com baixo risco de hipoestesia, além de retenção urinária transitória com baixo risco de incontinência.

### PONTOS-CHAVE

1. Técnicas neuroablativas são procedimentos destrutivos que quando usados nas circunstâncias apropriadas ajudam a reduzir a dor em diversas condições, incluindo câncer metastático, neuralgia trigeminal e espasticidade.
2. Cordotomia é ideal para dor unilateral abaixo do dermátomo C5.
3. Mielotomia da linha média pode ser realizada aberta ou de forma percutânea para facilitar o tratamento em pacientes com câncer avançado.

**BIBLIOGRAFIA**
1. Harsh V, Viswanathan A. Surgical/radiological interventions for cancer pain. *Curr Pain Headache Rep.* 2013;17(5):331.
2. Bender MT, Bettegowda C. Percutaneous procedures for the treatment of trigeminal neuralgia. *Neurosurg Clin N Am.* 2016;27(3):277-295.
3. Lopez BC, Hamlyn PJ, Zakrzewska JM. Systematic review of ablative neurosurgical techniques for the treatment of trigeminal neuralgia. *Neurosurgery.* 2004;54(4):973-982.
4. Aquilina K, Graham D, Wimalasundera N. Selective dorsal rhizotomy: an old treatment re-emerging. *Arch Dis Child.* 2015;100(8):798-802.

# PSICOLOGIA DA DOR

*Marilyn S. Jacobs* ▪ *Lekeisha A. Sumner*

### 1. O que é a psicologia da dor?

Psicologia da dor é a subdisciplina da psicologia clínica e psicologia clínica da saúde que investiga a ciência e a prática clínica da medicina da dor. O paradigma fundamental para a psicologia da dor é a interação da sensibilização neurológica do dano ao tecido com fatores efetivos/emocionais e cognitivos/discriminatórios que resultam na experiência da dor. Este modelo tem base na definição de dor adotada pela Associação Internacional para o Estudo da Dor (IASP, 1979): dor é "uma experiência sensorial e emocional desagradável". A literatura demonstrou que existem conexões entre as regiões sensorial, emocional e cognitiva do cérebro na integração final do fenômeno da dor à consciência. A psicologia da dor inclui protocolos para a avaliação psicológica (incluindo testes) e tratamento de pacientes com dor.

### 2. Em que aspectos o tratamento psicológico é relevante para o manejo da dor?

As diretrizes em desenvolvimento para a melhor prática da medicina da dor estão agora amplamente baseadas num modelo multidisciplinar que inclui avaliação e tratamento psicológicos. O tratamento com base em achados científicos da medicina da dor é insuficiente para o atendimento abrangente do paciente. Os fatores psicológicos são entendidos tanto como etiológicos quanto como consequência da experiência da dor. Dada a intensidade do sofrimento pela dor e a "cronificação" que pode ocorrer, a psicologia da dor traz muitos benefícios.

### 3. Qual é a história da psicologia da dor?

Existe uma vasta literatura sobre a história da dor e seus aspectos psicológicos. Historiadores que estudam a dor pelo tempo têm enfatizado que cada geração cria sua própria narrativa para a psicologia da dor. A inclusão formal da psicologia clínica como um componente do campo da dor se consolidou na metade do século 20 com o advento da Teoria do Portão de Controle. Esta integração das disciplinas foi aprofundada pelas posteriores explicações teóricas da percepção da dor (como a Teoria da Neuromatrix e Teoria dos Conjuntos). Foi identificado que os tratos neurais descendentes dos centros emocional e cognitivo no cérebro influenciavam a transmissão dos sinais de dor a partir de áreas periféricas do tecido danificado, estabelecendo uma relação biológica entre sensação, emoção e cognição. Antes desta conceituação, a dor era preponderantemente vista segundo o dualismo cartesiano, com a crença de mente e corpo como entidades separadas. Por conseguinte, as contribuições psicológicas não eram levadas em consideração. Os desenvolvimentos em medicina clínica, com o advento do modelo biopsicossocial para os cuidados médicos, tiveram influência decisiva. Com esta mudança de paradigma, as pesquisas sobre os aspectos psicológicos da experiência da dor expandiram-se significativamente, de forma que agora existe ampla base de validação corroborando para a psicologia da dor. A inclusão da ciência comportamental na medicina da dor foi codificada em 2011 pelo Instituto de Medicina.

### 4. Quais são as qualificações de um psicólogo ou outro profissional de saúde mental para que possa de trabalhar com a medicina da dor?

Idealmente um psicólogo clínico no campo da dor teria treinamento em medicina clínica e psicologia da saúde. O treinamento ocorre, formalmente, com uma especialização de doutorado ou pelo desenvolvimento profissional. Outros profissionais de saúde mental também podem-se envolver no manejo da dor com treinamento em medicina clínica e a avaliação psicológica dos pacientes médicos. Os psiquiatras são muito adequados para esta aplicação dos cuidados em saúde mental em decorrência de sua instrução e treinamento, embora estes profissionais também precisem ter certa compreensão da medicina da dor. Atualmente ainda não foi formalizado um credenciamento para treinamento em especialidade em psicologia da dor. Os profissionais de saúde mental que trabalham com pacientes com dor geralmente possuem histórico de treinamento e experiência variados. No mínimo, o profissional de saúde mental beneficiar-se-ia com a participação em uma comissão de avaliação da medicina da dor e com o estudo da literatura sobre a psicologia da dor. Vários locais de treinamento em psicologia clínica estabeleceram recentemente estágios e programas de bolsas relacionados com a dor. Uma listagem dos programas de treinamento relacionados está disponível pela Associação Americana de Psicologia, e sua Divisão de Psicologia da Saúde desta organização possui uma lista dos psicólogos treinados.

5. **Existem diferentes sintomas psicológicos e/ou transtornos com os diferentes tipos de dor?**
   As reações psicológicas à dor envolvem uma gama de angústias e disfunções emocionais. Dor neuropática, visceral e somática podem todas causar sintomas psicológicos (como depressão ou ansiedade) e/ou transtornos (como depressão maior ou ansiedade generalizada). É difícil ligar um tipo específico de sofrimento emocional a um tipo específico de dor. No entanto, dor aguda geralmente origina ansiedade, enquanto que dor crônica geralmente conduz à depressão. Provavelmente, não é o tipo da dor, mas a duração e a intensidade que estão mais correlacionadas a distúrbios psicológicos mais ou menos severos. Além do mais, um fator importante é o quanto a dor interfere no funcionamento do paciente.

6. **Qual é o risco decorrente de não incluir tratamento psicológico no manejo da dor?**
   Pacientes com dor possuem comorbidade psicológica significativa. As síndromes psicológicas encontradas na população de pacientes com dor incluem depressão, ansiedade, medo, sono, disfunção do apetite e sexual, prejuízo cognitivo, somatização, alexitimia e emoções negativas como raiva, hostilidade e culpa. Ocasionalmente, irão se desenvolver problemas psicológicos mais graves, como psicose, dissociação, abuso de substância, adição, transtornos alimentares ou ideação suicida. Trauma psicológico é um componente frequente da condição de dor crônica. As pessoas chegam a um estado de dor depois de uma doença médica ou dano físico. Estes eventos geralmente são estressantes, aversivos e podem causar deterioração da personalidade. Uma doença crônica pode causar trauma psicológico em razão da carga decorrente da perturbação dos objetivos de vida e do funcionamento. Um fato estabelecido é que uma porcentagem significativa de pacientes com transtornos dolorosos teve uma história de trauma psicológico. Com frequência encontramos uma história significativa de abuso infantil (emocional, físico e/ou sexual), assédio no trabalho, violência doméstica e abusos dos direitos humanos. Portanto, omitir uma perspectiva psicológica na avaliação e tratamento da pessoa com dor é negligenciar dados etiológicos essenciais. Se o trauma psicológico não for tratado, existe um risco de a condição piorar e a natureza crônica se tornar intratável. Isto pode levar a custos mais altos de utilização e complicações iatrogênicas. É importante compreender que há uma distinção entre transtorno de estresse pós-traumático e trauma complexo. O primeiro é, em geral, uma experiência definida de um acontecimento catastrófico, enquanto o último indica uma deterioração mais global no funcionamento da personalidade. Estes podem coexistir.

7. **Em que estágio no manejo da dor deve ser introduzido tratamento psicológico (e/ou outro tratamento de saúde mental)?**
   A base para o encaminhamento de um paciente para uma avaliação da psicologia da dor é o julgamento do clínico de que fatores psicológicos estão implicados na apresentação da dor e do sofrimento. Deve ser enfatizado que nem todos os pacientes com dor têm comorbidade psicológica e, portanto, a determinação pelo profissional da dor é individual e examinada caso a caso. Se um paciente parecer não estar se beneficiando com o tratamento médico para a dor, se houver questões relacionadas com sofrimento emocional sério, se houver preocupações sobre abuso da medicação ou se for conhecida ou houver suspeita de uma história de trauma, um encaminhamento psicológico se impõe. Além disso, os planos de saúde requerem que determinadas terapias invasivas para dor – como estimulação medular espinal – forneçam um laudo de liberação do paciente quanto à sua adequação psicológica para o procedimento.

8. **A avaliação e o tratamento psicológico são reconhecidos por terceiros pagadores?**
   Segundo a Lei Paritária de Saúde Mental e de Equidade na Adição de 2008 e a Lei de Assistência Acessível de 2010, todos os planos de saúde devem fornecer benefícios de tratamento em saúde mental. Entretanto, nem todos os profissionais de saúde mental são membros de todas as redes de seguro saúde disponíveis. Os terceiros pagadores têm abrangência variada e operam segundo diretrizes administrativas diferentes. Em alguns casos, pode ser necessária autorização prévia. Nestes casos, o médico requisitante precisará fazer uma solicitação para aprovação da utilização médica deste serviço.

9. **O que é o modelo biopsicossocial e como ele informa o tratamento da dor?**
   O modelo biopsicossocial de assistência à saúde é uma teoria e guia que defende que doença, enfermidade, dor e sofrimento são constituídos pela interação de várias dimensões, e os dados científicos são apenas uma delas. O modelo recomendado é uma abordagem holística da assistência médica que transcenda o objetivismo. Todas as condições médicas são criadas por fenômenos biológicos, a experiência psicológica e o contexto social. Podemos oferecer assistência médica especializada e, ainda assim, não conseguir aliviar a dor e o sofrimento se as relações do paciente na sua vida e na sociedade também não forem levadas em consideração. Além do mais, a relação entre o paciente e o médico é uma consideração essencial. Este paradigma frequentemente é negligenciado, dados os rápidos avanços na pesquisa científica e tecnologia relacionados com dor nas duas últimas décadas.

10. **O que é aprendizagem operante e aprendizagem social, e como estes modelos do comportamento estão relacionados com a dor?**
    A aprendizagem operante no manejo da dor está fundamentada na ideia de que comportamentos dolorosos surgem paralelamente a uma condição dolorosa, e estas apresentações podem ser alteradas, já que são reforçadas por influências ambientais. A pessoa com dor agirá com dor; estas ações representam um domínio distinto da real condição dolorosa. O paciente aprende a estar com dor e pode, portanto, aprender a não estar com tanta dor. O condicionamento operante como terapia é um método concebido para aumentar a consciência de um paciente com dor de como sua dor faz ele se comportar. A aprendizagem social é uma teoria que está baseada na ideia de que os contextos sociais podem aumentar ou diminuir a percepção da dor em virtude do reforço das influências interpessoais e sociais. O método de tratamento é direcionado para aumentar a consciência do paciente destes processos. Estes dois modelos se baseiam no conhecimento consciente da percepção da dor e no controle dos comportamentos resultantes relacionados e esta percepção.

11. **Como a psicanálise pode contribuir para a psicologia da dor?**
    Sigmund Freud criou a psicanálise a partir do seu trabalho como neurologista com pacientes que tinham "dor sem lesão" – um foco de atenção dos médicos no século 19. A teoria psicanalítica tem muito a oferecer à psicologia da dor. Fatores inconscientes na vida emocional –como lembranças reprimidas ou traumas, conflitos não resolvidos, emoções não processadas e mecanismos de defesa ineficazes contra emoções negativas – podem influenciar a percepção da dor. O estilo relacional do paciente pode impactar suas interações com os profissionais médicos. O apego no início da vida influencia a regulação emocional e o manejo da angústia. Os esquemas mentais são usados para manejar a angústia; eles se desenvolvem a partir das interações com os cuidadores. Estes "estilos de apego" podem determinar a resposta ao estresse. Pesquisas comprovaram que pessoas com estilos de apego inseguro podem influenciar os resultados da dor por meio de uma avaliação mais realista da ameaça e de perspectiva mais positiva.

12. **Que papel a cultura desempenha na experiência da dor?**
    A origem cultural de uma pessoa – isto é, sua etnia, religião, nacionalidade, orientação sexual e práticas sociais –influenciará no modo como ela experimenta a dor. A dor pode ser vista de forma diferente em contextos sociais diferentes. Ela pode ser considerada um aspecto necessário da vida humana ou uma punição por erros cometidos. Pode ser vista como uma experiência a ser suportada com coragem ou uma experiência para a qual são necessários meios terapêuticos. A medicina ocidental pode estar afastada das práticas de cura tradicionais. Também pode ser o caso de que muitos tratamentos com base científica não sejam ideais para populações não brancas. Os profissionais de assistência à suade devem aplicar uma abordagem sociocultural a todos os pacientes, tendo em mente a divergência de valores, comportamentos, expectativas e crenças. A avaliação em medicina da dor deve incluir consciência multicultural. Esta perspectiva é especialmente relevante, dada a natureza pluralista das sociedades mais ocidentais no século 21.

13. **Quais são as diferenças na psicologia da dor aguda *versus* crônica?**
    Dor aguda envolve um mecanismo de sobrevivência de base evolutionária para reparar o tecido danificado pela atividade do sistema nervoso simpático e processos inflamatórios. As emoções geradas na dor aguda são ansiedade, medo, desorganização e incerteza. A dor aguda é autolimitada, e a condição subjacente mais frequentemente responde do modo pleno ao tratamento. A dor crônica é determinada depois de um período de dor aguda que não se resolve com o tratamento. Não há valor de sobrevivência na dor crônica. A pessoa fica deprimida, retraída e vegetativa. A atitude pode ser de desistência e desespero. Ocorre uma resposta parassimpática global que resulta numa redução nas funções vitais, incluindo as psicológicas. Frequentemente com a dor crônica a condição subjacente é insuficiente para explicar a extensão da debilidade e sofrimento – consequentemente, fatores psicossociais podem estar influindo. Há uma compreensão crescente entre os médicos que tratam de dor de que uma intervenção multidisciplinar oportuna (incluindo assistência psicológica) pode diminuir a frequência e/ou severidade da transição da dor aguda para crônica.

14. **Como uma pessoa se adapta à dor e como a psicoterapia pode ajudar neste processo?**
    Depois que a dor se torna crônica e o tratamento médico já foi maximizado, o paciente vai precisar desenvolver uma aceitação da sua condição e reorientar sua identidade para incluir a experiência da dor. O excesso de crédito aos tratamentos médicos em detrimento de um processo de adaptação psicológica (que incluiria o desenvolvimento de competências de enfrentamento e uma apreciação realista da condição) pode prolongar ou diminuir os ganhos com o tratamento. Se houver perdas psicossociais significativas, o paciente precisará compreender o significado da experiência de dor na sua relação com sua situação de vida e encontrar formas de ressignificar e reestruturar seu pensamento. Se a condição dolorosa tiver vulnerabilidade psicológica exacerbada, estes aspectos se

beneficiariam com a revisão e compreensão. A maioria dos pacientes com dor crônica experimenta ampla gama de perdas e, desta forma, precisarão reorganizar suas expectativas. Eles precisam compreender a sua reação emocional e cognitiva às mudanças nas circunstâncias e encontrar um meio de criar novas estruturas de significado. A psicoterapia pode auxiliar neste processo por meio da identificação e transformação de emoções dolorosas, pensamento negativo, dificuldades nas relações com a família e a sociedade, redução do estresse, encorajamento do funcionamento e defesa solidária de que a vida irá continuar para a pessoa de formas novas e gratificantes. As evidências de melhora da dor com este processo foram bem estabelecidas na literatura da psicologia da dor. Pode haver um valor em superar circunstâncias difíceis que podem estimular o crescimento pessoal e desenvolver consciência. Podem ocorrer mudanças positivas na vida depois de uma condição relacionada com a dor se o paciente receber as ferramentas para seguir em frente diante das circunstâncias alteradas. Eles são alienados da vida que conheciam anteriormente.

**15. Qual é a diferença entre dor e sofrimento, e qual é o papel do sofrimento na dor?**
Sofrimento é um alto nível de angústia que representa um perigo à visão que o paciente tem da sua vida. Dor quase sempre cria sofrimento, a concepção de sofrimento de cada pessoa é única e está relacionada com história pessoal, relações, ideias, experiências e objetivos na vida. A maioria dos pacientes com dor terá um sentimento de perda – às vezes profundo – de como a sua vida mudou em razão da carga da doença e das restrições a como eles desejam viver. O índice de sofrimento é o grau em que a pessoa está afastada do mundo que antes habitava. A recuperação de uma conexão com o mundo e retirada da ênfase sobre o corpo como o meio primário de conhecer e valorizar a si mesmo pode reduzir o sofrimento. O desenvolvimento da habilidade de pensar sobre a experiência e compreendê-la (na psicoterapia) pode amentar a habilidade do paciente de enfrentar a dor.

**16. Como uma história de abuso e trauma contribui para o início, curso e tratamento da dor?**
Para todos os humanos, as experiências estressantes e traumáticas são mantidas na memória, mesmo com adaptação e crescimento. Com uma lesão ou doença que causa dano ao tecido, experiências traumáticas reprimidas podem ser revividas. Este processo é uma amplificação da exposição passada – o erguimento de uma barreira defensiva. Pessoas com uma história de intrusões desenvolvimentais (como negligência e privação, além de violência e instabilidade) podem ser mais vulneráveis a um resultado menos eficaz quando ficam medicamente doentes com dor, e têm maior probabilidade de desenvolver problemas de saúde complicados. Circunstâncias no desenvolvimento inicial, tais como transtornos psiquiátricos ou o uso de substância nos cuidadores, violência, pobreza, ruptura social, marginalização causada pela condição de minoria, perda precoce de relações próximas, negligência, relações de apego insuficientes, condições médicas não tratadas, dificuldades acadêmicas, além de abuso emocional, físico ou sexual irão criar vulnerabilidade na pessoa, podendo originar dor crônica. Alguns pacientes com tal histórico tendem a não responder bem a tratamentos para dor, a menos que alguma forma de intervenção psicológica seja incluída no tratamento médico. As experiências previamente reprimidas que chegam à consciência podem ser manejadas com psicoterapia.

**17. O que é somatização e como está relacionada com a dor?**
Somatização é o processo pelo qual um estresse emocional e/ou uma adversidade são convertidos em sintomas físicos. Ocorre somatização quando uma experiência física não pode ser completamente processada na mente. É importante entender que somatização pode ser um processo normal em resposta a uma situação inesperada onde a pessoa é sobrecarregada com estresse. Um paciente pode desenvolver uma expressão somática do sofrimento mental se estiver ausente um contexto social para expressar a narrativa da infelicidade, perda ou outros tipos de sofrimento psicológico. Empatia e compaixão contribuem muito para reduzir as reações somáticas. Um profissional de assistência à saúde envolvido pode aliviar a dor mental de um paciente e assim reduzir a somatização, o que pode incluir a dor. Pode se desenvolver dor em indivíduos que não conseguem dar conta das emoções e sentimentos. Eles podem então recorrer à expressão física do sofrimento mental, abreviando sua dor mental. Este fenômeno foi recentemente denominado "sintomas medicamente inexplicáveis". Pessoas que não possuem relações apoiadoras em suas vidas podem desenvolver somatização e dor. Para estes indivíduos, os tratamentos médicos são insuficientes.

**18. O que é alexitimia e como está relacionada com a dor?**
Alexitimia é um traço de personalidade em que a pessoa tem uma capacidade diminuída de processar as emoções. Estes indivíduos não têm a habilidade de descrever sentimentos por meio da linguagem. Eles não reconhecem como se sentem em resposta às experiências. Atribuem sua reposta a fatores externos. Pacientes com este tipo de organização psicológica são menos competentes na identificação dos sentimentos e na diferenciação entre sentimentos e sensações corporais. Alexitimia não é um transtorno mental; no entanto, ela é um fator de risco para condições médicas

e psicológicas, incluindo a dor. Pesquisas corroboraram que muitos pacientes com dor também têm traços de personalidade alexitímicos.

**19. O que é o modelo de diátese-estresse e como está relacionado com a dor?**
O modelo de diátese-estresse é uma teoria psicológica que postula que uma predisposição a vulnerabilidade biológica e/ou emocional no contexto da exposição a estresses na vida irá determinar o resultado para a pessoa. Como teoria psicológica, a diátese-estresse tem sido usada para explicar a etiologia e o início de muitos transtornos mentais. Também tem sido aplicada à compreensão de por que alguns pacientes com dor se tornarão incapazes depois de danos a tecidos induzidos por trauma, enquanto outros serão mais resilientes e capazes de retornar à funcionalidade. O encaminhamento de pacientes com dor com esta apresentação e o encaminhamento para avaliação da saúde mental e tratamento podem melhorar os resultados do tratamento da dor.

**20. Qual é o sistema de classificação diagnóstica usada para diagnósticos de transtorno mental de pacientes com dor?**
Pacientes com dor com transtornos mentais são classificados de acordo com os sistemas nosológicos DSM-5 e ICD-10. Dor pode resultar em qualquer transtorno mental listado nestes sistemas de classificação.

**21. Como um transtorno mental interage com dor crônica?**
Pessoas com um transtorno mental pré-mórbido (como depressão ou ansiedade) têm mais probabilidade de ter limitações no seu manejo do estresse e habilidades de enfrentamento. Assim sendo, o estresse de dor crônica pode ser uma carga muito difícil de ser integrada e levar a uma piora da condição global.

**22. Quais são alguns dos transtornos mentais que pacientes com dor desenvolvem?**
A comorbidade dos transtornos mentais entre as populações com dor é considerada alta, embora as taxas precisas de prevalência variem segundo a condição dolorosa e a demografia das populações (p. ex., idade, rendimento escolar, gênero). Entre os transtornos mais comumente encontrados estão os transtornos depressivos, de ansiedade (incluindo transtorno de estresse pós-traumático, pânico e transtorno de ansiedade generalizada), abuso/dependência de álcool e somatização. Transtornos do sono e abuso de substância também são comuns. Apesar do grande corpo de evidências demonstrando a presença de transtornos mentais, eles geralmente não são avaliados, identificados ou tratados. A dificuldade em detectar transtornos mentais, especialmente depressão, em populações com dor é complicada pela sobreposição de sintomas psiquiátricos e sintomas de dor. Por exemplo, distúrbio do sono frequentemente se deve tanto a fatores médicos quanto psiquiátricos, como depressão. Além do mais, pesquisas corroboraram uma relação de reciprocidade com sofrimento psiquiátrico, a experiência da dor e resultados de dor, em parte porque eles compartilham muitos caminhos biológicos. O sofrimento psiquiátrico demonstrou piorar a severidade, frequência e duração da dor. Por outro lado, à medida que aumenta a severidade da dor, o mesmo acontece com a severidade do sofrimento psiquiátrico. Embora as taxas de prevalência dos transtornos mentais variem de acordo com a condição dolorosa, evidências empíricas demonstram alta comorbidade. Depressão parece ser o transtorno mental mais prevalente visto em populações com dor.

**23. Qual é a diferença entre tratamentos psicológicos de dor não oncológica e dor oncológica?**
Muitos aspectos do tratamento de câncer podem causar o desenvolvimento de sintomas psicológicos. Estas etiologias incluem estresse pelos procedimentos, quimioterapia, lesões de tratamento com radiação, alterações na aparência física e perda do funcionamento, medo de sofrimento e morte, perda do papel social e alienação da rede social e problemas familiares. Portanto, é importante ter em mente que pacientes com dor oncológica também podem desenvolver dor secundária e problemas psicológicos.

**24. Quais são as limitações dos tratamentos médicos para dor crônica?**
Tratamentos médicos, isoladamente, não são voltados para os caminhos e mecanismos responsáveis pelo processamento, percepção e manejo da dor. Além disso, dor crônica usualmente pode não ser curada, mas administrada.

**25. Como as terapias psicológicas podem ser úteis em dor crônica e como afetam a utilização médica?**
Os tratamentos psicológicos podem reduzir a percepção da intensidade da dor, o uso de medicação e incapacidade pela dor e melhorar o funcionamento global. Pacientes com dor experimentam alterações na sua autonomia e identidade e com o tempo esgotam os recursos psicossociais internos e externos. Muitos domínios na vida (p. ex., capacidade de trabalho, alterações nos papéis conjugais e relacionais, funcionamento sexual) são prejudicados de modo severo, o que perpetua ainda mais a tensão crônica, a dor emocional e o sofrimento psiquiátrico. Terapias psicológicas podem beneficiar pacientes com dor, restaurando, fortalecendo e aproveitando seus recursos, autoimagem,

estilos de enfrentamento e habilidade para cuidar de si. Os tratamentos também identificam e dão forma aos reforços ambientais da doença e outros comportamentos mal-adaptados, auxiliam no ajuste e manejo da dor e estresse, constroem significado a partir da condição e interpretação da experiência da dor, discriminam entre estados afetivos negativos e dor física e aliviam o sofrimento emocional. Todos eles podem melhorar o funcionamento emocional. Os tratamentos também promovem adesão ao tratamento, estimulam comportamentos de estilo de vida saudável, desafiam crenças mal-adaptadas do paciente sobre dor e medo/esquiva de atividade, reforçam os esforços de enfrentamento e aumentam a autoeficácia. Depois que o sofrimento psiquiátrico foi reduzido e são empregadas emoções positivas e estratégias de enfrentamento adaptativas, os pacientes podem reduzir a utilização excessiva de serviços de saúde, reduzem o uso de medicação, relatam reduções na dor e distúrbio do sono, se tornam mais ativos e de um modo geral têm uma melhora na sua qualidade de vida.

26. **Como o rastreio psicológico pré-cirúrgico pode ser útil para profissionais médicos?**
   Fatores emocionais, comportamentais, cognitivos e sociais contribuem, consideravelmente, para os resultados do tratamento, e a experiência da dor varia grandemente entre indivíduos até com as mesmas condições dolorosas. As avaliações psicológicas pré-cirúrgicas podem otimizar os resultados do tratamento e são um componente essencial da decisão médica ao determinar a elegibilidade do paciente para cirurgia. Resultados cirúrgicos ruins são não apenas caros e morosos para os pacientes e profissionais, como também podem ser trágicos para o paciente. Não raro, os pacientes relatam ter suas esperanças frustradas quando experimentam benefícios limitados com ainda outro tratamento que acreditavam que fosse proporcionar alívio substancial da dor. A avaliação psicológica pré-cirúrgica, que se baseia numa abordagem empírica para fazer recomendações baseadas na avaliação psicodiagnóstica e informações médicas, ajudará a assegurar que os pacientes tenham o conhecimento básico e a capacidade cognitiva necessária para compreender os mecanismos envolvidos no procedimento proposto, incluindo os riscos e benefícios, e sejam capazes de dar consentimento para a cirurgia. A avaliação e a oferta de psicoeducação também podem preparar os pacientes psicologicamente para a cirurgia, avaliar a motivação e ajudar a desenvolver expectativas viáveis e realistas para redução da dor com o resultado da intervenção. Além do componente da psicoeducação, a avaliação psicológica pré-cirúrgica pode avaliar e quantificar em que medida os fatores psicológicos sociais, culturais e comportamentais podem contribuir para os resultados cirúrgicos. Por exemplo, pode identificar pacientes com maior probabilidade de experimentar maus resultados, utilizar em excesso a assistência à saúde e medicações de prescrição, aderir às recomendações pós-cirúrgicas, descompensar ou melhorar psicologicamente e envolver-se em litígio ou fazer exigências extremas à equipe de tratamento médico. Além do mais, os pontos fortes e vulnerabilidades psicossociais e comportamentais do paciente podem ser identificados e considerados no planejamento do tratamento para otimização dos resultados. As informações obtidas da avaliação psicológica pré-cirúrgica podem informar o planejamento individualizado do tratamento para cada paciente e fornecer informações para determinar se o paciente é adequado à cirurgia ou se deve ser tomada uma decisão de adiar a cirurgia até que seja feito tratamento psicológico com redução do sofrimento psiquiátrico. Esta abordagem demonstrou melhorar os resultados cirúrgicos.

27. **Qual é o benefício da psicoterapia oferecida como parte de uma equipe multidisciplinar?**
   A dor é mais bem conceitualizada e tratada com a utilização do modelo de assistência biopsicossocial. Muitas áreas na vida são influenciadas pelo funcionamento emocional e por fatores psicossociais. Assim sendo, a psicoterapia como parte de uma equipe multidisciplinar é voltada para um aspecto importante no tratamento de uma condição complexa. A psicoterapia pode alterar potencialmente a experiência da dor e a resposta ao tratamento. Ela também se ocupa de fatores que influenciam o engajamento do paciente e *burnout* entre os profissionais da saúde. As informações obtidas com o tratamento podem ajudar a informar o atendimento médico por meio de avaliação do risco único de cada paciente e fatores protetivos no manejo efetivo da dor.

28. **O quanto é comum o abuso de substância, uso excessivo de fármacos e dependência entre as populações com dor?**
   O abuso de drogas de prescrição e dependência de substâncias tem sido descrito como epidemia em algumas nações e despertou um debate considerável sobre como melhor usar estes agentes para o manejo de condições dolorosas. Subsequentemente, o abuso de substância apresenta desafios no tratamento da dor. Quando as medicações são monitoradas e tomadas conforme prescrito, o risco de abuso é baixo. Quando os pacientes experimentam dor constante e ininterrupta que não responde adequadamente aos tratamentos médicos, seus níveis de estresse e sofrimento psicológico aumentam. Com o tempo, sua capacidade de enfrentar a dor de forma efetiva e discriminar entre dor emocional e dor física fica comprometida, sendo mais fácil usar medicação para reduzir a intensidade

da dor física, aliviar o sofrimento psiquiátrico e lidar com o sofrimento. Embora não seja efetivo, os pacientes usam álcool para promover relaxamento e atuar nas perturbações do sono. Os riscos do uso de opiáceos e analgésicos no tratamento a longo prazo incluem alterações na tolerância à droga, sensibilidade à dor e risco de abuso da medicação. Não causa surpresa que muitos pacientes expressem a preocupação de se tornarem viciados nas suas medicações e sejam completamente relutantes em tomá-las. Vários fatores contribuem para a vulnerabilidade de desenvolvimento de dependência da medicação, incluindo o tipo e a duração da condição e tratamentos, e fatores de risco psicológicos e familiares. Particularmente, algumas pessoas não respondem bem a medicações não opioides.

29. **O quanto é comum déficit cognitivo entre as populações com dor e quais são algumas das causas?**
Decréscimos no funcionamento cognitivo são comuns entre as populações com dor, embora a intensidade varie grandemente de acordo com o tipo de condição dolorosa, etapa do desenvolvimento do paciente, tipos de tratamentos que ele recebeu e sua idade e gênero. Frequentemente se manifestam déficits cognitivos e podem incluir dificuldades na atenção, solução de problemas, percepção, memória operacional, aprendizagem e habilidade psicomotora. Embora os mecanismos responsáveis exatos não sejam totalmente conhecidos, sabe-se que as alterações no circuito cerebral com dor crônica e déficits cognitivos podem influenciar o processamento e a sensibilidade à dor, tomada de decisão e experiência de emoção, causando impacto no funcionamento diário. Há algumas pesquisas que implicam medicações, regiões cerebrais sobrepostas e substratos neuroquímicos da dor e cognição, e mudanças na matéria cinza com o tempo. Pesquisas recentes identificaram que pacientes com transtornos dolorosos de longa duração podem apresentar decréscimos no volume cerebral – uma alteração que também apresentou remissão quando a dor está sob controle.

30. **Que tipos de tratamentos psicológicos estão disponíveis para o tratamento de dor crônica?**
Terapia de aceitação e compromisso (ACT), terapia cognitivo-comportamental (CBT), terapia comportamental dialética (DBT), terapia focada emoções (EFT), psicoterapia de experiência somática (SE) e psicoterapia psicodinâmica (PDT) demonstraram eficácia no tratamento de populações com dor crônica. Estas modalidades podem ser oferecidas nos contextos de terapia individual, terapia de grupo, terapia de família e casais. Além do mais, tratamentos comportamentais como *biofeedback*, hipnose, meditação, *neurofeedback* e terapia de relaxamento demonstraram ser aspectos úteis da assistência em saúde mental para pacientes com dor. Muitas terapias podem ser aumentadas, fazendo o paciente participar de exercícios organizados em torno de trabalhos artísticos atrativos, escrita criativa e apreciação musical, além de uma ampla variedade de outras modalidades que são voltadas para a promoção da expressão emocional e autorregulação. É importante associar a escolha da terapia ao quadro que o paciente apresenta e estabelecer uma boa adequação baseada nas capacidades do paciente.

31. **Como você determina a adequação de um paciente a um tipo particular de psicoterapia?**
Várias considerações são feitas na determinação da adequação do paciente a um tipo particular de psicoterapia. Idealmente, tratamentos baseados em evidências que são adaptados para populações com dor devem ser considerados. Outras considerações focam nas queixas principais apresentadas pelo paciente e o diagnóstico psiquiátrico, nível de percepção e motivação, preferência do estilo e objetivos do paciente, e o treinamento e conhecimentos do psicoterapeuta. Os recursos de tempo e financeiros também precisam ser levados em consideração.

32. **Qual é a diferença entre psicoterapia de curta duração e de longa duração?**
Os tratamentos manualizados são usualmente considerados como de curta duração, já que consistem em um número especificado de sessões de terapia. Estes tratamentos geralmente focam em uma ou duas áreas problema e não no funcionamento global da personalidade. Os dois tipos de terapia focam na redução do sofrimento emocional (p. ex., estresse) e social (p. ex., isolamento) e nos sintomas psiquiátricos (p. ex., depressão). Além da redução dos sintomas e estimulação de crenças de saúde mais adaptativas sobre a dor e estratégias de enfrentamento, as terapias de mais longa duração podem ser mais intensamente focadas em traumas e perturbações no desenvolvimento passado. Um paciente com história de trauma usualmente irá requerer um modelo de tratamento de mais longa duração. Para estes pacientes, não só os sintomas de sofrimento, mas também os padrões de comportamento e adaptação são o foco. Além disso, conflitos conscientes e inconscientes que podem estar subjacentes à motivação dos pacientes, seus níveis de engajamento médico, estruturas psiquiátricas e de personalidade que influenciam a trajetória da condição dolorosa e o significado do sofrimento são áreas de foco para terapias mais longas. Algumas evidências sugerem que os tratamentos de curta duração são mais efetivos na melhoria da capacidade de trabalho em menor tempo se comparado com terapias de mais longa duração, mas não possuem a eficácia a longo prazo das terapias de longa duração.

## 33. Qual é a diferença entre um psicoterapeuta e um psiquiatra?

Psiquiatras são médicos que frequentaram a escola de medicina e tiveram extenso treinamento específico sobre os mecanismos psicológicos e biológicos envolvidos na saúde mental. Como médicos, eles têm autorização para prescrever medicações para tratar transtornos mentais e também podem realizar psicoterapia. Muitos estudos demonstraram que medicações psiquiátricas isoladamente são insuficientes para tratar e manejar adequadamente transtornos mentais. Assim como os psiquiatras, outros profissionais de saúde mental (p. ex., psicólogos, terapeutas de casal e família, assistentes sociais) também receberam extenso treinamento na realização de psicoterapia e intervenções psicoterápicas baseadas em evidências, embora em geral não tenham autorização para prescrever medicações. Além do treinamento no diagnóstico e tratamento de transtornos psiquiátricos, os psicólogos com nível de doutorado também recebem treinamento significativo na administração de avaliação psicodiagnóstica.

## 34. Quais são as questões éticas envolvidas na realização de psicoterapia para populações com dor?

Pacientes que são encaminhados para avaliação e tratamento da psicologia da dor por seu médico podem não gostar que a parte que encaminhou vá se certificar com o profissional de saúde mental quanto à sua condição psicológica. A forma pela qual a informação é comunicada precisa ser discutida e compreendida pelo paciente. Além disso, em casos onde o paciente tem tramitação de litígio, ele deve ter conhecimento de que pode ter revogado o privilégio da confidencialidade em decorrência de caso legal e que, portanto, todos os seus registros psicológicos podem estar sujeitos à descoberta e abertura mediante intimação. O potencial de danos nestas circunstâncias requer um consentimento informado reflexivo, informação ao paciente, consulta com o advogado do paciente, se for dada permissão, e uma compreensão das implicações da liberação de informações pessoais confidenciais. Outra área de preocupação ética é que pacientes e médicos podem solicitar opiniões profissionais que estejam fora do âmbito de *expertise* do psicoterapeuta, como recomendações legais ou médicas. Os psicoterapeutas, especialmente psicólogos, são frequentemente solicitados a realizar avaliações psicológicas para populações com dor. Uma consideração ética importante quanto a estas avaliações é a escolha dos testes e medidas apropriados para populações com dor, e o uso de dados normativos padronizados com base nestas populações para a interpretação dos dados dos testes (ou seja, não só dependendo de testes psicológicos padronizados em populações de pacientes psiquiátricos, mas também incluindo esses testes padronizados em populações de pacientes médicos para evitar inflação das escalas em decorrência de normas incorretas).

## 35. Qual é o conceito de psicoterapia multimodal?

A psicoterapia multimodal (desenvolvida por Lazarus) afirma que os problemas psicológicos são multifacetados e resultam de processos interativos. Desta forma, os pacientes devem ser avaliados e tratados levando-se em consideração sete dimensões ou modalidades da experiência humana. Conhecidas por seu acrônimo, BASIC ID, as modalidades incluem: comportamento, afeto, sensação, imagem, cognição, relações interpessoais e drogas/biologia. Nesta abordagem pode ser integrada uma variedade de orientações em psicoterapia (como CBT, ACT, DBT e PDT).

## 36. Quais são os objetivos do tratamento psicoterápico?

Os objetivos do tratamento psicoterápico são adaptados às necessidades do encaminhamento e às necessidades emocionais e físicas do paciente. Todos os tratamentos se empenham em melhorar a qualidade de vida pela melhora do funcionamento emocional e físico, e incluem os seguintes objetivos:
a. Melhorar a adaptação e manejo da condição dolorosa.
b. Aliviar o sofrimento emocional.
c. Aumentar a autoeficácia.
d. Aumentar a motivação para a mudança.
e. Estimular o desenvolvimento de estratégias de enfrentamento efetivas, incluindo o enfrentamento específico da dor.
f. Aumentar os laços sociais e reduzir o isolamento.
g. Fortalecer o apoio social.
h. Melhorar a comunicação entre paciente e médico.
i. Melhorar a solução de problemas e crenças relativas à dor.
j. Diminuir a dependência psicológica de medicações para a dor.
k. Avaliar e modificar potencialmente comportamentos de saúde que contribuem para a experiência de dor e qualidade de vida (p. ex., distúrbios do sono, nicotina, dietas com alto teor de gordura, funcionamento sexual, adesão ao tratamento).
l. Fornecer piscoeducação sobre a justificativa para o tratamento em saúde mental, sua utilidade e o valor da aliança terapêutica.
m. Prevenir recaída e preparar para manutenção.

## PONTOS-CHAVE

1. A dor é mais bem compreendida de acordo com o modelo biopsicossocial – ou seja, ela é uma experiência perceptual que envolve sensações (dano ao tecido provocado por doença ou lesão), emoções (sentimentos) e cognição (pensamentos).
2. Pacientes com transtornos dolorosos podem ter vulnerabilidades psicológicas pré-mórbidas e também podem desenvolver sintomas psicológicos em decorrência de estresse da dor.
3. O tratamento dos componentes psicológicos da dor irá melhorar os componentes físicos da dor e pode reduzir a utilização médica.
4. É importante levar em consideração os fatores socioculturais quando são avaliados pacientes com dor.
5. A dor é tratada mais efetivamente com a abordagem de uma equipe multidisciplinar.

## BIBLIOGRAFIA

1. International Association for the Study of Pain. Pain taxonomy. http://www.iasp-pain.org/Taxonomy?navItemNumber=576. Accessed 7 March 2017.
2. Eccleston C. Role of psychology in pain management. *Br J Anaesth*. 2001;87(1):144-152.
3. Roy R. Psychosocial Interventions for Chronic Pain: In Search of Evidence. New York, NY: Springer; 2008.
4. Bourke J. *The Story of Pain: From Prayer to Painkillers*. Oxford, UK: Oxford University Press; 2014.
5. Mayer EA, Bushnell MC, eds. Functional Pain Syndromes: Presentation and Pathophysiology. Seattle, WA: IASP Press; 2009.
6. Flor H, Turk DC. *Chronic Pain: An Integrated Biobehavioral Approach*. Seattle, WA: IASP Press; 2011.
7. *Institute of Medicine*. Relieving pain in America: a blueprint for transforming prevention, care, education, and research. http://www.nationalacademies.org/hmd/Reports/2011/Relieving-Pain-in-America-A-Blueprint-for-Transforming-Prevention-Care-Education-Research/Report-Brief.aspx#sthash.oWZoyxkT.dpuf. Accessed 7 March 2017.
8. Bruns D A step-by-step guide to obtaining reimbursement for services provided under the health and behavior codes. http://www.healthpsych.com/tools/resolving_h_and_b_problems.pdf. Accessed 7 March 2017.
9. Tait RC, Chibnall JT. Racial/ethnic disparities in the assessment and treatment of pain: psychosocial perspectives. *Am Psychol*. 2014;69(2):131-141.
10. Gatchel RJ. *Clinical Essentials of Pain Management*. Washington, DC: The American Psychological Association; 2005.
11. Bullington J, Nordemar R, Nordemar K, Sjostrom-Flanagan C. Meaning out of chaos: a way to understand chronic pain. *Scand J Caring Sci*. 2003;17:325-331.
12. Francis DM. The psychomatrix: a deeper understanding of our relationship with pain. London: Karnac Books; 2015.
13. Grzesiak RC, Ciccone DS, eds. *Psychological vulnerability to chronic pain*. New York, NY: Springer; 1994.
14. Gustin SM, McKay JG, Peterse ET, et al. Subtle alterations in brain anatomy may change an individual's personality in chronic pain. *PLoS ONE*. 2014;9:e109664. doi:10.1371/journal.pone.0109664.
15. Jacobs M. Psychological factors influencing chronic pain and the impact of litigation. *Curr Phys Med Rehabil Rep*. 2013;1:135-141. doi:10.1007/s40141-013-0015-0.

# CAPÍTULO 50
# ABORDAGENS INTEGRADAS PARA MANEJO DA DOR

*Sarah Narayan • Andrew Dubin*

Pacientes com dor crônica podem ficar frustrados quando suas queixas de dor prevalecem, sendo refratárias às técnicas da medicina alopática ou ocidental. Existe determinada população de doentes que busca, ativamente, uma forma de tratamento mente-corpo ou espiritual de lidar com a doença crônica. Isso lhes proporciona empoderamento individual para fazer frente à sua dor. A maioria dos profissionais médicos valoriza pesquisas com base em evidências para apoiar os tratamentos convencionais. Isto é algo que a medicina complementar pode não ter. Quando os pacientes buscam tratamentos alternativos, alguns podem esperar certo grau de hesitação por parte dos médicos em apoio ao desejo do paciente de buscar uma terapia alternativa. Esta é, provavelmente, uma das razões por que os pacientes são menos inclinados a especificar inteiramente o tratamento que estão recebendo. Isto pode afastar a confiança e compreensão mútua que são componentes essenciais para uma relação entre médico e paciente. É importante que os médicos estejam abertos e os pacientes sejam honestos para evitar certas interações medicamentosas ou técnicas que podem causar danos ao combinar tratamentos. Linhas de comunicação apropriadas devem estar presentes para integrar a medicina complementar à medicina alopática.

### Como o exercício pode ajudar com a dor?
Quando se trata de dor crônica, o objetivo do exercício é fazer com que movimentos dolorosos, embora benignos, se tornem mais toleráveis. Para fazer isto, o paciente com dor deve modificar a função neural por meio de movimentos repetidamente estimulantes apesar de acionarem os centros cerebrais da dor. O exercício pode ser capaz de alterar a sensibilidade à dor, quanto mais persistentemente for realizada uma atividade. Obviamente, é muito aconselhável que o paciente seja liberado pelo médico para realizar determinados exercícios antes de se engajar na sua execução. Caminhar pode ser uma boa atividade inicial, além de, lentamente, reintegrá-lo às atividades diárias durante a fase aguda de um espasmo nas costas, por exemplo. Também já foi comprovado que o exercício aumenta a probabilidade de que pacientes que sofrem de dores nas costas retornem ao trabalho mais rapidamente. Ensaios randomizados sugerem que muitos exercícios, como Zumba, Pilates, ioga etc., demonstraram ser benéficos de alguma forma para pacientes com dores nas costas. O objetivo do exercício é criar consciência postural para limitar a pressão sobre estruturas nervosas, discais e dos tecidos moles que são propensas a lesão. Além disso, o exercício vai melhorar a circulação a fim de promover a recuperação. Exercícios fortalecerão a estrutura de apoio em torno de estruturas esqueléticas importantes (como a coluna e as articulações). O exercício também reduz o medo do movimento que frequentemente atormenta os pacientes com dor. Já foi comprovado que auxilia no manejo da depressão associada à dor crônica. Também pode melhorar a saúde cardiovascular, a flexibilidade dos movimentos e promover um sono reparador.

### Quais são os benefícios do tratamento quiroprático e massagem para dor?
Estas são as opções mais comumente procuradas de tratamento alternativo para dor crônica. O tratamento quiroprático visa melhorar o alinhamento fisiológico do corpo por meio de tratamentos, modalidades e manipulações manuais. O tratamento com massagem utiliza o tratamento manual direto dos músculos e tecidos moles para aliviar dores e mal-estar nestas áreas. As pesquisas não apoiam fortemente estes tratamentos, embora a Agência Americana de Políticas e Pesquisa em Saúde indique que o tratamento quiroprático pode trazer alguns benefícios para dor aguda, embora não haja dados que apoiem este tratamento para dor crônica. Pode haver alguma utilidade em envolver massagem no tratamento para dor reumática e lombar.

### Conte-me mais sobre como tratamentos mente-corpo podem ajudar na dor crônica?
Embora estresse não cause dor nas costas, ele pode exacerbar a dor crônica. A terapia cognitivo-comportamental pode reduzir o sinal amplificado da dor que é causado pelo estresse e medo/esquiva da atividade. Medo e esquiva da atividade é uma resposta comum encontrada em pacientes com dor crônica. Entretanto, evitar a atividade pode limitar a vida diária e as experiências sociais e ocupacionais. No longo prazo. Os programas de recuperação funcional são programas multidisciplinares que incorporam

a terapia cognitivo-comportamental. Esta técnica é usada para fortalecer o paciente para que ele seja capaz de realizar as tarefas modificando seus níveis de dor. A terapia cognitivo-comportamental é uma maneira de educar e reestruturar a percepção e atitudes em relação à dor crônica. Esta terapia pode ser ensinada por psiquiatras treinados, psicólogos ou outros profissionais de saúde mental. Foi comprovado que a combinação de atividade física e terapia cognitivo-comportamental pode melhorar a percepção que o paciente tem da dor. As técnicas de *biofeedback* e relaxamento demonstraram melhorias promissoras em pacientes com enxaquecas.

### Conte-me sobre acupuntura para dor?

A acupuntura apresentou alguns benefícios em certas condições dolorosas crônicas. O tratamento é mais benéfico para problemas dentários ou dor na articulação temporomandibular. Acupuntura pode ser benéfica no manejo de osteoartrite, fibromialgia e algumas dores de cabeça. Há provas menos convincentes de que a acupuntura ajudará no manejo de síndromes dolorosas crônicas ou dor nas costas. O estudo da eficácia é desafiador, levando-se em consideração os graus variados de estilos e técnicas dos profissionais, além da limitada qualidade e quantidade das pesquisas disponíveis atualmente.

### PONTOS-CHAVE

1. A terapia cognitivo-comportamental demonstrou ser efetiva na modificação da dor.
2. Terapia cognitivo-comportamental em combinação com fisioterapia pode ser, cumulativamente, mais benéfica para o manejo de dor crônica nas costas.
3. É importante que os pacientes se sintam suficientemente confortáveis para discutir tratamentos complementares com seu(s) médico(s).

### BIBLIOGRAFIA

1. Astin JA. Why patients use alternative medicine: results of a national study. *JAMA*. 1998;279:1548-1553.
2. Eisenberg DM, Davis RB, Ettner SL, et al. Trends in alternative medicine use in the United States, 1990–1997: results of a follow-up national survey. *JAMA*. 1998;280:1569-1575.
3. Sherman KJ, Cherkin DC, Wellman RD, et al. A randomized trial comparing yoga, stretching, and a self-care book for chronic low back pain. *Arch Intern Med*. 2011;171:2019-2026.
4. Hall AM, Maher C, Lam P, Ferreira M, Latimer J. Tai Chi exercise for treatment of pain and disability in people with persistent low back pain: a randomized controlled trial. *Arthritis Care Res*. 2011;63:1576-1583.
5. Cramer H, Lauche R, Haller H, Dobos G. A systematic review and meta-anaysis of yoga for low back pain. *Clin J Pain*. 2013;29:450-460.
6. Woodman JP, Moore NR. Evidence for the effectiveness of Alexander Technique lessons in medical and health-related conditions. A systematic review. *Int J Clin Pract*. 2012;66:98-112.
7. Marshall PWM, Kennedy S, Brooks C, Lonsdale C. Pilates exercise or stationary cycling for chronic nonspecific low back pain: does it matter? A randomized controlled trial with 6-month follow-up. *Spine*. 2013;38:E952-E959.
8. Choi BKL, Verbeek JH, Tam WWS, Jiang JY. Exercises for prevention of recurrences of low-back pain. *Cochrane Database Syst Rev*. 2010;(1):CD006555.
9. Mannion AF, Muntener M, Taimela S, Divorak J. Volvo award winner in clinical studies: a randomized clinical trial of three active therapies for chronic low back pain. *Spine*. 1999;24:2435-2448.
10. Mannion AF, Caporaso F, Pulkovski N, Sprott H. Spine stabilization exercises in the treatment of chronic low back pain: a good clinical outcome is not associated with improved abdominal muscle function. *Eur Spine J*. 2012;21:1301-1310.
11. Bigos SJ, Bowyer OR, Braen GR, et al. Acute low back problems in adults. Clinical practice guideline no. 14. Rockville, MD: Agency for Health Care Policy and Research, Public Health Service, US Department of Health and Human Services; 1994.
12. Ernst E. Massage treatment for back pain. *BMJ*. 2003;326:562-563.
13. Gatchel RJ, Rollings KH. Evidence-informed management of chronic low back pain with cognitive behavioral therapy. *Spine J*. 2008;8:40-44.
14. Henschke N, Ostelo RWJG, van Tulder MW, et al. Behavioral treatment for chronic low back pain. *Cochrane Database Syst Rev*. 2010;(7):CD002014.
15. Monticone M, Ferrante S, Rocca B, et al. Effects of a long-lasting multidisciplinary program on disability and fear-avoidance behaviors in patients with chronic low back pain: results of a randomized controlled trial. *Clin J Pain*. 2013;29:929-938.
16. Nicholas MK, Asghari A, Blyth FM, et al. Self-management intervention for chronic pain in older adults: a randomized controlled trial. *Pain*. 2013;154:824-835.
17. Vong SK, Cheing GL, Chan F, So EM, Chan CC. Motivational enhancement therapy in addition to physical therapy improves motivational factors and treatment outcomes in people with low back pain: a randomized controlled trial. *Arch Phys Med Rehabil*. 2011;92:176-183.

18. Haddock CK, Rowan AB, Andrasik F, et al. Home-based behavioral treatments for chronic benign headache: a meta-analysis of controlled trials. *Cephalalgia*. 1997;17:113-118.
19. Gauthier JG, Ivers H, Carrier S. Nonpharmacological approaches in the management of recurrent headache disorders and their comparison and combination with pharmacotherapy. *Clin Psychol Rev*. 1996;16:543-571.
20. Legget Tait P, Brooks L, Harstall C. *Acupuncture: Evidence From Systematic Reviews and Meta-Analysis*. Edmonton: Alberta Heritage Foundation for Medical Research; 2002.

# CLÍNICA DA DOR
*Sarah Narayan*

**Como devemos avaliar dor lombar aguda? E quanto à dor lombar crônica?**
Dor lombar aguda *versus* crônica representam duas questões separadas e distintas. A dor aguda, independentemente da sua localização, está tipicamente associada a dano ao tecido e serve a uma função protetiva. A dor crônica, em contraposição, caracteristicamente é vista como uma dor que foi além do seu propósito ou função protetiva. No caso de dor lombar crônica, a persistência da dor, na verdade, impacta negativamente a habilidade do paciente de participar em atividades da vida diária, além de atividades vocacionais e *hobbies*.

A avaliação inicial do paciente com dor lombar, independentemente do seu estado agudo ou de cronicidade, deve envolver observação. Os pacientes devem ser observados enquanto deambulam na sala de exame. Dados significativos podem ser coletados durante este período do exame físico, em que o paciente não percebe que o exame já começou, e como tal dados mais objetivos podem ser obtidos do que durante o exame formal. Isto é particularmente verdadeiro em pacientes com problemas de dor lombar crônica. Muitos movimentos mal-adaptados podem ser delineados durante o período de observação inicial.

Depois da entrada na sala, a observação deve continuar durante a coleta da história. O paciente prefere se sentar em vez de ficar de pé? Um paciente que se sente confortável sentado e prefere não mudar da posição de sentado para de pé pode ter estenose lombar, ou problemas na coluna posterior, como artropatia facetária articular. Pacientes que preferem ficar de pé podem ter uma disfunção na coluna anterior e média relacionada com problemas no disco vertebral lombar. Pacientes que mudam de posição constantemente durante a consulta podem ter alterações degenerativas subjacentes na coluna lombar, mas podem ser, primariamente, sintomáticos com espasmo muscular reativo e disfunção secundária às alterações degenerativas subjacentes na coluna lombar. Um caso clássico seria o paciente que denota tolerância limitada à posição sentada com acentuada dor lombar e rigidez observada ao se levantar após um tempo prolongado sentado, como quando vai ao cinema. Neste caso, o problema pode ser espasmo do músculo psoas reativo secundário ao encurtamento muscular crônico, e um programa de fisioterapia planejado para tratar esta questão pode funcionar muito bem.

Dor lombar aguda está tipicamente associada a um evento específico distinto que incita o evento. Mecanismos de levantamento e rotação são as causas mais comuns de dor lombar aguda. Eles podem resultar em hérnia discal aguda, tensão muscular ou, possivelmente, até mesmo fratura por compressão. O risco de fratura por compressão aumenta com a idade. Além disso, gênero feminino, etnicidade e compleição física magra também aumentam o risco de fratura por compressão. No paciente com demografia correta, uma dor lombar aguda que está localizada nas costas e piora ao sentar ou inclinar-se para frente é altamente preocupante indicativa de uma fratura por compressão, justificando avaliação radiográfica imediata. Achados correlacionados nos raios X confirmam o diagnóstico clínico e ajudam a orientar o tratamento. Na compressão lombar agudamente sintomática, o manejo da fratura com uma órtese lombossacra para limitar a flexão será muito útil para o manejo da dor e recuperação da mobilidade do paciente. Aqueles pacientes que experimentam fraturas frequentes devem fazer exames para osteoporose com seu médico de cuidados primários ou ser encaminhado a um endocrinologista ou reumatologista.

A avaliação do paciente com dor lombar aguda deve focar, inicialmente, no mecanismo da lesão. Atividades do tipo rotação ou rotação com levantamento de peso são causas comuns de hérnia discal aguda. Partes pertinentes da história devem incluir quais posições ou atividades intensificam ou aliviam os sintomas. Existe um padrão ou distribuição da dor? O paciente observa alguma fraqueza na perna? Que tarefas são problemáticas? E, por fim, qual é o *status* da função urinária? Tipicamente em um paciente em quem há uma suspeita de síndrome da medula espinal da cauda equina secundária à extrusão discal lombar massiva, incontinência urinária será notada mais rapidamente do que disfunção intestinal se, por nenhuma outra razão além desta, for mais difícil controlar líquidos do que sólidos. Como tal, o questionamento cuidadoso referente à função urinária é imperativo ao tentar determinar se um paciente pode ter uma síndrome da cauda equina. Alteração na sensação em cela também é útil, porém menos confiável. Quando verdadeiramente presente no exame físico, tem alta correlação, mas como uma queixa subjetiva a correlação é menor.

## Como devemos abordar o manejo de dor aguda?
Juntamente com os itens previamente listados, o paciente também deve ser questionado sobre o que já experimentou para aliviar a dor, drogas anti-inflamatórias não esteroides (NSAIDs), rápida modificação da atividade e qual foi a resposta a estas intervenções. O objetivo do tratamento para lesão aguda é manejar a dor, ao mesmo tempo promovendo autocura para estimular a atividade. O manejo da dor pode ser pelo uso de NSAID, agentes neuromoduladores (Neurontin, Lyrica), relaxantes musculares, esteroides ou medicações narcóticas para dor. O manejo intervencionista da dor na forma de injeções epidurais de esteroide, bloqueios nervosos ou injeções de esteroide nas articulações também podem ser usados. Também é preciso encorajar os pacientes a se reintegrarem à rotina diária e a atividades relacionadas com o trabalho. Fisioterapia pode ajudar a encorajar o movimento e a reintegração funcional. Caso o paciente exiba bandeiras vermelhas com alterações no intestino/bexiga, fraqueza focal nas extremidades, sinais ou sintomas de mielopatia ou outro dano emergente no sistema nervoso central, deve ser dada atenção imediata para tratar a questão com seriedade (além do manejo conservador padrão mencionado anteriormente).

## Quais são algumas formas de manejar dor crônica?
O tratamento para dor crônica certamente evoluiu no curso de muitos anos. O objetivo do manejo de dor crônica é manejar, não tratar, a síndrome dolorosa para possibilitar a esses pacientes a habilidade de funcionar e se tornarem membros ativos da sociedade. Os objetivos funcionais podem ser executados exclusivamente por meio de um único médico especialista em dor ou por meio de uma abordagem em equipe multidisciplinar. Médicos especialistas em dor crônica podem trabalhar no manejo intervencionista da dor em combinação com manejo medicamentoso com *follow-up* de rotina a longo prazo. A abordagem multidisciplinar incluirá múltiplos profissionais de diferentes especialidades com o mesmo objetivo de tratamento – auxiliar no manejo da dor crônica. A equipe de profissionais pode incluir um especialista em dor crônica, além de um farmacêutico para incorporar farmacoterapia. Psicólogos ou psiquiatras especialistas em dor podem tratar questões comportamentais que podem modificar o nível de dor do paciente. Também podem tratar transtornos do humor associados, como ansiedade, transtorno de estresse pós-traumático ou depressão. Fisioterapeutas e terapeutas ocupacionais podem incorporar exercício terapêutico e condicionamento. Isto ajudará o paciente a conseguir se mover e funcionar apesar da sua dor ou medo/esquiva da atividade.

## O que é uma clínica para dependência?
Dependência é uma doença crônica que deve ser tratada como tal. É uma doença complexa marcada pelo comportamento descontrolado de busca de uma droga apesar dos riscos adversos à saúde, sendo muito frequentemente uma doença recorrente. Aqueles que são afetados pela dependência necessitam de assistência repetida e a longo prazo. Os objetivos nas clínicas para dependência seriam eventualmente descontinuar o uso da droga, promover a cessação a longo prazo e orientar os pacientes no retorno aos seus papéis como membros ativos da sociedade. As clínicas para dependência de drogas mais eficazes são multidisciplinares. Elas incluem membros de diferentes especialidades para abordar as diferentes facetas da recuperação. O tratamento em medicina da dependência envolve desintoxicação da medicação do sistema dos pacientes. Os métodos alternativos em um contexto ambulatorial ocorrem por um lento processo de retirada da droga. Isto ocorre tipicamente com um narcótico de ação prolongada como subuxone ou metadona. O manejo da medicação ajuda a suprimir os sintomas de abstinência. O uso de medicação é incorporado em quase 80% das clínicas para dependência. Também é importante incluir especialistas em saúde mental, incorporando aconselhamento comportamental. O aconselhamento comportamental irá ajudar a modificar comportamentos e atitudes disfuncionais em relação ao uso de drogas. Terapia cognitivo-comportamental, aconselhamento dos pares, terapia de grupo ou terapia familiar são diferentes meios de aconselhamento comportamental. A identificação e tratamento de ansiedade e depressão também deve ser incluída num plano de tratamento global, uma vez que transtornos de saúde mental frequentemente ocorrem concomitantes a condições associadas à adição. Devem ser dados os passos necessários para assegurar que os pacientes participem no acompanhamento a longo prazo para prevenir recaídas. Programas de internação ou domiciliares, além de clínicas ambulatoriais estão disponíveis para pacientes com dependência de drogas e álcool. Em 2014, 22,5 milhões de pessoas a partir de 12 anos precisavam de tratamento para dependência. Somente 4,2 milhões receberam tratamento para dependência naquele ano.

## O que é um Programa de Recuperação Funcional?
Os programas de recuperação funcional utilizam uma abordagem biopsicossocial da dor crônica. Devemos compreender que existem fatores fisiológicos, psicológicos e sociais que perpetuam a apresentação da dor. Este programa visa capacitar o paciente para assumir o controle destes fatores que podem modificar negativamente a dor. O objetivo do tratamento é diminuir a dor, restaurar as funções, permitir que os pacientes retornem ao trabalho, melhorar a força e o condicionamento, e limitar a utilização desnecessária de assistência médica (visitas frequentes ao serviço de emergência em função de dor severa).

Caracteristicamente, aqueles cientes com dor crônica terão síndromes de descondicionamento por um período de 4 a 6 meses marcado por atividade muito limitada. Eles apresentarão mobilidade, força e resistência reduzidas, além de ansiedade e depressão. Também pode estar presente ansiedade relacionada com a atividade nesta população. Os candidatos à participação nesses programas são aqueles que apresentam comportamentos focados na dor; aqueles que não apresentam progresso com a reabilitação convencional; aqueles com dor desproporcional à lesão; e aqueles com perturbação da vida diária, interação social, participação no trabalho e responsabilidades familiares. Um programa de recuperação funcional é um programa ambulatorial abrangente que dura várias semanas. O programa tipicamente inclui sessões individuais e em grupo. Os programas incluem fisioterapia rigorosa para melhorar a força e flexibilidade. Fisioterapia ajudará a afastar o medo de que a atividade possa piorar ou exacerbar a dor. Terapia ocupacional auxiliará na realização de atividades da vida diária e no treinamento ergonômico. A assistência social irá auxiliar os participantes a se reintegrarem à força de trabalho. Psiquiatria e psicologia trabalharão em estratégias comportamentais para lidar com a dor, incluindo terapia cognitivo-comportamental e terapia para ansiedade ou depressão relacionada. Os médicos trabalham na desintoxicação para minimizar o manejo da medicação. Os clínicos também trabalharão com os pacientes nas queixas médicas ou musculoesqueléticas associadas que surgirem. Os programas de recuperação funcional se revelaram benéficos para pacientes que sofrem de dor lombar.

### PONTOS-CHAVE

1. Dor aguda está caracteristicamente associada a danos ao tecido e serve a uma função protetiva.
2. Dor crônica é tipicamente considerada uma dor que foi além do seu propósito ou função protetiva.
3. O tratamento de dor aguda com sinais e sintomas impeditivos e bandeira vermelha é voltado para melhorar o conforto e, ao mesmo tempo, encorajar o retorno às atividades assim que possível.
4. Dependência deve ser levada em consideração e tratada como uma doença crônica. É uma doença complexa, marcada por comportamento descontrolado de procura da droga apesar dos seus riscos adversos à saúde.
5. O manejo de dor crônica é mais complexo e requer uma abordagem multidisciplinar por meio de uma clínica da dor já estabelecida ou por meio de um programa de recuperação funcional.

### BIBLIOGRAFIA

1. Newman RI, Seres JL, Yospe LP, Garlington B. Multidisciplinary treatment of chronic pain: long-term follow-up of low-back pain patients. *Pain*. 1978;4:283-292.
2. Center for Behavioral Health Statistics and Quality (CBSHQ). *2014 National Survey on Drug Use and Health: Detailed Tables*. Rockville, MD: Substance Abuse and Mental Health Services Administration; 2015.
3. Substance Abuse and Mental Health Services Administration (SAMHSA). *National Survey of Substance Abuse Treatment Services (N-SSATS): 2013. Data on Substance Abuse Treatment Facilities*. Rockville, MD: Substance Abuse and Mental Health Services Administration; 2014. HHS Publication No. (SMA) 14-489. BHSIS Series S-73.
4. Hazard RG, Fenwick JW, Kalisch SM, et al. Functional restoration with behavioral support: a one-year prospective study of patients with chronic low-back pain. *Spine*. 1989;14(2):157-161.
5. Jousset N, Fanello S, Bontoux L, et al. Effects of functional restoration versus 3 hours per week physical therapy: a randomized controlled study. *Spine*. 2004;29(5):487-599.
6. Caby I, Olivier N, Mendelek F, et al. Functional restoration of the spine: effect of initial pain level on the performance of subjects with chronic low back pain. *Pain Res Manag*. 2014;19(5):133-138.

# MEDICINA COMPLEMENTAR E ALTERNATIVA

### CAPÍTULO 52

*Ian Walling* ▪ *Meghan Wilock* ▪ *Julie G. Pilitsis*

1. **Podemos definir o tratamento médico complementar e alternativo?**
   Especificar o que constitui o campo da medicina complementar ou alternativa (CAM) é complicado em razão da natureza constantemente mutável desta área; as terapias evoluem e mudam com o passar do tempo, e algumas acabam sendo incorporadas à medicina convencional. A integração do que, em outro momento, foi considerado alternativo ou complementar pode ser vista na adoção de práticas como as terapias quiropráticas ou acupuntura, à medida que a eficácia dos tratamentos é mais documentada e apoiada por estudos. Uma boa definição operacional para terapias alternativas seria que os métodos são frequentemente ensinados nas escolas médicas, embora não tenham utilização generalizada em regimes de tratamento convencional.

2. **Qual é a prevalência e o uso de terapias de medicina complementar ou alternativa nos Estados Unidos?**
   O Centro Nacional de Saúde Complementar e Integrativa (NCCIH), que funciona como uma subsidiária do NIH, realizou levantamentos em 2002, 2007 e 2012 quanto à prevalência de diferentes terapias CAM e a utilização de CAM por diferentes grupos da população nos Estados Unidos. Em 2012, 32,2% dos adultos entre 18 e 44 anos, 36,5% dos adultos entre 45 e 64 anos 29,4% dos adultos com mais de 65 anos relataram ter usado pelo menos um tratamento CAM no último ano. O levantamento também indicou que populações com níveis mais altos de instrução demonstram uma utilização crescente de terapias CAM, com a maior diferença estando entre 15,6% de adultos sem instrução de ensino médio e 42,6% de adultos com curso superior optando por utilizar CAM.

3. **Quais são as principais divisões das terapias de medicina complementar ou alternativa?**
   O NCCIH divide as terapias CAM em cinco categorias gerais, conforme apresentamos a seguir:
   a. Sistemas de medicina alternativa
   b. Intervenções mente-corpo
   c. Técnicas baseadas biologicamente
   d. Métodos manipulativos ou com base no corpo
   e. Terapias energéticas

4. **Qual é a filosofia da medicina chinesa tradicional, e quais são seus componentes principais?**
   Uma das formas mais populares de sistemas de medicina alternativa nos Estados Unidos é a medicina chinesa tradicional (TCM). A TCM aborda os conceitos de tratamento e saúde a partir de um ângulo holístico, não vendo "saudável" e "doente" como uma dicotomia distinta, mas como partes de um espectro. A TCM se concentra no fluxo de energia denominado "qi" ou "chi" (pronunciado como "tchi") que percorre o corpo entre os órgãos vitais ao longo de caminhos denominados "meridianos". A TCM foca no equilíbrio do fluxo de qi por todo o corpo e as funções fisiológicas (como respiração ou digestão), que estão agrupadas em "conceitos" em vez de componentes anatômicos. A formulação dos diagnósticos em TCM está baseada na determinação de como os sintomas se enquadram na ideia dos oito princípios, que expressam qualidades fundamentais das doenças por meio de conceitos agrupados em pares, como calor/frio, interno/externo, *yin/yang* e vazio/cheio (deficiência/excesso).

5. **Quais são os métodos e terapias principais da medicina chinesa tradicional?**
   A TCM coloca grande ênfase em ter uma vida saudável por meio de uma nutrição dietética correta, além de exercícios fundamentados em torno dos movimentos de *tai chi* ou *qigong*. Os profissionais também utilizam com frequência variações das agulhas de acupuntura, o consumo de suplementos chineses à base de ervas ou minerais e terapia com massagem *tui na*.

6. **Como é aplicada a acupuntura?**
   O objetivo da acupuntura é obter um efeito fisiológico esperado por meio da inserção de agulhas na pele em pontos específicos do corpo, os quais são escolhidos com base no efeito desejado e na patologia do paciente. Em seu nível mais básico, a acupuntura envolve a perfuração da pele com agulhas metálicas ao longo dos meridianos do corpo, além de pontos conhecidos como *ah shi*. Outras

terapias podem ser realizadas com a utilização de estimulação mecânica, estimulação elétrica, aplicação de agulhas aquecidas, utilização de moxa feita de artemísia e outras plantas ou a aplicação de um *laser*. Embora não haja evidências para a determinação de quais formas de acupuntura fornecem tratamento superior quando comparadas às outras, algumas evidências circunstanciais indicam que a eletroacupuntura demonstra potencial para aplicações em dores miofaciais.

**7. Como a acupuntura age para induzir analgesia nos pacientes?**
Tradicionalmente, a TCM tem considerado o método da acupuntura para melhora da condição do paciente pela alteração do fluxo de qi em diferentes áreas por meio do uso de agulhas ao longo dos meridianos para aumentar, suprimir ou de outra forma modificar o comportamento de qi do paciente. Um método sugerido atualmente para analgesia com acupuntura é que as agulhas aumentem o fluxo sanguíneo através do corpo, ao mesmo tempo também reduzindo a prostaglandina, histamina e outros agentes inflamatórios em um nível local. Estimulação elétrica em combinação com acupuntura tem sido indicada em vários estudos para afetar o sistema nervoso central, com o foco especial recaindo sobre a medula espinal, pituitária e mesencéfalo; a inserção de agulhas de acupuntura resulta em níveis elevados de encefalina, endorfinas, e possivelmente ácido gama-aminobutírico liberados na medula espinal, encefalina, norepinefrina e serotonina no mesencéfalo e endorfinas liberadas na pituitária. O antagonista de opioide naloxona demonstrou ser capaz de inibir parcialmente ou reverter a analgesia induzida por acupuntura, indicando o envolvimento de opioides endógenos como um possível mecanismo para analgesia. Outro mecanismo proposto para a acupuntura é a inibição de micróglia espinal, cujos estudos dizem que tem um papel nas respostas inflamatórias e no processo de indução da dor.

**8. Qual é a posição do Instituto Nacional de Saúde quanto ao uso de acupuntura?**
Em 1997, o Painel de Consenso sobre Acupuntura do Instituto Nacional de Saúde emitiu uma declaração de que, com base em pesquisas realizadas na época, havia evidências para a utilização de acupuntura no manejo de dor dental pós-operatória para pacientes adultos, além de náusea pós-operatória e relacionada com a quimioterapia. Alguns estudos indicaram que a acupuntura demonstrava potencial como uma terapia alternativa ou como um adjunto para tratamentos tradicionais para o manejo de dor lombar, dor miofacial, fibromialgia, epicondilite lateral (cotovelo de tenista), dor de cabeça da enxaqueca, síndrome do túnel do carpo, osteoartrite e cólicas menstruais, embora alguns destes usos estivessem pautados em um único estudo na época.

**9. Existe consenso sobre a acupuntura como um tratamento efetivo para fibromialgia?**
Em 2013, uma revisão de nove ensaios indicou que embora existissem vidências moderadas de que acupuntura melhora a dor e rigidez quando comparada com terapias padrão, evidências indicaram que acupuntura placebo era capaz de atingir os mesmos resultados, embora a revisão tenha observado que a ausência de métodos padronizados ideais da acupuntura placebo enfraqueciam estas conclusões. A revisão também indicou que eletroacupuntura mostrava maior potencial para tratamento de dor e rigidez do que acupuntura manual, mas que a duração das melhoras era menos de 6 meses.

**10. As evidências apoiam o uso de acupuntura para outras condições dolorosas crônicas?**
Foi demonstrado que dores de cabeça da enxaqueca são atenuadas com o uso de acupuntura. Uma revisão em 2015 de 22 ensaios comparando os efeitos da acupuntura *versus* tratamento padrão, terapia placebo e/ou medicamentos profiláticos encontrou evidências de que a acupuntura era benéfica no tratamento de crises agudas de enxaqueca e na redução da frequência de enxaquecas. Além disso, embora nenhuma evidência indicasse uma diferença entre acupuntura e tratamento placebo, quando comparada com drogas profiláticas, a acupuntura produziu resultados um pouco melhores e minimizou os efeitos adversos do tratamento.

**11. Que cautelas e contraindicações devem ser consideradas ao realizar acupuntura?**
O treinamento apropriado para o manuseio e a colocação das agulhas é essencial para evitar complicações com a acupuntura, como causar pneumotórax com agulhas mal posicionadas no tórax. Os profissionais devem ser cautelosos ao trabalhar com pacientes que usam anticoagulantes, de forma a minimizar a severidade dos efeitos colaterais. Eletroacupuntura, igualmente, não deve ser administrada a pacientes com marca-passo implantado em razão da possibilidade de interferência na sua função. Os pacientes podem experimentar aumento na sensação de euforia, sedação ou dor por até 24 horas após o tratamento. Acupuntura deve ser praticada com a utilização de agulhas descartáveis e esterilizadas para minimizar a possível transmissão de patógenos contidos no sangue, como HIV ou hepatite B e C.

**12. O que constitui a terapia bioenergética?**
As terapias bioenergéticas visam equilibrar a energia do corpo por meio de uma mistura de exercícios, manipulação energética e dieta com base nos ensinamentos da TCM, práticas médicas ocidentais

e Ayurveda. Alguns métodos envolvem que os profissionais manipulem diretamente a energia dos seus pacientes, como o toque terapêutico, que transfere a energia do cuidador para o paciente sem contato direto. Outra terapia de manipulação bioenergética é o Reiki, desenvolvido em 1922 por Mikao Usui, em que os profissionais transmitem energia pelas palmas de suas mãos sobre diferentes alvos no corpo dos pacientes. Uma análise em 2008 de nove ensaios clínicos randomizados sobre a eficácia do Reiki para diferentes condições médicas não demonstrou efeitos para neuropatia diabética ou recuperação de acidente vascular isquêmico, mas um ensaio apresentou diferenças entre Reike e tratamento placebo para dor e ansiedade. A análise encontrou evidências insuficientes para apoiar Reiki como um tratamento para qualquer das condições usadas nos ensaios em decorrência de problemas como o delineamento dos estudos e pequenas populações nos estudos.

13. **O que é Ayurveda?**
Um termo do sânscrito que se traduz como "conhecimento (veda) da vida (ayur)", Ayurveda é, primariamente, uma doutrina focada na vida saudável e na prevenção da doença, em vez de lutar contra a doença. Foram encontrados textos mencionando conceitos de Ayurveda entre 1.000 a.C. e 1.500 a.c. que abordavam uma gama de condições que incluíam reumatismo, artrite e transtornos do sistema nervoso. Segundo um ponto de vista holístico, Ayurveda lida com elementos espirituais além da dieta, exercícios e medicinas fitoterápicas para tratar de doenças. Ayurveda tem um foco no equilíbrio das influências e na depuração ou remoção das toxinas.

14. **Quais as terapias bioenergéticas comuns na medicina ocidental?**
Ao trabalhar com bioenergias, a medicina ocidental geralmente aplica fontes de energia externas aos pacientes para promover uma mudança, sendo que as formas mais comuns são a elétrica ou térmica. A aplicação de calor, via terapia térmica, ou de frio, via crioterapia, é muito popular apesar da falta de evidências na literatura para apoiar a sua utilização. Uma terapia que tem ganhado popularidade crescente é a estimulação elétrica nervosa transcutânea (TENS), que é similar à eletroacupuntura na medida em que utiliza eletricidade para uma finalidade terapêutica. Uma análise de 2016 de nove estudos sobre TENS para dor lombar constatou que os pacientes viam melhoras nos escores da VAS, com uma diferença média padronizada de 0,844 entre testes pré- e pós-tratamento. Outro estudo da síndrome da dor regional complexa (CRPS) mostrou que TENS, quando associada à fisioterapia, melhorou, de forma significativa, a recuperação em CRPS, com melhoras observadas nos escores de dor espontânea e dor neuropática. Além disso, a aplicação de ultrassom para fins terapêuticos que está sendo pesquisada como um mecanismo não invasivo de transmissão de energia para o tratamento da dor tem encontrado resultados positivos na melhora da dor e função de osteoartrite nos joelhos, havendo ensaios de fase 1 que estudam seu potencial para uso com doença de Parkinson e outras condições dolorosas crônicas.

15. **Como a manipulação espinal está envolvida no tratamento de cefaleia e dor nas costas?**
A manipulação espinal demonstrou em vários estudos que impacta positivamente dor relacionada a cefaleias tensionais, e a severidade dos efeitos colaterais experimentados foi relatada como menor do que naqueles que se submeteram a tratamento farmacêutico com amitriptilina; também há algumas evidências de que a manipulação espinal pode melhorar os resultados também para cefaleias cervicogênicas. Boa parte dos benefícios da manipulação espinal é obtida no alívio da dor em cefaleia aguda – os benefícios e mecanismos para a terapia são menos compreendidos em modelos de dor crônica.

16. **Quais modalidades "mente-corpo" estão em uso para o tratamento da dor?**
O uso de *biofeedback*, *feedback* cognitivo-comportamental ou consciência e regulação das funções corporais que são tipicamente involuntárias tem sido ensinado como uma ferramenta para controle da dor; os pacientes são ensinados a repensar a dor e encará-la como algo manejável, embora também seja ensinado como regular as alterações que ocorrem com o início do dor usando técnicas de relaxamento. Algumas evidências indicam que o *biofeedback* tem utilização como um método para controlar dor crônica. Igualmente, estudos recentes mostraram o potencial para "*mindfulness*", e o uso de meditação ou ioga para modificar a forma como o paciente interpreta a dor têm potencial similar para lidar com a dor. É possível que, pela meditação, a atividade de regiões do cérebro que lidam com a experiência da atenção altere a atividade, resultando na redução da atividade por parte do cérebro que recebe sinais de dor do corpo. Técnicas adicionais mente-corpo, como relaxamento muscular progressivo, respiração profunda e musicoterapia, também podem ser usadas para aliviar a dor.

17. **Dor de cabeça pode ser tratada com o uso de vitaminas ou suplementos?**
Um estudo em 1998 mostrou que, quando comparado a um grupo-controle recebendo placebo, 400 mg em doses diárias de riboflavina (diferente do valor diário recomendado de 1,8 mg) eram mais eficazes no alívio da dor de cefaleias tensionais e enxaquecas por um período de 3 meses. Embora

o estudo tenha encontrado diferenças significativas entre os grupos, um ensaio duplo-cego realizado em 2004 não conseguiu replicar estes achados e não encontrou diferenças em ratos entre o grupo-controle e com riboflavina. Embora riboflavina tenha mostrado potencial para prevenir dor de cabeça no caso de dor de cabaça da cefaleia aguda, a administração de magnésio por via intravenosa pode agir como um agente abortivo. Embora tenham sido iniciados estudos do potencial do magnésio como um agente profilático, os resultados têm sido heterogêneos.

18. **Há usos para matricária e *butterbur* no tratamento de cefaleia?**
    Alguns remédios populares tradicionais, como plantas ou minerais que acreditavam-se tratar várias condições, têm recebido interesse com o crescimento de estudos em CAM. Cultivada nos Estados Unidos e Europa, *Tanacetum parthenium* (matricária) é uma planta que produz partenolídeo, um composto que inibe agentes pró-inflamatórios. Este potencial para prevenir inflamação resultou em estudos para avaliar se ela consegue atenuar ou prevenir cefaleias, mas os resultados até o momento têm sido heterogêneos. Outra planta de interesse no tratamento de cefaleia é a raiz *Petasites hybridus* (*butterbur*). Em 2004, dois estudos foram realizados examinando diferentes doses de *butterbur* (um deles examinando doses diárias de 50 a 75 mg, o outro usando doses de 50 mg duas vezes por dia) versus placebo, e ambos encontraram reduções significativas na frequência de cefaleia depois de tratamento com *butterbur* por 12 semanas para 75 mg diárias e 50 mg duas vezes ao dia. Existem preocupações quanto ao uso de *butterbur* em razão da possível toxicidade hepática.

19. **Crie uma lista parcial de interações entre drogas e ervas para ter em mente.**
    a. NSAIDs – gengibre, casca de salgueiro, matricária, castanheiro-da-índia.
    b. Opioides – raiz de valeriana, cava, camomila.

20. **Em que padrão científico as terapias de medicina complementar ou alternativa devem ser enquadradas?**
    É importante levar em consideração que há muitas práticas médicas tradicionais atuais que nunca passaram por um exame científico verdadeiramente rigoroso: as melhores práticas para prevenir acidente vascular cerebral além da redução da pressão arterial ainda estão sendo estudadas, o uso de injeções de esteroide epidural para alívio da dor ainda não é plenamente aceito e muito do trabalho com cirurgias lombares tem sido realizado sem ensaios apropriadamente randomizados. Também é importante lembrar que enquanto muitas formas de CAM não são comumente aceitas na sociedade ocidental e o ocidente está trabalhando para incorporá-las ao seu conhecimento de saúde e medicina, o mesmo pode ser dito para as práticas ocidentais na China e outras regiões onde as práticas médicas são diferentes. Simplesmente porque alguma coisa atualmente é o padrão, não a torna, necessariamente, correta ou a melhor, e o que é o padrão em uma área pode ser um tratamento alternativo em outra.

21. **Como os clínicos podem minimizar a exposição do paciente aos riscos da medicina complementar ou alternativa e sua exposição a um risco legal ao tratarem com o uso de medicina complementar ou alternativa?**
    A classificação das terapias CAM com base em evidências da eficácia do tratamento e quanto à sua segurança para o paciente foi proposta por Cohen e Eisenberg. Os clínicos devem avaliar o risco relativo do tratamento para o paciente comparado com outras terapias, manter uma documentação clara da lógica e dos argumentos que apoiam o uso da CAM e informar, explicitamente, o paciente quanto aos riscos, a natureza do tratamento e as alternativas para fins de consentimento. Depois de iniciar uma CAM, os pacientes devem ser monitorizados de modo convencional. Os profissionais também devem investigar sobre a confiança de outros que utilizam a modalidade particular de tratamento.

### PONTOS-CHAVE

1. CAM, embora diferindo grandemente no método de implantação, em geral compartilha as ideias de focar na habilidade do corpo para autorrecuperação e a importância de medidas preventivas na assistência à saúde.
2. Uma ampla variedade de tratamentos CAM está, atualmente, implementada com graus variados de evidências que apoiam sua eficácia para o tratamento de diferentes condições, e, à medida que os estudos melhorarem em quantidade e qualidade, estas práticas serão mais refinadas e introduzidas na medicina convencional ou cair em desuso caso se revelem ineficazes.
3. Como existe o potencial para que uma interação droga-erva/suplemento tenha consequências nocivas, é essencial que os profissionais, tanto convencionais quanto alternativos, façam verificações minuciosas de história medicamentosa para prevenir tais interações.

## BIBLIOGRAFIA

1. Allais G, DeLorenzo C. Acupuncture as a prophylactic treatment of migraine without aura: a comparison with flunarizine. *Headache.* 2002;44(9):855-861.
2. Berman BM, Lao L, Langenberg P, et al. The effectiveness of acupuncture as an adjunctive therapy in OA of the knee. *Ann Intern Med.* 2005;141(12):901-910.
3. Birch S, Hesselink JK. Clinical research on acupuncture. Part 1. What have the reviews on the efficacy and safety of acupuncture told us so far? *J Altern Complement Med.* 2004;10(3):468-480.
4. Chopra A, Doiphode VV. Ayurvedic medicine: core concept, therapeutic principles, and current relevance. *Med Clin North Am.* 2002;86(1):75-89.
5. Cohen MH, Eisenberg DM. Potential physical malpractice liability associated with complementary and integrative medical therapies. *Ann Intern Med.* 2002;136:596-603.
6. Cohen MH, Hrbek A, Davis RB, et al. Emerging credentialing practices, malpractice liability policies, and guidelines governing complementary and alternative practices and dietary supplement recommendations. *Arch Intern Med.* 2005;165(3):289-295.
7. Eccles NK. A critical review of randomized controlled trials of static magnets for pain relief. *J Altern Complement Med.* 2005;11(3):495-509.
8. Ernst E, Pittler MH. The efficacy and safety of feverfew (*Tenacetum parthenium* L.): an update of a systemic review. *Public Health Nutr.* 2000;3(4A):509-514.
9. Kaptchuk TJ, Eisenberg DM. Varieties of healing. 2: a taxonomy of unconventional healing practices. *Ann Intern Med.* 2001;135(3):196-204.
10. Khadilkar A, Milne S, Brosseau L, et al. Transcutaneous electrical nerve stimulation (TENS) for chronic low back pain. *Cochrane Database Syst Rev.* 2005;(3):CD003008.
11. Lipton RB, Gobel H. *Petasites hybridus* root (butterbur) is an effective preventative treatment for migraine. *Neurology.* 2004;63(12):2240-2244.
12. Maizels M, Blumenfeld A, Burchette R. A combination of riboflavin, magnesium feverfew for migraine prophylaxis: a randomized controlled trial. *Headache.* 2004;44(9):885-890.
13. Mazzata G, Sarchielli P, Alberti A, Gallai V. Electromyographical ischemic test and intracellular and extracelular magnesium concentration in migraine and tension type headache patients. *Headache.* 1996;36(6):357-361.
14. Montazeri K, Farahnakian M. The effect of acupuncture on the acute withdrawal symptoms from rapid detoxification. *Acta Anaesthesiol Sin.* 2002;40(4):173-175.
15. Nestler G. Traditional Chinese medicine. *Med Clin North Am.* 2002;86(1):63-73.
16. Park J, Ernst E. Ayurvedic medicine for rheumatoid arthritis. *Semin Arthritis Rheum.* 2005;34(5):705-713.
17. Schoenen J, Jacquy J, Lenaerts M. Effectiveness of high dose riboflavin in migraine prophylaxis. *Neurology.* 1998;50(2):466-470.
18. Tindle HA, Davis RB, Phillips RS, Eisenberg DM. Trends in the use of complementary and alternative medicine by US adults: 1997–2002. *Altern Ther Health Med.* 2005;11(1):42-49.
19. Tsui MLK, Cheing GLY. The effectiveness of electroacupuncture in the management of chronic low back pain. *J Altern Complement Med.* 2004;10:803-809.
20. Vickers AJ. Statistical reanalysis of four recent randomized trials of acupuncture for pain using analysis of covariance. *Clin J Pain.* 2004;20:319-323.

# ÍNDICE REMISSIVO

Entradas acompanhadas por um *f*, *t* ou *q* em itálico indicam figuras, tabelas e quadros, respectivamente.

## A

Abscesso(s)
  epidurais, 94
    dor por, 94
Abstinência
  de opiáceos, 173
    síndrome de, 173
      sintomas de, 173
Abuso
  de medicamentos, 50*t*
    enxaqueca por, 50*t*
  substâncias de, 220
    classificação, 220
  tratamento da dor e, 256
Acetaminofeno
  intravenoso, 228
    melhor que
      por via oral, 228
  mecanismo de ação do, 208
  no tratamento, 52, 65, 192
    da enxaqueca, 52
    da TTH, 65
    indicações, 206
    na população idosa, 192
  NSAID e, 206-209
    riscos da combinação
      entre, 207
  *overdose* de, 207
  para crianças com dor, 183
Ácido
  valproico, 226
    na dor crônica, 226
Acupuntura
  CAT dor, 185*t*
    das crianças, 185*t*
  como é aplicada, 268
  contraindicações, 269
  na dor, 263
  na indução da analgesia, 269
  no tratamento, 269
    da fibromialgia, 269
  objetivo da, 268
  para condições dolorosas, 269
    crônicas, 269
  uso de, 269
    posição do Instituto
      Nacional de Saúde, 269

Adaptação
  transtorno de, 160
A-delta
  fibras, 6, 10
    dor nociceptiva e, 6
    propriedades das, 10
Adesivo(s)
  de lidocaína, 153, 197, 202*t*
  tópicos, 197
Adjuvante(s)
  farmacológicos, 193
Administração
  de analgésicos, 120
    IV PCA, 120
      *versus* intramuscular, 120
      *versus* intravenosa, 120
      *versus* iontoforética
        transdérmica, 120
ADTs (Antidepressivos
  Tricíclicos)
  como agentes preventivos, 54*t*
    da enxaqueca, 54*t*
  efeitos colaterais dos, 19
    anticolinérgicos, 19
    em idosos, 19
  na dor, 156, 193, 226
    crônica, 193, 226
    neuropática, 156
AFO (Órtese de Tornozelo-Pé),
  134
Agente(s)
  tópicos, 145
    na PHN, 145
Agonista
  antagonista, 210
  parcial, 210
  puro, 210
Ah shi, 268
Alcaloide(s)
  da vinca, 125
    neuropatia de, 125
Álcool
  cefaleia, 18, 58
    em salva, 18, 58
  enxaqueca por, 50
  TTH, 18
Alexitimia

  dor e, 256
Alfinete(s)
  e agulhas, 2
  sensação de, 2
Almotriptano
  Axert®, 51
  na enxaqueca, 51
Alodinia, 2, 101, 142, 148
Alteração(ões)
  no idoso, 189
    farmacocinéticas, 189
    farmacodinâmicas, 189
American Geriatrics Society
  Beers Criteria, 189
AMI (Isquemia Mesentérica
  Aguda)
  isquemia mesentérica
    crônica *versus*, 106
Amila
  nitrito de, 85
    dor de cabeça por, 85
Amiotrofia
  diabética, 95
Amitriptilina
  na dor crônica, 193
  na PHN, 153
  na prevenção
    da enxaqueca, 54*t*
  na síndrome
    de dor central, 145
  na TTH, 66
AMPA
  receptores, 15
    glutamato e, 15
Amplitude
  da SCS, 250
  de movimento cervical, 22
    lateral, 22
      elementos
        do teste de, 22
Amputação
  e dor fantasma, 154
Analgesia
  e anestesia, 2
    diferença entre, 2
  hipnótica, 15
  multimodal, 121

peridural, 120, 122
   na dor pós-operatória, 120
   torácica, 122
      bloqueio paravertebral
         torácico e, 122
   por bloqueio, 120
      do nervo periférico, 120
         evolução cirúrgica e, 120
   por placebo, 16
   preemptiva, 119
   preventiva, 119
   regional, 120
      e evolução cirúrgica, 120
      no controle da dor, 120
      perioperatória, 120
Analgésico(s)
   cefaleia por, 85
   no tratamento agudo, 51
      da enxaqueca, 51
   para crianças, 183
   para dor, 228-233
      aguda, 228-233
      crônica, 228-233
         emergentes, 229*t*
   tópicos, 197-204
      com prescrição, 201
      desenvolvimentos
         futuros, 201-204
      desvantagens de, 198
      medicamentos
         transdérmicos, 197
         diferença entre, 197
      OTC, 198
      vantagens de, 198
Anamnese
   no pacientes com dor, 17-21
Anestesia
   analgesia e, 2
      diferença entre, 2
   dolorosa, 2
Anestésico(s)
   locais, 120
      na dor neuropática, 156
      no bloqueio da função
         nervosa, 120
      no manejo da dor
         pós-operatória, 120
Aneurisma(s)
   rompidos, 71
      da artéria comunicante
         posterior, 71
   sacular, 71
Angiotensina II
   tipo 2, 229
      receptores de, 229
         e modulação da dor, 229
Ângulo
   cerebelopontino, 77
      lesão em massa por
         tumor do, 77
         nos nervos cranianos, 77
      tumores no, 77

Ansiedade
   dor crônica e, 163
   transtorno de, 50, 162
      critérios diagnósticos, 162
      enxaqueca e, 50
Antagonista(s), 210
   da serotonina, 53
      na profilaxia de
         enxaqueca, 53
Antecedente(s)
   familiares, 19
      paciente com dor e, 19
Anticonvulsivante(s), 224-227
   na dor, 155, 225
      crônica, 225
      neuropática, 155
   na profilaxia
      de enxaqueca, 53
Antidepressivo(s), 224-227
   atípicos, 227
   na dor, 156, 193, 226
      crônica, 193, 226
      neuropática, 156
   na profilaxia
      de enxaqueca, 53
   na TTH, 66
   tricíclicos, 226
Antiemético(s), 52
Antiepilético(s)
   na GPN, 89
Anti-inflamatório(s)
   na neuralgia
      pós-herpética, 44
   na neurite aguda, 44
Aprendizagem
   modelos de
      comportamentos, 255
      e dor, 255
         operante, 255
         social, 255
Artéria
   carótida, 61
      dissecção da, 61
         cefaleia em salvas e, 61
   comunicante, 71
      posterior, 71
         aneurismas
            rompidos da, 71
Arterite
   de células gigantes, 86
      com dor de cabeça, 86
Articulação(ões)
   estruturas sensíveis à dor
      na, 126
   facetária, 237
      injeções na, 237
         glicocorticoides, 237
   sacroilíaca, 95, 238
      disfunção da, 95
      injeções na, 238

Artrite
   Bengay®, 199*t*, 200*t*
   creme spa, 199*t*
   facetaria, 94
Artroplastia
   total do joelho, 122
      dor pós-operatória
         após, 122
      metas
         do manejo da, 122
ASD (Transtornos do Espectro
   Autista)
   experiências de dor e, 182
Asma, 50, 53
Aspartame, 115
   enxaqueca e, 50*t*
Aspercreme®, 200*t*
Aspirina
   mecanismos de ação, 208
   na enxaqueca, 52
   na TTH, 65
   tratamento com, 206
      indicações, 206
Associação Internacional
   para o Estudo da Dor, 1, 148
Atenolol
   como agente preventivo, 54*t*
   para enxaqueca, 54*t*
Atividade(s)
   tipo Valsalva, 109
   na CPP, 109
Atleta
   dor crônica, 24
      na perna do, 24
Aura
   e episódio de disfunção
      neurológica, 46
   diferença entre, 46
   enxaqueca com, 46, 48*q*
   na cefaleia em salva, 59*t*, 60
Autorrelato
   na avaliação da dor, 180
      em crianças, 180
      ferramentas
         multidimensionais
         de, 180, 181*t*
Avaliação
   comportamental, 29, 33
      componentes da, 29
      encaminhamento para, 33
   psicológica, 29, 30, 32
      na dor crônica, 29, 30
         barreiras à, 29
         validade da, 30
      pré-cirúrgica, 32
AVC
   dor após, 145
Avulsão
   do plexo, 152
Ayurveda, 270

## B

Baclofeno
  na espasticidade, 224
  via intratecal, 242
Banalg Lotion, 200*t*
Banda(s)
  de tensão, 114
Barbiturato(s), 55
Bebê(s)
  analgésicos para, 184
    dosagem para, 184
  dor em, 178
    avaliação de, 178
Bebida(s)
  alcoólicas, 85
    dor de cabeça por, 85
Belbuca®, 213
Bengala
  em J, 133
Bengay®
  para artrite, 199*t*, 200*t*
  creme spa, 199*t*
Benzomorfano(s), 212*f*
Bifosfonato(s)
  na dor por câncer, 128
*Biofeedback*, 50, 65
Biópsia
  de pele, 149
    na dor neuropática, 149
Biorretroalimentação
  CAT dor, 185*t*
    das crianças, 185*t*
  no controle da dor, 192
  em idosos, 192
Bloqueador(es)
  beta, 53, 54*t*
    no tratamento
      preventivo, 53, 54*t*
      da enxaqueca, 53, 54*t*
    dos canais de cálcio, 53
    enxaqueca em 53, 54*t*
      como agente
        preventivo, 54*t*
      para profilaxia de, 53
    na TTH, 66
Bloqueio(s)
  do gânglio, 235, 238
    esfenopalatino, 235
    estrelados, 238
  do GON, 235
  do nervo, 61, 235, 236
    auriculotemporal, 236
    occipital, 61, 235
      menor, 23
  do plexo celíaco, 238
  do ramo nervoso medial, 238
  dos canais de sódio, 230
    dor e, 230
  paravertebral torácico, 122
    analgesia peridural
      torácica e, 122

Bloqueio(s) Nervoso(s)
  coluna, 237-238
  comuns, 235-236
    indicações, 235
  periféricos, 240-241
    diagnóstico, 240
    e síndrome do pé torto
      equivaro, 240
    flexores dos dedos e, 240
    na dor neuropática, 157
  simpáticos, 158, 238
    na dor neuropática, 158
BOLD (dependente do nível de
  oxigenação sanguínea), 37
Bolos
  administrados
    pelo paciente, 243
Bolsa de Gelo
  aplicação de, 65
  na TTH, 65
Bolsa
  função da, 137
Bomba(s)
  Flowonix Prometra, 245
  intratecais, 245, 247
    efeito da MRI na, 245
BPI (Inventário Breve
  de Dor), 26, 31
Braço
  dor no, 97-99
Bradicinina
  e dor nociceptiva, 6
Bupivacaína
  bloqueios nervosos e, 235
  duração da ação, 228
  lipossomal, 228
    vantagens de, 228
  na dor
    pós-operatória, 120, 228
Buprenorfina, 211, 215
  produtos aprovados
    pela FDA, 213
  reversão da, 213
    naloxona e, 213
  tratamento pré-operatório
    com, 123
    dor pós-operatória, 123
Bupropiona, 227
Bursite, 20
  trocantérica, 137
Butalbital, 52, 65
Butorfanol, 211
Butrans®, 213
Butterbur
  para cefaleia, 271
  *Petasites hybridus*, 271

## C

C
  fibras, 6, 10
    capsaicina destrói as, 13
    corpos celulares das, 10

dor nociceptiva e, 6
  na inflamação
    neurogênica, 14
  propriedades das, 10
Cachecol
  teste do, 23
Cafeína
  abstinência de, 85
    dor de cabeça por, 85
  cefaleia por, 65
  na farmacoterapia, 51
    de enxaqueca, 51
Calcitonina
  intranasal, 94
    na fratura por compressão
      vertebral, 94
Calor
  aplicação de, 65
    na TTH, 65
  exposição ao, 58
    cefaleia em salvas por, 58
CAM (Medicina
  Complementar e
  Alternativa), 268-271
  definição de, 268
  divisões das, 268
  na dor, 128, 185
    para crianças, 185
    por câncer, 128
  padrão científico, 271
  prevalência de, 268
  risco da, 271
  uso de, 268
Canabinoides
  para dor, 232
Canal(is)
  de cálcio, 53, 54*t*, 231
    bloqueadores dos, 53, 54*t*
    Ca 3.2, 231
  de cátion, 230
    receptor de potencial
      transitório, 230
    subfamília 1, 230
  de potássio, 230
    dependentes de
      voltagem, 230
    da subfamília Q dos, 230
      na modulação da
        dor, 230
  de sódio, 230
    bloqueio dos, 230
    dor e, 230
  TRP, 11
Câncer
  cefaleia por, 75
  colorretal, 76
    metástases
      no cérebro do, 76
  de mama, 76
    metástase
      no cérebro de, 76

de pulmão, 76, 125
  metástase
    no cérebro de, 76
  dor por, 8, 75, 124-130,
    173, 257
    causa, 124
    crônica, 8
    cuidados paliativos em, 128
    facial, 75
    inflamatória, 124
    não oncológica, 257
      tratamentos
        psicológicos de, 257
    neuropática, 124
    no tratamento, 124
    nociceptiva, 124
    opioides na, 173
Cânfora, 197, 198, 199t, 200t
Capsaicina
  como analgésico, 13, 197
  papéis da, 13
    clínicos, 13
    experimentais, 13
  produtos com, 200t
  sem prescrição médica, 198
  substância algogênica, 13
Cápsula
  de Glisson, 106
Capzasin-HP®, 198, 200t
Capzasin-P®, 200t
Carbamazepina
  na dor, 155, 226
    crônica, 226
    neuropática, 155
  na neuralgia
    do trigêmeo, 87, 145
Carbonato
  de lítio, 60
    na cefaleia em salvas, 60
Carisoprodol, 225
Carnett
  teste de, 107
Cateter(es)
  colocação de, 184
    em crianças, 184
  ponta do, 244
    granuloma associado à, 244
    massa inflamatória
      associada à, 244
Cátion
  canais de, 230
    receptor de potencial
      transitório, 230
    subfamília 1, 230
Cauda Equina
  síndrome da, 43
CBD (Canabidiol), 232
CBT (Terapia Cognitivo-
  Comportamental), 65, 259
  na dor crônica, 262
  na enxaqueca, 50

no controle da dor, 192
  no idoso, 192
Cefaleia(s)
  ball-valve, 76
  critérios diagnósticos
    para, 58q
  crônica, 59
  da vida diária, 63
  de cisto coloide, 85
  de rebote, 65
    diagnóstico de, 59
    diferencial, 59t
  em salva, 57-61
    por exposição ao frio, 58
    episódica, 59
  episódica, 84
    causa sistêmica de, 84
    de tumor cerebral, 84
    intratável, 61
  manipulação espinal na, 270
    periodicidade de, 57
  por cafeína, 65
  por câncer extracerebral, 75
  por substâncias exógenas, 85
  primária, 63
  recorrentes, 178f
    em criança, 178f
  relacionada com ICP, 79-83
    aumentada, 79-83
    diminuída, 79-83
  secundária, 63
  sentinela, 71
  sinusal, 64
  TTH e, 64
  SLE e, 86
    tratamento, 60t
  tumor cerebral e, 74
Celecoxib
  precauções documentadas
    com, 208
Centers for Disease Control and
  Prevention
  novas diretrizes, 222
  opioides, 222
Cerebrite
  do SLE, 86
Cérebro
  estudos imagiológicos do, 27
Cetamina
  no manejo da dor pós-
    operatória, 121
  na dor neuropática, 156
Cetoprofeno
  na TTH, 65
CGRP (Peptídeo Relacionado ao
  Gene da Calcitonina), 10, 14,
  49, 51, 58
  redução do, 188
  no idoso, 188
Charcot
  tríade de, 105

Chocolate
  cefaleias por, 50, 58
  em salva, 58
Ciclobenzaprina, 225
CIDP (Neuropatia
  Periférica Induzida por
  Quimioterapia), 151
Cingulotomia, 251
Cipro-heptadina
  como agente preventivo, 54t
  para enxaqueca, 54t
Cirurgia
  bariátrica, 81
    na IIH, 81
  na dor neuropática, 159
Cisplatina
  dor neuropática por, 124
Cisto(s)
  coloides, 76
  de Tarlov, 110
    na CPP, 110
Clínica da Dor, 265-267
  aguda, 266
    manejo da, 266
  crônica, 266
    manejo da, 266
  lombar, 265
    avaliação da, 265
    aguda, 265
    crônica, 265
  para dependência, 266
  programa de recuperação
    funcional, 266
Clonidina
  na dor neuropática, 158
Clorzoxazona, 225
CNS (Sistema Nervoso Central)
  alterações degenerativas, 189
$CO_2$ (Dióxido de Carbono)
  acumulo de, 215
  opioides com efeito de, 215
Cocaína
  cefaleia por, 85
  teste de imunoensaio
    para, 217
Codeína
  derivada de opiáceos, 210
  efeito adverso da, 211
  na amamentação, 215
  no teste de imunoensaio, 217
  para opiáceos, 217
Colangite, 105
Colecistite, 105
Coledocolitíase, 105
Colelitíase, 105
Cólica
  biliar, 105
Colisão
  na CPP, 111
    isquiofemoral, 111
    subespinal, 111

Colles
 fratura de, 240
  bloqueios de nervos
   periféricos e, 240
Cólon
 irritável, 107
 síndrome do, 107
Coluna
 bloqueios nervosos,
  237-238
 cervical, 85
  doença degenerativa
   da, 85
   cefaleia por, 85
 lombar, 92
  anatomia da, 92
Comorbidade(s)
 psicológicas, 32
Comportamento(s)
 de dor, 30
 de procura pelo
  medicamento, 174
Comprimido(s)
 sublinguais de sufentanil, 228
  morfina intravenosa e, 228
   diferença entre, 228
Conselho(s) Médico(s)
 estaduais, 222
Contraceptivo(s)
 orais, 50t
  enxaqueca por, 50t
Contraste
 intravenoso, 36
Contratura
 do flexor do punho, 240
  após acidente vascular
   cerebral, 240
   bloqueios nervosos
    periféricos e, 240
Controlled Substances Import
 and Export Act, 220
Convulsão(ões)
 e auras, 46
  relacionadas
   à enxaqueca, 46
    diferença entre, 46
Cordotomia
 anterolateral, 251
Corticosteroide(s)
 na dor de cabeça, 76
  de tumor cerebral, 76
 na infecção aguda, 153
  pelo zóster agudo, 153
Coxibes (Inibidores da COX2)
 mecanismos de ação de, 208
 seletivos, 208
  problemas cardiovasculares
   por, 208
  toxicidade GI dos, 208
CPH (Hemicrania Paroxística
 Crônica), 67

CPP (Dor Pélvica
 Crônica), 39-42, 109-112
 definição, 39
 hiper-reflexia difusa na, 110
 hiporreflexia difusa na, 110
 queixas, 39, 109-111
 sensibilidade
  clitoridiana na, 110
 sintomas, 39, 109-111
CPSP (Dor Central Pós-Acidente
 Vascular Cerebral), 153
Criança(s)
 dor em, 18, 26, 177-186
  analgésicos para, 183
   orientações básicas, 183
  avaliação da, 179t
  avaliada, 26
  CAM para, 185
  CAT para, 185
  com deficiências
   intelectuais, 181, 182t
   avaliação da, 182t
  controle da, 183
   algoritmo para, 183
  experiências de, 177, 182
   com ASD, 182
  maconha para, 185
  manejamento
   pediátrico da, 186
   especialistas em, 186
  medicamentos para, 185
  medida, 18
  mitos, 177
  PCA, 184
  técnicas regionais
   para, 184
  terapias cognitivas
   para, 186
  tipos de, 177
  experiências de dor em, 180
  tratamento para, 262
   quiroprático, 262
Crioterapia, 270
Crohn
 doença de, 107
CRPS (Síndrome de Dor
 Regional Complexa), 44, 141
 diagnóstico de, 146
 tratamento, 146
 dor neuropática e, 148
 tipo 1, 7
 tipo 2, 7, 145
CSA (Controlled Substances
 Act), 219
CSF (Líquido Cefalorraquidiano)
 formação do, 79
 vazamentos de, 82
CT (Tomografia
 Computadorizada)
 da coluna, 36
  versus RM 36

 da GPN, 89
 da hemorragia
  subaracnóidea, 71, 72f
 na dorsalgia, 36
 para dor, 35, 98
  no pescoço, 98
Cullen
 sinal de, 104
  na pancreatite aguda
   grave, 104
Cultura
 na experiência da dor, 255
Cushing
 tríade de, 81
Custo(s)
 médicos, 165
  depressão
   na dor crônica e 165

## D

Dantroleno
 na espasticidade, 224
DBS (Estimulação Cerebral
 Profunda), 159
DEA (Drug Enforcement
 Administration), 175,
 210, 219
Debilidade
 e incapacidade, 1
  diferença entre, 1
Déficit(s)
 cognitivo, 18, 259
 dor no, 18
  avaliar a, 26
  intensidade
   medida da, 18
  entre populações com
   dor, 259
 neurológicos
  transitórios, 46
Dejerine-Roussy
 síndrome de, 7
Dependência
 clínica para, 266
 em populações com dor, 258
 física, 5, 172
 química, 172
  características, 172
  fatores de risco para, 173
   no manejo da dor com
    opioides, 173
  opioide e, 173, 174
   formulações mais
    recentes de, 174
  suspeita
   de abuso de, 174
  tolerância ao, 173
  responsabilidade
   médica e, 173
Depressão
 e enxaqueca, 50

na dor crônica, 160-166
    diagnóstico da, 164
    e custos médicos, 165
    respiratória, 122, 216
        por opioides, 122, 216
            risco de, 216
            tratamento de, 122
Dermátomo, 92
Desaferentação
    definição de, 3
    dor por, 7, 87, 141, 152
        trigeminal, 87
Descompressão
    microvascular, 88
        na TN, 88
Desidratação
    enxaqueca por, 50t
Desvio
    de medicamentos, 175
        prevenir o, 175
Dextrometorfan, 215
DHE (Di-hidroergotamina)
    na cefaleia em salvas, 60t, 61
    na enxaqueca, 51
DHODH (Di-Hidro-Orotato
    Desidrogenase), 132
Diário(s)
    de dor, 183
Diatermia, 65
Diazepam
    na espasticidade, 224
Difenil-heptanos, 212f
Diflunisal
    Dolobid, 65
    na TTH, 65
Diplopia, 77
Disco(s)
    intervertebrais, 92
    lombares, 92
Disestesia(s)
    definição de, 2
    dor neuropática e, 142
    parestesia e, 7
        diferença entre, 7
    sensoriais, 110
        na CPP, 110
        unilaterais, 110
Disforia
    e câncer, 127
Disfunção
    da articulação sacroilíaca, 95
    em nível encefálico, 110
        na dor pélvica crônica, 110
    erétil, 110
        CPP e, 110
Dispepsia
    terapia medicamentosa
        antissecretora na, 103
Dissecção
    da artéria carótida, 61
        cefaleia em salvas e, 61

Distensão
    lombar, 92
Distração
    CAT dor, 185t
        das crianças, 185t
Distribuidor(es)
    de medicamentos, 221
Distúrbio(s)
    de personalidade
        limítrofe, 169
        prognóstico, 169
        suicídio no, 170
        tratamento do, 169
            medicamento, 169
            objetivos, 169
            orientações
                específicas, 170
            terapia
                comportamental
                dialética, 169
            transtornos
                comórbidos de
                humor e, 169
    de personalidade, 168-170
        definição de, 168
        dor crônica e, 168
            frequência, 169
            predisposição à, 168
        paciente
            problemático, 168
        sensibilidade à dor e, 169
        tipos de, 168
        uso de substâncias e, 168
        problemas
            relacionados, 168
    de sintomas somáticos, 161
        critérios diagnósticos, 161
Divalproex
    como agente preventivo, 54t
    para enxaqueca, 54t
    sódico, 53, 66
DMARDs (Medicamentos
    Antirreumáticos
    Modificadores
    da Doença), 132
Doença
    cerebrovascular
        isquêmica, 86
        cefaleia associada a, 86
        dor associada a, 86
    de Crohn, 107
    de Lyme, 84
        dor de cabeça
            associada à, 84
    de Parkinson, 85
        e dor de cabeça, 85
    do nervo periférico, 141
        dor neuropática por, 141
    intestinal, 107
        inflamatória, 107
        subtipos de 107

neurológica, 48
    enxaqueca, 48
sistêmica, 84
    cefaleias e, 84
Dor
    abdominal, 39, 101-108
        apresentações atípicas
            de, 107
        baixa, 102
            causas de, 102
        causas GI de, 102
        de origem intra-
            abdominal, 107
        distúrbios torácicos e, 101
        esplâncnica, 101
        etiologia da, 101
            localização na, 101
        focal, 101
        história do paciente com,
            102
        inferior, 39
        mulheres com, 101
        parietal, 101
        percebida, 101
        por distúrbios extra-
            abdominais, 101
        por local, 102t
        referida, 101
        somática, 101
        via, 101
            referida, 101
            somática, 101
        visceral, 101
    abordagens integradas
        para, 262-264
        acupuntura, 263
        exercício, 262
        massagem, 262
        terapia cognitivo-
            comportamental, 262
        tratamento, 262
            mente-corpo, 262
            quiroprático, 262
    aguda, 8, 43, 255, 266
        definição, 8, 43
        manejo da, 266
        versus crônica, 255
        psicologia da, 255
    alexitimia e, 256
    após AVC, 145
    associada à doença
        sistêmica, 84-86
        crônica, 84-86
        emergente, 84-86
    associada a tumor
        cerebral, 74-78
    avaliação da, 26, 33,
        180, 181t
        comportamental, 33
        encaminhamento
            para, 33

# ÍNDICE REMISSIVO 279

escalas de, 26, 180, 181t
  NRS, 180, 181t
  VAS, 26, 180, 181t
biliar, 105
canabinoides para, 232
características, 18
  temporais, 18
catastrofização, 165
central, 4, 153
crônica, 153
  na esclerose
    múltipla, 153
  por lesão na medula
    espinal, 153
  síndromes de, 145
classificação de, 6-9
  bases para, 6
  etiológica, 8
  neurofisiológica, 6
  regional, 8
  temporal, 8
  vantagem de, 8
como quinto sinal vital, 220
componentes, 15
  emocionais, 15
  sensoriais, 15
controle da, 3, 249
  teoria
    do portão para, 3, 249
    de Melzack-Wall, 249
crônica, 8, 29-34, 94-95,
  113, 160-170, 172-175,
  188-195, 257, 265
  abuso de
    substâncias na, 172-175
  adjuvantes
    farmacológicos na, 193
  ansiedade na, 160-166
  avaliação comportamental
    na, 29-34
  fatores psicológicos
    na, 29
  psicométrica, 30
  avaliação da, 265
  comorbidades
    psicológicas na, 29
  definição de, 8
  depressão na, 160-166
  e custos médicos, 165
  distúrbios de personalidade
    na, 168-170
  predispõem os
    pacientes, 168
  prevalência de, 169
  e suicídio, 165
  em pacientes
    com câncer, 8
  estratégias de
    tratamento, 165
  manejo da, 172, 173, 266
  definição de, 172

dependência
  química no, 173
  diretrizes para, 174
  opções não opioides
    para, 174
  nas interações sociais, 32
  no pacientes
    idosos, 188-195
  papel dos agentes
    tópicos, 204
  não aprovados
    pela FDA, 204
  personalidades
    influenciadas por, 168
  síndrome de, 113
  transtornos
    mentais e, 257
  tratamentos médicos
    para, 257
  limitações dos, 257
  tratamentos
    psicológicos na, 259
  trauma psicológico e, 254
  curso temporal da, 18
  de cabeça, 64, 67, 68, 71,
    82, 84, 85, 270
  de avanço, 68
  de pressão baixa, 82
  de tumor cerebral, 64
  em trovoada, 71
  no resfriado comum, 84
  PHs, 67
  por abstinência de
    cafeína, 85
  por bebidas alcoólicas, 85
  por nitrito de amila, 85
  suplementos na, 270
  vitaminas na, 270
definições gerais da 1-5
  diários de, 183
diferença entre, 256
dimensões de, 26
em crianças, 18, 26, 177-186
  analgésicos para, 183
  orientações básicas, 183
  avaliação da, 179t
  avaliada, 26
  CAM para, 185
  CAT para, 185
  com deficiências
    intelectuais, 181, 182t
  avaliação da, 182t
  controle da, 183
  algoritmo para, 183
  experiências de, 177,
    180, 182
  com ASD, 182
  maconha para, 185
  manejamento
    pediátrico da, 186
  especialistas em, 186

medicamentos para, 185
medida, 18
mitos, 177
PCA, 184
técnicas
  regionais para, 184
terapias c
  ognitivas para, 186
tipos de, 177
estruturas sensíveis à, 126
  nos ossos, 126
experiência de, 177, 180, 255
  cultura na, 255
  em crianças, 177, 180
facial, 75
  por câncer
    extracerebral, 75
fantasma, 4, 154
  amputação e, 154
  definição de, 4
funcional, 177
  síndrome de, 177
  em crianças, 177
história clínica
  do pacientes, 17
  elementos-chave da, 17
  perguntas específicas, 19
incidente, 3, 6, 127
intensidade da, 180
lancinante, 3
  definição de, 3
limiar de, 2, 189
  e tolerância, 2
  diferença entre, 2
  idade e, 189
lombar, 18, 92-95, 265
  aguda, 92-95, 265
  avaliação da, 265
mantida
  pela via simpática, 158
  manejo da, 158
mecanismos, 10-16
  básicos, 10-16
  cortical, 15
medidas da, 18
  e déficit cognitivo, 18
  em crianças, 18
  no idoso, 18
mensuração da, 26-27
ferramentas
  específicas, 26-27
  intensidade, 17
miofascial, 97, 113
  no pescoço, 97
na virilha, 41, 111
  anterior, 111
  e CPP, 111
nas costas, 270
manipulação
  espinal na, 270

nas pernas, 19, 24
  crônica, 24
    no atleta, 24
  neuromodulação para, 33
  neuropática, 6, 27, 87, 124,
    140-159, 212, 249
    achados físico, 149
    características
      clínicas da, 141
    central, 6, 149, 150t, 152
    definição de, 140, 148
    descrição de, 148
    diagnóstico de, 149
    em pacientes
      com câncer, 124
    exame, 142
      laboratoriais, 150
      na suspeita de, 142
    ferramentas, 27, 149
      de avaliação, 27, 149
      de triagem para, 149
    história de 148
    manejo
      multidisciplinar da, 146
    opioides para, 212
    origem, 6
    patologia de, 141
    periférica, 6, 149,
      150t, 151
    persistente, 151
      cirurgia na, 151
    por quimioterapia, 124
    prevalência da, 148
    qualidade de vida e, 148
    SCS na, 249
    testes confirmatórios, 142
    tratamentos, 154
      abordagem de dez
        etapas, 155t
      anestésicos locais, 156
      antidepressivos, 156
      antiepilépticos, 155
      intervencionista, 154
      medicamentos
        para, 154, 155
      não farmacológico, 154
      procedimentos
        intervencionistas, 157
      técnicas
        de exercício, 154
    trigeminal, 87
  no braço, 97-99
  no coto, 7, 154
    dor fantasma e, 154
    diferença entre, 154
  no dorso lateral do pé, 240
    bloqueio nervoso
      periférico na, 240
  no intestino delgado, 105
  no membro fantasma, 7,
    146, 153
    no coto, 7

no pescoço, 97-99
no quadrante superior, 102
  esquerdo, 102
  causas, 102
no tornozelo, 133
  por RA, 133
nociceptiva, 6, 124
  definição, 6
  no câncer, 124
  somática, 6
  visceral, 6
por câncer, 8, 75, 124-130,
  173, 257
  causa, 124
  crônica, 8
  cuidados
    paliativos em, 128
  facial, 75
  inflamatória, 124
  não oncológica, 257
    tratamentos
      psicológicos de, 257
  neuropática, 124
  no tratamento, 124
  nociceptiva, 124
  opioides na, 173
por desaferentação, 7, 87,
  141, 152
  trigeminal, 87
por hemorragia
  subaracnóidea, 72
por metástases ósseas, 129
por substâncias exógenas, 85
pós-operatória, 119-123
  efeitos negativos da, 121
    não tratados, 121
    subtratadas, 121
  fisiopatologia da, 119
  indicadores de, 119
  manejo da, 119-123
    perioperatória, 121
  terapias para, 228
primária, 10
  e secundaria, 10
  diferença entre, 10
psicogênica, 7
psicologia da, 253-261
  aprendizado e, 255
  operante, 255
  social, 255
  definição da, 253
  dor aguda, 255
    versus dor crônica, 255
  história da, 253
  modelo
    biopsicossocial, 254
  modelo de diátese-
    estresse em, 257
  papel da cultura e, 255
  psicanálise e, 255
  terceiros pagadores e, 254
  tratamento em, 253

psicoterapia em 255-256
radicular, 158
  injeções epidurais na, 158
receptor NMDA, 15
referida, 4
  abdominal, 101
  definição de, 4
  fenômeno de, 14
  respostas à, 32
    gênero-específicas, 32
  sintomas psicológicos, 254
    diferentes, 254
  sofrimento, 1, 256
  somatização e, 256
  talâmica, 7, 153
  transtornos psicológicos, 254
    diferentes, 254
  tratamento da, 169, 197
    abuso no, 256
    formulação tópica, 197
    modelo
      biopsicossocial de, 254
      psicológico, 254
      quiroprático, 262
    transtorno de
      personalidade
      limítrofe e, 169
    trauma no, 256
  urgências na, 43-45
  visceral, 232
    agentes para, 232
Dorsalgia
  MRI na, 37
  versus terapia
    conservadora, 37
Dosagem
  "flex", 243
Doutrina
  de Monro-Kellie, 79
  do efeito duplo, 221
Doxepina
  como agente preventivo, 54t
    para enxaqueca, 54t
  Sinequan, 66
DPN (Neuropatia Periférica
  Diabética), 85, 148, 150
DREZ (Zona de Entrada da Raiz
  Dorsal), 247
  lesão na, 159, 251
DSM-5 (Manual Diagnóstico e
  Estatístico de Transtornos
  Mentais, 5ª Edição), 160
  critérios
    diagnósticos do, 161, 162
    para distúrbios, 161
      de sintomas
        somáticos, 161
    para fatores
      psicológicos, 162
      que afetam outras
        condições, 162

para transtorno, 161, 162
  de ansiedade, 162
  depressivo maior, 161
Duloxetina, 156, 227

# E

Efeito Teto
  de acúmulo de $CO_2$, 215
  opióides com, 215
EHL (Extensor Longo do Hálux)
  nas radiculopatias, 25
ELA-Max®
  Ferndale, 199*t*
Eletriptano
  Relpax®, 51
    na enxaqueca, 51
Eletrodo(s)
  em pá, 249
  em placa, 246
  percutâneos, 246, 249
Eluxadoline
  na dor visceral, 232
EMG (Eletromiografia)
  bloqueio seletivo
    diagnóstico em, 43
    de raiz nervosa, 43
  na dor neuropática, 149
  na radiculopatia cervical, 98
EMLA (Mistura Eutética de
    Lidocaína e Prilocaína), 156
  creme, 201, 203*t*
Endoscopia
  na PUD, 103
Enfrentamento
  modelo de, 164
Entrevista
  clínica, 30
    elementos da, 30
Enxágue(s)
  bucais, 126
Enxaqueca(s), 46-56
  agentes preventivos, 54*t*
  ataque de, 46
    fases do, 46
  aura de, 46, 48-49
  cefaleia em salva e, 59, 60
  como problema de saúde
    pública, 46
  critérios diagnósticos, 48*q*
    com aura, 48*q*
    sem aura, 47*q*
  crônica, 55
    ou transformada, 55
    tratamento, 55
  desencadeadores de, 50
  diagnóstico de, 47, 48
    aspectos exigidos, 47
    testes, 48
  farmacoterapia de, 51
    aguda, 51
    cafeína na, 51
    preventiva, 51

fases da, 46
  características da, 47
  de resolução, 47
  premonitória de 46
FHM, 49
genética na, 49
medicamentos para, 52, 53
  agudos, 52
  preventivos, 53
refratárias, 44
  tratamento, 44
terapia preventiva, 53
transformada, 55
tratamento(s), 49, 50, 51
  agudos, 51
  em hospital, 55
  emergentes, 55
  passos no, 49
  preventivo, 53
*versus* TTH, 48, 64
EPH (Hemicrania Paroxística
    Episódica), 67
Epilepsia, 53
Episódio
  de disfunção neurológica, 46
    aura e, 46
      diferença entre, 46
Ergotamina
  na enxaqueca, 51
Eritromelalgia, 144, 152
Escala(s)
  analgésica, 206
  de classificação, 26
    confiabilidade, 27
    para avaliação da dor, 26
    validade de, 27
  de dor, 26
    categóricas, 26
  de faces da dor, 192
  de Wong-Baker, 192
  psicométricas, 33
    resultado cirúrgico e 33
Escotoma
  na enxaqueca, 46
ESIs (Injeções Epidurais de
    Esteroides), 237
  na dor, 157, 158
    neuropática, 157
    radicular, 158
  no controle da dor, 195
    em idosos, 195
  para prevenir, 158
    neuralgia
      pós-herpética, 158
Espasticidade
  medicamentos na, 224
Espondilólise, 93
Estado(s)
  migranosos, 44
    opções
      de tratamento, 44

Estenose
  foraminal, 43
    cuidados urgentes na, 43
  lombar, 95
Esteroide(s)
  nas cefaleias, 76
    por tumor cerebral, 76
  nas enxaquecas
    refratárias, 44
  nas injeções na articulação
    facetária, 237
  nos estados migranosos, 44
Estimulação
  *burst*, 246
  CAT dor, 185*t*
    em crianças, 185*t*
      sensorial, 185*t*
      térmica, 185*t*
  cerebral, 61
    hipotalâmica profunda, 61
Estimulador
  de teste. 249
Estresse
  cefaleia em salva por, 58
  enxaqueca por, 50*t*
  inoculação de, 166
    treinamento de, 166
  modelo de, 164
  na TTH, 65
Estrogênio(s)
  enxaqueca por, 50*t*
Estudo(s)
  imagiológicos, 27
  do cérebro, 27
Exame
  abdominal, 24
  sensorial, 24
Exame físico
  do paciente com dor, 22-25
  na CPP, 109
Exercício(s)
  na dor, 154, 262
    neuropática, 154
  na TTH, 65
  no tratamento, 116
    da fibromialgia, 116
    da síndrome de dor
      miofascial, 116, 116
Expansão Torácica
  prova de, 22

# F

FABER (Flexão, Abdução e
    Rotação Externa)
  teste de, 23
FAI (Impacto
    Femoroacetabular), 41
  na CPP, 111
Fáscia(s)
  síndromes nas, 113
    de dor crônica, 113

Fator(es)
desencadeantes, 65
da TTH, 65
psicológicos, 32, 162
e resultado cirúrgico, 32
que afetam outras
condições, 162
critérios
diagnósticos, 162
psicossociais, 32
e resultado do tratamento
da dor, 32
FBSS (Síndrome do
Insucesso da Cirurgia da
Coluna/Síndrome Pós-
Laminectomia), 246
FDA (Food and Drug
Administration), 219
Fenantreno(s), 212f
Fenestração
da bainha
do nervo óptico, 81
para IIH, 81
Fenilpiperidina(s), 212f
Fenilpropilamina(s), 212f
Fentanila
contraindicado, 213
com tratamento prévio
com opioides, 213
na dor pós-operatória, 122
Feocromocitoma
cefaleia episódica por, 84
FHL (Flexor Longo do Hálux)
nas radiculopatias, 25
FHM (Enxaqueca Hemiplégica
Familiar), 49
Fibra(s)
A-delta, 6, 10
dor nociceptiva e, 6
propriedades das, 10
C, 6, 10
capsaicina destrói as, 13
corpos celulares das, 10
dor nociceptiva e, 6
na inflamação
neurogênica, 14
propriedades das, 10
Fibromialgia, 113-118
características
demográficas de, 115
definição de, 113
diagnóstico, 113
e dor neuropática, 148
exacerbação da, 117
início de, 116
investigações laboratoriais
para, 115
mecanismos
fisiopatológicos, 116
perturbação do sono e, 116

síndrome dolorosa
miofascial *versus* 8
síndromes associadas à 114
sintomas de, 114
tratamento da, 115
Fígado
dor abdominal e, 106
Fisiopatologia
deduzida, 1
Fisioterapia
CAT dor, 185t
das crianças, 185t
na dor neuropática, 154
no controle da dor, 192
em idosos, 192
Flexall Ultra Plus Gel®, 200t
Flexor(es)
de dedos, 240
bloqueios nervosos
periféricos e, 240
Flowonix Prometra
bomba, 245
Fluoxetina
Prozac, 66
fMRI (Ressonância Magnética
Funcional), 37
na dor neuropática, 149
Fome
enxaqueca por, 50t
Fonofobia
na enxaqueca, 47
na TTH, 64
Forame
de Monro, 79, 80f
Formigamento, 2
Fosfatase
ácida prostática, 230
Foster-Kennedy
síndrome de, 77
e papiledema, 77
Fotofobia
na enxaqueca, 47
na TTH, 64
FR (Fator Reumatoide), 131
Fratura(s)
de Colles, 240
bloqueios de nervos
periféricos e, 240
do rádio distal, 240
bloqueio de nervos
periféricos e 240
por compressão, 36, 94
benigna, 36
*versus* patológica, 36
vertebral, 94
dor nas costas por, 94
Frequência 250
Frio
cefaleia por exposição ao, 58
em salvas, 58

Frovatriptano
Frova®, 51
na enxaquecas, 51
Fulranumab, 229
Função
residual, 20
determinação da, 20

## G

Gabapentina, 230
na dor, 155, 193, 225
crônica, 193, 225
neuropática, 155
Gânglio(s)
bloqueio do, 235, 238
esfenopalatino, 235
estrelados, 238
Ganho Secundário
na dor crônica, 30
GI (Gastrointestinal)
hemorragia, 104
na PUD, 104
Glicerol
rizotomia com, 251
Glicocorticoide(s)
injeções na articulação
facetária, 237
na RA, 132
Glioblastoma, 78
Glioma, 77
Glisson
cápsula de, 106
Glutamato
como neurotransmissor, 10
excitatório, 10
como substância
algogênica, 3
e receptores, 15
AMPA, 15
NMDA, 15
na nocicepção, 152
GON (Nervo Occipital Maior)
bloqueio do, 235
GPN (Nevralgia
Glossofaríngea), 89-91
antiepiléticos na, 89
apresentação, 89
CT da, 71, 72f
diagnóstico da, 89
etiologia da, 89
MRI na, 89
na dor, 155, 193
crônica, 193
neuropática, 155
tratamento da, 89
cirúrgico, 89
farmacológico, 89
Granuloma
associado à ponta do
cateter, 244

Grey Turner
  sinal de, 104
    na pancreatite aguda
      grave, 104

# H
Hemicrania
  continua, 60
    cefaleia em salvas e, 69
    diferenças entre, 60
Hemorragia
  do tumor cerebral, 76
  GI, 104
    na PUD, 104
  subaracnóidea, 71-73
    cefaleia de, 71
Hérnia
  de disco, 43
    cuidado urgente da, 43
Herniação
  discal, 92
    radiculopatia
      lombar por, 92
Heroína
  no CSA, 220
Hidrocodona, 211
  em idosos, 193
  teste positivo da, 217
    no imunoensaio para
      opieoides, 217
Hidromorfona, 211
Hidroxicloroquina, 132
Hierarquia
  da avaliação da dor, 192
Hiperalgesia, 142, 149, 216
  por opioides, 123
  primária, 14
    e secundária, 14
    diferenças entre, 14
Hiperestesia, 149
Hiperpatia
  definição, 3
Hiper-reflexia
  difusa, 110
    na CPP, 110
Hipertensão
  intracraniana, 81
    secundária, 81
Hipnose
  CAT dor, 185t
    das crianças, 185t
Hipoalgesia, 149
Hipoestesia, 2, 149
Hiporreflexia
  difusa, 110
    na CPP, 110
Hipotensão
  intracraniana, 82
Histamina(s)
  como substância
    algogênica, 3, 6

HIV (Vírus da Imunodeficiência
  Humana)
  neuropatia associada ao, 150
Hoffmann
  sinal de, 110
    na CPP, 110
Horner
  síndrome de, 58, 61, 125
Humor
  transtornos de, 164, 169
    comórbidos, 169
    distúrbios de
      personalidade
      limítrofe e, 169
Hurricaine®
  Beutlich, 199t
HZ (Herpes-zóster)
  cobreiro, 44, 125
  na face, 90
  no câncer, 125
  sintomas iniciais do, 44
  tratamento do, 44

# I
Ibuprofeno, 65
ICP (Pressão Intracraniana)
  aumento da, 80, 81
    por tumores cerebrais, 81
    sinais neurológicos do, 80
  cefaleia
    relacionada com, 79-83
    aumentada, 79-83
    diminuída, 79-83
    faixa normal para, 79
Icy Hot Chilli Stick®
  Chattern, 200t
IDD (Administração Intratecal
  de Medicamentos)
  candidatos, 242
  desvantagens da, 242
  diferentes modos de, 243
  efeitos colaterais, 244
  eventos adversos na, 244
  no controle da dor, 195
    em idosos, 195
  no tratamento da dor, 242
  vantagens da, 242
Idoso(s)
  adjuvantes, 193
  agentes farmacológicos
    disponíveis, 192
    não opioides, 192
  alterações nos, 189,
    190t, 191t
    farmacocinéticas, 189,
      191t
    farmacodinâmicas, 189,
      191t
    fisiológicas, 189, 190t
  antidepressivos
    tricíclicos em 19

definição de, 188
dor no, 188-195
  avaliação da, 192
    métodos de, 192
    prejuízo cognitivo e, 192
  controle da, 192, 194
    modalidades de
      intervenção, 192, 194
    não farmacológicas,
      192
  fisiopatologia de, 188
  manejo eficaz da, 188
    desafios/barreiras
      no, 188
  eventos adversos, 189
    relacionados a
      medicamentos, 189
    prevenção de, 189
  medições de dor em, 18
  opioides, 193
    considerações de uso na
      disfunção, 193
      hepática, 193
      renal, 193
    efeitos adversos dos, 194
      tratamento dos, 194
    preocupações, 194
    titulação de, 194
  PHN em, 19
  tratamento do, 189
    assistência aos
      prescritores de, 189
    ferramentas para, 189
IDT (Equipe Interdisciplinar de
  Cuidados Paliativos), 129
IIH (Hipertensão Intracraniana
  Idiopática)
  cirurgia bariátrica na, 81
  e papiledema, 81
  fenestração para, 81
    da bainha do nervo
      óptico, 81
  MRI na, 81
Imagem(ns)
  guiadas, 185t
    na CAT dor, 185t
    das crianças, 185t
Imunoensaio
  para detecção
    de opiáceos, 217
Incapacidade
  debilidade e, 1
  diferença entre, 1
  na avaliação da dor, 29
Indometacina
  nas PHs, 68
Infecção(ões)
  crônica por Helicobacter
    pylori, 104
    complicações da, 104
  da coluna, 93

neuropatia dolorosa e, 144
  sistêmica, 152
    por varicela, 152
Infiltração
  tumoral, 125
  do plexo braquial, 125
Inflamação
  neurogênica 14
Informação
  CAT dor, 185t
    das crianças, 185t
  nociceptiva, 12
    tálamo e, 15
    vias que transmitem, 12
Infrarub®, 200t
Infusão
  contínua, 243
  simples, 243
Inibidor(es)
  da quinase p38, 232
Injeção(ões)
  em ponto, 65, 115
  de gatilho, 115
    na dor miofascial, 115
    na fibromialgia, 115
  desencadeadores, 65
    na TTH, 65
  epidurais, 43, 237
  de esteroides, ver ESIs
    em pacientes não
      respondedores, 43
  na articulação, 237, 238
    facetária, 237
      glicocorticoides, 237
    sacroilíaca, 238
Insônia, 161
Insuficiência
  renal, 215
    opioides na, 215
Interação(ões)
  entre drogas, 271
  e ervas, 271
International Headache
  Society, 47, 63
    critérios para hemorragia
      subaracnoidea, 71
Intestino
  delgado, 105
    dor no, 105
Invalidez
  história de, 20
Inventário
  multidimensional de dor, 7
Ioga, 166
  CAT dor, 185t
    em crianças, 185t
IPG (Gerador de Pulsos
  Implantável), 249
Isquemia
  cerebral, 86
    cefaleia e, 86

intestinal, 106
mesentérica, 106
  crônica, 106
    AMI versus, 106
    tratamento de, 106
ISRSs (Inibidores Seletivos de
  Reabsorção de Serotonina)
  na TTH, 66
IV PCA (Analgesia
  Intravenosa Controlada
  pelo Paciente)
  versus intramuscular, 120
  versus intravenosa, 120
  versus iontoforética
    transdérmica, 120

## J
Joelho
  dor no, 134
    por RA, 134
  OA do, 136

## L
Lacosamida
  na dor crônica, 226
Lamotrigina
  como agente
    preventivo, 54t
    da enxaqueca, 54t
  na dor crônica, 226
  na síndrome, 69
    SUNCT, 69
    SUNA, 69
Lanacane®
  Combe, 199t
Largura
  de pulso, 250
Lasegue
  teste de, 23
Laxante(s)
  OTC, 210
    na constipação por
      opioides, 210
Leflunomida, 132
Lei
  de Assistência Acessível, 254
  Equidade na Adição, 254
  Paritária de Saúde
    Mental, 254
Lesão(ões)
  avulsiva, 152
  do plexo, 152
  da medula espinal, 145, 153
    dor por, 145, 153
      central, 153
      síndrome de dor
        central, 145
  do nervo, 240
    sensitivo radial, 240
    bloqueios de nervos
      periféricos e, 240
  em chicote, 97

em massa, 77
  nos nervos cranianos, 77
    por tumores do ângulo
      cerebelopontino, 77
Leucemia(s), 125
Levaracitam
  como agente preventivo, 54t
  da enxaqueca, 54t
Levorfanol, 211
Liberação
  de medicamentos, 158
    por via intratecal, 158
      na dor
        neuropática, 158
Lidocaína
  adesivo de, 153, 197, 202t
  emplasto de, 44
    na neuralgia pós-
      herpética, 44
    na neurite aguda, 44
  mecanismo de ação, 201
  na dor neuropática, 156
  no bloqueio nervoso
    periférico, 235
Lidoderm®
  adesivos, 145, 201, 202t
Limiar
  de dor, 2, 189
    e tolerância, 2
      diferença entre, 2
    idade e, 189
Linaclotide
  na dor visceral, 232
Linha de Corte
  em teste de substâncias, 217
    na urina, 217
Lissauer
  trato de, 11
Lítio
  carbonato de, 60
    na cefaleia em salvas, 60
Lombalgia, 19
LP (Punção Lombar)
  ICP e, 79, 80f
  no diagnóstico, 71
    de hemorragia
      subaracnóidea, 71
    riscos de execução, 80
Lubiprostona
  na dor visceral, 232
Luz
  enxaqueca por, 50f
Lyme
  doença de, 84
    dor de cabeça associada
      à, 84

## M
Maconha
  para crianças, 185
  para dor neuropática, 157

Mãe(s)
    amamentando, 215
    opioides e, 215
Mama
    câncer de, 76
        metástase no cérebro de, 76
Manguito
    rotador, 23
        ruptura do, 23
Manipulação
    espinal, 270
        no tratamento, 270
            da cefaleia, 270
            da dor nas costas, 270
Manobra
    de Patrick, 23
MAOI (Inibidor de Monoamino-oxidase)
    opioide
        contraindicado com, 215
Mapa(s)
    de dor, 19
    corporais, 19
Massa
    inflamatória, 244
        associada à ponta de cateter, 244
Massagem
    CAT dor, 185t
        das crianças, 185t
    na TTH, 65
    para dor, 262
Matricária
    Tanacetum parthenium, 271
    na cefaleia, 271
MBSR (Redução do Estresse Baseado na Atenção Plena), 165
Mediação
    cognitivo-comportamental, 165
Medicamento(s)
    abuso de, 50t
        enxaqueca por, 50t
    distribuidores de, 221
    procura pelo, 174
        comportamento de, 174
    transdérmicos, 197
    e tópicos, 197
        diferença entre 197
Medicina Chinesa Tradicional
    filosofia da, 268
    métodos da, 268
    terapias da, 268
Medida(s)
    da dor, 18
    e déficit cognitivo, 18
    em crianças, 18
    no idoso, 18

Medula Epinal
    corpo dorsal da, 13
    organização
        laminar do, 13
    fibras nociceptivas na, 11
    influência na, 13
        da lesão nervosa periférica, 13
    lesão da, 145, 153
        dor por, 145, 153
            central, 153
            síndrome de dor central, 145
    primeira sinapse na, 11
Melanoma, 76
Melzack-Wall
    teoria de, 249
        do portão, 3, 249
        para controle da dor, 249
Meningioma, 77
Meningite
    cefaleia por, 84
Menstruação
    enxaqueca por, 50t
Mensuração
    da dor, 26-27
        ferramentas específicas, 26-27
        intensidade, 17
Mentol, 197
    cremes com, 198
    produtos com, 199t
Meperidina, 212f
Meralgia
    parestésica, 4
Meridiano(s), 268
Metadona, 212f, 215
    atividade analgésica de, 211
    como inibidora da
        receptação, 215
        da serotonina, 215
    liberação
        prolongada da, 214
    na dor neuropática, 156
    para dor, 214
Metástase(s)
    encefálica, 128
    intracraniana, 76
    no cérebro, 76
        do câncer, 76
            colorretal, 76
            de mama, 76
    óssea, 129
        dor por, 129
        vertebrais, 125
Metaxalone, 225
Metilsalicilato, 198
Metocarbamol, 225
Metoclopramida, 52, 61
Mexiletina
    na dor neuropática, 156

Mielopatia
    cervical, 98
Mielotomia, 251
Milnaciprano, 227
Miótomo, 92
Mirogabalina, 230
Mirtazapina, 227
MMPI (Inventário Multifásico de Personalidade de Minnesota), 31
MMT (Teste Muscular Manual), 25
    na CPP, 109
Mnemônico PQRST
    na dor abdominal, 102
Modalidade(s)
    mente-corpo, 262, 270
        na dor, 262, 270
            crônica, 262
Modelo
    biopsicossocial, 254
        do tratamento da dor, 254
    de diátese-estresse, 257
        na psicologia da dor, 257
    de enfrentamento, 164
    de estresse, 164
Modificação
    comportamental, 185t
        CAT dor, 185t
        das crianças, 185t
Mononeuropatia
    multiplex, 148
Monro
    forame de, 79, 80f
Monro-Kellie
    doutrina de, 79
Morfina, 193, 212f
    derivado do ópio, 210
    equivalente, 214
        dose diária de, 214
    intravenosa, 228
        comprimidos sublinguais de sufentanil e, 228
        diferença entre, 228
    na insuficiência renal, 215
    na terapia intratecal, 242
    teste de
        imunoensaio para, 217
Moskowitz, Michael, 49
Movimento
    cervical lateral, 22
        teste de amplitude de, 22
        elementos do, 22
MPQ (Questionário de Dor de McGill), 18, 31, 192
MRI (Imagem por Ressonância Magnética)
    bloqueio seletivo
        diagnóstico e, 43
        de raiz nervosa, 43

contraindicações, 35
  da coluna, 36
  CT *versus*, 36
  efeito da, 245
    na bomba intratecal, 245
  em T1, 35
  em T2, 35
  na dor, 35, 82, 98
    de cabeça, 82
      de pressão baixa, 82
    no pescoço, 98
  na dorsalgia, 36
  na GPN, 89
  na IIH, 81
  scanner "aberto", 35
  *versus* terapia
    conservadora, 37
  na dorsalgia, 37
MS (Esclerose Múltipla), 141
  dor central crônica e, 153
  e cefaleia, 85
  e nevralgia do trigêmeo, 145
MSG (Glutamato
  Monossódico), 115
  cefaleia por, 85
  dor por, 85
  enxaqueca por, 50t
MTX (Metotrexato), 132
Mucosite, 126
Mulher(es)
  com CPP, 109
  com dor, 101
    abdominal, 101
    resposta da dor em, 32
Músculo(s)
  iliopsoas, 23
    avaliação do, 23
  síndromes
    de dor crônica e, 113
Myoflex®
  Fisions, 200t

# N

Nabixomols, 232
Nádega
  de tecelão, 20
Nadolol
  como agente preventivo, 54t
  da enxaqueca, 54t
Naloxona
  como antagonista
    opioide, 211
  na reversão, 16, 213
    da analgesia
      com placebo, 16
      de buprenorfina, 213
Naproxeno
  sódico, 65
    Aleve, 65
    na TTH, 65

Naratriptano
  Amerge®, 51
    na enxaqueca, 51
Narcótico(s), 210, 219
Náusea
  na enxaqueca, 52
  por opioides, 122
    tratamento de, 22
NCCIH (Centro Nacional de
  Saúde Complementar e
  Integrativa), 268
NCCN (National
  Comprehensive Cancer
  Network)
  protocolos do, 127
    na dor do câncer, 27
      abordagem para
        tratamento, 127
      avaliação, 127
      triagem, 127
NCS (Estudos de Condução
  Nervosa), 142
Necrose
  da radiação, 78
Neonato(s)
  analgésicos para, 184
    dosagem para, 184
Nervo(s)
  auriculotemporal, 236
    bloqueio do, 236
  cranianos, 37, 71, 77
    compressão vascular
      de, 37
    síndromes de, 37
  lesão em massa nos, 77
    por tumores do ângulo
      cerebelopontino, 77
  paralisia de, 71, 77
    sexto, 77
    terceiro, 71
  intercostobraquial, 125
    lesão cirúrgica do, 125
      na mastectomia
        radical, 125
  periférico(s), 141
    danificado, 13
    doenças do, 141
      dor neuropática
        por, 141
    modificações nos, 188
      estruturais, 188
      funcionais, 188
  sensitivo radial, 240
    lesão do, 240
      bloqueios de nervos
        periféricos e, 240
  trigêmeo, 49
    neurotransmissores no, 49
      liberação dos, 49
Neuralgia, 148
  definição de, 3

pós-herpética, 44
  anti-inflamatórios na, 44
Neurite, 148
  aguda, 44
    anti-inflamatórios na, 44
    tratamento da, 44
Neurocinina A, 49
Neuroestimulação
  cérebro, 246-247
Neuroimagem
  na enxaqueca, 48
  no paciente com dor, 35-38
Neuroma, 151
Neurônio(s)
  faixa dinâmica ampla, 12
  segunda ordem, 12
Neuropatia
  associada ao HIV, 150
  de pequenas fibras, 144
  periférica, 124
    por quimioterapia, 124
Neuroplasticidade, 177
Neuroquinina A, 51
Neurose
  por compensação, 20
Neurotoxina(s)
  polineuropatia
    dolorosa por, 144
Neurotransmissor(es)
  na nocicepção, 12
  nas funções
    antinociceptivas, 12
  no nervo trigêmeo, 49
    liberação dos, 49
Nevralgia
  do laríngeo superior, 90
  do nervo intermédio, 89
  do trigêmeo, 145
  esfenopalatina, 90
  faciais, 89-91
  geniculada, 89
  intercostal, 101
  occipital, 90
  PHN, 144
  pós-traumática, 145
  PTN, 145
NGF (Fator de Crescimento
  Nervoso)
  dor e, 229
Nitrito
  de amila, 85
    dor de cabeça por, 85
Nível de Satisfação
  com o trabalho, 31
  antes da lesão, 31
NK1 (Receptor de
  Neurocinina-1), 13
NMDA
  (N-Metil-D-aspartato)
  antagonismo do, 156
    na dor neuropática, 156

ionóforo, 231
  esquemas de, 231f
  pós-sináptico, 231
  receptor, 12, 15, 141, 216
    dor por, 15
    glutamato e, 15
    papel do, 216
Nocicepção
  definição de 1
  neurotransmissores na, 12
Nociceptor(es), 140
  definição, 2 10
  moléculas únicas ao, 10
  na lesão tecidual, 11
Norma(s)
  da Joint Commission, 128
  para manejo da dor, 128
Nortriptilina
  como agente
    preventivo, 54t
      da enxaqueca, 54t
  na dor crônica, 193
  na TTH, 66
  Pamelor, 66
NOS (Estimulação do Nervo
  Occipital), 247
NRS (Escala de Notação
  Numérica), 180, 181t
NSAIDs (Anti-Inflamatórios
  Não Esteroidais), 206-209
  diferenças
    farmacocinéticas dos, 206
  e acetaminofeno, 206-209
    riscos da combinação, 207
  efeitos, 126, 206
    adversos, 206
      no CNS, 208
      GI, 206
    tumorais, 126
  indicações, 206
  mecanismo de ação, 206, 208
  na dor no pescoço, 99
  na enxaquecas, 51
  na RA, 132
  na TTH, 65
  nefrotoxicidade do, 207
  no controle da dor, 207
    ensaios de, 207
  no perioperatório, 119
  para crianças, 183
  para idosos, 192
  paracetamol, 206
  parenteral, 208
Núcleo
  supraquiasmático, 57
    disfunção do, 57
      cefaleia
        em salvas por, 57
Nupercainal®, 199t

## O

OA (Osteoartrite)
  dor associada à 131-138
  manejo da, 135
Obesidade
  OA e, 136
Obscuridade(s)
  visuais, 81
Obstipação, 107
  associada a opioide, 122
    tratamento, 122
Obstrução
  da saída gástrica, 104
Odores
  enxaqueca por, 50t
OIC (Constipação Induzida por
  Opioides), 210
Ombro
  OA do, 136
Onabotulinum
  como agente preventivo, 54t
    da enxaqueca, 54t
ONDCP (Office of National Drug
  Control Policy), 220, 222
Opioide(s)
  abstinência de, 173
    sintomas de, 173
  abuso, 220
  analgésicos, 210-218
  cenário regulatório, 219-222
  certificações
    para prescrição de, 221
  classes de, 212f, 219
    químicas, 212f
  contraindicado, 213
  de administração
    neuroaxial, 122
    depressão
      respiratória por, 122
  de liberação, 211
    imediata, 211
    prolongada, 211
  definição de, 219
  dependência química, 173
    fatores de risco, 173
  e mães amamentado, 215
  efeito dos, 210, 215
    adverso, 210
    teto, 215
  estratificação de risco, 216
  formulações
    mais recentes de, 174
  intoxicação com, 172
    sintomas de, 172
  lipofílicos, 122
    administração
      neuroaxial de, 122
  na dor, 129, 156, 212
    do câncer, 129
    neuropática, 156, 212
  na enxaqueca, 52

nas síndromes de dor
    crônica e, 173
    dependência de, 173
  no controle da dor pós-
    operatória, 121
    em crianças, 121
    em paciente geriátrico, 121
  no manejo
    da dor crônica, 173
    diretrizes para, 174
  no teste para, 217
    de imunoensaio, 217
  nos idosos, 193
    com disfunção hepática e
      renal, 193
    considerações, 193
    efeitos adversos de, 194
      tratamento de, 194
    preocupações, 194
    titulação no, 194
  prescrição de, 219, 221
  regulamento de, 220
  termos médicos escritos, 174
    na suspeita
      de abuso de, 174
  tolerância a, 132, 128,
    173, 210
    e dependência
      química, 173
    na dor
      pós-operatória, 123
  rotação de, 216
  tratamento com, 219
Orfenadrina, 225
Osso(s)
  estruturas nos, 126
    sensíveis à dor, 126
Osteomielite
  vertebral, 93
    dor por, 93
Osteoporose
  e fratura, 94
    por compressão
      vertebral, 94
Oswestry Disability Index, 31
OTC (Medicamentos
  de Venda Livre)
  analgésicos, 198, 199t-200t
    tópicos, 199t-200t
  na TTH, 65
Ovo(s)
  enxaqueca por, 58
Oxcarbazepina
  na dor crônica, 226
Oxicodona, 211
  na dor, 193
    em idosos, 193
    teste de imunoensaio e, 217
Oxigênio
  na cefaleia
    em salvas, 60t, 61

## P

P2X3
  receptores de, 232
    na dor visceral, 232
Paciente(s)
  exigente, 168
  imunocomprometidos, 107
    dor abdominal em, 107
  incompatível, 168
  problemáticos, 168
    distúrbios de
      personalidade em, 168
    tratamento de, 169
PAG (Substância Cinzenta
  Periaquedutal), 140
Pancoast
  tumor de, 125
Pancreatite
  aguda, 104
    e crônica, 105
      diferença entre, 105
    grave, 104
  crônica, 104
Pânico
  transtorno do, 163
Papiledema
  IIH e, 81
  síndrome
    de Foster-Kennedy e, 77
Paracetamol
  no tratamento
    da dor, 99, 128, 192
    indicações, 206
    na população idosa, 192
    no pescoço, 99
    por câncer, 128
Paralisia
  de nervo craniano, 71, 77
    sexto, 77
    terceiro, 71
Parede
  abdominal, 107
    distúrbios da, 107
      dor abdominal por, 107
Parestesia, 2
  disestesia e, 7
    diferença entre, 7
Parinaud
  síndrome de, 75
Parkinson
  doença de, 85
    e dor de cabeça, 85
Patologia
  do quadril, 110
    na CPP, 110
      articular, 110
      intra-articular, 110
Patrick
  manobra de, 23

PBC (Rizotomia por
  Compressão Percutânea
  com Balão), 251
PCA (Analgesia Controlada pelo
  Paciente)
  em crianças, 184
PDMP (Programa
  de Monitorização de
  Informações da
  Prescrição), 220
Pé(s)
  dor nos, 133
    por RA, 133
Pêntade
  de Reybold, 105
Pentazocina, 212f
Perda
  sensorial, 142
    profunda, 142
      dor neuropática e, 142
Perfuração
  da PUD, 104
Personalidade(s)
  distúrbios de, 168-170
    definição de, 168
    dor crônica e, 168
      frequência dos, 169
      predisposição à, 168
    limítrofe, 169
    paciente
      problemático, 168
    sensibilidade à dor e, 169
    tipos de, 168
    uso de substâncias e, 168
    problemas
      relacionados, 168
  transtorno de, 30
Pescoço
  amplitude
    de movimento, 22
  dor no, 97-100
    amplitude
      de movimento do, 98
    exame físico para, 98
    rigidez do, 98
    tratamento da, 99
PHN (Neuralgia/Nevralgia Pós-
  Herpética), 44, 152
  amitriptilina na, 153
  em pacientes
    com câncer, 125
  história natural de, 144
  injeções epidurais e, 158
  tratamento da, 145
PHs (Hemicranias
  Paroxística), 67-69
  cefaleia em salvas e, 59, 67
    diferenças entre, 59, 67
  CPH, 67
  EPH, 67
  variações clínicas de, 67

Placebo
  analgesia por, 16
Plasticidade, 177
Plexo
  avulsão do, 152
Plexo
  braquial, 125
    infiltração tumoral do, 125
  celíaco, 238
    bloqueios do, 238
Plexopatia, 152
  lombossacral, 126
Polifarmácia, 189
Polineuropatia, 148
  dolorosa, 143
  simétrica distal, 143
Ponto(s) de Gatilho, 97
  aplicação nos, 115
    de agulhas secas, 115
  na dor miofascial, 8, 114
  na fibromialgia, 114
Pontuação
  da classificação geral, 26
  da dor, 26
Postura
  sentada, 109
    na CPP, 109
Potássio
  canais dependentes de
    voltagem de, 230
    da subfamília Q dos, 230
      na modulação
        da dor, 230
  como substância
    algogênica, 3
Prednisona, 60
Pregabalina, 155, 230
  na dor crônica, 193, 225
Preocupação
  enxaqueca por, 50
Prescrição
  de substâncias
    controladas, 175
  médica, 220
    PDMP, 220
Pressão
  barométrica, 50t
    alterações da, 50t
      enxaqueca por, 50t
  intracraniana, 81
    aumento da, 81
      por tumor cerebral, 81
Procaína
  mecanismo de ação de, 201
Procarbazina
  dor neuropática por, 124
Procedimento(s)
  neuroablativos, 251-252
    tipos de, 251
  neuromodulatórios, 68
    na PH, 68

Proclorperazina
  na enxaqueca, 52
Programa
  de recuperação
    funcional, 266
Prometazina
  na enxaqueca, 52
PROMIS (Patient-Reported
  Outcomes Measurement
  Information System), 180
Propranolol
  como agente preventivo, 54t
  da enxaqueca, 54t
Prostaglandina(s)
  como substâncias
    algogênicas, 3, 6
Prova
  de expansão torácica, 22
  de Spurling, 22
Prurido
  associado a opioides, 122
Pseudotumor
  do cérebro, 81
Pseudovício, 5
Psicanálise
  na psicologia da dor, 255
Psicologia
  da dor, 253-261
    aprendizado e, 255
      operante, 255
      social, 255
    definição da, 253
    dor aguda, 255
      versus dor crônica, 255
    história da, 253
    modelo
      biopsicossocial no, 254
    modelo de diátese-
      estresse em, 257
    papel da cultura e, 255
    psicanálise e, 255
    terceiros
      pagadores e, 254
    tratamento em, 253
Psicólogo
  qualificações do, 253
  em medicina da dor, 253
Psicoterapeuta
  e psiquiatra, 260
  diferença entre, 260
Psicoterapia
  adequação
    do paciente, 259
  CAT para dor, 185t
  em crianças, 185t
  de curta duração, 259
  e de longa duração, 259
    diferença entre, 259
  multimodal, 260
  na equipe
    multidisciplinar, 258

no processo, 255
  de adaptação à dor, 255
  objetivos da, 260
  questões éticas na, 260
Psiquiatra
  psicoterapeuta e, 260
  diferença entre, 260
PTN (Nevralgia Pós-
  Traumática), 145
PUD (Doença Ulcerosa Péptica)
  complicações da, 104
  endoscopia na, 103
  hemorragia GI na, 104
  perfuração da, 104
Pulmão
  câncer de, 76, 125
  metástase
    no cérebro de, 76
Pulso
  Largura do, 250
Pure Food and Drug Act, 220

## Q

Qi, 268
QSART (Teste do Reflexo
  Axonal Sudomotor
  Quantitativo)
  na dor neuropática, 143,
    149
QST (Teste Sensorial
  Quantitativo)
  na dor neuropática, 143, 149
Quadril
  exame físico do, 23
  na CPP, 40, 109
    articulação do, 40
    doença
      degenerativa da, 109
    patologia da, 40
  patologia do, 110
    na CPP, 110
    articular, 110
    intra-articular, 110
Qualidade de Vida
  dor neuropática e, 148
Queijo
  enxaqueca por, 50t
Quemocina
  receptores de, 232
Questionário(s)
  confiabilidade do, 27
  na avaliação, 26, 27
  da dor, 26
  psicológica, 27
  validade do, 27
Quimioterapia
  dor neuropática por, 124
Quinase
  p38, 232
  inibidores da, 232
Quinina, 224

## R

RA (Artrite Reumatoide)
  curso temporal da, 18
  dor associada à, 131-138
  dor nos pés por, 133
  manejo da dor, 132
Radiculopatia, 25, 152
  cervical, 97
  cuidados urgentes na, 43
  em L5, 109
    na CPP, 109
  lombar, 92
    por herniação discal, 92
  tratamento curativo da, 43
Radiografia(s), 37, 78
  na dor, 35, 129
  por câncer, 129
  na dorsalgia, 36
Ramsay-Hunt
  síndrome de, 90
Rastreio
  psicológico, 258
  pré-cirúrgico, 258
    para médicos, 258
Receptor(es)
  AMPA, 15
  CB1, 232
  CB2, 232
  de angiotensina II, 229
    tipo 2, 229
      e modulação
        da dor, 229
  de P2X3, 232
  de quemocina, 232
  de serotonina, 49
    papel dos, 49
      na enxaqueca, 49
  dor por, 15
  papel do, 216
    na dor visceral, 232
  NMDA, 12, 15, 141, 216
Recuperação
  funcional, 266
    programa de, 266
Reflexo(s)
  avaliação dos, 110
    na CPP, 110
  do tendão patelar, 25
    atenuado, 25
    ausente, 25
  isquiotibial, 22
  medial, 22
Regra
  prática, 36
Relação
  médico-paciente, 27
Relaxamento
  no controle da dor, 192
  nos idosos, 192
  técnicas de, 65
    na TTH, 65

terapia de, 185t
  CAT dor, 185t
  em crianças, 185t
Relaxante(s)
  musculares, 54t, 224-227
    como agente
      preventivo, 54t
      da enxaqueca, 54t
    mecanismo de ação, 224
Resfriado
  comum, 84
    dor de cabeça no, 84
Resposta
  à dor, 32
    gênero-específica, 32
  dos pais, 185t
    modificação da, 185t
      na dor em crianças, 185t
Ressaca, 85
Reynold
  pêntade de, 105
RF (Rizotomia por
  Radiofrequência), 251
Rigidez
  matutina, 18, 131
    RA e, 18, 131
RIOSORD (Risk Index for
  Overdose or Serious
  Opioid-Induced Respiratory
  Depression), 216
Rizatriptano
  Maxalt®, 51
    na enxaqueca, 51
Rizotomia
  com glicerol, 251
  dorsal, 252
    complicações, 252
    mecanismo de ação, 255
Rofecoxib, 208
Rotação
  de opioides, 216
rTMS (Estimulação
  Magnética Transcraniana
  Repetitiva), 159
Ruptura
  do manguito rotador, 23
RVM (Células do Bulbo
  Rostroventral), 140

## S

Sacro, 92
Saída
  gástrica, 104
    obstrução da, 104
Salicilato, 200t
SCS (Estimulação da Medula
  Espinal), 158
  amplitude da, 250
  candidatos à, 249
  complicações da, 247
  critérios, 246

dispositivos de, 249
eletrodos, 246
  colocação de, 246, 247
  geradores, 246
  tipos de, 246
  impulsos elétricos da, 250
  mecanismo de ação, 246, 249
  no controle da dor, 195
  no idoso, 195
Sensação
  do membro fantasma, 7, 125
    após amputação, 125
Sensibilidade
  central, 119
  clitoridiana., 110
    na CPP, 110
  periférica, 119
Sensibilização
  central, 119
  definição de, 3
  periférica, 119
Serotonina, 6
  antagonistas de, 53
    na profilaxia de
      enxaqueca, 53
  papel da, 49
    na enxaqueca, 49
  receptores de, 49
SFPN (Neuropatia
  Periférica de Pequenas
  Fibras), 150
Short Form Health Survey, 31
Sigmund Freud, 255
Sinal
  de Hoffmann, 110
    na CPP, 110
  de Tinel, 142
  na pancreatite
    aguda grave, 104
    de Cullen, 104
    de Grey Turner, 104
  vital, 220
    quinto, 220
Síndrome(s)
  da cauda equina, 43
  de abstinência, 173
  de opiáceos, 173
    sintomas de, 173
  de compressão vascular, 37
    de nervos cranianos, 37
    imagem das, 37
  de Dejerine-Roussy, 7
  de dor, 113, 145, 177
    central, 145
    crônica, 113
      e fáscias, 113
      e músculos, 113
    funcionais, 177
      em crianças, 177
    de Foster-Kennedy, 77
    e papiledema, 77

de Horner, 58, 61, 125
de Parinaud, 75
de Ramsay-Hunt, 90
de SUNA, 68-69
de SUNCT, 68-69
de Tolosa-Hunt, 90
do cólon irritável, 107
do pé torto equivaro, 240
  bloqueios nervosos
    periféricos e, 240
do UMN, 240
  toxina botulínica na, 240
dolorosa, 18, 125
  curso temporal da, 18
  fatores, 18
    de alívio, 18
    exacerbantes, 18
  pós-toracotomia, 125
  primária, 4
    e secundária, 4
      diferença entre, 4
  miofascial, 8, 117, 137-138
    bandas de tensão, 114
    dolorosa, 8, 113, 116
    pontos de gatilho, 114
    técnica de spray, 116
      e alongamento, 116
    tratamento, 115
      fisioterapia no, 115
  paraneoplásicas, 126
    dor por, 126
  piriforme, 23
    avaliação da, 23
  pós-mastectomia, 125
  psicológicas, 254
Sinovite, 131
Sistema
  musculoesquelético, 24, 109
    exame do, 24, 109
    na dor pélvica, 109
SLE (Lúpus Eritematoso
  Sistêmicos)
  cerebrite do, 77
  padrões de dor no, 86
SLR (Elevação da Perna
  Estendida)
  teste de, 23
SNRB (Bloqueio
  Seletivo Diagnóstico
  de Raiz Neural), 43
SNRI (Inibidores da
  Recaptação de
  Serotonina-Norepinefinas)
  como antidepressivos, 227
  na dor crônica, 193
SOB (Obstrução
  do Intestino Delgado), 105
Sódio
  canais de, 230
    bloqueio dos, 230
    dor e, 230

Sofrimento, 1
  aspectos do, 26
  dimensões do, 26
Solarcaine, 199*t*
Somatização
  dor e, 256
SON (Bloqueio do Nervo Supraorbital), 235
Sono
  enxaqueca por, 50*t*
    excessivo, 50*t*
    insuficiente, 50*t*
  perturbação do, 116
    e fibromialgia, 116
Sportscreme®, 200*t*
Spurling
  prova de, 22
SRS (Radiocirurgia Estereotáxica), 251
SRT (Teste de Raiz Sentada), 23
START (Screening Tool to Alert Doctor to Right Treatments), 189
STN (Bloqueio do Nervo Supratroclear), 235
STOPP (Screening Tool of Older People's Potentially Inappropriate Prescriptions), 189
Substância(s)
  algogênicas, 3
  controlada, 175
  prescrição de, 175
Substância P
  como neurotransmissor excitatório, 10
  como substância algogênica, 3, 6
  na cefaleia em salvas, 58
  na enxaqueca, 51
  na inflamação neurogênica, 14
  redução na, 188
    na população idosa, 188
Substância P-saporina, 13
Subutex®, 214
Subuxone®
  na dor, 214
Sufentanila
  comprimidos sublinguais de, 228
    e morfina intravenosa, 228
    diferença entre, 22
  no pós-operatório, 122
Suicídio
  dor crônica e, 165
    relação entre, 165
  na personalidade limítrofe, 170
    conclusão de, 170
    tentativas de, 170

Sulfassalazina, 132
Sumatriptano
  Imitrex®, 51, 60*t*, 61, 64
  na enxaqueca refratária, 44
  nos estados migrosos, 44
SUNA
  síndrome de, 68-69
SUNCT
  síndrome de, 68-69
Suplemento(s)
  para dor neuropática, 157

## T

Tabagismo
  enxaqueca por, 50*t*
TACs (Cefaleias Autonômicas Trigeminais), 67
*Tai chi*, 268
Tálamo
  informação nociceptiva no, 15
  processamento de, 15
Tanezumab
  na dor, 229
Tapentadol, 213
  contraindicação do, 215
    com MAOI, 215
  em combinação, 215
    com inibidores da recaptação da serotonina, 215
  na dor neuropática, 156
Tarlov
  cisto de, 110
    na CPP, 110
TB (Butorfanol Transnasal)
  papel do, 53
  Stadol, 53
Tendão
  patelar, 25
    atenuado, 25
    ausente, 25
    reflexo do, 25
TENS (Estimulação Elétrica Transcutânea Nervosa)
  CAT dor, 185*t*
    das crianças, 185*t*
  na dor neuropática, 154
  na TTH, 65
Teoria
  do portão, 3, 249
    para controle da dor, 3, 249
    de Melzack-Wall, 249
  psicanalítica, 255
Terapia Medicamentosa
  antissecretora, 104
    na dispepsia, 104
Terapia(s)
  bioenergéticas, 270
    na medicina ocidental, 270

cognitivas, 186
  na dor, 186
    na prática clínica pediátrica, 186
intratecal, 242-245
  complicações na, 245
  concentração da droga, 243
  dose inicial, 243
  ensaios na, 243
psicológicas, 257
  na dor crônica, 257
  na utilização médica, 257
quádrupla, 103
  para dispepsia, 103
triplas, 103
  na dispepsia, 103
Terceiro(s)
  pagadores, 254
    avaliação psicológica, 254
    tratamento psicológico, 254
Termografia
  na dor neuropática, 149
Teste(s)
  da amplitude de movimento cervical, 22
    lateral, 22
      elementos do, 22
  de Carnett, 107
  de confiabilidade, 27
  de FABER, 26
  de imunoensaio, 217
    para cocaína, 217
    para codeína, 217
    para hidrocodona, 217
    para morfina, 217
  de Lasegue, 23
  de substâncias, 217
    na urina, 217
      linha de corte em, 217
  do cachecol, 23
  na urina, 217
    de medicamentos, 217
    de opioides, 217
    de substâncias, 217
      por linha de corte, 217
Timolol
  como agente preventivo, 54*t*
    da enxaqueca, 54*t*
Tinel
  sinal de, 142
Tizanidina
  na espasticidade, 225
TMS (Estimulação Magnética Transcraniana), 159
TN (Neuralgia do Trigêmeo), 87-88, 145
  descompressão na, 88
    microvascular, 88
  na MS, 88

neuroestimulação na, 247
procedimentos
  percutâneos na, 88
Tolerância
  à dor, 2
    limiar e, 2
      diferença entre, 2
  medicamentosa, 5
Tolosa-Hunt
  síndrome de, 90
Topamax
  como agente preventivo, 54t
    da enxaqueca, 54t
Topiramato, 53
  na dor crônica, 193, 226
Tornozelo
  dor no, 133
    por RA, 133
Toxina
  botulínica, 115
    injeção de, 115
    na síndrome do UMN, 240
Tração
  cervical, 97
Tramadol, 212f
  em combinação, 215
    com inibidores da
      recaptação da
      serotonina, 215
  em idosos, 193
  na dor neuropática, 156
  na neurite aguda, 44
  na PHN, 44
  tapentadol e, 213
Transtorno(s)
  comórbidos de humor, 169
    distúrbios de
      personalidade
      limítrofe e, 169
    tratamento de, 169
  de adaptação, 160
  de ansiedade, 50, 162
    critérios diagnósticos, 162
    enxaqueca e, 50
    generalizada, 162
      critérios
        diagnósticos, 162
  de humor, 164
  de personalidade, 30
  depressivo, 161
    maior, 161
      critérios
        diagnósticos, 161
  do pânico, 163
  factício, 30
  mentais, 160
    na dor, 257
      classificação
        diagnóstica, 257
      crônica, 257
  somatoforme, 30

Tratamento(s)
  imunossupressor, 107
    dor abdominal no 107
  paliativo, 4
  psicológicos, 254
    da dor, 257
      não oncológica, 257
      oncológica, 257
Trato(s)
  de Lissauer, 11
  espinoparabraquial, 12
  espinorreticular, 12
  espinotalâmico, 12
Trauma
  psicológico, 254
  tratamento da dor e, 256
Traumatismo
  craniano, 50t
    enxaqueca por, 50t
  dos nervos, 151
    classificação, 151
Travesseiro
  cervical, 65
Trazodona, 227
Treinamento
  comportamental, 192
    no controle da dor, 192
    no idoso, 192
  de inoculação
    de estresse, 166
Tríade
  de Charcot, 105
  de Cushing, 81
Triptano(s)
  contraindicações para, 52
  na enxaqueca, 51, 52
  papel dos, 52
TRPV1 (Receptores de
  Potencial Transitório,
  subfamília 1), 11, 230
TTH (Cefaleia
  Tipo Tensional), 18
  crônica, 63, 66
  definição de, 63
  e cefaleia sinusal, 64
  e enxaqueca, 64
    diferença entre, 63
  episódica, 63
  fatores
    desencadeantes de, 65
  fisiopatologia da, 64
  fotofobia e, 64
  tratamentos, 66
Tumor(es)
  cerebral, 64, 74-78, 81, 84
    aumento da pressão
      intracraniana por, 81
    cefaleias episódicas de, 84
    dor associada a, 74-78
    dor de cabeça de, 64

de Pancoast, 125
do ângulo
  cerebelopontino, 77
  lesão em massa por, 77
nos nervos
  cranianos, 77

# U

UC (Colite Ulcerativa), 107
UMN (Neurônio Motor
  Superior)
  síndrome do, 240
    bloqueio nervoso
      periférico e, 240
    toxina botulínica na, 240
Urina
  teste de substâncias na, 217
    linha de corte em, 217
Uso Excessivo
  de fármacos, 258
    na população
      com dor, 258
  de substâncias, 258
    nas populações
      com dor, 258

# V

Vacina
  contra varicela, 152
Valdecoxibe, 208
Varicela
  infecção sistêmica por, 152
  vacina contra, 152
VAS (Escala Analógica Visual)
  na mensuração da dor, 26,
    180, 181t, 192
VDS (Escalas de Descritores
  Verbais), 192
Venlafaxina, 227
Verapamil, 60
  como agente preventivo, 54t
    da enxaqueca, 54t
  na cefaleia em salva, 60t
Via
  espinoparabraquio-
    amidaloide, 15
  espinorreticulotalâmica, 12
  trigeminovascular, 58
Vício
  significado, 4
VIP (Peptídeo Intestinal
  Vasoativo)
  na cefaleia em salvas, 58
Vitamina C
  na dor neuropática, 157
Vômito(s)
  na enxaqueca, 52
  por opioides, 122
    tratamento de, 22

## W

WHO (Organização Mundial da Saúde)
   definição da, 1, 4
   de deficiência, 1
   de tratamento paliativo, 4
   escada da dor da, 7
   escala analgésica da, 206
WHYMPI (Inventário Multidimensional de Dor de West Haven-Yale), 192
Wong-Baker
   escala de faces da dor de, 192

## X

Xilocaína®, 199t

## Z

Ziconotide
   na dor neuropática, 156
   na terapia intratecal, 242
Zolmitriptano
   Zomig®, 51
   na enxaqueca, 51
Zóster
   infecção aguda
      pelo, 153
   estratégia
      de manejo, 153
   oftálmico, 90
Zostrix®, 198, 200t
Zostrix-HP®, 200t